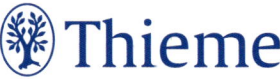

Kursbuch Notfallsonografie

Nach dem Curriculum Notfallsonografie –
empfohlen von der DEGUM, ÖGUM und SGUM

Wolfgang Blank
Gebhard Mathis
Joseph Osterwalder

Mit Beiträgen von

Thomas Binder
Johannes Böer
Raoul Breitkreutz
Andreas Hagendorff
Wolfgang Heinz
Barbara Hogan
Rudolf Horn
Herbert Koinig

Georg Kunze
Martin Mauch
Jörg Simanowski
Maria Studer
Ulrich Thurnheer
Dieter von Ow
Wolfgang Weihs

383 Abbildungen

Georg Thieme Verlag
Stuttgart • New York

Impressum

*Bibliografische Information
der Deutschen Nationalbibliothek*
Die Deutsche Nationalbibliothek verzeichnet diese Publikation in der Deutschen Nationalbibliografie; detaillierte bibliografische Daten sind im Internet über http://dnb.d-nb.de abrufbar.

Wichtiger Hinweis: Wie jede Wissenschaft ist die Medizin ständigen Entwicklungen unterworfen. Forschung und klinische Erfahrung erweitern unsere Erkenntnisse, insbesondere was Behandlung und medikamentöse Therapie anbelangt. Soweit in diesem Werk eine Dosierung oder eine Applikation erwähnt wird, darf der Leser zwar darauf vertrauen, dass Autoren, Herausgeber und Verlag große Sorgfalt darauf verwandt haben, dass diese Angabe **dem Wissensstand bei Fertigstellung des Werkes** entspricht.

Für Angaben über Dosierungsanweisungen und Applikationsformen kann vom Verlag jedoch keine Gewähr übernommen werden. **Jeder Benutzer ist angehalten,** durch sorgfältige Prüfung der Beipackzettel der verwendeten Präparate und gegebenenfalls nach Konsultation eines Spezialisten festzustellen, ob die dort gegebene Empfehlung für Dosierungen oder die Beachtung von Kontraindikationen gegenüber der Angabe in diesem Buch abweicht. Eine solche Prüfung ist besonders wichtig bei selten verwendeten Präparaten oder solchen, die neu auf den Markt gebracht worden sind. **Jede Dosierung oder Applikation erfolgt auf eigene Gefahr des Benutzers.** Autoren und Verlag appellieren an jeden Benutzer, ihm etwa auffallende Ungenauigkeiten dem Verlag mitzuteilen.

© 2014 Georg Thieme Verlag KG
Rüdigerstraße 14
70469 Stuttgart
Deutschland
Telefon: +49/(0)711/8931-0
Unsere Homepage: www.thieme.de

Printed in Germany

Zeichnungen: Christine Lackner, Ittlingen
Umschlaggestaltung: Thieme Verlagsgruppe
Umschlagfotos: Studio Nordbahnhof, Stuttgart und
    Thomas Möller, Ludwigsburg
Redaktion: Dr. med. Antje Merz-Schönpflug, Eitelborn
Satz: Druckhaus Götz GmbH, Ludwigsburg
    gesetzt aus Arbortext APP V9.1 Unicode
Druck: aprinta druck GmbH & Co. KG, Wemding

ISBN 978-3-13-170191-6   1 2 3 4 5 6
Auch erhältlich als E-Book:
eISBN (PDF) 978-3-13-170201-2
eISBN (ePub) 978-3-13-175721-0

Geschützte Warennamen (Marken) werden **nicht** besonders kenntlich gemacht. Aus dem Fehlen eines solchen Hinweises kann also nicht geschlossen werden, dass es sich um einen freien Warennamen handelt.

Das Werk, einschließlich aller seiner Teile, ist urheberrechtlich geschützt. Jede Verwertung außerhalb der engen Grenzen des Urheberrechtsgesetzes ist ohne Zustimmung des Verlages unzulässig und strafbar. Das gilt insbesondere für Vervielfältigungen, Übersetzungen, Mikroverfilmungen und die Einspeicherung und Verarbeitung in elektronischen Systemen.

Geleitwort

Nach 40 Jahren Sonografie scheint die Notfallsonografie endlich in unserem schwerfälligen Gesundheitssystem angekommen zu sein, denn neu ist sie ja eigentlich nicht. Seit den 70er Jahren des vorigen Jahrhunderts wurde sie von vielen sonografierenden Ärzten als integraler Bestandteil der klinischen Sonografie benutzt. Bereits als junger Assistenzarzt war mir die Notfallsonografie insbesondere im Nachtdienst eine unentbehrliche Hilfe und es war kein Zufall, dass mein Vortrag auf dem Europäischen Ultraschallkongress 1975 sich diesem Thema widmete. Meine klinische Erfahrung war damals eher gering, doch die Sonografie half mir Probleme zu lösen und hat im ständigen Feedback meine klinische Erfahrung erheblich bereichert. Die Abbildung zum „Akuten Abdomen" aus dem Hegglin von 1969 (Differenzialdiagnose innerer Krankheiten) zeigt heute nur prinzipiell sonografisch erkennbare Krankheiten, während damals nur der Ileus und die gastrointestinale Perforation auf der Röntgenübersichtsaufnahme mit einer Sensitivität von gut 70 % erkennbar waren!

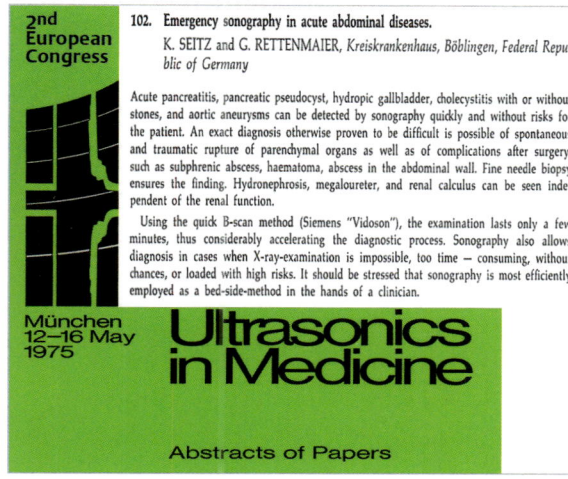

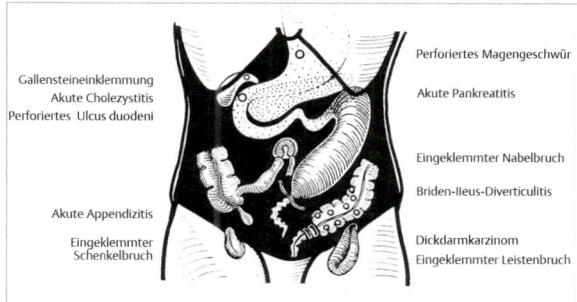

Was hat das Interesse an der Notfallsonografie nach 35 Jahren stiller Existenz geweckt? Auf technischer Seite waren es die kleinen tragbaren Geräte mit zunehmend guter Qualität, auf organisatorischer Seite die Einrichtung von zentralen Patientenaufnahmen bzw. Notaufnahmestationen, die eine Institutionalisierung der „Notfallmedizin" förderten. Die Sonografie ist ein bestechend praktisches und ökonomisches Werkzeug, um in vielen kritischen Situationen unter hohem Zeitdruck mit „sonografischer" Blickdiagnostik bestimmte Krankheitsbilder zu erkennen oder auch auszuschließen. In vielen weiteren Situationen ist sie richtungweisend für das weitere Vorgehen oder ermöglicht und sichert eindrucksvoll Interventionen, wie z. B. die Entlastung bei Perikardtamponade. Neu sind die Zusammenfassung der bekannten Indikationen und des Potenzials der Sonografie unter Notfallbedingungen und deren gezielte Wissensvermittlung. Da vital bedrohliche kardiopulmonale, neurologische Situationen und das Polytrauma sehr rasche Therapieentscheidungen erfordern, ist die Einhaltung problemadaptierter zeitlicher Limits für die notfallsonografische Diagnostik unerlässlich.

Der Enthusiasmus amerikanischer Kollegen aus den „Emergencies" nebst Einrichtung eigener Abteilungen für Notfallsonografie und deren zahlreiche wissenschaftliche Bearbeitung lange bekannter sonografischer Banalitäten bereiten alten Sono-Hasen ein Schmunzeln: Erfreulicherweise nehmen in den USA endlich die Kliniker selbst einen Schallkopf in die Hand!

Es ist sinnvoll und konsequent und obendrein ökonomisch, Ärzte gezielt in der „Notfallsonografie" auszubilden, denn es ist einfacher, dieses begrenzte Spektrum früh als begleitend im Verlauf der Weiterbildung zusammen mit der wesentlich umfangreicheren Klinischen Sonografie zu erlernen.

Entscheidend ist jedoch die gekonnte Anwendung: Man sucht und findet nur, was man kennt. Wissen und Erfahrung kann man lehren und weitergeben, das ist viel effektiver, als über eigene Holzwege voranzukommen und es ist bitter, aus Fehlern lernen zu müssen.

"See one, do one, teach one" oder „selbstständiges Drauflosschallen" geht in der Notfallsonografie allerdings nicht. Hier gilt es den Lernenden – wenn es der Zustand der Patienten erlaubt – unmittelbar über einen erfahrenen Kollegen durch Supervision anzuleiten, der im kritischen Fall die Untersuchung übernehmen muss. Eine abschließende Befundbesprechung mit Manöverkritik gehört dazu. Die qualifizierte Ausbildung lohnt sich, denn der lernende Kollege revanchiert sich mit guten Leistungen in der Patientenversorgung.

Geleitwort

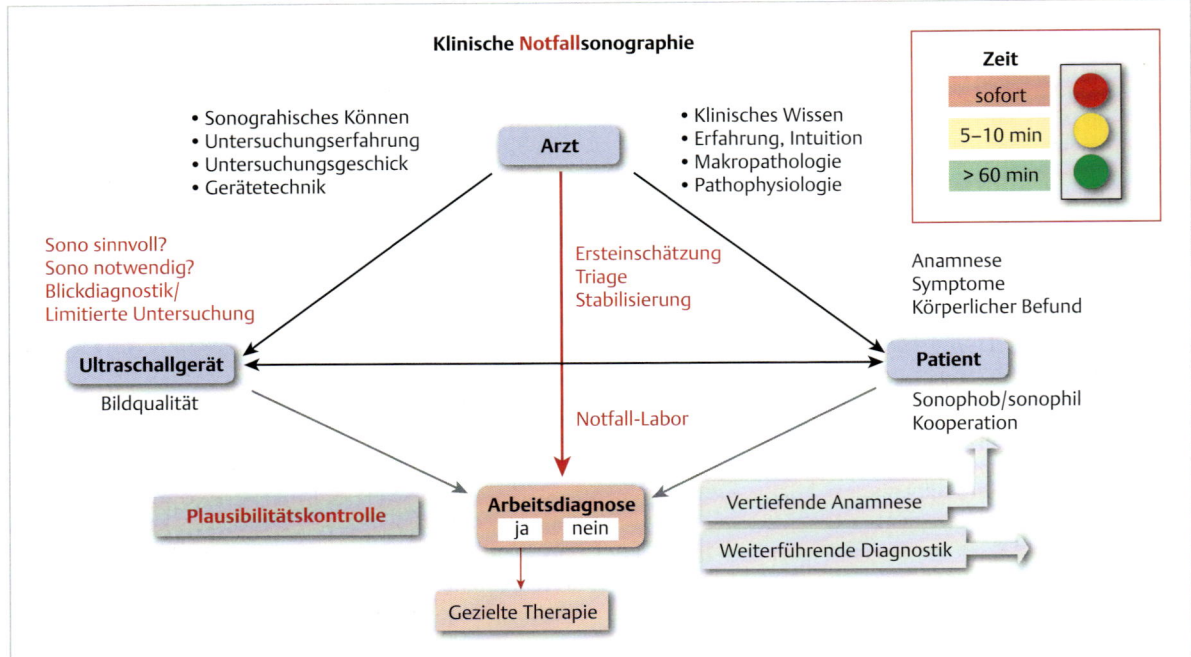

Das von den Kollegen der DEGUM, SGUM und ÖGUM vorgelegte länderübergreifende Konzept ist in verschiedener Hinsicht vorbildlich. Hervorzuheben ist der interdisziplinäre und modulare Ansatz, denn gerade in der Akutmedizin ist es notwendig, über den eigenen Fachbereich hinauszusehen, Spezialwissen aus fremden Disziplinen zu akquirieren und zu nutzen. Dies erfordert einen kontinuierlichen Wissensaustausch und eine enge Zusammenarbeit mit den beteiligten Fachdisziplinen. Notfälle gibt es in vielen Fachgebieten, gemeinsam ausbilden und zusammenarbeiten sind Grundlage für Fortschritt und kompetente Anwendung.

Juli 2013

Karlheinz Seitz, Sigmaringen

Vorwort

Der Einsatz der Sonografie in der Notfallmedizin begann in den 80er Jahren des letzten Jahrhunderts: in dieser Zeit erschienen die ersten deutschsprachigen Arbeiten, in denen die Möglichkeiten des Ultraschalls in der Detektion von freier Flüssigkeit, freier Luft und Organläsionen beim stumpfen Bauchtrauma aufgezeigt wurden [1–4]. In den folgenden Jahren begann sich jedoch in Mitteleuropa die CT als Methode mit höherer Treffsicherheit zu etablieren.

Mitte der 90iger Jahre wurde dann in der USA in der Notfallmedizin das FAST (= focussed abdominal sonography for trauma) eingeführt und in verschiedenen Spielarten schrittweise weiterentwickelt [5] und zum E-FAST erweitert [6].

Drei Viertel der Notfallpatienten haben jedoch kein Trauma, sondern internistische, allgemeinchirurgische oder andere Symptome, die sie in die Notaufnahmen oder Notfallambulanzen führen. Dort werden die Patienten häufig von jungen Ärzten, die noch am Anfang ihrer Ausbildung stehen, erwartet. Laut einer Umfrage in Schweizer Notfallstationen sind 75 % der Ärzte, die für den Erstkontakt und die Erstbehandlung von Notfallpatienten zuständig sind, keine Fachärzte, ein großer Teil davon in den ersten 6 Monaten ihrer Ausbildung [7]. In Österreich und Deutschland ist die Situation nicht besser.

Der Nutzen der Sonografie als erstes bildgebendes Verfahren in Notfallsituationen ist inzwischen unbestritten und auch belegt [8]. Sonografiegeräte sind in vielen Notaufnahmen vorhanden, allerdings sind es oft die ältesten in der jeweiligen Klinik und sie werden von Ärzten ohne entsprechende Ausbildung und Qualifikation benutzt. Das derzeitige allgemeine Ausbildungsdefizit in der Sonografie ist speziell im Bereich der Notfallmedizin offensichtlich und hat dazu geführt, dass internationale Gremien (EFSUMB, das „American College of Emergency Physicians", ACEP, und auch Winfocus) eigene Ausbildungsprogramme formuliert haben [9, 10, 11].

In den letzten 25 Jahren haben es unsere deutschsprachigen Ultraschallgesellschaften (DEGUM, ÖGUM, SGUM) versäumt, den Prototyp der Notfall-Sonografie, die FAST-Untersuchung, und weitere etablierte notfallmedizinische Aspekte der fokussierten Sonografie in ihr Ausbildungsprogramm aufzunehmen. In einem zweijährigen Prozess wurde dies von den drei Gesellschaften nachgeholt und, unter Berücksichtigung internationaler Guidelines, gemeinsam ein Konzept zur Ausbildung und Umsetzung der Notfallsonografie entwickelt. Ein erster umfassender Vorschlag für ein Ausbildungskonzept Notfallsonografie wurde vom DEGUM/ÖGUM/SGUM-Arbeitskreis Notfallsonografie in Bregenz 2008 erarbeitet, in den Folgejahren wurde daraus nach vielen Diskussionen und Prüfung in der praktischen Anwendung ein Curriculum entwickelt, das auch realistisch umgesetzt werden kann und eine Basisausbildung in Notfallsonografie ermöglicht. Das vorliegende Kursbuch, das von in Notfallmedizin hocherfahrenen Ultraschallern geschrieben wurde, soll möglichst vielen jungen Ärzten einen raschen und doch qualifizierten Einstieg in die Sonografie ermöglichen.

Wir danken den Autoren, die unsere gemeinsame Idee mit großem Engagement umgesetzt haben. Herrn Dieter von Ow gilt besonderen Dank für die Unterstützung beim Review. Herzlichen Dank an Frau Maria Studer, die neben der Zusammenfassung des Kursbuchs die Schnittführungen mit Normalbefunden erstellt hat.

Die hervorragende Zusammenarbeit mit dem Thieme-Verlag hat unser Kursbuch in der vorliegenden Form ermöglicht, besonders danken wir Frau Ristea, die uns bei der Entwicklung unseres Projekts sehr hilfreich unterstützt hat, Frau Tenzer und Frau Holzer, die in geduldiger, konstruktiver und zielführender Zusammenarbeit die Fertigstellung der Artikel begleitet haben.

Literatur

[1] Aufschneider M, Koller H. Sonographische Akutdiagnostik beim stumpfen Bauch- und Thoraxtrauma. Langenbecks Archive für Chirurgie. 1983, Volume 361, Issue 1, 930

[2] Braun B, Blank W. Sonographische Diagnostik nach stumpfem Bauchtrauma. 3-Ländertreffen Zürich 1985.

[3] Strittmatter B., Lausen M, Salm R, Kohlberger E. Die Wertigkeit der Ultraschalldiagnostik beim stumpfen Bauch- und Thoraxtrauma. Langenbecks Archiv für Chirurgie 1988, Volume 373, Issue 4, 202–205

[4] Seitz K., Reising K.D. Sonographischer Nachweis freier Luft in der Bauchhöhle. Ultraschall 1982 ;3:4

[5] Rozycki GS. Abdominal ultrasonography in trauma. Surg Clin N. Am 1995; 75: 175–191

[6] Kirkpatrick AW et al. Hand-held thoracic sonography for detecting post-traumatic pneumothoraces: the Extended Focused Assessment with Sonography for Trauma (EFAST). Trauma 2004; 57: 288–295

[7] Osterwalder JP, Mathis G, Nürnberg D, Schwarzenbach HR. Ultraschall in Med 2011.

[8] Primär Ultraschall als Bildgebung in der Notaufnahme. Endergebnisse der PRIMUS-Studie (DEGUM Multicenter-Studie). A. Schuler, T. Karbe, D. Vasilakis, M. Ihli, M. Wüstner, W. Blank, HP Weskott, W. Kratzer, KH. Seitz. Ultraschall in Med 2012;33:S 99

[9] ACEP Policy statement. Bord of directors Oktober 2008.http://www.acep.org

[10] European Federation of Societies for Ultrasound in medicine and biology 2009. www. Efsumb.or.g

[11] World Interactive network focused on critical care ultrasound 2009.
www.winfocus.org

Teilnehmer Bregenzer Sitzung des AK Notfallsonographie der 3-Ultraschallländer 2008:

Joseph Osterwalder (Sprecher)
Jörg Simanowsli (Sprecherstellvertreter)
Raul Breitkreutz (Sprecherstellvertreter)
Wolfgang Blank, A. Hagendorff, Barbara Hogan, Rudolf Horn, Gebhard Mathis, Karlheinz Seitz, Kurt Somilla und Holger Strunk.

September 2013;
Wolfgang Blank, Gebhard Mathis, Joseph Osterwalder

Anschriften

Herausgeber

Blank, Wolfgang, Dr. med.
Kreiskliniken Reutlingen GmbH
Medizinische Klinik I
Steinenbergstr. 31
72764 Reutlingen

Mathis, Gebhard, Prof. Dr. med.
Bahnhofstr. 16/2
6830 Rankweil
ÖSTERREICH

Osterwalder, Joseph, Prof. Dr. med. FESEM, MPH
Kantonsspital St. Gallen
Zentrale Notfallaufnahme
Rorschacher Str. 95
9000 ST. Gallen
SCHWEIZ

Mitarbeiter

Binder, Thomas M., Univ.-Prof. Dr.
Allgemeines Krankenhaus Wien
Univ.-Klinik für Innere Medizin II
Abteilung für Kardiologie
Währinger Gürtel 18 – 20
1090 Wien
ÖSTERREICH

Böer, Johannes, Dr. med.
Klinikum am Steinenberg
Zentrale Notaufnahme
Steinenbergstr. 31
72764 Reutlingen

Breitkreutz, Raoul, Priv.-Doz. Dr. med.
Klinikum Frankfurt Höchst
Zentrale Notaufnahme
Intensiv- und Notfallmedizin
Gotenstr. 6
65929 Frankfurt

Hagendorff, Andreas, Prof. Dr. med. habil.
Universitätsklinikum Leipzig – AöR
Department für Innere Medizin, Neurologie und Dermatologie
Abteilung für Kardiologie und Angiologie
Liebigstr. 20
04103 Leipzig

Heinz, Wolfgang, Dr. med.
Krankenhaus Leonberg
Medizinische Klinik II
Rutesheimer Str. 50
71229 Leonberg

Hogan, Barbara, Dr. med.
Asklepios Klinik Altona
Zentrale Notaufnahme
Paul-Ehrlich-Str. 1
22763 Hamburg

Horn, Rudolf, Dr. med.
Spital Surses
Stradung 52
7460 Savognin
SCHWEIZ

Koinig, Herbert, Prim. Univ.-Doz. Dr. med.
Landesklinikum Krems
Abt. für Anästhesie und Intensivmedizin
Mitterweg 10
3500 Krems
ÖSTERREICH

Kunze, Georg, Dr. med.
Schwarzwald-Baar-Klinikum Villingen GmbH
Medizinische Klinik I
Klinikstr. 11
78052 Villingen-Schwenningen

Mauch, Martin, Dr. med.
Kliniken Landkreis Sigmaringen GmbH
Medizinische Klinik Sigmaringen
Zentrale Notaufnahme
Hohenzollernstr. 40
72488 Sigmaringen

Simanowski, Jörg H., Dr. med.
Medizinische Hochschule Hannover
Klinik für Allgemein- und Viszeralchirurgie
des Klinikum der Region Hannover
Podbielskistr. 380
30659 Hannover

Studer, Maria, Dr. med.
Spital Netz Bern – Spital Tiefenau
Tiefenauer Str. 112
3004 Bern
SCHWEIZ

Anschriften

Thurnheer, Ulrich, Dr. med.
Sanacare Praxis
FMH für Innere Medizin
Bubenbergplatz 10
3011 Bern
SCHWEIZ

von Ow, Dieter, Dr. med.
Kantonsspital St. Gallen
Zentrale Notaufnahme
Rorschacher Str. 95
9000 St. Gallen
SCHWEIZ

Weihs, Wolfgang, Dr. med.
Landeskrankenhaus Graz West
Abteilung für Innere Medizin
Departmentleitung Kardiologie und Intensivmedizin
Göstinger Str. 22
8020 Graz
ÖSTERREICH

Inhaltsverzeichnis

I Grundlagen

1 Kursbuchinhalt 22
J. Osterwalder, W. Blank, G. Mathis

1.1 Zertifikat Notfallsonografie 22

2 Grundlagen 23
J. Osterwalder

2.1 Definition 23
2.2 Einbindung in Stufenplan 24

3 Angewandte Gerätetechnik und Hinweise zur Bildinterpretation 25
D. von Ow, U. Thurnheer

3.1 Einführung 25
3.2 Geräte 25
3.3 Sonden 26

3.3.1 Grundlagen – Physik, Technik, Biologie ... 26
3.3.2 Konvexsonde – „Abdomensonde" 26
3.3.3 Linearsonde – „Gefäßsonde" 26
3.3.4 Sektorsonde – „Echosonde" 27
3.3.5 Kontaktmedium 27
3.3.6 Gerätepflege 27

3.4 B-Bild 27

3.4.1 Grundlagen – Physik, Technik, Biologie ... 27
3.4.2 Bildbeschreibung – Reflexion, Impedanzsprünge, Echogenität 27
3.4.3 Schallfenster– Schnittebenen 28
3.4.4 Tiefe – Objektgröße 28
3.4.5 Gesamtverstärkung X– Gain 28
3.4.6 Time Gain Compensation 29
3.4.7 Fokus 30
3.4.8 Sektor 30
3.4.9 Messen, M-Mode 30

3.5 Artefakte 30

3.5.1 Grundlagen – Physik, Technik, Biologie ... 30
3.5.2 Schallschatten 31
3.5.3 Distale Schallverstärkung 31
3.5.4 Randschatten 31
3.5.5 Reverberationsartefakte 31
3.5.6 Tissue Harmonic Imaging 31

3.6 Doppler 32

3.6.1 Grundlagen – Physik, Technik, Biologie ... 32
3.6.2 Farbkodierter Doppler – „Farbdoppler" ... 32
3.6.3 PW-Doppler (Pulsed Wave) 33
3.6.4 CW-Doppler (Continuous Wave) 33

3.7 Weiterführende Literatur 33

II Basisnotfallsonografie

4 Einleitung 36
G. Mathis

4.1 Definition 36
4.2 Anwendung 36
4.3 Inhalte 36

5 Abdominelles Aorten- und Iliacaaneurysma ... 38
J. Simanowski

5.1	Anatomie	38	5.6	Pathologie	41
5.2	Klinik	38	5.7	Sonografische Untersuchungsschritte	43
5.2.1	Ruptur	39	5.8	Probleme, Fallstricke und Tipps	43
5.3	Indikation und Fragestellung	39	5.9	Literatur	45
5.4	Sonografische Fragestellungen	40	5.10	Weiterführende Literatur	46
5.5	Normalbefund	40			

6 Cholezystolithiasis, Cholezystitis und Verschlussikterus ... 47
W. Heinz

6.1	Anatomie der Gallenblase	47	6.7	Sonografische Untersuchungsschritte	49
6.2	Klinik	47	6.7.1	Auffinden der Gallenblase	49
6.3	Indikation	47	6.7.2	Gallenwege	50
			6.7.3	Murphy-Zeichen	51
6.4	Sonografische Fragestellung	47	6.8	Probleme, Fallstricke und Tipps	51
6.5	Normalbefund	47	6.9	Literatur	54
6.6	Pathologie	48			

7 Harnstauung der Niere und Füllungszustand der Harnblase ... 55
W. Blank

7.1	Anatomie	55	7.6	Pathologie	58
7.2	Klinik	55	7.7	Sonografische Untersuchungsschritte	59
7.3	Indikation und Fragestellungen	56	7.8	Probleme, Fallstricke und Tipps	60
7.4	Sonografische Fragestellung	56	7.8.1	Differenzialdiagnose Harnstauung	60
			7.8.2	Differenzialdiagnose Nephrolithiasis	61
7.5	Sonografischer Untersuchungsgang und Normalbefund	56	7.9	Zusammenfassung	62
7.5.1	Zugangswege	56	7.10	Weiterführende Literatur	63
7.5.2	Normalbefund	57			

8 Tiefe Venenthrombose der unteren Extremitäten ... 64
G. Kunze

8.1	Klinik	64	8.3.1	Besteht eine Thrombose mit dem Risiko einer lebensbedrohlichen Lungenembolie?	64
8.2	Indikationen und Fragestellungen	64	8.3.2	Besteht eine andere Ursache der Beschwerden?	65
8.3	Sonografische Fragestellungen	64	8.4	Normalbefund	66

8.5	Sonografische Untersuchungsschritte	66	8.7	Probleme, Fallstricke und Tipps	68
8.6	Algorithmus	68	8.8	Literatur	69

9 Pneumothorax 71
G. Mathis

9.1	Anatomie und Sonoanatomie	71	9.7	Algorithmus	74
9.2	Klinik	71	9.8	Probleme	74
9.3	Indikationen	72	9.9	Tipps	75
9.4	Sonografische Fragestellungen	72	9.10	Studienzusammenfassung	75
9.5	Normalbefund	72	9.11	Literatur	75
9.6	Pathologie, Ultraschallzeichen	72			

III Fokussierte Echokardiografie

10 Einleitung 78
D. von Ow

10.1	Definition und Inhalte	78	10.3	Literatur	80
10.2	Wichtige Krankheitsbilder	78			

11 Anatomie, Normalbefunde, Standardschnitte – Teil 1 81
A. Hagendorff

11.1	Standardschnittebenen	81	11.2.1	Linksventrikuläre Funktion/vorderes Mitralsegel	84
11.1.1	Parasternal lange Schnittebene	81	11.2.2	Rechter Ventrikel	85
11.1.2	Parasternal kurze Schnittebenen	81	11.2.3	Untere Hohlvene und zentrale Lebervenen	86
11.1.3	Apikale Schnittebenen	82	11.2.4	Perikardraum	86
11.1.4	Subkostale Schnittebenen	83			
11.1.5	Praktisches Vorgehen	83	11.3	Dokumentation	87
11.2	Wichtigste Strukturen	84	11.4	Literatur	88

12 Volumenstatus und Ansprechen auf Volumen 89
H. Koinig

12.1	Einleitung	89	12.2.2	Dynamische Parameter	90
12.2	Untersuchungsmöglichkeiten	89	12.3	Weiterführende Literatur	91
12.2.1	Statische Parameter	89			

13 Linksventrikuläre Dysfunktion ... 92
Th. Binder

13.1	Anatomie ... 92
13.2	Klinik ... 92
13.3	Indikation und Fragestellung ... 93
13.3.1	Linker Ventrikel bei Reanimation ... 94
13.4	Sonografische Untersuchungsschritte . 94
13.5	Methoden der Funktionsbeurteilung .. 95
13.5.1	Größe und Geometrie des Ventrikels ... 95
13.5.2	Visuelle „qualitative" Beurteilung ... 96
13.5.3	Andere Methoden ... 96
13.6	Studienübersicht ... 98
13.7	Literatur ... 99

14 Rechtsventrikelfunktion ... 100
Th. Binder

14.1 Anatomie und Funktion ... 100
14.2 Klinik ... 100
14.3 Indikation und Fragestellung ... 100
14.4 Sonografische Untersuchungsschritte . 101
14.4.1 Dilatation des rechten Ventrikels ... 101
14.4.2 Bestimmung der Rechtsventrikelfunktion. 102
14.4.3 Bewegung des interventrikulären Septums ... 102
14.4.4 Akute Pulmonalembolie ... 103

15 Perikarderguss und -tamponade ... 105
J. Osterwalder

15.1 Klinik ... 105
15.2 Indikationen und Fragestellungen ... 105
15.3 Sonografische Fragestellungen ... 105
15.4 Pathologie ... 107
15.5 Sonografische Untersuchungsschritte . 107
15.6 Probleme, Fallstricke und Tipps ... 107
15.6.1 Diagnostik ... 107
15.6.2 Punktion ... 108
15.7 Algorithmus ... 108
15.8 Studienübersicht ... 108
15.9 Weiterführende Literatur ... 109

IV Klinische Notfallsonografie

16 Einleitung ... 112
J. Osterwalder

16.1 Definition ... 112
16.2 Inhalte ... 112

17 Dyspnoe ... 113
G. Mathis

17.1 Definition ... 113
17.2 Ätiologie ... 113
17.3 Klinische physikalische Diagnostik ... 113
17.4 Sonografische Fragestellungen ... 114

17.5	Pneumothorax	114	17.7	Kommentar zur Literatur	115
17.6	Pleuraerguss, Hämatothorax, Pleuraempyem	114	17.8	Literatur	115

18 Schock ... 119
J. Osterwalder

18.1	Definition und Pathophysiologie	119	18.4	Sonografisches Untersuchungsschema	123
18.2	Stellenwert der Sonografie	119	18.4.1	Volumenstatus und -reagibilität	124
			18.4.2	Beispiel	126
18.2.1	Schock erkennen	121			
18.2.2	Ursache erkennen und erste Therapie	121	18.5	Literaturübersicht	126
18.2.3	Kontrolle nach eingeleiteter Therapie und Monitoring	122	18.6	Literatur	126
18.3	Differenzialdiagnosen	122			

19 Thoraxschmerz ... 127
A. Hagendorff

19.1	Ursachen und Lernziele	127	19.5	Volumenbeurteilung des venösen Systems	128
19.2	Perikarderguss	127	19.6	Weitere Indikationen	128
19.3	Linksventrikuläre Funktion	127	19.7	Literatur	128
19.4	Rechtsherzbelastung	127			

20 E-FAST ... 136
J. Böer, R. Breitkreutz

20.1	Definition	136	20.6	Standardschnitte und Normalbefunde	137
20.2	Indikationen und Fragestellungen	136	20.7	Pathologien	140
20.3	Sonografische Fragestellungen	137	20.8	Probleme, Fallstricke und Tipps	144
20.4	Anatomische Grundlagen	137	20.9	Algorithmus E-FAST	145
20.5	Klinik	137	20.10	Literatur	146

V Interventionelle Sonografie

21 Einleitung ... 148
W. Blank

21.1	Indikationen und Schwierigkeitsgrade	148	21.3	Literatur	149
21.2	Inhalte	148			

22 Grundprinzipien ultraschallgeführter Punktionen 150
W. Blank

22.1	Ultraschallgeführte und computer-tomografisch gestützte Punktionen ... 150	22.5	Kontraindikationen	155
22.2	Apparative Ausrüstung 150	22.6	Potenzielle Risiken	155
22.3	Punktionstechnik und -material 151	22.7	Punktionsablauf	156
22.3.1	Punktionstechnik 151	22.8	Nachsorge/Kontrollen	156
22.3.2	Drainageanlage 154	22.9	Literatur	157
22.3.3	Punktionsmaterial 154			
22.4	Anforderungen an die Hygiene 154			

23 Venöse Zugänge (peripher/zentral) 158
R. Horn

23.1	Einführung 158	23.3.4	Vorgehensweise	161
23.2	Geräte und Techniken 158	23.4	Punktion zentraler Gefäße	161
23.2.1	Sondenwahl 158	23.4.1	Ausrüstung	161
23.2.2	Farbdoppler 158	23.4.2	Sterilität	161
23.2.3	Technik (längs oder quer) 158	23.4.3	Venenauswahl	162
		23.4.4	Vorgehensweise	162
23.3	Punktion peripherer Gefäße 160	23.5	Zusammenfassung	162
23.3.1	Ausrüstung 160			
23.3.2	Sterilität 160	23.6	Literatur	163
23.3.3	Venenverweilkanüle 160			

24 Punktionen 164
M. Mauch

24.1	Aszites 164	24.3	Perikarderguss	168
24.1.1	Diagnostik des Aszites 164	24.3.1	Sondenwahl und Durchführung	169
24.1.2	Typische Lokalisationen von Flüssigkeit im Abdomen 164	24.3.2	Komplikationen	169
24.1.3	Indikationen zur Aszitespunktion 165	24.4	Gelenke	169
24.1.4	Kontraindikationen und mögliche Probleme 165	24.4.1	Klinik	169
24.1.5	Sondenwahl und Durchführung 165	24.4.2	Sonografie von Gelenken (Arthrosonografie)	169
24.1.6	Probleme, Fallstricke und Tipps 166	24.4.3	Indikationen zur Arthrozentese	169
		24.4.4	Sondenwahl und Durchführung	170
24.2	Pleuraerguss 166	24.4.5	Probleme, Fallstricke und Tipps	170
24.2.1	Klinik und Diagnostik 166	24.5	Flüssigkeitsansammlungen in den Weichteilen	170
24.2.2	Differenzialsonografie 166			
24.2.3	Indikationen zur Thorakozentese 167			
24.2.4	Ergussmenge 167	24.5.1	Klinik	170
24.2.5	Sondenwahl und Durchführung 168	24.5.2	Indikationen und sonografische Fragestellungen	171
24.2.6	Probleme, Fallstricke und Tipps 168	24.5.3	Sondenwahl und Durchführung	171

24.6	**Abszesse**	172	24.6.5	Sondenwahl und Durchführung	172
			24.6.6	Probleme, Fallstricke und Tipps	174
24.6.1	Klinik und Ätiologie	172			
24.6.2	Sonografische Diagnostik	172	**24.7**	**Literatur**	174
24.6.3	Pathologie/Sonomorphologie	172			
24.6.4	Indikation zur Entlastung eines Abszesses	172	**24.8**	**Weiterführende Literatur**	174

VI Zusammenfassung der Schallebenen und Schallkopfpositionen

25 Schallebenen und Schallkopfpositionen im Überblick ... 176
M. Studer

25.1	**FAST**	176	**25.7**	**Fokussierte Echokardiografie (F-Echo)**	188
25.1.1	Schnittebenen und Vorgehen	176	25.7.1	Schnittebenen und Vorgehen	188
25.2	**E-FAST**	179	25.7.2	Liegt ein Perikarderguss oder eine Perikardtamponade vor?	193
25.2.1	Schnittebenen und Vorgehen	179	25.7.3	Wie ist der Füllungszustand und wie reagiert der Kreislauf auf Volumen?	193
25.3	**Abdominale Aorta**	181	25.7.4	Wie sind die Größen und Größenverhältnisse beider Ventrikel?	193
25.3.1	Schnittebenen und Vorgehen	181	25.7.5	Wie ist die Funktion des linken und rechten Ventrikels?	193
25.4	**Nieren- und Blasenultraschall**	183	**25.8**	**Interventionelle Sonografie**	193
25.4.1	Schnittebenen Nieren	183	25.8.1	Gefäßzugänge	194
25.4.2	Schnittebenen Blase	183	25.8.2	Punktion von Aszites	195
			25.8.3	Punktion von Pleuraerguss	195
25.5	**Ultraschall der Gallenblase**	185	25.8.4	Punktion von Perikarderguss	195
25.5.1	Schnittebenen und Vorgehen	185	25.8.5	Punktion von Flüssigkeitskollektionen in Weichteilen	195
25.6	**Tiefe Venenthrombose**	185			
25.6.1	Schnittebenen und Vorgehen	187			

VII Ausblick Aufbaumodule

26 Einleitung ... 198
W. Blank

27 Aufbaumodul Thorax ... 199
W. Blank

27.1	**Sonografisch darstellbare Erkrankungen**	199	**27.5**	**Lungenkonsolidierungen**	200
			27.5.1	Pleuritis sicca	200
27.2	**Gerätetechnische Voraussetzungen und Untersuchungsvorgang**	199	27.5.2	Pneumonie	201
			27.5.3	Lungenembolie	202
27.3	**Pleuraerguss und -empyem**	199	**27.6**	**Lungenödem – Interstitielles Syndrom**	203
27.4	**Pneumothorax nach Punktionen, Traumen oder spontan**	200	**27.7**	**Sonografie der Weichteile sowie des knöchernen Thorax**	204
			27.7.1	Thoraxtrauma	204
			27.8	**Literatur**	205

28 Aufbaumodule Echokardiografie 206

28.1 Anatomie, Normalbefunde, Standardschnitte – Teil 2 206
A. Hagendorff

28.1.1	Parasternal lange Schnittebene	206
28.1.2	Parasternal kurze Schnittebenen	206
28.1.3	Apikale Schnittebenen	207
28.1.4	Subkostale Schnittebenen	207
28.1.5	Suprasternale Schnittebene	207
28.1.6	Wichtigste kardiale Strukturen	207
	Vorderes Mitralsegel	207
	Interatriales Septum	207
	Aortenklappe und Septum aorticomitrale	209
	Aortenwurzel und proximale Aorta ascendens .	210
	Rechter Ventrikel	211
	Untere Hohlvene und zentrale Lebervenen	212
	Perikardraum	212

28.2 Klappendysfunktionen 212
W. Weihs

28.2.1 Beurteilung von Klappenerkrankungen . . . 212
28.2.2 Mitralinsuffizienz 212
  Klinik 212
  Indikationen und Fragestellung 213
  Sonografische Fragestellungen 213
  Pathologie 213
  Sonografische Untersuchungsschritte 214
  Probleme, Fallstricke und Tipps 214
28.2.3 Aorteninsuffizienz 215
  Klinik 215
  Indikationen und Fragestellungen 215
  Sonografische Fragestellungen 215
  Pathologie 215
  Sonografische Untersuchungsschritte 216
  Probleme, Fallstricke und Tipps 216
28.2.4 Aortenstenose 216
  Klinik 216
  Indikationen und Fragestellungen 216
  Sonografische Fragestellungen 216
  Pathologie 216
  Sonografische Untersuchungsschritte 217
  Probleme, Fallstricke und Tipps 217
28.2.5 Mitralstenose 217
  Klinik 217
  Indikationen und Fragestellungen 218
  Sonografische Fragestellungen 218
  Pathologie 218
  Sonografische Untersuchungsschritte 218
  Probleme, Fallstricke und Tipps 218
28.2.6 Trikuspidalinsuffizienz 219
28.2.7 Literatur 219

29 Nachwort 220
B. Hogan

Sachverzeichnis 223

Abkürzungen

AAA	abdominelles Aortenaneurysma	LVEF	linksventrikuläre Auswurffraktion
ABCDE	Airway, Breathing, Circulation, Disability und Exposure	LVESD	linksventrikulärer endsystolischer Durchmesser
AML	anteriores Mitralsegel	LVF	Linksventrikelfunktion
ARDS	Acute Respiratory Distress Syndrome	LVOT	linksventrikulärer Ausflusstrakt
ASD	Vorhofseptumdefekt	MAPSE	Mitral annular plane systolic excursion
ASS	Azetylsalizylsäure	MS-CT	Multislice-Computertomografie
ATLS	Advanced Trauma Life Support	MV	Mitralklappe
AV	Aortenklappe	NFS	Notfallsonografie
BB	Blutbild	NMH	niedermolekulares Heparin
BNP	Brain Natriuretic Peptide	NSCT	native Spiralcomputertomografie
CED	chronisch entzündliche Darmerkrankung	OEGUM	Österreichische Gesellschaft für Ultraschall in der Medizin
CEUS	Contrast-enhanced Ultrasonography		
CMP	Kardiomyopathie	PA	Pulmonalarterie
COPD	chronisch obstruktive Lungenerkrankung	PACS	Picture Archiving and Communication System
CPR	kardiopulmonale Reanimation		
CRP	C-reaktives Protein	PAP	pulmonalarterieller Druck
CS	Koronarsinus	PCR	Polymerasekettenreaktion
CW	Continuous Wave	PCWP	pulmonalkapillärer Verschlussdruck
DD	Differenzialdiagnose	PEA	pulslose elektrische Aktivität
DEGUM	Deutsche Gesellschaft für Ultraschall in der Medizin	PHT	pulmonale Hypertonie
		PML	posteriores Mitralsegel
DHC	Ductus hepatocholedochus	PPI	Parenchym-Pyelon-Index
DIC	disseminierte intravasale Koagulopathie	PRF	Pulsrepetitionsfrequenz
EDV	enddiastolisches Volumen	PTCD	perkutane transhepatische Cholangiodrainage
EF	Ejektionsfraktion		
E-FAST	Extended Focussed Assessment with Sonography for Trauma	PTT	partielle Thromboplastinzeit
		PV	Pulmonalklappe
EPSS	E-point septal separation	PW	Pulsed Wave
ERC	endoskopische retrograde Cholangiografie	RA	rechtes Atrium
ERCP	endoskopische retrograde Cholangiopankreatikografie	RAA	rechtes Vorhofohr
		RAP	rechtsatrialer Druck
ESV	endsystolisches Volumen	RFA	Radiofrequenzablation
FAST	Focussed Assessment with Sonography for Trauma	RIOT	basaler rechtsventrikulärer Einflusstrakt
		RV	rechter Ventrikel
FKD	farbkodierte Duplexsonografie	RVET	rechtsventrikulärer Einflusstrakt
FS	Fractional Shortening, Verkürzungsfraktion	RVF	Rechtsventrikelfunktion
GCS	Glasgow Coma Scale	RVOT	rechtsventrikulärer Ausflusstrakt
GUZS	Gegenuhrzeigersinn	SBP	spontan bakterielle Peritonitis
HOCM	hypertrophe obstruktive Kardiomyopathie	SGUM	Schweizerische Gesellschaft für Ultraschall in der Medizin
IAS	interatriales Septum		
ICR	Interkostalraum	SV	Schlagvolumen
IMC	Intermediate Care	TAPSE	Tricuspid annular plane systolic excursion
INR	International normalized Ratio	TGC	Time Gain Compensation
IVS	interventrikuläres Septum	THI	Tissue Harmonic Imaging
KHK	koronare Herzkrankheit	TI	Trikuspidalinsuffizienz
KM	Kontrastmittel	TIPS	transjugulärer intrahepatischer portosystemischer Shunt
KNFS	klinische Notfallsonografie		
LA	linkes Atrium	TV	Trikuspidalklappe
LAA	linkes Vorhofohr	TVT	tiefe Venenthrombose
LDH	Laktatdehydrogenase	UZS	Uhrzeigersinn
LE	Lungenembolie	VCI	V. cava inferior
LSB	Linksschenkelblock	VCS	V. cava superior
LV	linker Ventrikel	VTI	Velocity Time Integral
LVEED	linksventrikulärer enddiastolischer Durchmesser	ZVD	zentralvenöser Druck
		ZVK	zentraler Venenkatheter

Teil I
Grundlagen

1	**Kursbuchinhalt** *J. Osterwalder, W. Blank, G. Mathis*	22
2	**Grundlagen** *J. Osterwalder*	23
3	**Angewandte Gerätetechnik und Hinweise zur Bildinterpretation** *D. von Ow, U. Thumheer*	25

1 Kursbuchinhalt

J. Osterwalder, W. Blank, G. Mathis

1.1 Zertifikat Notfallsonografie

In diesem Buch finden Sie neben den Inhalten des Lernzielkatalogs für das Zertifikat Notfallsonografie auch Informationen, die darüber hinausgehen, jedoch für die Notfallmedizin große Relevanz haben. Mit dieser Erweiterung wollen wir einen Ausblick auf noch zu definierende Aufbaumodule geben. Die entsprechenden Themen oder Punkte werden in den einzelnen Kapiteln entweder in separaten Boxen mit dem Titel „Ausblick Aufbaumodule" zusammengefasst oder mittels Stern gekennzeichnet (z. B. in Tabellen). Größere Themenbereiche wie die akuten Herzklappendysfunktionen sind im Buchteil VII „Aufbaumodule" integriert.

Die Applikationen, die für das Zertifikat Notfallsonografie verlangt werden, sind nachfolgend zusammengefasst:

▶ **Basisnotfallsonografie:**
- Gallensteine
- Nierenaufstau und Blasenstatus
- abdominales Aortenaneurysma
- tiefe Venenthrombose (2 Regionen: V. femoralis communis und V. poplitea)
- Punktionen (Gefäße, Pleuraerguss, Aszites, Gelenke, Abszess)
- E-FAST

▶ **Fokussierte Basisechokardiografie:**
- systolische Funktion (visuell und semiquantitativ: EPSS [E-point septal separation], MAPSE [mitral annular plane systolic excursion], TAPSE [tricuspid annular plane systolic excursion])
- Perikarderguss und einfache Tamponadezeichen im B-Bild (diastolischer Kollaps rechter Vorhof/Ventrikel, respiratorische Bewegungen des Vorhofseptums und volle V. cava inferior ohne respiratorische Schwankungen)
- Rechtsherzbelastung (vergrößerter rechter Ventrikel, D-Zeichen und paradoxe Bewegung des Septums, verminderte TAPSE und volle V. cava inferior ohne respiratorische Schwankungen)
- Volumenstatus und -reagibilität anhand von Durchmesser und respiratorischen Schwankungen der V. cava inferior

Die Details zum Konzept und Zertifikat Notfallsonografie finden Sie auf den Websites von DEGUM (http://www.degum.de), OEGUM (http://www.oegum.at) und SGUM (http://www.sgum.ch).

2 Grundlagen

J. Osterwalder

2.1 Definition

Die Sonografie ist ein anerkanntes bildgebendes Verfahren mit definierten Vor- und Nachteilen gegenüber anderen Methoden. In der Praxis haben sich neben der ursprünglichen formalen oder umfassenden Sonografie 3 weitere Bereiche, die fokussierte, klinische und interventionelle Sonografie etabliert. In Notfallsituationen haben alle 4 Anwendungen ihren Platz und Stellenwert. ▶ Tab. 2.1 gibt dazu einen Überblick.

> **Merke** M!
>
> Unter Notfallsonografie (NFS) verstehen wir die fokussierte Anwendung der Ultraschalluntersuchung im Rahmen einer organ- und fächerübergreifenden Bedside-Evaluation sowie Behandlung von Notfallpatienten. Dabei unterstützt die Sonografie das Behandlungsteam bei schwierigen Entscheidungen, risikoreichen invasiven Verfahren, beim Monitoring von bestimmten Vitalparametern und bei der Kontrolle von Erstmaßnahmen

Tab. 2.1 Funktionelle Einteilung der Sonografie.

Anwendungsbereich	Klinische Situationen	Zweck	Inhalt/Fokus	Beispiele	Grenzen	Domäne
Fokussiert (organbezogen)	Verdacht auf okkulte innere Blutungen, spezifische Pathologie eines einzelnen Organs	Entscheidungshilfe für Sofortmaßnahmen und weiteres Vorgehen	einzelne und binäre Fragestellungen (ja/nein)	freie intraperitoneale Flüssigkeit, Gallensteine	kein Ersatz für formale und umfassende Untersuchung, falsche oder unpräzise Fragestellung, keine Ausschlussdiagnostik	• Notfallmediziner • Generalist • Spezialist mit Generalistenausbildung
Klinisch (organ- und fächerübergreifend im Rahmen von Algorithmen / klinischen Pfaden)	Symptome/Befunde: • Kreislaufstillstand • Atemnot • Schock / Synkope • Koma • Schmerz • Trauma • Reanimation • usw.	Entscheidungshilfe für Sofortmaßnahmen und weiteres Vorgehen	Klärung oder Eingrenzung von Differenzialdiagnosen im Rahmen notfallmedizinischer Algorithmen oder „klinischer Pfade"	Differenzierung von: • Schock • Atemnot • Koma • Trauma	kein Ersatz für formale und umfassende Untersuchung, gültig nur innerhalb von Algorithmen oder „klinischen Pfaden"	• Notfallmediziner • Generalist • Spezialist mit Generalistenausbildung
Formal (umfassend)	alle Situationen mit Sonografieindikationen	reine Diagnostik	komplette Untersuchung eines Organs, einer Region oder einer physiologischen Einheit mit Ein- und Ausschlussdiagnose	Tumorsuche im Abdomen, pränatales Screening	methodische Grenzen	• Spezialist • Notfallmediziner und Generalist mit Spezialistenausbildung
Interventionell	invasive Verfahren	Erhöhung der Treffsicherheit, Erhöhung der Sicherheit und Vermeiden von Komplikationen	Lokalisation von Punktionsstellen, Führung der Punktionsmittel, Lokalisation von FK und Hilfestellung bei Entfernung	zentrale Gefäßzugänge, Nervenblock	technische Grenzen (Luft, Knochenbarriere für US-Wellen)	• Notfallmediziner • Generalist • Spezialist

AAA: abdominales Aortenaneurysma, FK: Fremdkörper, US: Ultraschall

Die NFS ist keine neue Disziplin per se und will keine neuen Techniken einführen. Sie vereint vielmehr alle notfallrelevanten Elemente der etablierten Ultraschallbereiche wie z. B. Abdominal-, Thorax-, Bewegungsapparat-, Gefäßsonografie und Echokardiografie unter einem Dach. Der Unterschied zur klassischen Sonografie liegt in der Zielsetzung, d. h. einem streng fokussierten und auf das Individuum zugeschnittenen, problemorientierten Ansatz, der die engen Fachbereichsgrenzen überschreitet, sowie in der Integration des Ultraschalls in die körperliche Untersuchung. Die damit gewonnenen Zusatzinformationen erleichtern dem Behandlungsteam erste dringliche Entscheidungen.

2.2 Einbindung in Stufenplan

Wie bereits erwähnt, ist die NFS Teil der klinischen Untersuchung sowie des Monitorings und Führungsinstrument bei schwierigen und gefährlichen Punktionen. Sie folgt dem etablierten diagnostisch-therapeutischen Stufenplan der Notfallmedizin.

▶ **Stufe 1.** In der ersten Stufe geht es um die nach Prioritäten geordnete schnelle Beurteilung und Behandlung lebensbedrohlicher Zustände (primäres ABCDE). Primäres ABCDE bedeutet Kontrolle über Airway, Breathing, Circulation, Disability und Exposure. Dabei liefert die NFS grundlegende morphologische und funktionelle Zusatzinformationen, die in der Regel der klinischen Untersuchung verborgen bleiben. Der Anwender ist in der Lage, anatomische Veränderungen und pathophysiologische Zusammenhänge in Echtzeit bildlich darzustellen und zu verstehen. Diese Darstellungen schaffen ideale Voraussetzungen für wichtige diagnostisch-therapeutische Entscheidungen in Akutsituationen. Ziel ist die Stabilisierung von Patienten in kritischen Zuständen. Die NFS hilft dem erstbehandelnden Arzt aber auch bei der Entscheidung, jemanden mit größerer Erfahrung oder einen weiteren Fachbereich unverzüglich hinzuzuziehen und erste Maßnahmen einzuleiten, bis die Unterstützung eintrifft. Diese Vorgehensweise impliziert, dass die Sonografie in Notfallsituationen keineswegs eine formale Untersuchung durch den Spezialisten zu einem späteren Zeitpunkt ersetzt.

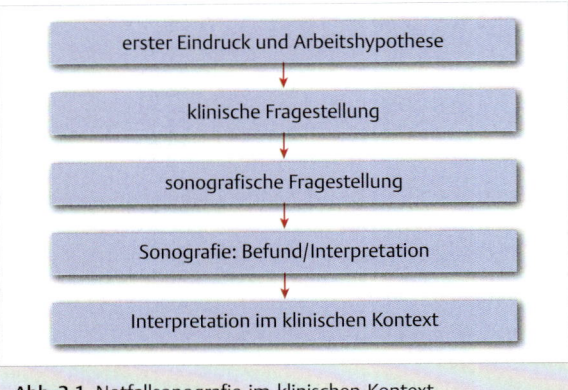

Abb. 2.1 Notfallsonografie im klinischen Kontext.

▶ **Stufe 2.** Auf das primäre ABCDE folgt die 2. Stufe in Form einer vertiefenden, sekundären Diagnostik und Therapie. Auch hier trägt die Sonografie wesentlich zur Effizienz des klinischen Managements bei. Sie hilft bei der Diagnostik, der morphologischen und pathophysiologischen Differenzierung von Symptomen und Befunden, beim Monitoring/Kontrolle von wichtigen physiologischen Funktionen und Therapien sowie bei der Durchführung invasiver Verfahren.

▶ **Klinischer Kontext.** Im Zentrum der NFS steht die Integration der sonografischen Befunde in das praktische Management von Notfallpatienten. Voraussetzung ist die Übersetzung von klinischen Problemstellungen in sonografische Fragestellungen, die Interpretation der Befunde unter Berücksichtigung des gesamten klinischen Kontextes sowie der sich daraus ergebenden Maßnahmen (▶ Abb. 2.1).

> **Merke** M!
>
> Die NFS ist somit keine isolierte Bildgebung, die im Ultraschalllabor getrennt vom behandelnden Arzt durchgeführt werden soll, sondern ein integrativer Bestandteil der klinischen Untersuchung, Beurteilung und Behandlung von Patienten. Mit anderen Worten sprechen wir von ultraschallunterstützter körperlicher Untersuchung (nach Rettenmaier), ultraschallgestütztem Monitoring und ultraschallgeführten Interventionen.

3 Angewandte Gerätetechnik und Hinweise zur Bildinterpretation

D. von Ow, U. Thurnheer

3.1 Einführung

Die Notfallsonografie ist ein wichtiges Hilfsmittel der klinischen Notfallmedizin und vereinzelt auch in der Präklinik geworden. Notfallmedizin wird von jungen Ärzten verschiedener Fachrichtungen (Medizin, Chirurgie, Anästhesie usw.) und von notfallmedizinisch geschulten Generalisten betrieben. Die Spezialisten (Gastroenterologen, Kardiologen, Angiologen, orthopädische Chirurgen usw.) arbeiten nicht in der Zentralen Notfallaufnahme und sind dort in der Regel nicht zeitnah verfügbar. Wegen vitaler Bedrohung oder aus Gründen des unmittelbaren diagnostischen und therapeutischen Vorgehens müssen bei Notfallpatienten bestimmte Fragestellungen ohne Zeitverzögerung mithilfe der Sonografie beantwortet werden. Deshalb müssen Notfallmediziner definierte Untersuchungen aus den verschiedensten Fachgebieten, d. h. von Kopf bis Fuß, durchführen können.

Um solche Untersuchungen korrekt durchführen und richtig interpretieren zu können, müssen gewisse physikalisch-technische Kenntnisse vorhanden sein. Natürlich basiert die Notfallsonografie auf den gleichen Grundlagen wie alle anderen Formen der Sonografie (Abdomen, Gefäße, Weichteile usw.); die Autoren empfehlen daher auch – bei Bedarf – weiterführende Literatur. In diesem Kapitel sind die allgemeingültigen Grundlagen zusammenfassend dargestellt und für die Notfallsonografie spezifische apparative Aspekte speziell hervorgehoben. Die Reihenfolge der Unterkapitel ist dem Ablauf einer Untersuchung nachempfunden: Gerätevorbereitung – Sondenwahl – B-Bild-Erstellung – Artefakterkennung – M-Mode-Aufzeichnung – Dopplerverwendung.

3.2 Geräte

Die Entwicklungen von Elektronik und Informationstechnologie (IT) haben dazu geführt, dass die Ultraschallgeräte immer kleiner werden; es werden transportable Geräte – im Stil von Notebooks – bis hin zu sog. Handheld-Geräten angeboten. Sie sind für die präklinische Notfallmedizin und den Gebrauch an wechselnden Standorten geeignet. Kleine und leichte Ultraschallgeräte eignen sich für den mobilen Einsatz auf einer Zentralen Notfallaufnahme. „Mobil" bedeutet, dass das Gerät zum Patienten an den Behandlungsplatz gebracht wird.

▶ **Gerätevoraussetzungen.** Ein für die Notfallsonografie geeignetes Gerät sollte – neben der Mobilität – folgende Kriterien erfüllen:
- hohe Standfestigkeit und Robustheit („Rundumschutz"), insbesondere der Kabelanschlüsse
- wenige Sekunden bis zur Betriebsbereitschaft, d. h. kurze Aufstartzeit und/oder Standby-Modus im Akkubetrieb
- universal einsetzbar für Abdomen, Gefäße, Echo, Weichteile usw., d. h.:
  - Konvex-, Linear-, Echo-, evtl. Vaginalsonde, wenn möglich 3 aktive Sondensteckplätze
  - Farb-, PW-, CW-Doppler und passende (automatisierte) Messprogramme
  - EKG-Ableitung (1 Kanal) zur Echokardiografie
  - Speicher (RAM) für Videoclips von 60 – 120 s Dauer für Echo, CEUS usw.
  - Programm zur Punktionsunterstützung: Führungslinie, bessere Nadeldarstellung usw.
  - Programm zur Durchführung von „Contrast-enhanced Ultrasonography" (CEUS)
- Übermittlung der Patientenstammdaten/Worklist an das Ultraschallgerät via WLAN
- Übertragung von Bildern und Messwerten an ein PACS via WLAN
- computerunterstützte Berichtgenerierung mit Einbindung von Bildern

▶ **Dokumentation.** Die 3 letztgenannten Punkte werden nicht weiter in Unterkapiteln ausgeführt, haben aber auch für die Zentrale Notfallaufnahme Bedeutung: Jede Untersuchung muss dokumentiert werden. Das beginnt mit der Übermittlung von Stammdaten (Name, Alter, Geschlecht, Identifikationsnummer) eines administrativ erfassten Patienten an das Ultraschallgerät (Worklist). Es folgt die automatisierte Übertragung der Bilder und Videos/Clips im DICOM-Format an ein Dokumentationssystem (PACS). Auch Metadaten wie Untersuchungsdatum, Art der Untersuchung, Name des Untersuchers/Supervisors werden übermittelt. Zuletzt werden Indikation, Befund, Limitation, Beurteilung und Empfehlung festgehalten und mit den Bildern zusammen in einem Arztbrief zusammengefügt.

Im Dokumentationssystem (PACS) kann die Untersuchung jederzeit wieder aufgerufen und betrachtet werden: „Bilder sagen mehr als tausend Worte" – vor allem bewegte Bilder, Videoclips. Dies gilt insbesondere auch für die fokussierte Echokardiografie.

3.3 Sonden

3.3.1 Grundlagen – Physik, Technik, Biologie

Siehe hierzu auch Kap. 3.4.1.

Schallwellen bewirken im Gewebe Druckänderungen, die je nach Dichte des durchlaufenen Gewebes verschiedene Ausbreitungsgeschwindigkeiten haben. Für die praktische Anwendung in der Diagnostik wird eine mittlere Ausbreitungsgeschwindigkeit (c) von 1540 m/s (Wasser ca. 1490 m/s, Gewebe 1470 – 1570 m/s) angenommen. Damit die Schallwellen diagnostisch genutzt werden können, müssen sie an Grenzflächen im Gewebe reflektiert/abgelenkt werden und wieder von der Sonde detektiert werden. Dabei können nur Strukturen erkannt werden, die größer sind als eine Wellenlänge. Um 2 Strukturen differenzieren zu können, müssen diese mindestens eine Wellenlänge auseinander liegen. Die Wellenlänge (λ) ihrerseits wird bei konstanter Ausbreitungsgeschwindigkeit (c) von der Ultraschallfrequenz (f) bestimmt. Denn es gilt: $c = f \times \lambda$. Somit resultiert

- bei einer Sonde von 5 MHz eine Wellenlänge bzw. eine beste axiale Auflösung von 0,4 mm,
- bei einer Sonde von 10 MHz eine Wellenlänge bzw. eine beste axiale Auflösung von 0,15 mm.

Schallwellen werden auch proportional zu ihrer Frequenz im Gewebe gedämpft und in Wärme umgewandelt; diese Dämpfung beträgt ca. 3 dB/cm bei 3 MHz oder 10 dB/cm bei 10 MHz. Stark reflektierende Gewebe dämpfen mehr. Die für die Diagnostik nutzbare Penetration/Tiefe beträgt etwa 200 Wellenlängen. Daraus leiten sich folgende Eigenschaften für Sonden ab:

- niedrigfrequente Sonden haben höhere Eindringtiefen und geringere Auflösung
- hochfrequente Sonden haben geringere Eindringtiefe und höhere Auflösung

3.3.2 Konvexsonde – „Abdomensonde"

Die Konvexsonden (Curved Array) (▶ Abb. 3.1a) senden und empfangen Schallwellen von einem Kreisbogen mit virtuellem (Mittel-)Punkt aus; sie senden und empfangen Frequenzen im Bereich von 3,5 – 7 MHz. Mit diesen Sonden können tiefer gelegene Strukturen dargestellt werden. Sie haben eine axiale Auflösung von ca. 0,5 – 1 mm. Diese Einbuße an Auflösung kompensieren sie mit „Tissue Harmonic Imaging" (THI), dem Senden in einer Grundfrequenz und dem Empfangen der doppelten Grundfrequenz. Dies ermöglicht eine weniger artefaktreiche Darstellung auch tiefer gelegener Schichten. Sonden, die Schallwellen nicht nur radiär, sondern zusätzlich in andere Richtungen aussenden und wieder empfangen (Sono-CT, Compound Imaging etc.), reduzieren ebenfalls Artefakte.

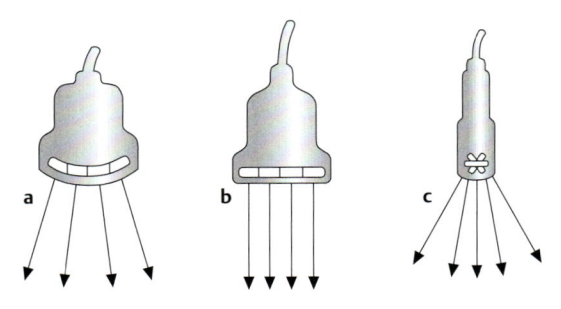

Abb. 3.1 Ultraschallsonden (Quelle: [1]).
a Konvexsonde.
b Linearsonde.
c Sektorsonde.

▶ **Einsatzbereich.** Die Eigenschaften der heute verwendeten Konvexsonden sind so gut, dass sie fast überall in der Notfallsonografie eingesetzt werden können. Neben den Untersuchungen des Abdomens eignen sie sich auch für die Phlebosonografie adipöser Patienten und die Darstellung des Pleuragleitens in der Thoraxsonografie.

Zu einigen Geräten sind kleinere Konvexsonden („Kindersonden") erhältlich. Sie haben ein Frequenzspektrum von 4,5 – 9 MHz und somit eine höhere Auflösung als normale Konvexsonden. Wegen ihrer deutlich kleineren Auflagefläche eignen sie sich insbesondere für die Darstellung und Punktion der V. subclavia zwischen der ersten Rippe und der Klavikula.

3.3.3 Linearsonde – „Gefäßsonde"

Die Linearsonden (▶ Abb. 3.1b) senden und empfangen Schallwellen parallel zur geraden Sondenoberfläche; sie arbeiten mit Frequenzen von 7 – 11 oder 9 – 18 MHz. Sie haben bei 10 MHz eine axiale Auflösung von ca. 0,15 – 4 mm. Diese Sonden sind geeignet zur Darstellung von Strukturen, die maximal 50 mm vom Schallkopf entfernt liegen. Für den Einsatz in der Notfallsonografie eignen sich Sonden, die nicht breiter als 50 mm sind. Breitere (ältere) Modelle können bei Venenpunktionen wegen der Körperunebenheiten nicht in allen Richtungen platziert und gedreht werden.

▶ **Einsatzbereich.** Alternativ zu den Konvexsonden werden Linearsonden bei der Phlebosonografie schlanker Patienten und bei der Pleurasonografie angewendet. Haupteinsatzgebiet der Linearsonden in der Notfallsonografie ist aber die Punktion von zentralen (V. jugularis interna, V. femoralis) oder peripheren Venen (V. basilica, V. brachialis). Das Vorgehen wird in Kap. 23 „Venöse Zugänge" beschrieben.

3.3.4 Sektorsonde – „Echosonde"

Die Sektorsonden (▶ Abb. 3.1c) haben im Gegensatz zu den Konvex- und Linearsonden eine „punktförmige" Schallquelle, die ihre Schallwellen sektorförmig in einem Winkel bis zu 90° aussendet; sie verwenden Sende- und Empfangsfrequenzen im Bereich von 1,5 – 4,5 MHz. Damit kann eine ausreichende Tiefe von ca. 12 – 24 cm erreicht werden. Die damit verbundene Einbuße an Auflösung kann mit der Detektion der Oberwellen (doppelter Sendefrequenz) kompensiert werden (THI, s. Kap. 3.3.2 „Konvexsonde"). Die axiale Auflösung bei 4 MHz beträgt ca. 0,4 – 1,4 mm.

▶ **Einsatzbereich.** Die Sektorsonden werden für die Durchführung der „fokussierten Echokardiografie" mit B-Bild, M-Mode, Farb-, PW- und CW-Doppler verwendet. Dieser Sondentyp mit der punktförmigen Schallquelle und der entsprechend kleinen Kontaktfläche kann zwischen den Rippen hindurch anloten und somit Verluste durch Knochenabsorption vermeiden.

3.3.5 Kontaktmedium

In der Sonografie wird der Kontakt zwischen Sonde und Haut des Patienten mit Kontaktgel hergestellt. Schon geringste Luftmengen verhindern die Ausbreitung der Ultraschallwellen. Vor dem Auftragen ist daran zu denken, dass nicht zu untersuchende Körperpartien oder Kleidungsstücke z. B. mit Zellstoff abgedeckt werden.

Die Bildqualität wird durch reichliches Auftragen von Gel verbessert. Anatomische Unebenheiten werden ausgeglichen, nicht gut anliegende (z. B. Konvexsonde, interkostal „verkantete" Echosonde) Sondenflächen erhalten über ein ausreichendes Gelkissen Kontakt und der Auflagedruck (z. B. über einem schmerzhaften Befund) kann dank des Gelkissens vermindert werden.

Das Kontaktgel wird meist bei Zimmertemperatur gelagert, für den Patienten angenehm wäre körperwarmes Gel. Das Gel erzeugt auf der Haut Verdunstungskälte, es muss deshalb nach der sonografischen Untersuchung wieder vollständig abgewischt werden. Lediglich bei Prozessen mit lokaler Überwärmung empfinden Patienten die kühlende Wirkung des Gels als schmerzlindernd.

3.3.6 Gerätepflege

Die Sonden müssen ebenfalls vom Gel befreit und gleichzeitig nach jedem Patienten desinfiziert werden. Welche Sonden bzw. Membranen (Abdeckung der Piezokristalle) welche Desinfektionslösungen vertragen, kann beim Hersteller nachgefragt werden. Es gibt heute praktische getränkte Reinigungstücher in der Nachfülldose, die mit sehr vielen Sondenmembranen kompatibel sind.

Die Piezokristalle der Sonden sind empfindlich, Schläge (auf den Boden fallen) können sie schädigen oder zerstören. Das Überrollen des Sondenkabels kann zu Unterbrechungen von Ritzen im Kabel und Verlust von Bildinformation führen. Erschütterungen (gegen den Türrahmen fahren) kann zu einem Defekt oder bis zum totalen Ausfall der Elektronik führen.

3.4 B-Bild

3.4.1 Grundlagen – Physik, Technik, Biologie

Siehe hierzu auch Kap. 3.3.1.

Die Ultraschallsonden senden und empfangen Schallwellen. Der unter der Sondenmembran platzierte piezoelektrische Kristall, auch Wandlerkristall, sendet sehr kurze Impulse von wenigen Wellen, bei 5 MHz sind das 5 Wellen während 1 µs. Anschließend empfängt der gleiche Kristall während ca. 1000 µs die reflektierten Schallwellen aus dem Gewebe. Schallwellen aus ca. 1 cm Tiefe brauchen rund 10 µs, aus ca. 20 cm Tiefe etwa 300 µs Laufzeit, bis sie wieder beim Schallkopf ankommen.

Um ein hochauflösendes B-Bild (Brightness) oder 2D-Bild zu generieren, benötigen Sonden 64 – 255 Wandlerkristalle. Diese werden nacheinander oder in Gruppen aktiviert, nach Aktivierung aller Kristalle entsteht ein Vollbild. Damit – auch beim Bewegen der Sonde – ein „wackelfreies" Bild auf dem Monitor erscheint, müssen etwa 20 Vollbilder pro Sekunde erzeugt werden – ein Vollbild in etwa 50 ms. Heutige Geräte können dank Aktivierung der Kristalle in Gruppen und Prozessoren mit hoher Rechnerleistung > 60 Bilder/s (Frame Rate) erzeugen. Das ist insbesondere in der Echokardiografie zur Beurteilung rascher Bewegungen sehr wichtig.

3.4.2 Bildbeschreibung – Reflexion, Impedanzsprünge, Echogenität

▶ **Grauwerte.** Die Schallwellen werden ausgesendet, reflektiert und wieder empfangen. Auf diesem Weg verlieren sie je nach Tiefe, Gewebebeschaffenheit und Grenzfläche verschieden viel (> 5 Zehnerpotenzen) ihrer ursprünglichen Energie. Die empfangenen Energieunterschiede werden in Grauwerten abgebildet, in der Abdomensonografie in der Regel mit 256 Abstufungen, in der Echokardiografie zugunsten einer kontrastreicheren Darstellung (Endokard, Klappen) mit weniger Grauwertabstufungen. Die Abstufung der Grauwerte wird auch als Dynamikbereich oder „Dynamic Range" bezeichnet.

▶ **Impedanzsprünge.** Ursächlich für die Grauwerte eines Bildes, d. h. die empfangenen Energieunterschiede, sind Reflexionen bzw. Impedanzsprünge. Reflexionen entstehen an Grenzen zweier Gewebeschichten, d. h. an sog. Impedanzsprüngen. Gewebe, die viele Impedanzsprünge aufweisen, erzeugen viele Reflexionen und erscheinen

Technik und Bildinterpretation

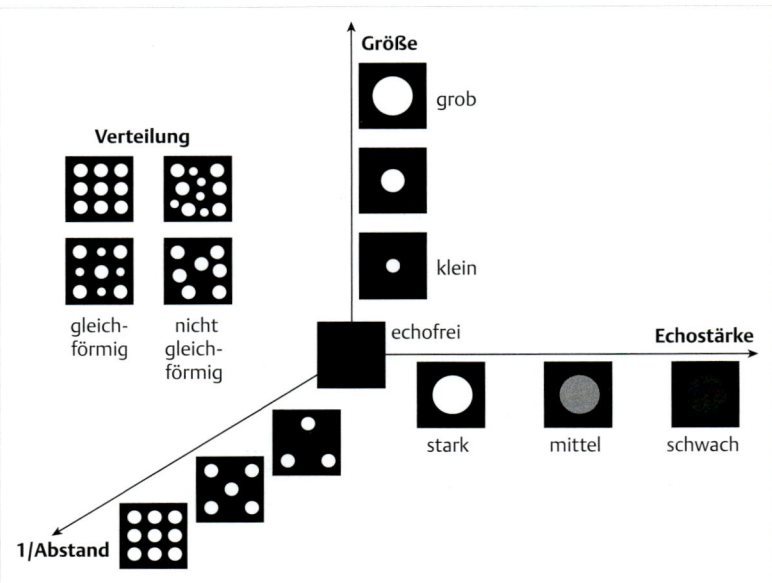

Abb. 3.2 Beschreibungsvorschlag für Ultraschallbilder (Quelle: mit freundlicher Genehmigung von Dr. Jörg Bönhof, Wiesbaden).

demnach „hell" (auf dem Monitor) – sie sind echoreich. Gewebe mit wenigen Impedanzsprüngen erzeugen wenige Reflexionen und erscheinen entsprechend „dunkler" – sie sind echoarm. Flüssigkeiten mit fehlenden Impedanzsprüngen erzeugen keine Reflexionen und erscheinen dementsprechend „schwarz" – sie sind echofrei. Echoreiche, echoarme und echofreie Gewebe können in unterschiedlicher Größe (klein, grob), Verteilung (gleichförmig, nicht gleichförmig) und Abstand zueinander auftreten. Ein Vorschlag zur strukturierten Beschreibung findet sich in ▶ Abb. 3.2.

3.4.3 Schallfenster – Schnittebenen

Bevor die Einstellungen patientenzentriert optimiert werden können, muss die gesuchte anatomische Struktur durch geeignete Schallfenster eingesehen werden. Schallfenster sind Körperregionen, von denen aus die gewünschten Strukturen mit so wenig Artefakten wie möglich dargestellt werden können, z. B. die rechte Niere zwischen den Rippen hindurch und hinter der Leber. Bezogen auf die Körperregionen gibt es standardisierte Schnittebenen, mit denen die darunterliegenden anatomischen Strukturen vergleichbar dargestellt werden, z. B. wird die rechte Niere im rechten Flankenschnitt längs und quer dargestellt. Mit diesen Schnittebenen wird eine nachvollziehbare Interpretation möglich.

Für jede Untersuchungsmethode (E-FAST, F-Echo usw.) wird eine optimale Grundeinstellung mit Schallfrequenz, Eindringtiefe, Bildfrequenz, Dynamikbereich usw. als sog. Preset voreingestellt. Der Untersucher muss dennoch die von Patient zu Patient unterschiedlichen Bedingungen korrigieren. Dies wird im Folgenden gezeigt.

3.4.4 Tiefe – Objektgröße

Grundsätzlich soll die gewünschte Struktur zentriert und bildfüllend auf dem Ultraschallmonitor dargestellt werden.

„Zentrieren", d. h. die Struktur in die Mitte des Monitorbildes bringen, wird durch bestimmte Bewegungen mit der Sonde erreicht. Daraus leitet sich die Untersuchungstechnik ab (▶ Tab. 3.1).

„Bildfüllend" wird die Struktur durch Ändern des Tiefenbereichs: Ist das Objekt zu klein, wird die Tiefe vermindert; ist das Objekt zu groß, wird die Tiefe erhöht.

3.4.5 Gesamtverstärkung X– Gain

Die Verstärkung der empfangenen Schallwellen entspricht der Helligkeit des gesamten Bildes auf dem Monitor. Sie kann mit dem „Gain" verändert werden. Dieser „Gain" muss so eingestellt werden, dass die Grauwerte das Bild dominieren und nur wenige Anteile schwarz (mi-

Tab. 3.1 Untersuchungstechnik (siehe auch Abb. 1 in Kap. 25).

Begriff	Sondenbewegung
Verschieben	Sonde als Ganzes (auf der Haut) verschieben
Angulieren	Sonde in der eigenen Ebene drehen, also innerhalb des Sektors bewegen
Kippen	Sondenebene (bei unveränderter Position auf der Haut) verstellen
Rotieren	Sonde (bei unveränderter Position auf der Haut) um die eigene Achse drehen

nimale Verstärkung) und wenige Anteile weiß (maximale Verstärkung) sind. Der Graukeil an der Seite des Ultraschallbildes soll alle Grauwertabstufungen gleichmäßig wiedergeben.

3.4.6 Time Gain Compensation

Um eine gleichmäßige Bildhelligkeit zu erhalten, müssen weiter entfernte Strukturen (s. „Dämpfung" in Kap. 3.3.1) mehr verstärkt werden als weniger weit entfernte. Dies ist im Gerät fest voreingestellt. Mit der Time Gain Compensation (TGC) kann in 6–8 Abstandszonen einzeln manuell mehr oder weniger verstärkt werden. Dies ermöglicht, auch bei sehr unterschiedlicher Gewebedämpfung eine gleichmäßige Bildhelligkeit zu erreichen. Beispielsweise muss ein starker Perikardreflex (weiß) nahe beim Schallkopf oder eine ebenso starke „Schallverstärkung", d. h. geringere Dämpfung durch Flüssigkeit „hinter" den echoarmen Kammern und Vorhöfen, ausgeglichen werden. Das führt dazu, dass die Regler des TGC bei Anlotung des Herzens oft wie ein umgekehrtes, offenes „C" angeordnet sind.

Moderne Geräte verfügen über eine Funktion, die es erlaubt, auf Knopfdruck ein ausgeglichenes Grauwertbild zu erzeugen. Diese Funktion erleichtert die Arbeit sehr, dennoch müssen extreme Dämpfungsunterschiede immer wieder mit Gain und TGC manuell korrigiert werden (▶ Abb. 3.3).

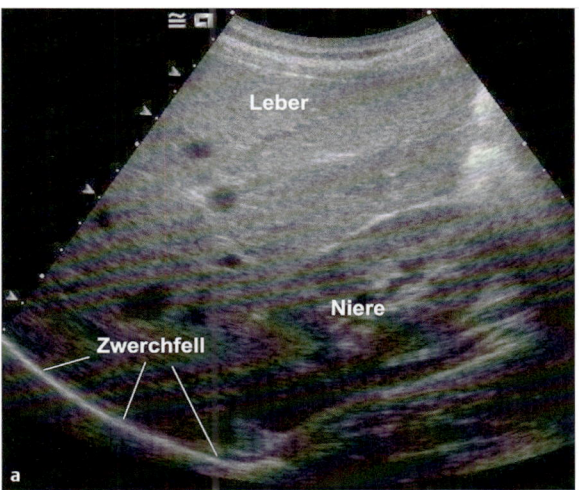
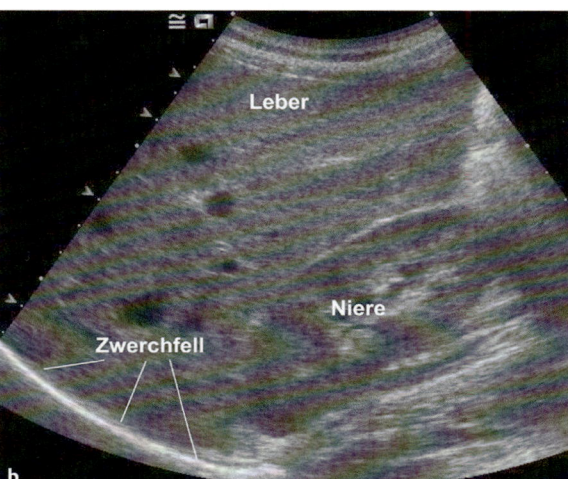
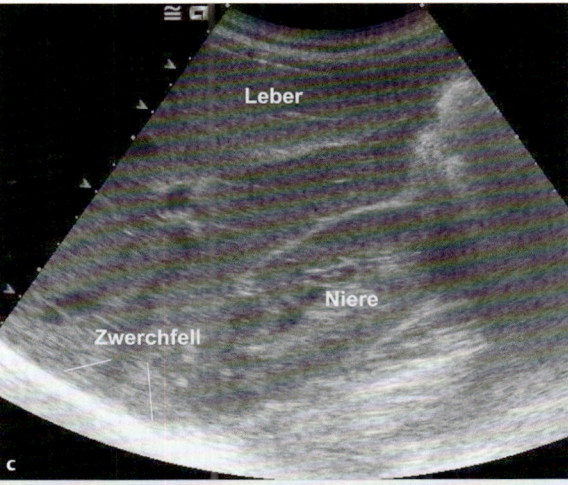

Abb. 3.3 Time Gain Compensation (TGC) (Quelle: [3]).
a TGC zu gering, der schallkopfferne Bereich (unten im Bild) ist zu dunkel.
b TGC optimal, der schallkopfferne Bereich ist genauso hell wie der schallkopfnahe Bereich.
c TGC zu hoch, der schallkopfferne Bereich ist zu hell.

3.4.7 Fokus

Schallwellen haben nicht nur eine axiale, sondern auch eine Ausdehnung in alle anderen Richtungen im Raum. Die Auflösung des B-Bildes wird von der axialen, lateralen und Dickenauflösung beeinflusst: Je schmaler und dünner ein Strahl ist, desto besser ist die Auflösung seines B-Bildes. Mit der Fokuswahl kann manuell eine Abstandszone eingestellt werden, in der die laterale Ausdehnung gering und die Schicht des B-Bildes dünn (minimal 1 mm) wird, d. h. die Auflösung gut ist.

Echokardiografiesonden erreichen ihre optimale Auflösung erst nach einem gewissen Abstand von der Sonde (sog. Nahbereich). Deshalb kann von apikal die Herzspitze nicht mit bester Auflösung eingesehen werden und z. B. Thromben können in diesem Bereich leicht übersehen werden.

3.4.8 Sektor

Ein optimales B-Bild auf dem Monitor entsteht einerseits durch die Auflösung und andererseits durch die Bildwiederholungsrate („Frame Rate"). Falls die Rechnerleistung nicht für eine hohe „Frame Rate" ausreicht, kann der Bildsektor verkleinert werden. Diese Maßnahme empfiehlt sich speziell in der Echokardiografie beim Einsatz der (Farb-)Dopplertechnik, die viel Rechnerleistung verlangt.

3.4.9 Messen, M-Mode

▶ **Messung im B-Bild.** In der Notfallsonografie werden Größen, Dicken, Distanzen usw. gemessen. Rein optische Eindrücke von Strukturen sind nicht verwertbar, hängt ihre Größe auf dem Monitor doch von der – manuell verstellbaren! – Tiefeneinstellung ab. Typische Messgrößen sind z. B. der Innendurchmesser des linken Ventrikels, die Dicke des Septums oder der posterioren Wand, der Durchmesser der V. cava inferior.

▶ **Messung im M-Mode.** Beim M-Mode (M für Motion) werden die Schallreflexionen entlang eines einzelnen Strahls über die Zeit hinweg aufgezeichnet. Für einen einzelnen Strahl wird eine hohe zeitliche Auflösung erreicht, sodass selbst die (physiologischen) Vibrationen der Herzklappen registriert werden können. Der M-Mode kommt in der fokussierten Echokardiografie zur Anwendung. Der Strahl wird vom Untersucher innerhalb des Sektors an die gewünschte Stelle gesetzt und die Bewegungen von Strukturen des Herzen werden registriert. Aus dieser Darstellung lassen sich anschließend Kammergrößen, Myokarddicke und VCI-Kollaps phasengetreu (Systole, Diastole) ausmessen (▶ Abb. 3.4).

3.5 Artefakte

3.5.1 Grundlagen – Physik, Technik, Biologie

Die bereits beschriebenen (Kap. 3.3.1 und Kap. 3.4.1) Größen zur Ausbreitungsgeschwindigkeit, Dämpfung, Reflexion usw. sind nicht absolut. Sie werden durch die jeweiligen biophysikalischen Eigenschaften der Gewebe verändert. Beispielsweise werden Schallwellen, speziell an kleinen Strukturen (<λ), in alle Richtungen abgelenkt oder Schallwellen erfahren – vergleichbar mit der Wellenoptik – an tangential getroffenen runden (flüssigkeitsgefüllten) Strukturen Beugung. Schallwellen können an stark reflektierenden (und sich im Grenzbereich der

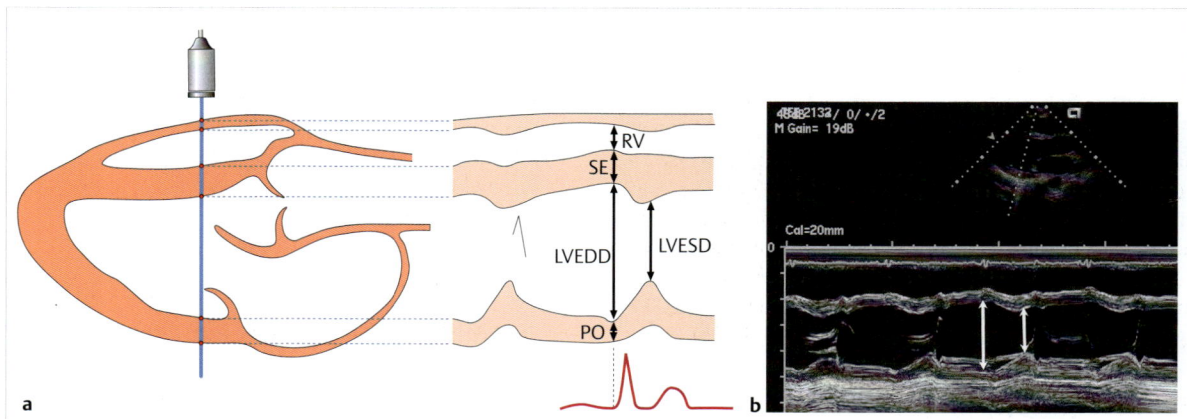

Abb. 3.4 M-Mode-Messung des linken Ventrikels (Quelle: [5]).
a Schema mit Einzeichnung des enddiastolischen (LVEDD) und endsystolischen (LVESD) linksventrikulären Durchmessers sowie der enddiastolischen Dicke des Septums (SE) und der posterioren Wand (PO). RV: enddiastolischer Durchmesser des rechten Ventrikels.
b Beispiel eines Herzgesunden. Der enddiastolische Durchmesser (größerer Doppelpfeil) wird zu Beginn des QRS-Komplexes im EKG gemessen, der endsystolische Durchmesser entweder zum Zeitpunkt der maximalen Einwärtsbewegung des Septums oder der posterioren Wand.

3.5 Artefakte

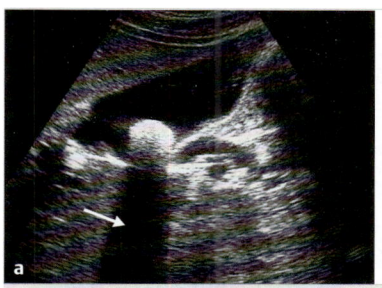
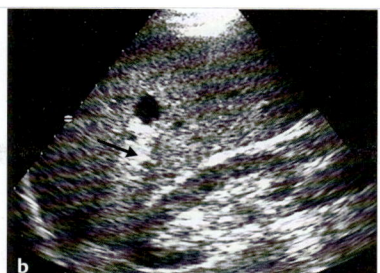
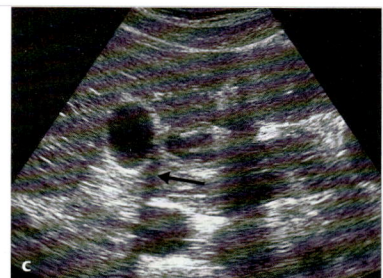

Abb. 3.5 Wichtige Ultraschallartefakte (Quelle: [1]).
a Schallschatten. Echofreier Streifen dorsal eines Gallensteines (Pfeil).
b Distale Schallverstärkung. Echodichter Streifen im Lebergewebe dorsal einer Zyste (Pfeil).
c Randschatten (Pfeil) an der Gallenblase.

Schichtdicke befindenden) Strukturen auch so abgelenkt werden, dass sie als Artefakte erscheinen.

Für die Basisnotfallsonografie und die fokussierte Echokardiografie sind Kenntnisse über Schallschatten, distale Schallverstärkung, Randschatten und Reverberationsartefakte wichtig (▶ Abb. 3.5).

3.5.2 Schallschatten

Schallschatten (▶ Abb. 3.5a) entstehen, bezogen auf die Ausbreitungsrichtung der Schallwellen, hinter stark reflektierenden oder streuenden Strukturen. Diese erzeugen entweder eine Totalreflexion (Luft im Darm, Luft in der Lunge) oder eine Dämpfung der Schallwellen (Knochen, Konkremente). Hinter solchen Strukturen steht – im Gegensatz zum umgebenden Gewebe – nur noch wenig der initial gesendeten Energie zur Verfügung, was zu einem echoarmen bis -leeren (schwarzen) „Schatten" führt.

3.5.3 Distale Schallverstärkung

Im Gegensatz zu den Schallschatten erreicht hinter schwach reflektierenden und schwach dämpfenden Bereichen (Gallenblase, Harnblase, Zysten usw.) mehr Schallenergie das Gewebe. Dies führt – im Gegensatz zur Umgebung – zu echoreichen (hellen) Darstellungen, „Verstärkung" genannt (▶ Abb. 3.5b). Werden ausgedehnte Bereiche echoreich bzw. weiß, sind sie nicht mehr beurteilbar. Die Korrektur der betreffenden Zonen mittels TGC ermöglicht eine ausgeglichene Grauwertverteilung. Ein typisches Beispiel ist der Bereich hinter der Harnblase.

3.5.4 Randschatten

Treffen Schallwellen mehr oder weniger tangential auf rundliche Strukturen mit großen Impedanzsprüngen, z. B. Grenzflächen von Gewebe und Flüssigkeit (Harnblasenwand, Nierenoberfläche), werden sie abgelenkt. Vom Ort der Ablenkung (Beugung) und in Richtung der Aussendung der Schallwellen entsteht ein spitzwinkliger echoarmer bis -leerer „Schatten" (▶ Abb. 3.5c). Strukturen, die im Bereich des Randschattens liegen, werden nicht oder nicht genau abgebildet – sie werden „ausgelöscht" wie beim Schallschatten. Werden Randschatten nicht als solche erkannt, können die „ausgelöschten" Zonen in der E-FAST-Untersuchung als freie Flüssigkeit im kleinen Becken (Harnblase) oder im Morison-Pouch (zwischen Leber und rechter Niere) interpretiert werden.

3.5.5 Reverberationsartefakte

Schallwellen, die von parallel liegenden großflächigen Schichten reflektiert werden, erfahren teilweise noch vor der Detektion bzw. vor der empfangenden Sonde eine Reflexion ins Gewebe zurück und werden auf kurzer Distanz mehrmals „hin und zurück" reflektiert, bevor sie detektiert werden. Die dafür benötigte Zeit entspricht derjenigen von Schallwellen, die aus größerer Tiefe kommen – wenn sie mehrfach reflektiert werden aus mehrfach tieferen Bereichen. Auf dem Bildschirm erscheint nicht nur die reflektierende anatomische Grenzschicht, sondern in doppeltem, vierfachem Abstand usw. kommen auch ihre „virtuellen" Reverberationen zur Darstellung.

Geradezu klassisch sind die Reverberationsartefakte der Pleuren, die das Bild der normalen Lunge oder auch eines Pneumothorax dominieren können. Die Reverberationsartefakte der Pleuren können sich auch in die Herzkammern projizieren.

3.5.6 Tissue Harmonic Imaging

Von Schallwellen einer Grundfrequenz (z. B. 2 MHz) bilden sich im Gewebe Schallwellen mit dem Mehrfachen dieser Grundfrequenz. Der selektive Empfang bzw. die selektive Auswertung der Grundfrequenz und der doppelten Grundfrequenz (z. B. 4 MHz) ergeben Bilder mit größerem Detailreichtum und weniger Artefakten. THI erzeugt seinerseits Phänomene, die gerade in der Echokardiografie bekannt sein müssen: Feine Strukturen können verstärkt abgebildet werden, sodass z. B. Mitralklappen verdickt erscheinen. In der Nähe von künstlichen Klappen können, durch Kavitationen bedingt, feinste Bläschen entstehen, die als flüchtige echoreiche Punkte im Blutstrom auffallen.

3.6 Doppler

3.6.1 Grundlagen – Physik, Technik, Biologie

Siehe auch Kap. 3.3.1 und Kap. 3.4.1.

Schallwellen, die von auf die Sonde zusteuernden Teilchen (z. B. Erythrozyten) reflektiert werden, haben beim Empfang eine höhere Frequenz als bei der Aussendung. Wellen, die von Teilchen reflektiert werden, die sich von der Sonde wegbewegen, weisen eine verminderte Frequenz auf.

Die mathematisch-physikalische Beziehung zwischen Teilchengeschwindigkeit (v), Frequenzänderung (Δf) und Winkel (α) zwischen Schallwellenrichtung und Bewegungsrichtung des Teilchens ist in der „Dopplergleichung" definiert; c ist die Schallgeschwindigkeit und f_0 die Frequenz der ausgesendeten Schallwellen:

$$v = \frac{\Delta f \times c}{2 \times f_0 \times \cos \alpha}$$

Der Gleichung ist auch zu entnehmen, dass bei $\alpha = 90°$ ($\cos \alpha = 0$) die Berechnung der Teilchengeschwindigkeit nicht mehr möglich ist (Division durch 0). Für die praktische Arbeit mit Dopplertechniken heißt das, dass die Schallwellenrichtung so wenig wie möglich von der Richtung der Teilchenbewegung abweichen sollte, sie darf maximal 60° betragen. Nur so können physiologische und pathologische Blutströmungen zuverlässig erfasst werden.

Der Einsatz des Dopplers, speziell des Farbdopplers, kann wegen seiner hohen Schallenergie die Organe des Ungeborenen oder das Auge des Erwachsenen gefährden.

3.6.2 Farbkodierter Doppler – „Farbdoppler"

▶ **Farbkodierung.** Für den Farbdoppler (FKD) steht ein Ausschnitt („Fenster") zur Verfügung, der innerhalb des B-Bild-Sektors am gewünschten Ort platziert wird. Man kann sich diesen Ausschnitt als aus zahlreichen Messstellen (s. Kap. 3.6.3 „PW-Doppler") aufgebaut vorstellen. Pro Messstelle wird die höchste mittlere Geschwindigkeit als Farbe dargestellt. Als Konvention gilt, dass Bewegungen zur Sonde hin „rot" kodiert werden, Bewegungen von der Sonde weg „blau" (▶ Abb. 3.6). Damit eine Blutströmung einheitlich (laminar) rot oder blau dargestellt werden kann, muss eine bisher nicht erwähnte Bedingung erfüllt sein: Damit die sog. Pulsrepetitionsfrequenz PRF hoch genug ist, sollen sowohl der B-Bild-Sektor als auch das „Dopplerfenster" so klein wie gerade notwendig gemacht werden. Denn die Reduktion der aktiven Wandlerkristalle ermöglicht ein pro Zeiteinheit häufigeres Ansteuern der Wandlerkristalle – die PRF steigt.

▶ **Aliasing.** Übersteigen die Dopplerfrequenzen und die daraus berechneten Strömungsgeschwindigkeiten die durch die PRF definierte maximal darstellbare Geschwindigkeit, so wird aus Rot Blau, man spricht von Aliasing. Bei korrekter Geräteeinstellung bedeutet ein Farbenmosaik das Vorhandensein von turbulenter Strömung (▶ Abb. 3.6b), z. B. eine Regurgitation auf Basis einer Klappeninsuffizienz.

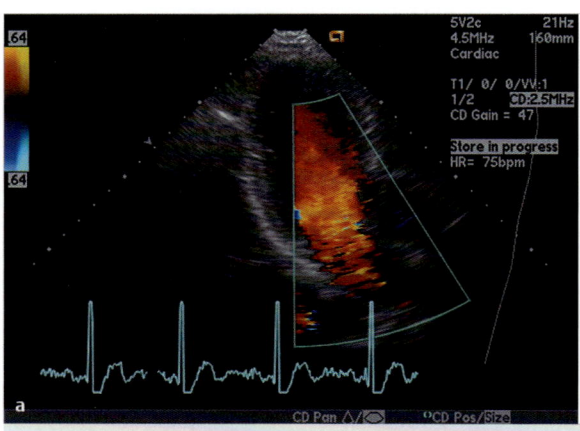
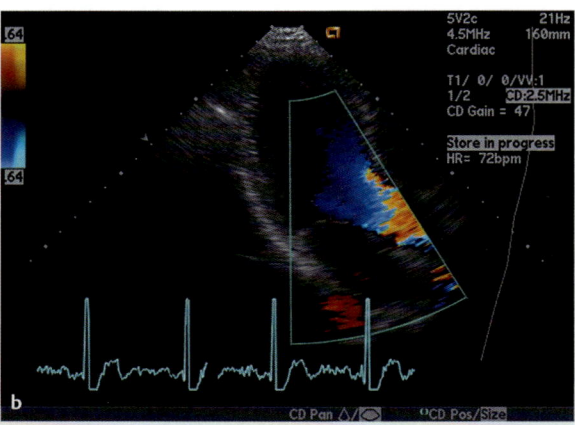

Abb. 3.6 Geschwindigkeitskodierung im Farbdoppler (Quelle: [5]).
a Diastolischer transmitraler Einstrom in den linken Ventrikel. Die Flussgeschwindigkeiten sind rot und gelb (d. h. auf den Schallkopf zu, vgl. Farbbalken) gekennzeichnet. Die Kennzeichnung des Farbbalkens besagt, dass bis 64 cm/s die Flussgeschwindigkeit auf den Schallkopf zu rot und gelb wiedergegeben wird.
b Systolischer transaortaler Ausstrom aus dem linken Ventrikel mit weitgehend blau (vom Schallkopf weg) gekennzeichneten Flussgeschwindigkeiten. Im Bereich des Septums kommt es zu einem Farbumschlag, d. h. dort übersteigen die Geschwindigkeiten 64 cm/s vom Schallkopf weg, da im Ausflusstrakt kein „flaches" Strömungsprofil vorliegt.

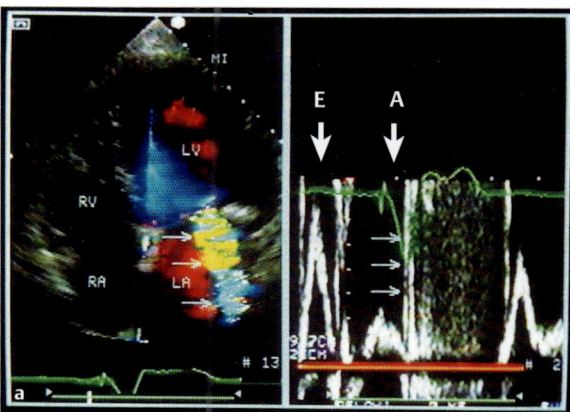 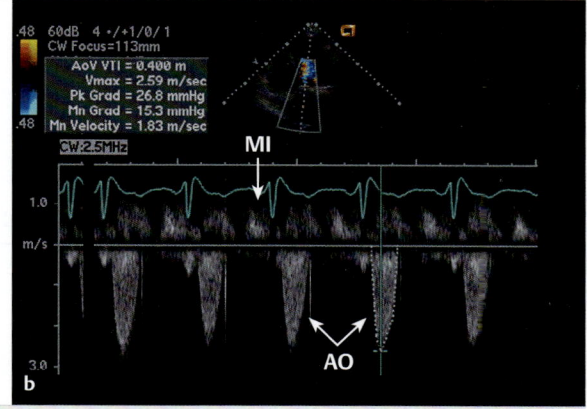

Abb. 3.7 PW- und CW-Doppler (Quelle: [5]).
a Farbdoppler (links) und PW-Doppler (rechts) der Mitralklappe im apikalen Vierkammerblick. Das systolische Bild zeigt links einen großen, turbulenten Mitralinsuffizienzjet (Pfeile) im linken Vorhof (LA). Der PW-Doppler zeigt den diastolischen Einstrom durch die Mitralklappe mit früher (E) und später (A) Einstromwelle. Die hohen Geschwindigkeiten im Mitralinsuffizienzjet (um 5 m/s) können mit dem PW-Doppler nicht adäquat registriert werden.
b CW-Doppler der Aortenklappe von apikal bei leichter Aortenstenose. Im Spektrum nach unten, d. h. vom Schallkopf weg, sind systolische transaortale Flussgeschwindigkeiten bis 2,6 m/s (AO) aufgezeichnet. In Gegenrichtung sind andeutungsweise diastolische transmitrale Einstromgeschwindigkeiten (MI) registriert, die ebenfalls im Schallstrahl erfasst werden.

3.6.3 PW-Doppler (Pulsed Wave)

Der PW-Doppler hat im Unterschied zum Farbdoppler eine einzige Messstelle. Diese wird in der Regel mit zwei kurzen parallelen Strichen und der Messstrahl als unterbrochene Linie auf dem Monitor abgebildet. Die Messstelle kann wie ein Cursor an eine beliebige Stelle innerhalb des B-Bild-Sektors platziert werden. Von dort werden die reflektierten Schallwellen während eines definierten, kurzen Zeitfensters von der Sonde empfangen. Bewegte Erythrozyten erzeugen eine Frequenzänderung, die mittels Dopplergleichung in die Geschwindigkeit der Erythrozyten an diesem Ort umgerechnet und über die Zeit als Kurve dargestellt wird (▶ Abb. 3.7a). Der PW-Doppler hat eine gute Ortsauflösung.

Seine PRF (s. Kap. 3.6.2 „Farbdoppler") limitiert die maximal messbare Strömungsgeschwindigkeit; sie beträgt ca. 2 m/s (▶ Abb. 3.7a). Damit können die physiologischen Blutströme durch die Trikuspidal-, Pulmonal- und Mitralklappe gemessen werden. Die PRF kann beim PW-Doppler – genau wie beim Farbdoppler – durch Verkleinerung des B-Bild-Sektors hoch gehalten werden.

3.6.4 CW-Doppler (Continuous Wave)

Beim CW-Doppler werden Schallwellen auf einem einzelnen Strahl kontinuierlich gesendet und parallel dazu empfangen. Der Messstrahl wird mit einer unterbrochenen Linie auf dem Monitor grafisch sichtbar gemacht. Er kann an eine beliebige Stelle innerhalb des B-Bild-Sektors platziert werden. Alle Teilchen, die sich entlang dieses Strahls bewegen, werden mit den resultierenden Frequenzen und den daraus berechneten Geschwindigkeiten registriert. Die gemessenen Geschwindigkeiten werden – unabhängig vom Ort auf dem Strahl – über die Zeit hinweg als Kurve dargestellt (▶ Abb. 3.7b). Mit dem CW-Doppler können sehr hohe Geschwindigkeiten gemessen werden, ihre Lokalisation auf dem Strahl ist jedoch nicht möglich. Der CW-Doppler ist ideal zur Bestimmung des Blutstroms durch die Aortenklappe und insbesondere zur Messung von Geschwindigkeiten in Regurgitations- oder Stenosejets.

3.7 Weiterführende Literatur

[1] **Block** B. Der Sono-Trainer. Schritt-für-Schritt-Anleitungen für die Oberbauchsonographie. 4. Aufl. Stuttgart: Thieme; 2009
[2] **Böhmeke** Th, Schmidt A. Checkliste Echokardiographie. 4. Aufl. Stuttgart: Thieme; 2008
[3] **Delorme** St, Debus J. Duale Reihe, Sonographie. 2. Aufl. Stuttgart: Thieme; 2005
[4] **Dietrich** CF, Hrsg. Ultraschall-Kurs. Organbezogene Darstellung von Grund-, Aufbau- und Abschlusskurs. 5. Aufl. Köln: Deutscher Ärzte-Verlag; 2006
[5] **Flachskampf** F. Kursbuch Echokardiografie.5. Aufl. Stuttgart: Thieme; 2012
[6] **Hofer** M. Sono Grundkurs. Ein Arbeitsbuch für den Einstieg. 7. Aufl. Stuttgart: Thieme; 2012
[7] **Otto** CM, Schwaegler RC. Echocardiography review guide: Companion to the textbook of clinical echocardiography. Philadelphia: Saunders Elsevier; 2008
[8] **Schmidt** G, Görg, Ch, Hrsg. Kursbuch Ultraschall. Nach den Richtlinien der DEGUM und der KBV. 5. Aufl. Stuttgart: Thieme; 2008
[9] **Zeydabadinejad** M. Echokardiographie des rechten Herzens. Eine praxisorientierte Einführung. Stuttgart: Thieme; 2006

Teil II
Basisnotfallsonografie

4	Einleitung *G. Mathis*	36
5	Abdominelles Aorten- und Iliacaaneurysma *J. Simanowski*	38
6	Cholezystolithiasis, Cholezystitis und Verschlussikterus *W. Heinz*	47
7	Harnstauung der Niere und Füllungszustand der Harnblase *W. Blank*	55
8	Tiefe Venenthrombose der unteren Extremitäten *G. Kunze*	64
9	Pneumothorax *G. Mathis*	71

4 Einleitung

G. Mathis

4.1 Definition

> **Merke**
>
> Die Basisnotfallsonografie ist eine sonografische „Point-of-Care"-Untersuchung, bei der nach der klinischen Untersuchung fokussiert dorthin geschaut wird, wo es weh tut (z. B. Gallenblase), eine Schwellung besteht (z. B. Beinschwellung) oder aufgrund der Anamnese und des klinisch-physikalischen Befundes ein Verdacht auf eine bestimmte Pathologie erhoben wird.

▶ **Entscheidungshilfe.** Die Basisnotfallsonografie ist eine Bestandsaufnahme im Augenblick, um zur richtigen Zeit eine bessere Entscheidung treffen zu können, als dies durch die alleinige klinische Untersuchung möglich ist. Diese Entscheidung umfasst einerseits sofortige therapeutische Maßnahmen wie z. B. eine Pneumothoraxdrainage. Andererseits erlaubt die Basisnotfallsonografie auch strategische Entscheidungen: Welche weiteren bildgebenden Untersuchungen sind unmittelbar erforderlich, überhaupt noch oder erst später nötig? Wo soll der Patient landen? Muss überhaupt stationär behandelt werden? Wenn ja, auf welcher Fachabteilung am besten?

▶ **Limitationen.** Der Untersucher muss sich der Grenzen dieser Vorgehensweise bewusst sein: Was hat er gesehen? Was hat er nicht angeschaut? Was konnte ausgeschlossen werden? Was könnte die aktuellen Beschwerden verursachen und mit der Basisnotfallsonografie nicht erfasst werden? Diese Grenzen der Methode zu kennen und im Einzelfall daran zu denken, ist ebenso wichtig für jene, die den Befund lesen bzw. den Patienten weiter betreuen. Es reicht dann nicht die Frage, ob eine Ultraschalluntersuchung durchgeführt wurde oder nicht, sondern es muss jedem Beteiligten klar sein, was untersucht wurde und was nicht.

4.2 Anwendung

▶ **Geräte.** Die Notfallsonografie kann heute ubiquitär eingesetzt werden, auch prähospital und auf der Visite. Verwendet man kleine portable Geräte, ist wahrscheinlich eine 5-MHz-Mikrokonvexsonde mit einem gewissen Frequenzspektrum für die meisten Fragen ein brauchbares Instrument. Inzwischen gibt es auch für diese kleinen Geräte gute Presettings für verschiedene Fragestellungen.

Eine Notaufnahme muss gut ausgestattet sein mit einer üblichen Abdominalsonde und einer hochfrequenten Linearsonde sowie Hard- und Software für den echokardiografischen Zugang.

▶ **Einstellungen.** Der Untersucher muss auch mit den Voreinstellungen des Gerätes vertraut sein, um eine optimale Bildgebung zu erzielen. So ist z. B. für die Gefäßuntersuchung das Presetting hart, während es für die muskuloskelettale Untersuchung weicher ist.

Auch wenn die Maschine auf Knopfdruck eine der zu untersuchenden Region entsprechende Einstellung liefert, sollte der Untersucher diese Presettings einmal studieren und reflektieren, um bei einem Wechsel der Fragestellung auch eine Umstellung des Gerätes vornehmen zu können. Mit anderen Worten: Der Untersucher soll von Anfang an mit einer guten Bildgebung vertraut sein.

4.3 Inhalte

Die E-FAST-Untersuchung (Hämatoperitoneum, Hämoperikard, Hämatothorax und Pneumothorax) ist von der Traumatologie geprägt und daher für viele andere internistische wie auch chirurgische Fragestellungen unzureichend, wie beispielsweise beim akuten Abdomen. Im Arbeitskreis Notfallsonografie wurden jene Inhalte, die über die E-FAST-Untersuchung hinausgehen, in ausführlichen Diskussionen nach folgenden Gesichtspunkten festgelegt:
- Was ist häufig und/oder bedrohlich?
- Welche Frage bzw. fokussierte Untersuchung hat eine steile Lernkurve?

Daraus sind folgende Fragestellungen hervorgegangen:
- abdominelles und iliakales Aortenaneurysma
- Cholezystolithiasis und Cholezystitis
- Nierenaufstau und Füllungsstatus der Blase
- tiefe Beinvenenthrombose in der 2-Punkt-Kompressionssonografie
- Pneumothorax

Auf die Darstellung der Appendizitis und der Divertikulitis wurde bewusst verzichtet, da diese doch einige Erfahrung voraussetzen. Allerdings soll der Untersucher auch frühzeitig die Vorteile der ultraschallgeführten Gefäßpunktion lernen.

Für eine notfallsonografische Basisausbildung sind also die in ▶ Tab. 4.1 angegebenen Inhalte zu lehren und zu lernen und zwar nur diese, auch wenn dieses Buch in manchen Bereichen quasi als Appetitanreger darüber hinausgeht.

Tab. 4.1 Basiskurs Notfallsonografie.

Basiskurs
Korrekte Untersuchungstechnik, Bild- und Befundinterpretation
Integration der Sonografie in den Untersuchungs- und Behandlungsablauf
Freie Flüssigkeit/Luft in Abdomen und Thorax (E-FAST)
Abdominales Aortenaneurysma
Gallensteine
Nierenaufstau und Blasenstatus
Tiefe Beinvenenthrombose (2-Punkt-Kompressionssonografie)
Pneumothorax
Ultraschallgeführte Punktionen

5 Abdominelles Aorten- und Iliacaaneurysma

J. Simanowski

5.1 Anatomie

Die abdominelle Aorta und die Aa. iliacae [3], [4] sind langgestreckte tubuläre, echoarme bis -freie, kräftig pulsierende und kaum komprimierbare Strukturen im Retroperitoneum. Etwa auf Höhe des 12. Brustwirbelkörpers tritt die Aorta von thorakal durch den Hiatus aorticus des Zwerchfells in das Retroperitoneum ein, um sich etwa auf Höhe des 4. Lendenwirbelkörpers in die beiden Aa. iliacae communes zu teilen, die sich ihrerseits etwa 2 Wirbelkörper tiefer in die Aa. iliacae internae et externae teilen. Die Aorta verläuft parallel, ventral und gering links der Medianlinie der Wirbelsäule und misst im kranialen Abschnitt bis 25 mm und im distalen Abschnitt bis 20 mm im Durchmesser. Knapp oberhalb des Pankreas gehen der Truncus coeliacus und einige Millimeter distal die A. mesenterica superior nach ventral ab, gefolgt von den seitlich austretenden Nierenarterien. Im weiteren Verlauf zweigen bis zur Aufteilung der Aorta in die Aa. iliacae communes noch die paarigen Hoden- bzw. Eierstockarterien, die Lumbalarterien nach dorsal sowie die A. mesenterica inferior nach ventral ab. Die Aa. iliacae finden sich je nach Körperkonstitution in etwa auf der Linie Bauchnabel – Mitte des jeweiligen Leistenbandes (▶ Abb. 5.1).

▶ **Sonoanatomie.** Arterielle Gefäße zeigen aufgrund ihrer Wandbeschaffenheit häufig eine feine Binnenstruktur und bei Verwendung hochauflösender Schallsonden eine Dreischichtung der Wand [3]. Gelegentlich finden sich bei der sonografischen Darstellung mit sehr hochwertigen Geräten im Gefäßlumen Verwirbelungen multipler kleinster echoreicher Partikel. Dieses Phänomen wird Erythrozytenrauschen genannt und entspricht der Flussdarstellung der Blutpartikel.

5.2 Klinik

Abdominelle Aneurysmen sind lange asymptomatisch (▶ Abb. 5.2) und man entdeckt sie nur zufällig bei einer sonografischen Untersuchung. Das gilt auch besonders für die Notfallbildgebung. Umso wichtiger ist es, mithilfe der Sonografie zu differenzieren, ob die aktuelle klinische Symptomatik durch das Aneurysma oder eine andere Erkrankung ausgelöst ist.

▶ **Differenzialdiagnosen.** Die ersten Symptome sind oft unspezifisch im Sinne von diffusen Abdominal- oder Flankenschmerzen. Im weiteren Verlauf ähnelt die klinische Symptomatik der von anderen akuten abdominellen Erkrankungen wie Magen- oder Duodenalulzera, Cholezystitis, Pankreatitis, Nierenkoliken oder mesenteriale

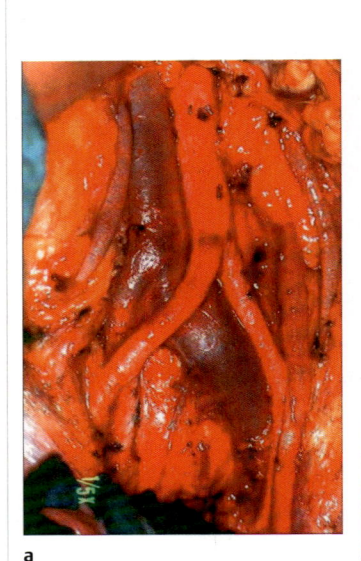

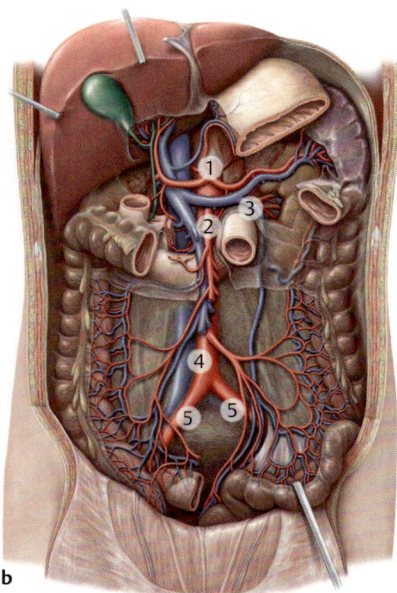

Abb. 5.1 Abdomineller Gefäßsitus.
a Offenes Abdomen (Quelle: [6]).
b Schemazeichnung. 1: Truncus coeliacus, 2: A. mesenterica superior, 3: A. renalis sinistra, 4: A. mesenterica inferior, 5: Aa. iliacae communes (Quelle: [7]).

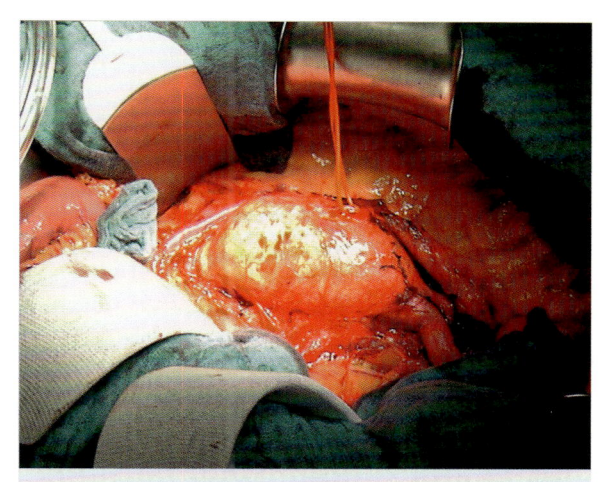

Abb. 5.2 Operationssitus eines asymptomatischen infrarenalen Aortenaneurysmas, Querdurchmesser 6 cm, angedeutetes Kinking der rechten A. iliaca (Quelle: [6]).

Ischämie. Auch eine Appendizitis oder Divertikulitis muss insbesondere bei einem iliakalen Aneurysma differenzialdiagnostisch erwogen werden. Nicht selten strahlen die Schmerzen in den Rücken aus und können dann mit akuten vertebragenen Schmerzen verwechselt werden.

Aneurysmen neigen zu Thrombosierungen, abgeschwemmte Thromben führen zu peripheren Embolien und entsprechenden akuten peripheren Durchblutungsstörungen.

5.2.1 Ruptur

> **Merke** M!
> Das Risiko der akuten Ruptur nimmt mit steigendem Durchmesser exponentiell zu.

▶ **Rupturwege.** Aufgrund der topografischen Lage im Retroperitoneum sind unterschiedliche Rupturwege möglich (▶ Abb. 5.3). 70 % der Aneurysmen rupturieren nach retroperitoneal. Extrem selten rupturiert das Aneurysma in den Gastrointestinaltrakt mit Ausbildung einer aortointestinalen Fistel und entsprechender heftiger oberer intestinaler Blutung. Gedeckt nach retroperitoneal perforierte abdominelle Aneurysmen können zu einem akuten Abdomen führen (▶ Abb. 5.4).

▶ **Freie Perforation.** Die am meisten gefürchtete Komplikation ist die freie Perforation, die fulminant zum inneren Verbluten führt. Hier kommt der Sonografie die Differenzialdiagnostik zu: Im Schock ist nur mit der Sonografie noch zeitgerecht eine bildgebende Beurteilung möglich. Beim frei perforierten Aneurysma mit Schock und reanimationspflichtigem Zustand können nur die sofortige Aortenkompression im Epigastrium und massive Flüssigkeitssubstitution den Patienten noch bis in den Operationssaal stabilisieren.

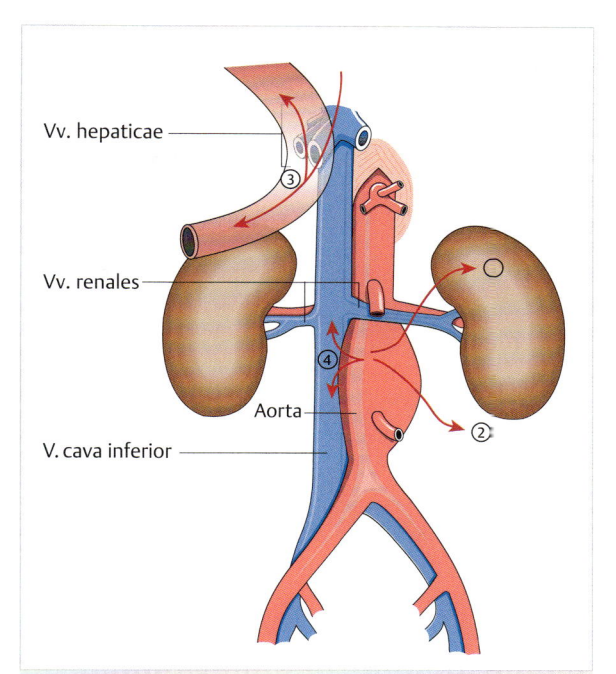

Abb. 5.3 Rupturwege des Bauchaortenaneurysmas. 1: retroperitoneal, 2: freie Bauchhöhle, 3: gastrointestinal, 4: V. cava.

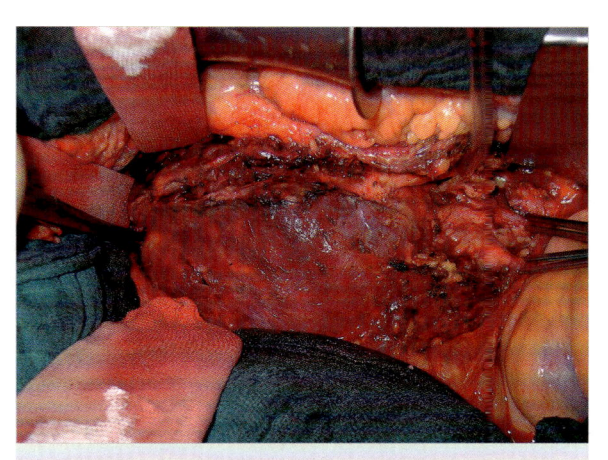

Abb. 5.4 Riesiges, symptomatisches Aortenaneurysma nach links retroperitoneal gedeckt perforiert (Quelle: [6]).

5.3 Indikation und Fragestellung

▶ Tab. 5.1 zeigt die Indikationen und möglichen Befunde der sonografischen Suche nach einem Aortenaneurysma.

Tab. 5.1 Indikationen und Fragestellungen.

Indikation	Fragestellung
Rückenschmerzen	• Aortenaneurysma • Wirbelsäulenerkrankungen • Pankreatitis, Ulkusperforation, entzündliche Erkrankungen des Magen-Darm-Traktes
Oberbauchschmerzen	• Aortenaneurysma • Pankreatitis, Ulkusperforation, entzündliche Erkrankungen des Magen-Darm-Traktes, der Gallenblase, -wege
Flankenschmerzen	• Aortenaneurysma • urologische Erkrankung (Harnstau, Pyelonephritis, Niereninfarkt, Ischämie durch Aortendissektion) • Wirbelsäulenerkrankungen

Unterbauchschmerzen	• Aorten- oder Iliakaaneurysma
	• Darmerkrankung
	  ○ entzündlich, besonders Sigmadivertikulitis!
	  ○ Ischämie
	• Erkrankung des Urogenitaltrakts

Akute periphere Durchblutungsstörung	• teilthrombosiertes Aneurysma
Obere intestinale Blutung	• aortoduodenale Fistel bei Aortenaneurysma
Akutes Abdomen	• perforiertes Aortenaneurysma
Schock, unklare Kreislaufdepression, aschfahles Hautkolorit	• perforiertes Aneurysma

5.4 Sonografische Fragestellungen

- Liegt ein Aorten- oder Iliacaaneurysma vor?
- Könnten die Schmerzen durch das Aneurysma bedingt sein?
- Maximaler Längs- und Querdurchmesser des Aneurysmas?
- Welche Form hat das Aneurysma – sackförmig, spindelförmig?
- Welche Ausmaße hat das Aortenaneurysma: nach kranial, nach kaudal? Besonders wichtig ist die kraniale Ausdehnung: supra-, peri- oder infrarenal oder sogar thorakal? → Welche Klinik kann fachlich und ausstattungsmäßig therapieren? (▶ Abb. 5.5)
- Ist die Kontinuität der Aortenwand durchgehend gewahrt? Findet sich eine Konturunterbrechung der Wand? Ist die Wand lokal ausgedünnt? Ist die Wand verdickt?
- Findet sich im Lumen eine atypisch pulsierende Membran?
- Liegen Thrombosierungen vor?
- Findet sich freie Flüssigkeit als möglicher Hinweis für eine freie oder gedeckte Ruptur?
- Findet sich ein retroperitoneales Hämatom als Hinweis für eine retroperitoneale Ruptur?
- Liegt eine Sonderform des erkrankten Gefäßes vor: inflammatorisch, Aortenplaqueruptur, Dissektion, genetisch bedingte Wandveränderungen wie z. B. bei Kawasaki-Syndrom, Takayasu-Arteriitis etc.?

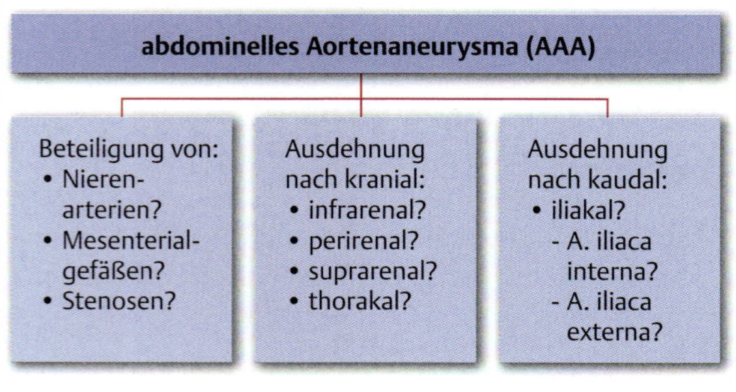

```
                abdominelles Aortenaneurysma (AAA)
      ┌─────────────────────┬─────────────────────┬─────────────────────┐
  Beteiligung von:      Ausdehnung            Ausdehnung
  • Nieren-             nach kranial:         nach kaudal:
    arterien?           • infrarenal?         • iliakal?
  • Mesenterial-        • perirenal?            - A. iliaca
    gefäßen?            • suprarenal?             interna?
  • Stenosen?           • thorakal?             - A. iliaca
                                                  externa?
```

Abb. 5.5 Sonografische Fragestellungen bezüglich der Ausdehnung eines abdominellen Aortenaneurysmas.

5.5 Normalbefund

Wie jedes Organsystem werden auch die Gefäße grundsätzlich in 2 Ebenen dargestellt.
- Aorta: Beginn subxiphoidal, Längs- und Querschnitte geringfügig links paramedian, kontinuierliche Darstellung nach kaudal bis zur Aortenbifurkation.
- Aa. iliacae: Von der Aortenbifurkation aus kontinuierliche Darstellung in Längs- und Querschnitten etwa auf einer gedachten Linie zwischen Bauchnabel und Mitte des jeweiligen Leistenbandes.

Die Standardmesswerte eines Gefäßes werden im Querschnitt bestimmt und schließen die Wandschichten vollständig mit ein [5]. Der größte Quer- bzw. Tiefendurchmesser ohne Kompressionsverzerrung ist wegweisend für die Therapieentscheidung.

5.6 Pathologie

▶ **Durchmesser Aorta.** Die Durchmesser für die abdominelle Aorta der Erwachsenen in großen Sektionsstatistiken betragen [2]:
- Frauen: 1,66 – 2,16 cm
- Männer: 1,99 – 2,39 cm

Von kranial nach kaudal nimmt der Durchmesser regelhaft kontinuierlich um ca. 20 % ab. Für die schnelle Diagnose hat sich der sonografische Näherungswert von 2,5 cm maximaler Quer-/Tiefendurchmesser der infrarenalen Aorta für Männer *und* Frauen bewährt.

▶ **Durchmesser Aa. iliacae.** Der normale Querdurchmesser der Aa. iliacae beträgt etwa die Hälfte des Aortendurchmessers.

5.6 Pathologie

▶ **Ätiologie.** Ursache dieser Erkrankungsentität sind normale Alterungsvorgänge wie Veränderungen des Kollagen/Elastin-Verhältnisses aufgrund der Aktivität proteolytischer Enzyme und die schlechtere Oxygenierung und Ernährung mit der Folge der Abnahme der Vasa vasorum, die Atherosklerose (▶ Abb. 5.6), das Rauchen und genetische Prädisposition. In seltenen Fällen besteht eine angeborene Gewebeschwäche wie beim Ehlers-Danlos- oder Marfan-Syndrom oder eine entzündliche Erkrankung wie bei der Takayasu-Arteriitis oder der Kawasaki-Erkrankung. Männer sind 3- bis 8-mal häufiger betroffen als Frauen.

▶ **Definitionen.** Gefäßdilatationen sind definiert als übernormale Erweiterung eines Gefäßsegmentes bis 50 %. Aneurysmen sind definiert als eine irreversible lokalisierte Blutgefäßerweiterung, die mehr als 50 % des maximalen Normwertes beträgt.
- Aortendilatation: 2,6 – 3,4 cm
- abdominelles Aneurysma (AAA): ab 3,5 cm (▶ Abb. 5.7)

▶ **Strukturen eines Aneurysmas**
- echoreiche Wand mit vereinzelten Verkalkungen
- Parietalthrombose
- Konturunterbrechung der Wand
- Form

▶ **Aneurysmaarten**
- Aneurysma verum: alle Wandschichten betroffen, sack- oder spindelförmig (▶ Abb. 5.8, ▶ Abb. 5.9, ▶ Abb. 5.10 u. ▶ Abb. 5.11)
- Aneurysma spurium: flaches Aneurysma an Anastomosen, nach Punktionen oder nach Trauma; infolge eines Wandeinrisses der Arterie kommt es zu einem pulsierenden Hämatom
- Aneurysma arteriovenosum
- Aortendissektion (▶ Abb. 5.12): spiralförmige Aufspleißung der Gefäßwand, flottierende Membran im Lumen; sonografisch aufgesucht werden Entry/Reentry und eingeschlossene Arterienabgänge; CT/Schluckecho differenzieren zwischen Typ A und B nach der Stanford-Klassifikation, bei Typ A sofortige Operationsindikation in einer herzchirurgischen Klinik wegen lebensbedrohender Aortenklappeninsuffizienz

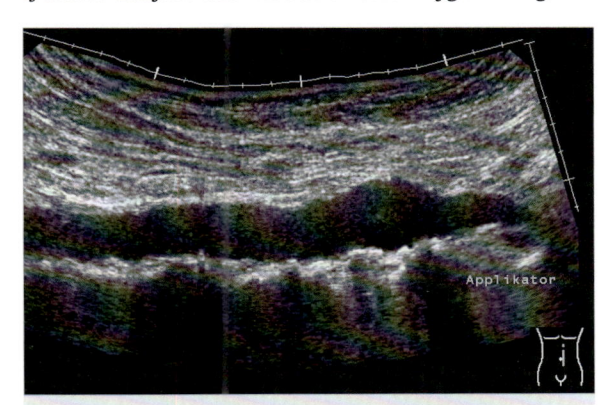

Abb. 5.6 Stark verkalktes Aortenrohr, Längsschnitt in Panoramatechnik. Beachte die besonders dorsal dargestellte „Geröllwüste" mit multiplen echogenen Reflexen, z. T. mit Schallschatten (Quelle: [6]).

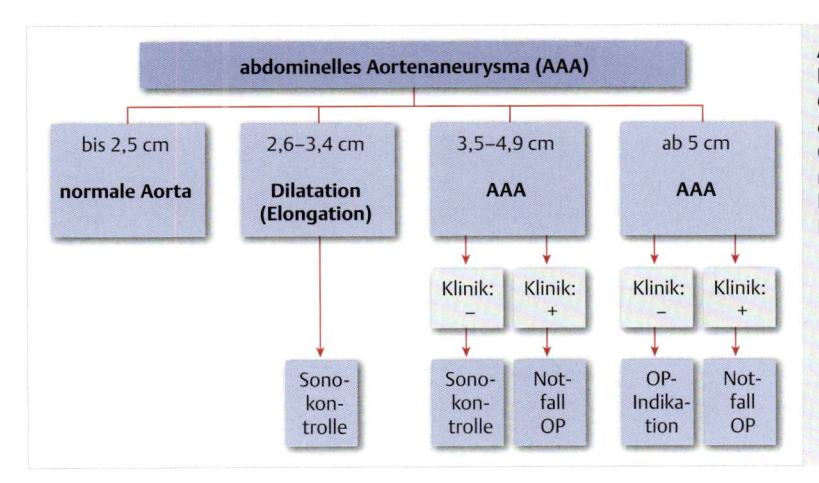

Abb. 5.7 Therapieoptionen des abdominellen Aortenaneurysmas in Abhängigkeit vom Gefäßdurchmesser und der Klinik. OP bedeutet konventioneller, offen-chirurgischer Gefäßersatz *oder* radiologisch-interventionelles Stenting: Beide Verfahren werden heute in vielen Fällen als gleichwertiger Eingriff angesehen (Quelle: [1]).

Abdominelles Aorten- und Iliacaaneurysma

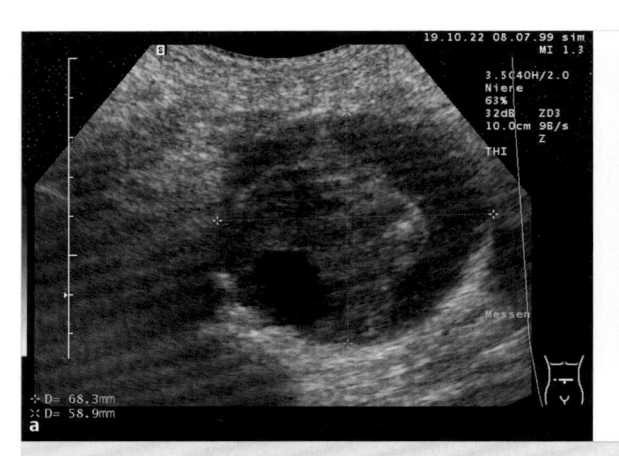

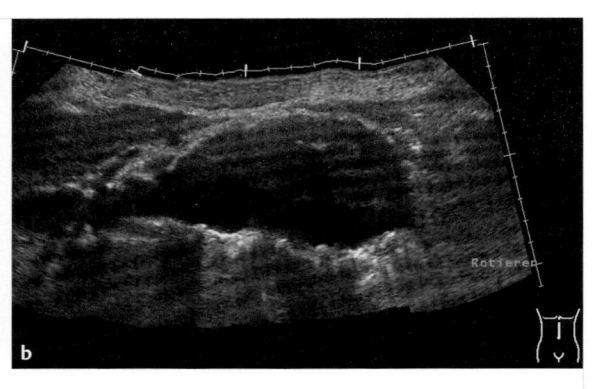

Abb. 5.8 Teilthrombosiertes infrarenales Aortenaneurysma mit einem Querdurchmesser von 6,9 cm und einem Tiefendurchmesser von 5,9 cm (Quelle: [6]).
a Supraumbilikaler Querschnitt. Beachte bei 7 bis 8 Uhr das frei durchströmte, echofreie Lumen in ungefähr normaler Aortenweite. Die echoreichen Anteile entsprechen der Teilthrombosierung, diese sind nach links oben von 10 bis 5 Uhr von echoärmeren, liquiden, aber nicht durchströmten Anteilen umgeben.
b Mittelbauchlängsschnitt in Panoramatechnik. Insbesondere im Längsschnitt imponiert die ausgeprägte Arteriosklerose.

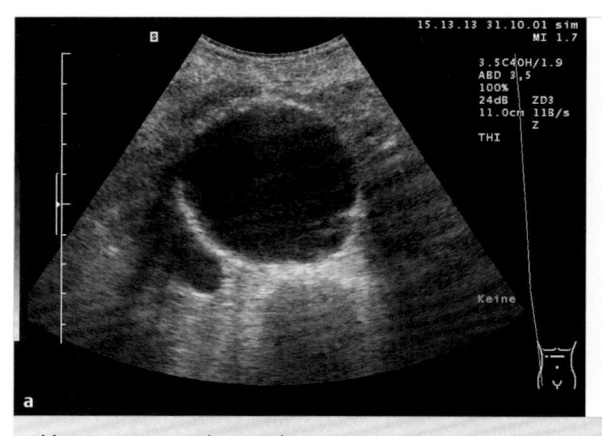

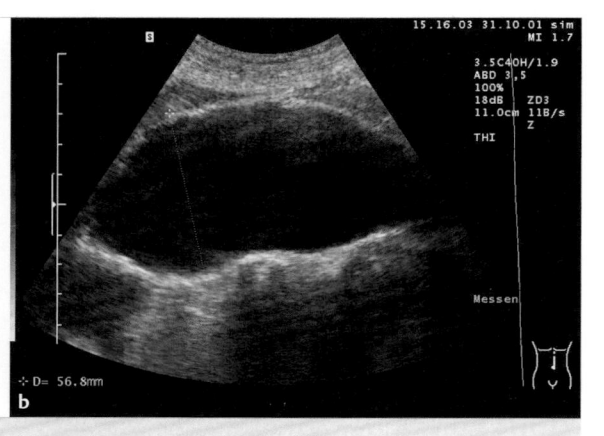

Abb. 5.9 Im maximalen Durchmesser 5,7 cm großes nicht thrombosiertes Aortenaneurysma (Quelle: [6]).
a Epigastrischer Querschnitt. Beachte die bei 5 Uhr direkt anliegende V. cava inferior.
b Oberbauchlängsschnitt.

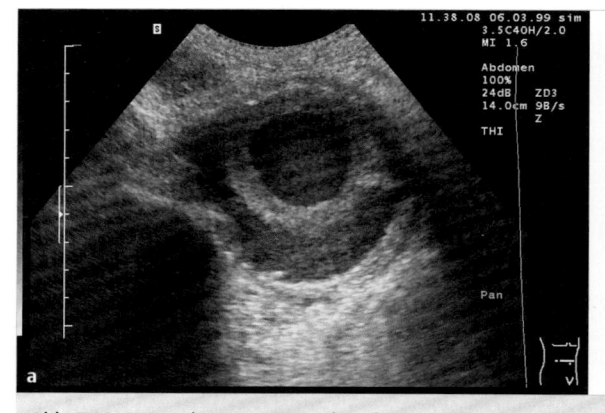

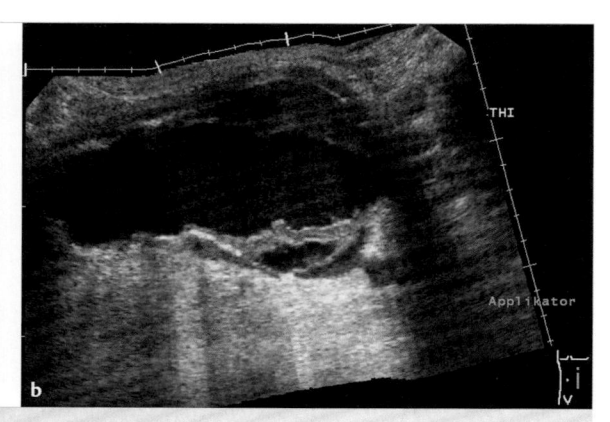

Abb. 5.10 Frei nach retroperitoneal perforiertes infrarenales Aortenaneurysma (Quelle: [6]).
a Supraumbilikaler Querschnitt.
b Angiografieähnlicher Längsschnitt von links transrektal in ca. 60° auf die Aorta zu. Beachte die Konturunterbrechung der Aortenwand nach dorsal und die freie Flüssigkeit.

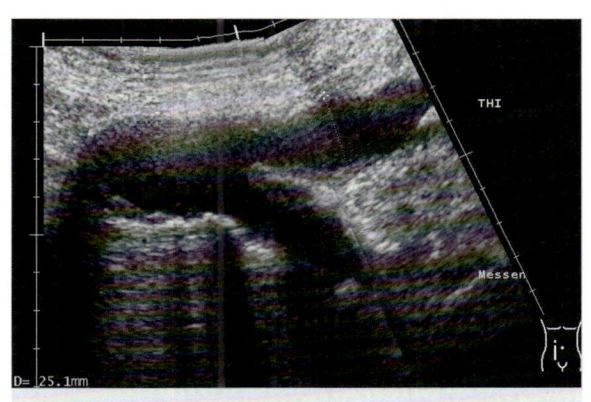

Abb. 5.11 Aortenbifurkation mit aneurysmatischer Erweiterung der Aorta und beider Aa. Iliacae (angiografieähnlicher Längsschnitt von rechts transrektal in ca. 45° auf die Aorta zu) (Quelle: [6]).

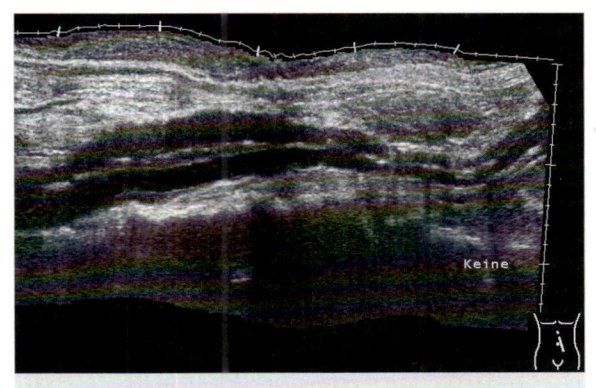

Abb. 5.12 Aortendissektion im Längsschnitt in Panoramatechnik. Bei nur leicht erweitertem Tiefendurchmesser zeigt sich im Lumen eine in der Real-Time-Sonografie atypisch zur Gefäßwand pulsierende echoreiche Membran. Cave: Während der Untersuchung verschieden stark auf die Bauchdecke drücken, damit u. U. in das Aortenlumen projizierte Längsartefakte aus dem Gefäß herausbewegt werden und nicht mit einer Dissektionsmembran verwechselt werden. Dieser Patient wurde mit einem akuten Abdomen eingeliefert (Quelle: [6]).

> **Merke**
> Wichtig für die chirurgische Behandlung ist die Beurteilung von Längs-, Tiefen- und Querausdehnung, Form, freier oder gedeckter Perforation, Beziehung zu den Nierenarterien und Ausdehnung in die iliakalen Arterien. Patienten mit supra- und perirenalen Aneurysmen sollten in eine spezialisierte Gefäßchirurgie, Patienten mit thorakalen Aneurysmen in eine Klinik mit Herz-Lungen-Maschine eingeliefert werden.

▶ **Iliacaaneurysma.** Aneurysmata der Aa. iliacae sind seltener als das Aortenaneurysma, können isoliert oder mit diesem kombiniert sein. Eine Ruptur des Aneurysmas der A. iliaca ist genauso ernst wie die eines Aortenaneurysmas.

5.7 Sonografische Untersuchungsschritte

- Die Standardultraschallsonde für das abdominelle Aneurysma ist eine Konvexschallsonde mit einer mittleren Frequenz von 3,5 MHz.
- Die klassische Untersuchungsposition ist die Rückenlage.
- Die Farbdopplersonografie ist für eine erste Notfalldiagnose nicht notwendig.
- Die Darstellung der Aorta erfolgt längs und quer entlang eines Paramedianschnittes links auf einer gedachten Linie etwa vom Xiphoid bis zum Bauchnabel. Die Aa. iliacae werden entlang einer gedachten Linie zwischen Bauchnabel und Mitte des jeweiligen Leistenbandes aufgesucht (▶ Abb. 5.13).
- Die sonografische Diagnose eines Aneurysmas ist eine Blickdiagnose.

5.8 Probleme, Fallstricke und Tipps

▶ **Luftüberlagerung.** Die Gefäße überlagernde lufthaltige Strukturen verdrängt man bzw. durchdringt man mit folgenden Tricks:
- Entspannte Bauchdecken verbessern die Sicht auf die epigastrische Aorta.
- Kontinuierlicher dynamischer Druck mit der Schallsonde verdrängt die Luft in den intestinalen Strukturen (= wellenartiges Crescendo des Schallkopfdruckes auf die Bauchdecke).
- Im Epigastrium immer von kranial nach kaudal schallen, um nicht das Querkolon im Epigastrium einzuklemmen.
- Im Epigastrium erreicht man durch tiefe Inspiration des Patienten die Verschiebung der Leber als Schallfenster über die subphrenischen Abschnitte der Aorta.
- Wenn nur ein kleines freies Schallfenster gefunden wird, den Schallkopf in dieser Position belassen und sektorartig schwenken.
- Bei nicht zu überwindender Luftüberlagerung im Epigastrium lohnt sich ein Blick von der Flanke durch die großen parenchymatösen Organe (Leber oder Milz) als luftfreies Schallfenster. Besonders von rechts ist damit die kraniale Ausdehnung eines Aortenaneurysmas fast regelhaft bestimmbar (supra-, peri-, infrarenal, thorakal? bei Letzterem Herz-Lungen-Maschine zur Operation notwendig).
- Umlagerung des Patienten in Rechtsseitenlage. Diese Untersuchungsposition hilft bei freier intra- oder retroperitonealer abdomineller Luft oder bei größeren retroperitonealen Hämatomen.

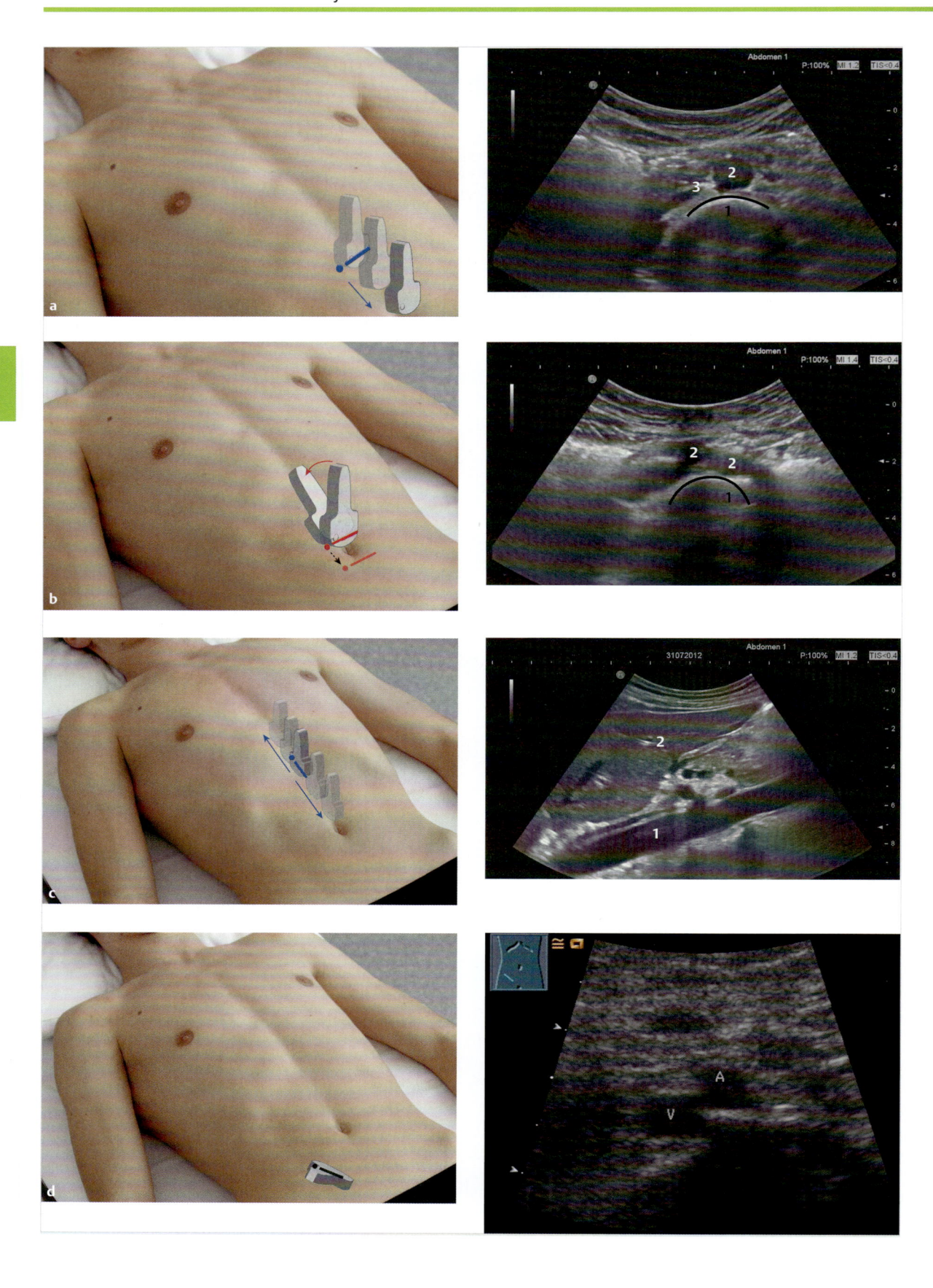

Abdominelles Aorten- und Iliacaaneurysma

Abb. 5.13 Schallkopfpositionen zur Untersuchung der Aorta und der Aa. iliacae.
a Querschnitt über der mittleren Aorta. Verschieben des Schallkopfes nach distal, um die gesamte Aorta darzustellen.
1 = Wirbelsäule, 2 = Aorta, 3 = Vena cava.
b Querschnitt über der Aortenbifurkation. Ggf. Abwinkeln nach distal zur Darstellung der Bifurkation.
1 = Wirbelsäule, 2 = Arteria iliaca dextra und sinistra.
c Längsschnitt der Aorta. Längsschnitt leicht links der Mittellinie. Mittels Durchfächern nach rechts kann die V. cava dargestellt werden. Verschieben nach kranial und kaudal zur Darstellung der Gesamtlänge. 1= Aorta, 2 = Leber.
d Darstellung der Aa. iliacae. Aufsetzen des Schallkopfes rechts längs neben dem M. rectus abdominis (handbreit neben dem Bauchnabel) und schräges 45°-Scannen auf die Aorta zu durch den rechten M. rectus abdominis. Gleiches Vorgehen links.

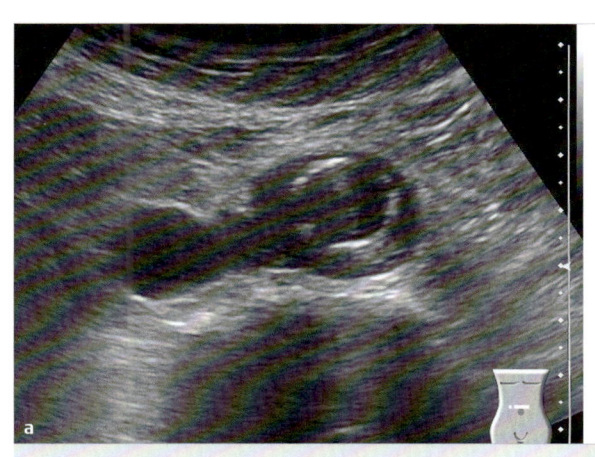

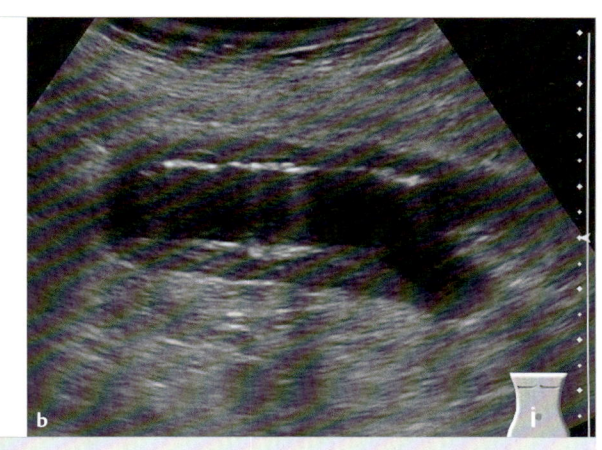

Abb. 5.14 Massive Verdickung der Aortenwand als Ausdruck eines inflammatorischen Aortenaneurysmas. Beachte die an der innersten Schicht der Wand liegende Verkalkung, die das inflammatorische Aneurysma vom „normalen" Aneurysma abgrenzt (Quelle: [6]).
a Supraumbilikaler Querschnitt.
b Angiografieähnlicher Längsschnitt von rechts transrektal in ca. 45° auf die Aorta zu.

- Bei adipösen Patienten kann die Eindringtiefe durch eine Reduktion der Schallfrequenz verbessert werden. Die Auflösung sinkt und bei noch gutem B-Bild kann die Farbdopplersonografie wegen ihrer geringeren Eindringtiefe u. U. fehlenden Fluss dokumentieren, obwohl dieser erhalten ist.
- Ggf. gelingt die Kompression störender luftgefüllter Darmschlingen besser mit einer Sektorschallsonde (Echoschallsonde).
- Ggf. hilft der Farbdoppler zum Auffinden der Aorta, zur Darstellung des Restlumens bei Teilthrombosierung und zur Darstellung der Abgänge der Nierenarterien.

▶ **Chronische Periaortitis.** Das seltene inflammatorische Bauchaortenaneurysma muss abgegrenzt werden (▶ Abb. 5.15). Ein Autoimmunprozess führt zu einer Verdickung der Adventitia, besonders ventral mit periaortaler Fibrosierung und Verziehung umgebender Strukturen (Ureter mit Harnabflussstörung). Die Aorta ist erweitert. Fehlt diese Erweiterung, handelt es sich um eine retroperitoneale Fibrose (Morbus Ormond). Beide Krankheitsbilder werden unter dem Begriff der chronischen Periaortitis zusammengefasst. Verkalkungen sind im Gegensatz zum banalen Aortenaneurysma in den „inneren Schichten" zu finden.

▶ **Kontrollen.** Da das Rupturrisiko des Bauchaortenaneurysmas mit der Größe exponentiell steigt (> 7 cm Rupturrate 50 % pro Jahr!), sollen asymptomatische Aneurysmen < 4 cm sonografisch zunächst viertel-, dann halbjährlich kontrolliert werden.

5.9 Literatur

[1] **Deutsche** Gesellschaft für Gefäßchirurgie. Leitlinien der Deutschen Gesellschaft für Gefäßchirurgie (vaskuläre und endovaskuläre Chirurgie) (DGG): Bauchaortenaneurysma und Beckenarterienaneurysma. 2008; Im Internet: http://www.gefaesschirurgie.de/fileadmin/websites/dgg/download/LL_Aneurysmen_Bauch_Becken_2011.pdf; Stand: 25.03.2013
[2] **Johnston** KW, Rutherford RB, Tilson MD et al. Suggested standards for reporting on arterial aneurysms. Subcommittee on Reporting Standards for Arteria Aneurysms, Ad Hoc Committee on Reporting Standards, Society for Vascular Surgery and North American Chapter, International Society for Cardiovascular Surgery. J Vasc Surg 1991;13: 452–458
[3] **Simanowski** JH, Brandt M. Retroperitoneum, retroperitoneale und intraabdominelle Gefäße. In: Weiser HF, Birth M, Hrsg. Viszeralchirurgische Sonographie. Berlin: Springer; 2000: 240–265
[4] **Simanowski** JH. Gefäße. In: Röthlin M, Bouillon B, Klotter HJ, Hrsg. Checkliste Sonographie für Chirurgen. Stuttgart: Thieme; 1991: 118–123

[5] **Wilmink** T, Claridge MW, Fries A et al. Comparison between the short term and long term benefits of screening for abdominal aortic aneurysms from the Huntingdon Aneurysm screening programme. Eur J Vasc Endovasc Surg 2006; 32:16–20
[6] **Simanowski** Jörg, Medizinische Hochschule Hannover, 30625 Hannover
[7] **Schünke** M, Schulte E, Schumacher U. Prometheus. LernAtlas der Anatomie. Innere Organe Illustrationen von M. Voll und K. Wesker. 3. Aufl. Stuttgart: Thieme; 2012

5.10 Weiterführende Literatur

[8] **Eckstein** HH, Böckler D, Flessenkämper I et al.Ultrasonographic sceening for the detection of abdominal aortic aneurysm. Dtsch Ärztebl 2009; 106: 657–663
[9] **Kopp** H, Ludwig M. Checkliste Doppler- und Duplexsonographie. 4. Aufl. Stuttgart: Thieme; 2012
[10] **Kubale** R, Stiegler H. Farbkodierte Duplexsonographie, Interdisziplinärer vaskulärer Ultraschall. Stuttgart: Thieme; 2007
[11] **Pfeiffer** T, Sandmann W. Infrarenales Aortenaneurysma- Diagnostik und Therapie. Chirurg 2003; 4: 428–497
[12] **Wild** K, Strunk H. Gefäße im Bauchraum. In: Braun B, Günther RW, Schwerk WB, Hrsg. Ultraschalldiagnostik. Lehrbuch und Atlas. Landsberg: Ecomed; 2010

6 Cholezystolithiasis, Cholezystitis und Verschlussikterus

W. Heinz

6.1 Anatomie der Gallenblase

Die Gallenblase hat physiologischerweise im Nüchternzustand ein Volumen von 30–60 ml und ist je nach Füllungszustand sehr formvariabel. In Abbildungen wird sie meist birnenförmig dargestellt. Man unterteilt die Gallenblase anatomisch in Fundus, Korpus und Infundibulum. Am Abgang des D. cysticus befindet sich im Gallenblasenkollum die Plica spiralis, auch Heister-Klappen genannt.

Ventral wird die Gallenblase von der Leber überdeckt und ist im Bereich des Gallenblasenbettes fest mit der Unterfläche der Leber verwachsen und ansonsten von Peritoneum überzogen. Der Gallenblasenfundus überragt den Leberunterrand und liegt üblicherweise in Höhe der Spitze der 9. rechten Rippe der Bauchwand an.

Eine gedachte Linie zwischen Gallenblasenbett und V. cava markiert die Grenze zwischen rechtem und linkem Leberlappen (▶ Abb. 6.1).

6.2 Klinik

▶ **Cholelithiasis.** Gallensteine sind in der westlichen Bevölkerung bei einer Prävalenz von 10 % kein seltener Befund. Die Mehrzahl der Betroffenen spürt von ihren Gallensteinen nichts. Lediglich 20 % entwickeln irgendwann in ihrem Leben Symptome.

Beschwerden treten dann auf, wenn Steine im Bereich der ableitenden Gallenwege zum Abflusshindernis werden oder durch Verschluss des D. cysticus die Entleerung der Gallenblase behindern.

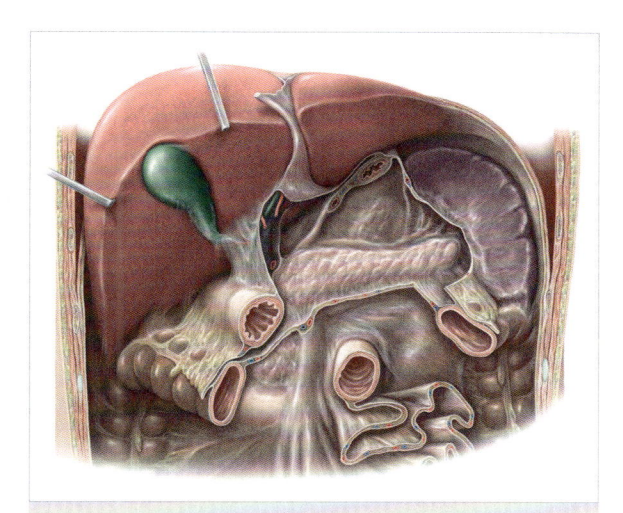

Abb. 6.1 Topografische Anatomie der Gallenblasenregion (Quelle: [5]).

▶ **Cholezystitis.** Die akute Entzündung der Gallenblasenwand (akute Cholezystitis) führt üblicherweise zu einer plötzlich auftretenden Schmerzattacke im rechten Oberbauch / Epigastrium (die meisten Patienten hatten dabei bereits früher ähnliche Beschwerden, die weniger heftig waren und spontan sistierten). Appetitlosigkeit, Übelkeit und Erbrechen als Ausdruck der peritonealen Reizung sind häufig.

Bei der körperlichen Untersuchung fallen palpatorisch ein Druckschmerz und eine Abwehrspannung im rechten Oberbauch auf. Im Verlauf einer Gallenblasenentzündung kann es zur Schmerzausstrahlung in Richtung rechte Schulter oder auch zwischen die Schulterblätter in den Rücken kommen. Fieber bzw. erhöhte Temperatur sind typisch, ebenso ein Anstieg der Entzündungsparameter im Labor (CRP, Leukozytose mit Linksverschiebung). Eine mäßige Bilirubinerhöhung (bis 5 mg/dl) findet sich im Verlauf bei 50 % und eine mäßige Transaminasenerhöhung (< 5-Faches der Norm) bei bis zu 25 % der Patienten.

6.3 Indikation

- Abklärung von (rechtsseitigen) (Ober-)Bauchbeschwerden
- Abklärung von Patienten mit Übelkeit und Erbrechen
- Gibt es sonografisch Zeichen für eine akute Cholezystitis?

6.4 Sonografische Fragestellung

- Gallenblasensteine?
- Gallenblasenhydrops, Zystikusverschluss durch Stein?
- sonomorphologische Zeichen für eine Gallenblasenwandentzündung, pathologische Wandverdickung?
- Erweiterte Gallenwege?
- Murphy-Zeichen auslösbar („Sonopalpation")?

6.5 Normalbefund

▶ **Form.** Die normale Gallenblase stellt sich sonografisch wie eine Zyste dar, mit dorsaler Schallverstärkung und Tangentialschatten. Abhängig vom Füllungszustand gibt es viele Formvarianten. Gut gefüllt ist sie oval bis birnenförmig, entleert manchmal nur als dünner Schlauch oder sichelförmig darstellbar.

Cholezystolithiasis, Cholezystitis und Verschlussikterus

▶ **Wand.** Die Gallenblasenwand ist bei gefülltem Zustand einschichtig und echoreich, in kontrahiertem Zustand kann die Wand auch dreigeschichtet sein. Die Wanddicke beträgt üblicherweise maximal 3 mm.

▶ **Inhalt.** Der Gallenblaseninhalt ist echofrei. Bei normaler Kontraktilität reduziert sich das Gallenblasenvolumen 1 h nach Gabe einer fetthaltigen „Reizmahlzeit" um mehr als 50 %.

6.6 Pathologie

▶ **Form.** Beim steinbedingten Zystikusverschluss kann es zum Gallenblasenhydrops kommen. Die Gallenblase ist dann prall gefüllt und balloniert. Da sich das Organ bei zunehmendem Füllungsdruck nicht schlauchförmig in die Länge, sondern eher kugelförmig ausdehnt, ist die Dicke der Gallenblase (> 4 cm) der entscheidende Messparameter.

▶ **Wand.** Die Gallenblasenwand *kann* bei der akuten Cholezystitis als Folge des entzündlich bedingten Wandödems geschichtet (3-schichtig) und verdickt (> 3 mm) sein (▶ Abb. 6.2). Perivesikal findet sich im Verlauf oft ein Flüssigkeitssaum, der besonders gut in Richtung Gallenblasenbett zur Leber hin erkennbar ist (▶ Abb. 6.3).

Es sei hier ausdrücklich darauf hingewiesen, dass das sonomorphologische Kriterium der Gallenblasenwandverdickung und -schichtung generell überbewertet wird (insofern, dass die Diagnose akute Cholezystitis verworfen wird, wenn sich keine Wandverdickung/-schichtung findet). Bei einem Gallenblasenhydrops kann die entzündete Gallenblasenwand so ausgespannt sein, dass sie sich nicht verdickt darstellt. Umgekehrt gibt es neben der akuten Cholezystitis andere Ursachen für eine Gallenblasenwandverdickung (s. ▶ Tab. 6.3). Die Ausbildung eines entzündlich bedingten Gallenblasenwandödems braucht zudem Zeit. Initial steht deshalb der Schmerz durch die lokale peritoneale Reizung im Vordergrund. In der Frühphase findet man häufig noch kein Wandödem. Erst im Verlauf bei sonografischen Kontrollen zeigt sich der erwartete, typische Wandbefund. Häufig geht es den Patienten unter Therapie dann schon wieder besser (▶ Abb. 6.4).

▶ **Inhalt.** Bei 95 % aller Patienten mit akuter Cholezystitis findet man Gallensteine. Die seltene akalkulöse Cholezystitis tritt typischerweise bei schwerkranken Intensivpatienten nach Polytrauma, mit Sepsis, ausgedehnten Verbrennungen usw. auf.

Sonografische Steinkriterien sind ein echoreicher Steinreflex mit dorsalem Schallschatten (▶ Abb. 6.5a) Das sonografische Bild kommt dadurch zustande, dass die Ultraschallwellen an der Grenzfläche Gallenflüssigkeit / Steinoberfläche bei großem Impedanzsprung nahezu vollständig reflektiert werden. Kleine Steine (< 3 mm) hinterlassen keinen Schallschatten. Wenn sich bei Umlagerung des Patienten eine Lageveränderung des Konkrements nachweisen lässt (Mobilitätskriterium), dann kann dadurch die Differenzialdiagnose Stein vs. wandständiger Polyp eindeutig geklärt werden (▶ Abb. 6.5b).

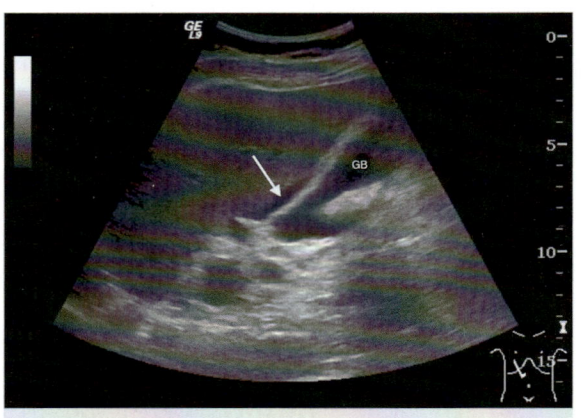

Abb. 6.3 Akute Cholezystitis, Längsschnitt. Die Gallenblase selbst (GB) zeigt keine Zeichen der akuten Entzündung. Der Flüssigkeitssaum (Pfeil) ist in diesem Fall ein wichtiges positives Zeichen, das zusammen mit dem klinischen Befund (erhöhte Entzündungsparameter und positives Murphy-Zeichen) zur Diagnose führt.

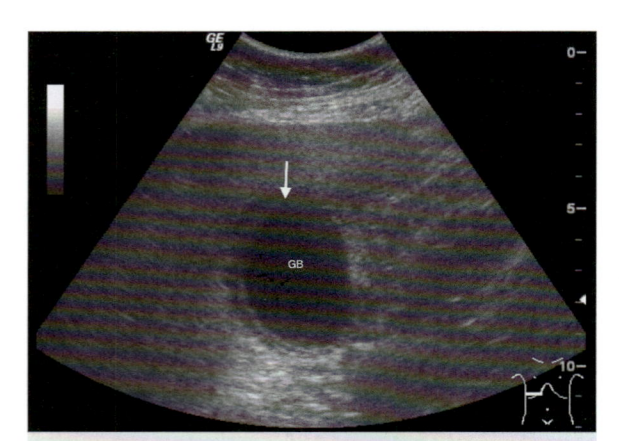

Abb. 6.2 Akute Cholezystitis. Rippenbogenrandschnitt. Die Gallenblase (GB) ist balloniert und zeigt eine nach außen unscharf begrenzte, echoarme Wandverdickung.

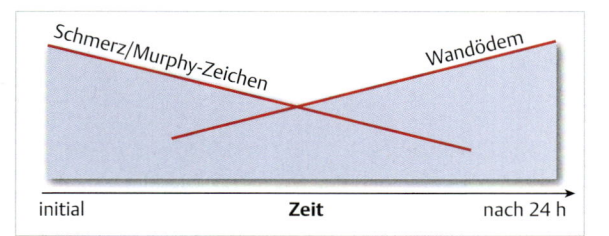

Abb. 6.4 Zeitliche Beziehung von Schmerz und Wandödem bei akuter Cholezystitis. Initial findet sich bei starken Schmerzen durch die peritoneale Reizung häufig noch kein Wandödem.

6.7 Sonografische Untersuchungsschritte

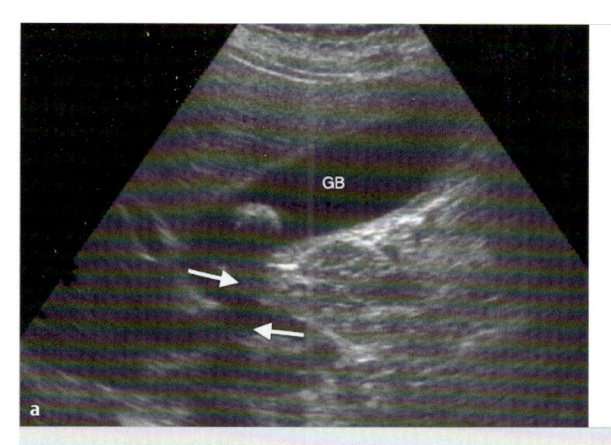

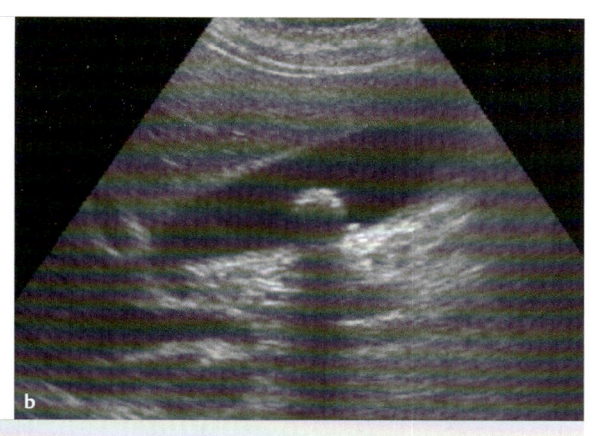

Abb. 6.5 Cholezystolithiasis.
a Mittelgroßer, schwebender Gallenblasenstein mit echogenem Kuppenreflex und kräftigem dorsalem Schallschatten.
b Der sich bewegende Stein (Rolling-Stone-Phänomen) sichert die Diagnose.

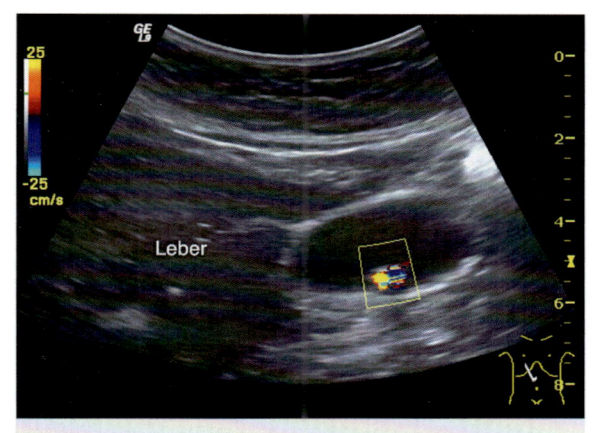

Abb. 6.6 Nach Zuschalten des Farbdopplers zeigt sich der Twinkling-Artefakt. Geräteeinstellung: hohe PRF, um Gefäßsignale zu unterdrücken.

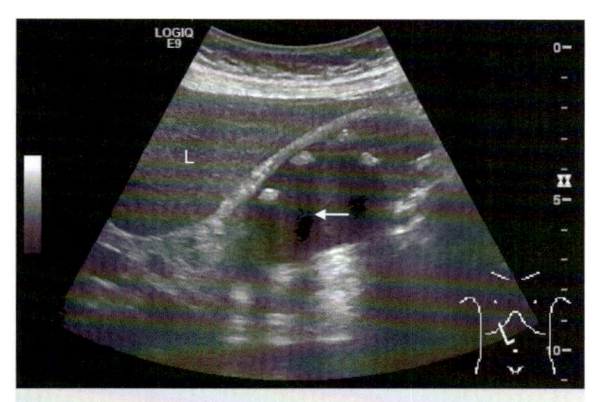

Abb. 6.7 Akute Cholezystitis. Mehrere schwebende kleinere Steine mit dorsalen Schallschatten. Die Gallenblasenflüssigkeit ist nicht echofrei. Ein diskreter Flüssigkeitssaum in Richtung Leber (L) ist zu erkennen.

Ausblick Aufbaumodule

Falls verfügbar, kann der fortgeschrittene Untersucher mittels Farbdoppler versuchen, weitere Unterscheidungskriterien herauszuarbeiten:
- Twinkling-Artefakt spricht für einen Stein: hohe PRF wählen zur Unterdrückung von Gefäßsignalen (▶ Abb. 6.6)
- ein zuführendes Gefäß spricht für einen Polyp: niedrige PRF wählen

Bei akuter Cholezystitis stellt sich die Galleflüssigkeit häufig nicht völlig echofrei dar oder ist, wenn der Patient länger liegt, geschichtet [2] (▶ Abb. 6.7).

6.7 Sonografische Untersuchungsschritte

6.7.1 Auffinden der Gallenblase

▶ Längsschnitte (▶ Abb. 6.8)
- Lateral der Aorta abdominalis im rechten Oberbauch beginnen.
- Schallkopf in Längsausrichtung nach kaudal schieben, sodass am Monitor der Leberunterrand in Bildmitte liegt (damit ganz kaudal abgehende Gallenblasen nicht mangels Darstellung übersehen werden).
- Schallkopf idealerweise nach rechts „schieben" und nicht „fächern/kippen". Dabei Leberunterrand stets in Bildmitte halten, Schallkopf längs = sagittal ausgerichtet halten.

Cholezystolithiasis, Cholezystitis und Verschlussikterus

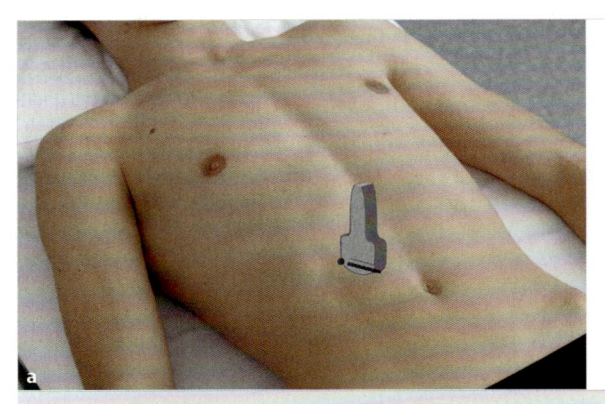

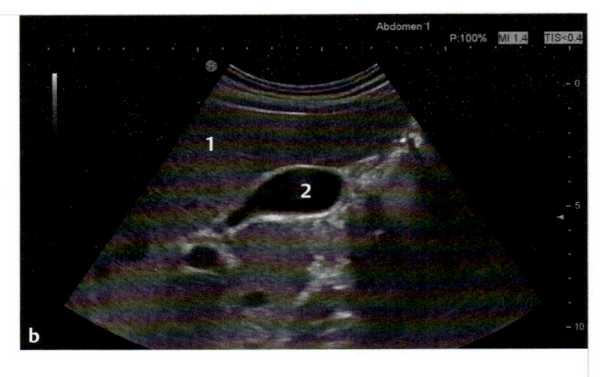

Abb. 6.8 Subkostaler Schrägschnitt im rechten Oberbauch zur Darstellung der Gallenblase.
a Idealerweise Inspiration des Patienten. Schallkopfposition: virtuelle Verbindungslinie rechte Schulter – Bauchnabel.
b Darstellung der Gallenblase im subkostalen Schrägschnitt. 1 = Leber, 2 = Gallenblase.

- Blick immer auf den Monitor, bis die Gallenblase erscheint.
- Falls möglich, in tiefer Inspiration untersuchen.

▶ **Subkostaler Schnitt rechter Oberbauch** (▶ Abb. 6.9)
- Im rechten Oberbauch Schallkopf parallel zum und direkt am Unterrand des Rippenbogens aufsetzen (auf die rechte Schulter zielen).
- Schallkopfhaltung initial nahezu parallel zur Körperoberfläche, dann Schallsonde kontinuierlich langsam kippen („Kabelabgang nach oben").
- Es erscheinen zunächst die Lebervenen, dann das Pfortadersystem (die beiden quer verlaufenden Pfortaderhauptäste, schallkopfnah davon die zentralen Gallenwege).
- An der Aufzweigung des rechtsseitigen Pfortadersystems kommt die Interlobärfissur als echoreiche Linie zur Darstellung. In Verlängerung bzw. parallel zu dieser Fissur „entwickelt" sich die Gallenblase.
- Falls möglich, in tiefer Inspiration untersuchen.

▶ **Interkostale Schnitte rechts** (▶ Abb. 6.10)
- Rechten Arm über den Kopf legen (Spreizung der Interkostalräume).
- Anlotung von verschiedenen ICR; Versuch, die Gallenblase transhepatisch darzustellen.

Nach Auffinden der Gallenblase wird diese in Längs- und Querschnitten untersucht [3].

6.7.2 Gallenwege

Da Patienten mit Gallenblasensteinen in bis zu 10 % der Fälle gleichzeitig Gallengangsteine haben, empfiehlt es sich, auch bei Notfallpatienten orientierend nach erweiterten Gallenwegen zu suchen. Bei nachweisbarer Galleabflussstörung ändert sich die therapeutische Taktik, ggf. wird frühzeitig eine ERC mit Papillotomie/Steinextraktion erforderlich sein. Bei Cholangitis(-verdacht) besteht die Indikation zur sofortigen ERCP.

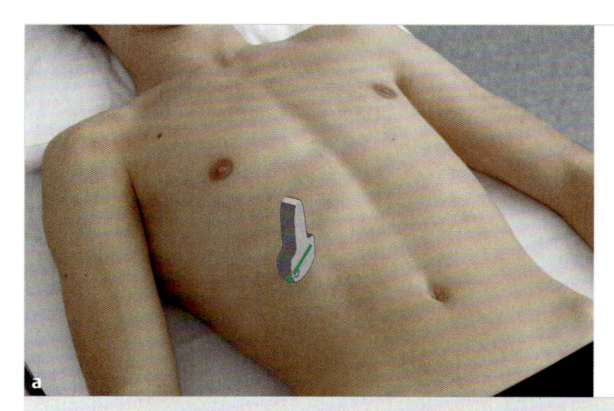

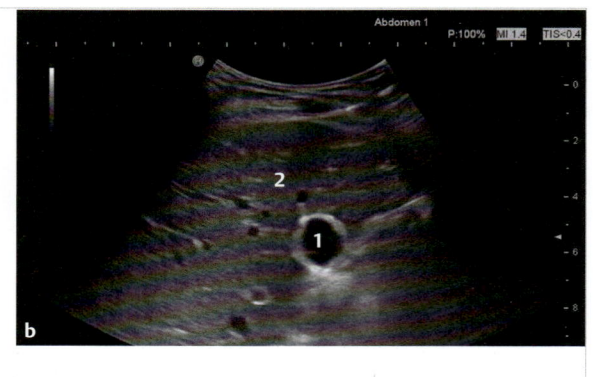

Abb. 6.9 Untersuchungstechnik: subkostaler Schnitt rechter Oberbauch (Rippenbogenrandschnitt).
a Sobald ein guter Längsschnitt vorhanden ist, Schallkopf um 90° nach rechts rotieren für den Querschnitt.
b Darstellung der Gallenblase im Querschnitt. 1 = Gallenblase, 2 = Leber.

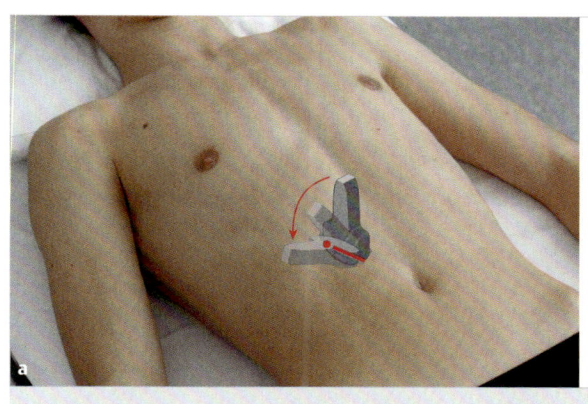

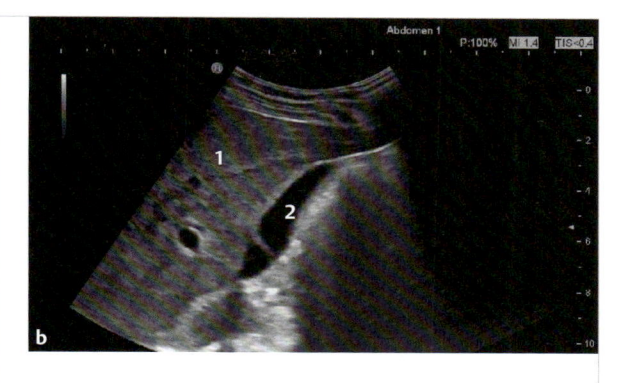

Abb. 6.10 Untersuchungstechnik: Längsschnitte zur Darstellung der Gallenblase.
a Ggf. Patient in leichter Linksseitenlage. Schallkopf leicht nach rechts rotieren, um im Interkostalraum zu schallen. Leber als Schallfenster. Schallkopf rotieren und verschiedene Interkostalräume probieren, um die beste Schallposition und Längsausdehnung der Gallenblase zu finden.
b Darstellung der Gallenblase im hepatischen Längsschnittt. 1 = Leber, 2 = Gallenblase.

▶ **Intrahepatische Gallenwege.** Die subkostale Schnittführung zur Darstellung der zentralen intrahepatischen Gallenwege entspricht dem oben beschriebenen Vorgehen zum Aufsuchen der Gallenblase. Der sonografische Blick richtet sich dabei auf die Pfortaderhauptäste, da die zentralen intrahepatischen Gallenwege (Norm < 3 mm) schallkopfnah von diesen verlaufen.

▶ **D. hepatocholedochus.** Die Leitstruktur zum Auffinden des sog. D. hepatocholedochus (DHC, Norm < 6 mm) ist die Pfortader. Der Schallkopf wird am rechten Rippenbogen entlang einer gedachten Linie von der rechten Schulter zum Nabel des Patienten ausgerichtet. Wiederum schallkopfnah der Pfortader kann der DHC (zusammen mit Ästen der A. hepatica) dargestellt werden. Dies gelingt einfacher in Linksseitenlage (▶ Abb. 6.11).

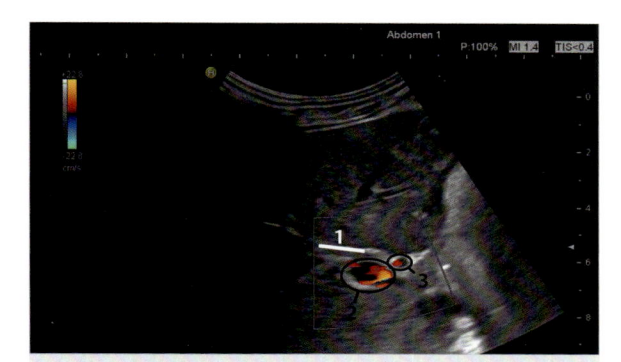

Abb. 6.11 Untersuchungstechnik: Längsschnitte zur Darstellung des Gallengangs.

6.7.3 Murphy-Zeichen

Abschließend erfolgt der Test auf ein positives Murphy-Zeichen: Nach tiefer Inspiration wird die Gallenblase unter sonografischer „Sicht" gezielt palpiert (entweder mit dem Schallkopf direkt oder Palpation mit einem Finger neben dem Schallkopf). Bei positivem Murphy-Zeichen führt der gezielt auf die Gallenblase ausgeübte Druck zum heftigen Schmerzerlebnis. Gleichzeitig ist die Umgebung erkennbar weniger schmerzempfindlich.

> **Merke** M!
>
> - Positives Murphy-Zeichen *und* sonografischer Steinnachweis: hoher positiver prädiktiver Wert bzgl. akuter Cholezystitis (92,2 %)
> - Negatives Murphy-Zeichen *und* sonografisch kein Steinnachweis: hoher negativer prädiktiver Wert bzgl. akuter Cholezystitis: (95,2 %) [1]

6.8 Probleme, Fallstricke und Tipps

- Zu Beginn fragen, ob der Patient überhaupt noch eine Gallenblase hat. Laparoskopische Cholezystektomien hinterlassen oft kaum sichtbare Narben!
- Probleme bereiten postprandial kontrahierte Gallenblasen, Steinschrumpf- und Porzellangallenblasen. Sobald die Gallenblase nicht mit typischer Flüssigkeitsfüllung darstellbar ist, kann sie nicht gut gegenüber den lufthaltigen Strukturen des Gastrointestinaltrakts abgegrenzt werden. In der Notfallsituation spielt dies aber keine entscheidende Rolle, da die Gallenblase bei akuter Cholezystitis üblicherweise gut gefüllt und dadurch leicht zu erkennen ist. Lediglich die seltene Konstellation einer akut entzündeten Steinschrumpfgallenblase ist sonografisch schwer zu fassen.

- Zysten/zystische Strukturen angrenzender Organe, flüssigkeitsgefüllte Magen-Darm-Abschnitte oder abgekapselter Aszites werden selten mit einer Gallenblase verwechselt, sofern sorgfältig untersucht wird (▶ Abb. 6.18).
- Direkt nach Cholezystektomie kommt es im Gallenblasenbett regelmäßig zu Flüssigkeitsansammlungen, die von der Form her mit einer Gallenblase verwechselt werden können – allerdings fällt dem Untersucher die fehlende Gallenblasenwand auf. Leberabszesse führen selten zu Verwechslungen.
- Für die Untersuchung der Gallenblase gilt eine 2 + 2-Regel: Die Gallenblase soll nicht nur in 2 Ebenen, sondern jeweils auch in 2 unterschiedlichen Patientenpositionen untersucht werden (üblicherweise Rücken- und Linksseitenlage, ggf. auch im Stehen/Sitzen). Oft rollen Konkremente erst nach Umlagerung aus ihrer Deckung und werden nur dann erkannt (▶ Abb. 6.5b) Das trifft besonders für kleine Gallenblasensteine im Fundus zu. Bei mehreren Steinen soll nicht versucht werden, diese akribisch auszuzählen, man „verliert" meistens gegen den Chirurgen (der die Gallenblase aufschneidet, nachzählt und recht hat). OP-technisch interessant ist eher der Diameter des größten Konkrements.
- Patienten mit atoner Gallenblase (z. B. manche Patienten mit Leberzirrhose oder nach Vagotomie) haben große, mitunter hydropisch imponierende Gallenblasen. Die Differenzialdiagnose zum echten Gallenblasenhydrops lässt sich bei der Untersuchung anhand des fehlenden Murphy-Zeichens und der guten Eindrückbarkeit der Gallenblase stellen.
- Ein eingeklemmter Zystikusstein kann leicht übersehen werden. Er hat um sich herum keinen Flüssigkeitssaum und fällt häufig nur durch den dorsalen Schallschatten auf (▶ Abb. 6.19).
- Findet man eine Wandverdickung der Gallenblase, so kann dies viele Ursachen haben, nicht nur ein Wandödem bei akuter Cholezystitis (▶ Tab. 6.3).

Ausblick Aufbaumodule

Verschlussikterus

Die Darstellung der Gallenwege ist in Kap. 6.7.2 beschrieben. Bei ikterischen Patienten sollen idealerweise folgende 3 Fragen durch die Sonografie geklärt werden:
- Sind die Gallenwege erweitert, hat der Patient überhaupt einen Verschlussikterus?
- Falls die Gallenwege erweitert sind, kann eine Aussage gemacht werden, in welcher Höhe sich das Abflusshindernis befindet?
- Kann sonografisch die genaue Ursache der Abflussbehinderung erkannt werden?

Erweiterte Gallenwege

In der Notfallsonografie ist die Klärung, ob die Gallenwege bei ikterischen Patienten gestaut sind und somit ein Verschlussikterus vorliegt, am wichtigsten. Dies lässt sich rasch durch die Beurteilung der intrahepatischen Gallenwege beantworten, deren Durchmesser üblicherweise ≤ 3 mm beträgt (▶ Abb. 6.12).

Höhe des Abflusshindernisses

Wenn die Gallenblase des Patienten noch nicht entfernt wurde, können 3 Verschlussebenen differenziert werden (▶ Abb. 6.13 und ▶ Tab. 6.1).

Zu beachten ist, dass der DHC bei Patienten mit Zustand nach Cholezystektomie auf über 6 mm erweitert sein kann, *ohne* dass ein Galleaufstau vorliegt (▶ Abb. 6.14). Entscheidend sind die intrahepatischen Gallenwege, die auch nach Cholezystektomie nicht erweitert sein dürfen.

Ursache des Abflusshindernisses

Die genaue Verschlussursache ist sonografisch schwer zu diagnostizieren, insbesondere in der Notfallsituation und wenn der Untersucher wenig erfahren ist. Der distale Gallengang ist zudem oft luftüberlagert und dann

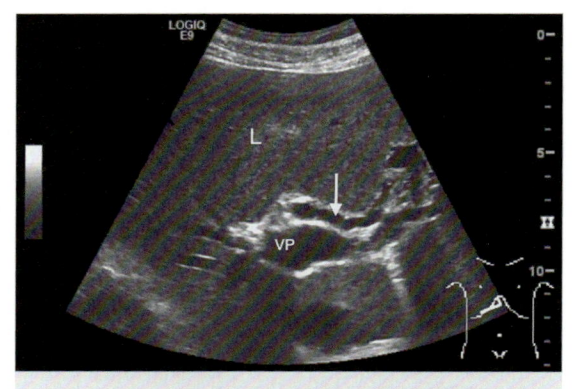

Abb. 6.12 Verschlussikterus. Ein erweiterter zentraler Gallengang (Pfeil) mit erweiterten intrahepatischen Gallengängen im linken Leberlappen. L: Leber, VP: Pfortader.

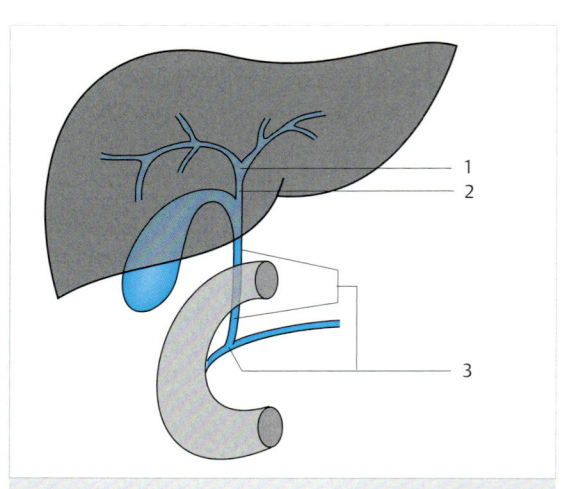

Abb. 6.13 Lokalisationen der Verschlusshöhe (s. dazu ▶ Tab. 6.1) (Quelle: [6]).

6.8 Probleme, Fallstricke und Tipps

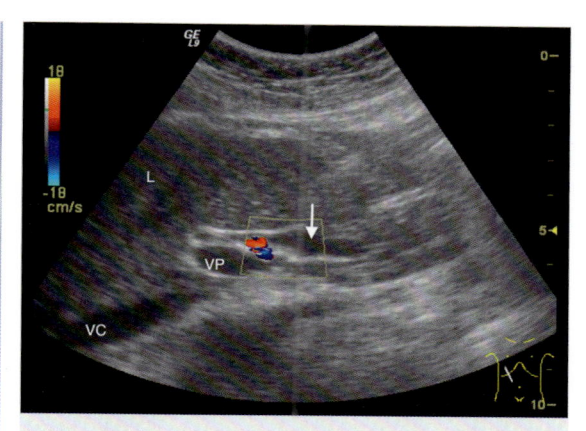

Abb. 6.14 Bei Zustand nach Cholezystektomie erkennt man einen extrahepatisch erweiterten Gallengang (8 mm, Pfeil) ohne klinische Zeichen der Cholestase. Das spindelförmige Zulaufen Richtung Leberhilus spricht gegen eine Galleabflussstörung. Die kreuzende A. hepatica ist farbkodiert abgrenzbar. VP: Pfortader, VC: V. cava, L: Leber.

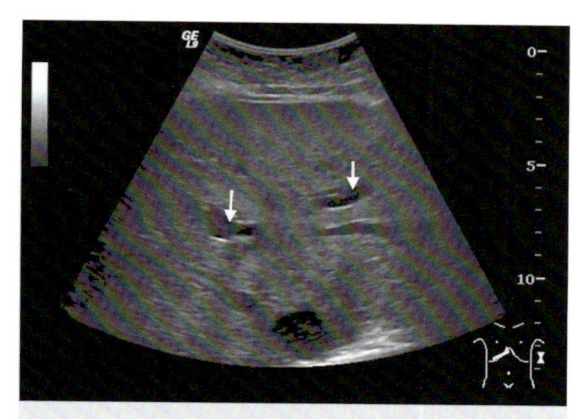

Abb. 6.15 Klatskin-Tumor. Im Leberhilus ist der etwas echogenere Tumor mit unscharfer Begrenzung zur umgebenden Leber kaum abgrenzbar. Auffallend sind die erweiterten intrahepatischen Gallengänge (Pfeile) im rechten und linken Leberlappen.

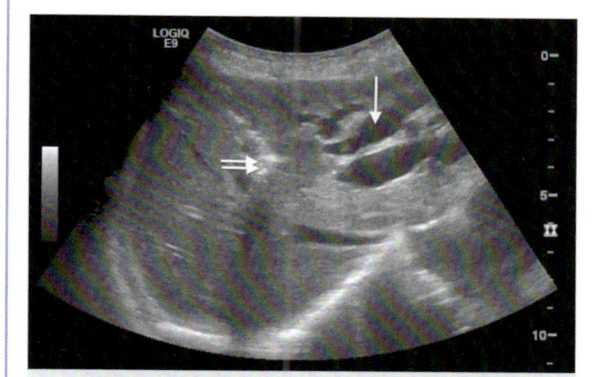

Abb. 6.16 Klatskin-Tumor mit erweiterten intrahepatischen Gallengängen im linken Leberlappen (einzelner Pfeil). Der rechte Leberlappen ist mit einem Stent drainiert und zeigt reichlich brillierende echogene Reflexe im Bereich der intrahepatischen Gallengänge, das typische sonografische Erscheinungsbild von Luft (Aerobilie, 2 Pfeile). Bei den bandförmigen echoarmen Formationen im rechten Leberlappen handelt es sich nicht um erweiterte Gallengänge, sondern um Lebervenen.

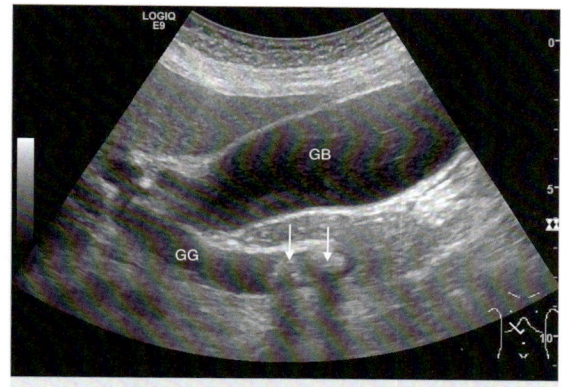

Abb. 6.17 Choledocholithiasis. Im deutlich erweiterten extrahepatischen Gallengang (GG) zeigen sich zwei echogene Steine (Pfeile) mit allerdings nur angedeutetem dorsalem Schallschatten.

sonografisch nicht einsehbar. Aus diesem Grund sind präpapilläre Gallengangsteine häufig nicht direkt sonografisch zu erkennen, sondern nur im Rahmen der möglichen Differenzialursachen (▶ Tab. 6.2, ▶ Abb. 6.15 und ▶ Abb. 6.16) bei gestauten Gallenwegen zu vermuten.

Große Konkremente lassen sich bei weitem DHC dagegen gut darstellen [4] (▶ Abb. 6.17).

Cholezystolithiasis, Cholezystitis und Verschlussikterus

Tab. 6.1 Verschlusshöhen bei Choledocholithiasis.

Verschluss-ebene	Intrahepatische Gallen-wege	DHC	Gallenblase
Hepatikus-gabel (1)	+	normal	normal
D. hepaticus (2)	+	+	normal
D. choledo-chus (3)	+	+	Hydrops

+: erweitert
1, 2, 3: in ▶ Abb. 6.13 eingezeichnete Verschlussebenen

Tab. 6.2 Ursachen bei Verschlussikterus.

Differenzialdiagnosen
Pankreasprozesse
Papillenprozesse (-karzinom)
Choledochuskarzinom
Gallengangstriktur • iatrogen (z. B. nach Operation) • als Entzündungsfolge
Lymphome / Metastasen
Parasiten

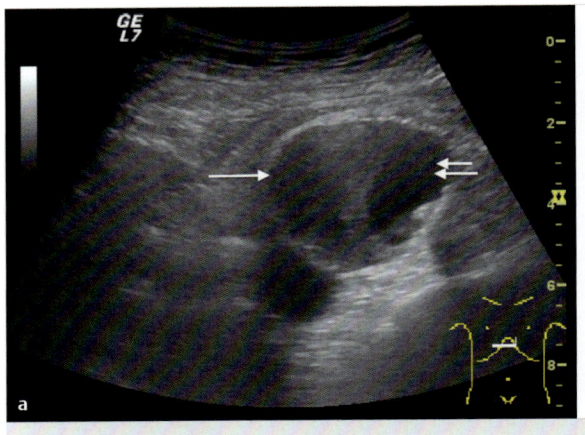

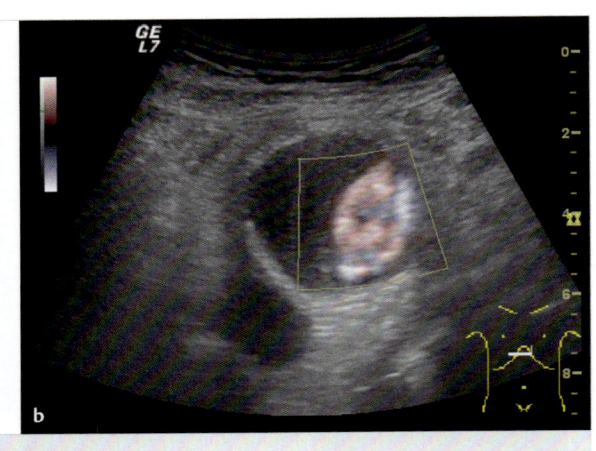

Abb. 6.18 Teilthrombosiertes Aortenaneurysma. Querschnitt im rechten Epigastrium.
a Die rundliche Formation mit echogener Begrenzung (einzelner Pfeil) imponiert bei oberflächlicher Betrachtung wie eine ballonierte Gallenblase. Die topografische Lage und Pulsationen sind jedoch verdächtig. Der nicht thrombosierte Gefäßanteil erscheint im Organquerschnitt spindelförmig echofrei (2 Pfeile).
b Die Zuschaltung des Farbdopplers sichert die Diagnose.

Tab. 6.3 Differenzialdiagnose der Gallenblasenwandverdickung.

Intrinsische Faktoren	Extrinsische Faktoren
• Cholezystitis (akut / chronisch) • Kontraktion der Gallenblase • Adenomyomatose • Tumor(-infiltration)	• Aszites, portale Hypertension • Rechtsherzinsuffizienz • akute Hepatitis, Pankreatitis • Peritonealkarzinose • Hypalbuminämie • Artefakte

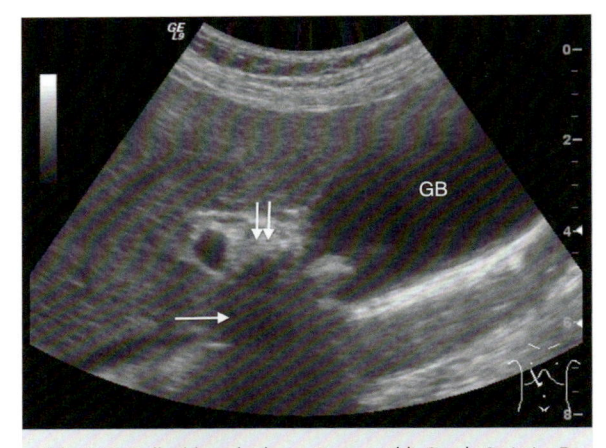

Abb. 6.19 Gallenblasenhydrops. Der verschließende Stein im D. cysticus ist nur schemenhaft zu erkennen (2 Pfeile). Der dorsale Schallschatten (einzelner Pfeil) weist auf den Stein hin. Im Gallenblasenhals erkennt man einen zweiten Stein.

6.9 Literatur

[1] **Block** B. Der Sono-Trainer. Schritt-für-Schritt-Anleitungen für die Oberbauchsonographie. 4. Aufl. Stuttgart: Thieme; 2009
[2] **Braun** B. Biliäres System. In: Braun B, Günther R, Schwerk WB, Hrsg. Ultraschalldiagnostik. Lehrbuch und Atlas. Band I. Landsberg: Ecomed; 2011
[3] **Strunk** H, Fröhlich E, Wild K. Klinikleitfaden Sonographie Common Trunk. 2.Aufl München: Urban & Fischer, Elsevier; 2011
[4] **Weiss** H, Seitz K. Verdacht auf Gallenerkrankung. In: Seitz K, Schuler A, Rettenmaier G, Hrsg. Klinische Sonographie und sonographische Differenzialdiagnose. Band I. 2. Aufl. Stuttgart: Thieme; 2008
[5] **Schünke** M, Schulte E, Schumacher U. Prometheus. LernAtlas der Anatomie. Innere Organe. Illustrationen von M. Voll und K. Wesker. 3. Aufl. Stuttgart: Thieme; 2012.
[6] **Seitz** KH, Schuler A, Rettenmaier G. Klinische Sonografie und sonografische Differenzialdiagnose. 2. Aufl. Stuttgart: Thieme; 2007.

7 Harnstauung der Niere und Füllungszustand der Harnblase

W. Blank

7.1 Anatomie

▶ **Nieren.** Die Nieren liegen im Retroperitonealraum lateral der Wirbelsäule in Höhe der Bauchspeicheldrüse. Die Organlängsachse der Nieren ist kranial zur Wirbelsäule gerichtet und etwas zur Körperlängsachse nach dorsal gekippt. Diese Ausrichtung der Niere muss bei der korrekten Ausmessung beachtet werden.

Die rechte Niere wird ventral weitgehend von Anteilen des rechten Leberlappens bedeckt und ist deshalb für den Anfänger sonografisch leichter darstellbar (gutes Schallfenster) als die linke Niere, die im Normalfall nur am oberen Pol von der Milz bedeckt wird. Die Nieren bewegen sich beim Gesunden atemabhängig und lassen sich so gut sonografisch von den dorsomedial gelegenen Muskeln (M. quadratus lumborum, M. psoas) abgrenzen.

Makromorphologisch besteht die Niere aus einem im Alter an Breite abnehmenden Parenchymsaum, in dem am Übergang zum zentralen Nierensinus die Markpyramiden erscheinen. Der zentrale Nierensinus (Sinus renalis) besteht aus Fettgewebe, Gefäßen und dem Nierenbecken mit den Nierenkelchen. Der normale Flüssigkeitsinhalt beträgt etwa 5 ml. Der Harnleiter verläuft nach Austritt aus dem Nierenbecken am lateralen Rand des Psoasmuskels (▶ Abb. 7.1 u. ▶ Abb. 7.2).

▶ **Harnblase.** Die Harnblase ist ein muskuläres Hohlorgan und liegt auf dem Beckenboden zwischen Schambein und Vagina bzw. Rektum. Mit zunehmender Füllung kann sie bis zum Bauchnabel (Fassungsvermögen bis 1500 ml) reichen. Die Harnleiter ziehen im hinteren unteren Anteil der Harnblase einige wenige Zentimeter schräg innerhalb der Blasenwand und münden in den lateralen Eckpunkten des Trigonum vesicae in die beiden Blasenhügel.

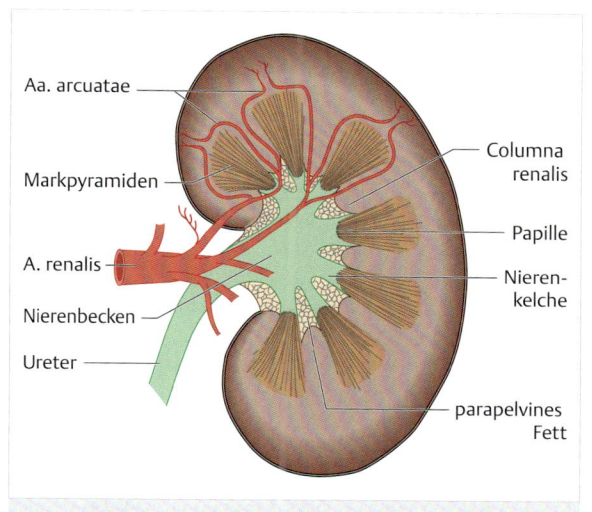

Abb. 7.1 Anatomie der Niere im Organlängsschnitt.

7.2 Klinik

▶ **Nierenkolik.** Eine Nierenkolik zeigt sich klinisch durch Schmerzen im Bereich der Flanke, des rechten/linken Unterbauches oder der Leiste, häufig mit Brechreiz, heftigem

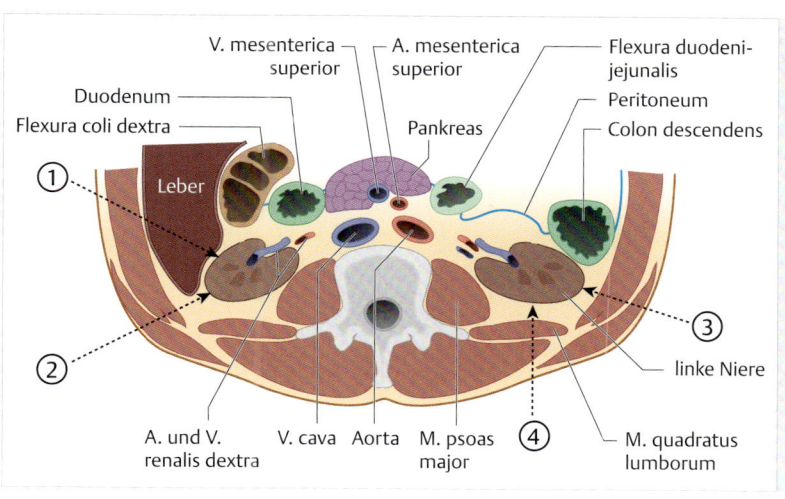

Abb. 7.2 Nieren: Topografische Anatomie und sonografische Zugangswege.

Harndrang und Hämaturie. Steine sind die häufigste Ursache im Erwachsenenalter.

Differenzialdiagnostisch sind andere kolikartige Erkrankungen abzugrenzen. In der Akutsituation muss das Aortenaneurysma rasch ausgeschlossen werden. Auch an den Niereninfarkt (LDH-Erhöhung!) sollte gedacht werden.

▶ **Harnaufstau.** Meist führt eine Nierenkolik durch Obstruktion zu einer Harnabflussstörung, bei sehr kleinen Steinen (< 3 mm), in der Frühphase der Kolik oder bei schlechtem Hydratationszustand kann die Harnstauung jedoch nur gering ausgeprägt sein.

Bei fehlendem Steinnachweis muss bei einem Harnaufstau auch an einen Tumor oder an andere, eher seltene Ursachen (Kompression durch umgebende Strukturen, Entzündung) gedacht werden, ein beidseitiger Aufstau kann durch eine Erkrankung der Prostata verursacht sein.

7.3 Indikation und Fragestellungen

▶ Tab. 7.1 zeigt die Indikationen zur Notfallsonografie der Nieren und der Blase.

Tab. 7.1 Indikation und Fragestellungen.

Indikationen	Fragestellungen
Flankenschmerzen	• Harnstau der Nieren? • Nierenstein? • andere Ursache der Schmerzen?
Unterbauchschmerzen	• Harnstauung? • pralle Harnblase? • andere Ursache der Schmerzen?
Füllungszustand der Harnblase	• Volumen?

7.4 Sonografische Fragestellung

- Liegt eine Harnabflussstörung vor?
- Ist die Harnstauung einseitig oder beidseitig?
- Erkennt man einen Flüssigkeitssaum um die Niere?
- Ist zusätzlich auch die Harnblase gestaut?
- Findet sich ein Stein als Abflusshindernis?

7.5 Sonografischer Untersuchungsgang und Normalbefund

Die Untersuchung wird mit Curved-Array-Schallsonden mit 3–5 MHz in Rücken-und Halbseitenlage durchgeführt, wobei bei der Untersuchung der Nieren der Arm über dem Kopf positioniert wird.

7.5.1 Zugangswege

▶ **Nieren.** Die Darstellung der Nieren erfolgt in 2 Ebenen, begonnen wird mit dem Organlängsschnitt.
- Rechte Niere: durch das Schallfenster der Leber von ventrolateral (rechter Flankenschnitt) und dorsolateral (1 und 2 in ▶ Abb. 7.2) sowie subkostal quer.
- Linke Niere: Wegen des fehlenden Schallfensters am besten von dorsolateral (linker Flankenschnitt) (3 in ▶ Abb. 7.2). Je schlechter die Schallbedingungen, umso mehr muss die Schallsonde nach dorsal verschoben werden (4 in ▶ Abb. 7.2).

Der ipsilaterale Arm sollte über den Kopf gestreckt werden, um die Rippenzwischenräume zu vergrößern. Tiefes Einatmen verbessert die artefaktfreie Darstellung der Niere. Störende Rippen- und Luftschatten können so reduziert werden (▶ Abb. 7.3).

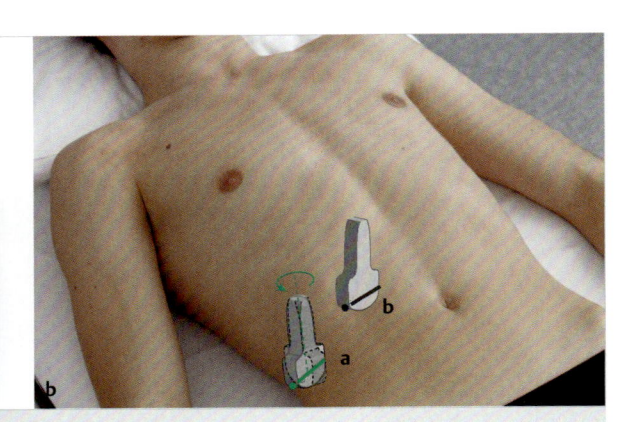

Abb. 7.3 Schallkopfpositionen zur Untersuchung der Nieren.
a Linker Flankenschnitt: Längschnitt der linken Niere.
b Rechter Subkostalschnitt: Querschnitt der rechten Niere.

7.5 Untersuchung und Normalbefund

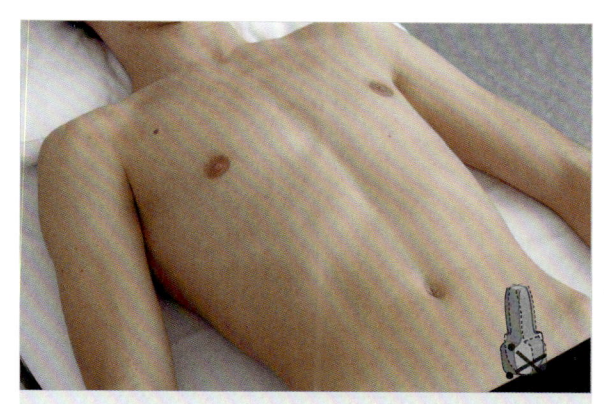

Abb. 7.4 Schallkopfpositionen zur Untersuchung der Harnblase: Querschnitt.

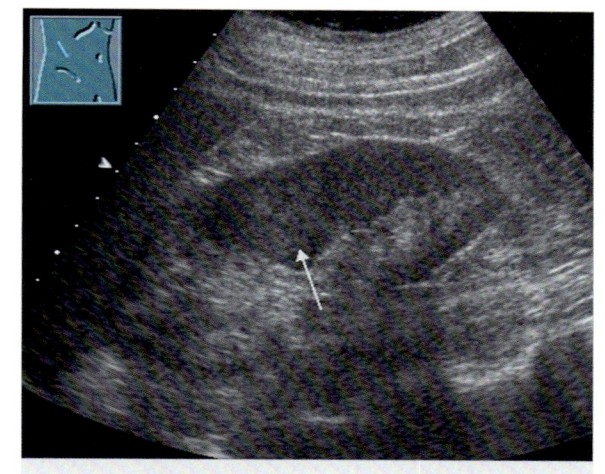

Abb. 7.6 Parenchymzapfen der rechten Niere (Pfeil).

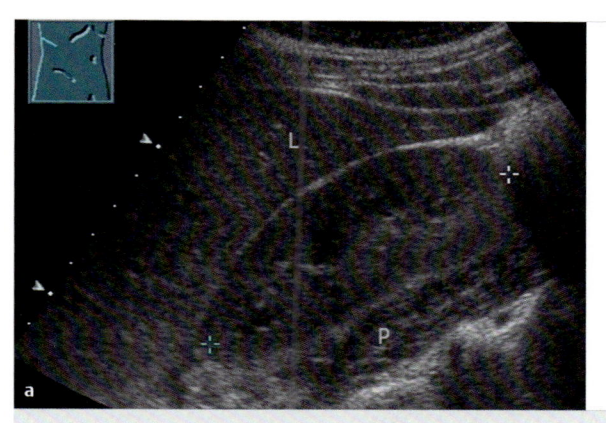

Abb. 7.5 Normalbefund rechte Niere. L: Leber, P: M. psoas.
a Rechte Niere im Längsschnitt (Kreuze).
b Rechte Niere im Querschnitt.

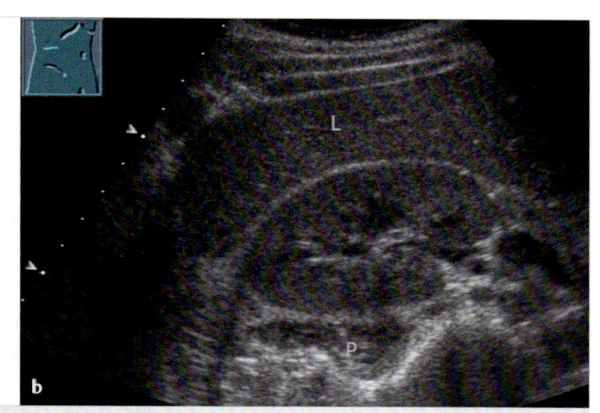

Der Ureterabgang kann im Organlängs- und Querschnitt dargestellt werden. Er liegt dorsal der Nierengefäße und verläuft nach mediokaudal.

▶ **Harnblase.** Die sonografische Darstellung der Harnblase erfolgt kranial der Symphyse im Quer- und Längsschnitt. Voraussetzung ist eine ausreichende Flüssigkeitsfüllung (▶ Abb. 7.4).

7.5.2 Normalbefund

▶ **Niere.** Die Gestalt der Niere ist bohnenförmig. Bei Atembewegungen gleitet sie auf der dorsal gelegenen Muskulatur. Die Echostruktur des Nierenparenchyms ist schwach echogen (im Vergleich zur gesunden Leber etwas echoärmer), die flüssigkeitsgefüllten Markpyramiden sind deutlich echoärmer als das umgebende Nierenparenchym. Der Sinus renalis besteht neben dem Nierenbecken aus Blutgefäßen und Fett und erscheint aufgrund der vielen Grenzflächen echogen (▶ Abb. 7.5). Oft reichen Parenchymzapfen oder Parenchymbrücken in den Sinus renalis (▶ Abb. 7.6). Das Nierenbecken selbst ist sonografisch nur darstellbar, wenn es vermehrt Flüssigkeit enthält (forcierte Diurese oder Harnabflussstörung).

Der Längsdurchmesser der Niere im Flankenschnitt beträgt 10 – 11,5 cm, der Querdurchmesser 5 – 7 cm. Bei der korrekten Ausmessung ist auf die oben genannte Achsenstellung der Niere zu achten.

Das Verhältnis von Parenchym zum Nierensinus ist bei Jugendlichen 2 : 1. Es zeigt eine deutliche Altersabhängigkeit und reduziert sich bei über 60Jährigen auf 1:1. Dieses Verhältnis (Parenchymbreite × 2 / Sinusbreite) wird als Parenchym-Pyelon-Index (PPI) bezeichnet.

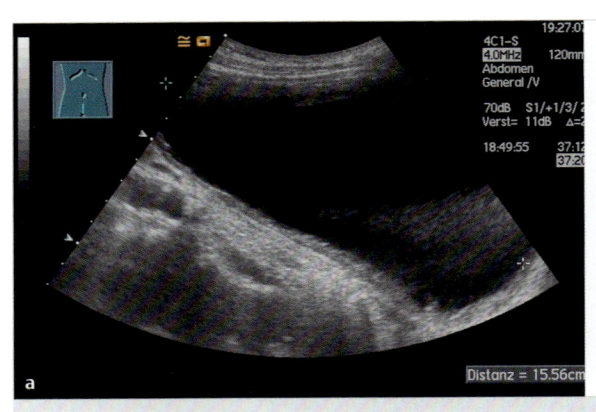

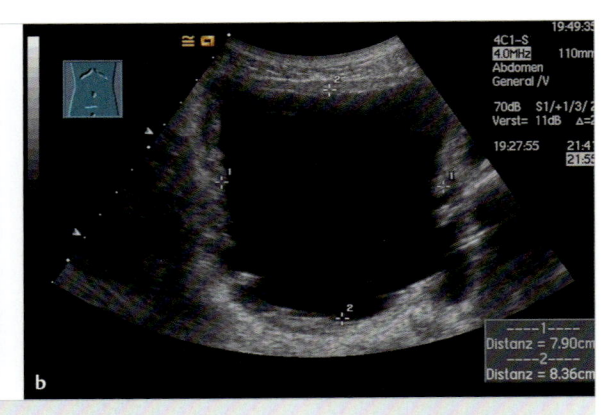

Abb. 7.7 Volumenbestimmung der Harnblase. Das Volumen beträgt: 0,5 × Breite 8 cm × Höhe 8 cm × Länge 16 cm = 288 ml. Die Harnblasenwand ist verdickt und zeigt Trabekel als Ausdruck einer länger bestehenden Harnblasenabflussstörung.
a Harnblase im Längsschnitt (16 cm).
b Harnblase im Querschnitt (8 cm × 8 cm).

> **Ausblick Aufbaumodule**
>
> Die Darstellung des normalen Ureters ist dem Erfahrenen vorbehalten und erfordert eine ausgefeilte Untersuchungstechnik. Bei einem Harnstau ist der Ureter technisch deutlich einfacher erkennbar, besonders gut gelingt dies im proximalen Abschnitt: Er setzt sich als echofreie tubuläre Struktur aus dem gestauten Nierenbecken fort und liegt ventral des M. psoas. Größere Steine (> 5–6 mm) verschließen in diesem Bereich den Ureter (anatomisch erste Ureterenge) und sind sonografisch gut erkennbar.

▶ **Harnblase.** Die Harnblase liegt im kleinen Becken, ihre Form ist abhängig vom Füllungszustand, das flüssigkeitsgefüllte Lumen ist echofrei. Das Volumen wird nach der Formel

$$\text{Länge (cm)} \times \text{Höhe (cm)} \times \text{Breite (cm)} \times 0{,}5$$

annäherungsweise bestimmt (▶ Abb. 7.7). Es sollten jeweils die maximalen Distanzen gemessen werden. Kleine Volumina werden mit der Annäherungsformel etwas überschätzt, größere Volumina dagegen unterschätzt. Die meisten modernen Ultraschallgeräte verfügen über Volumenmessprogramme.

> **Ausblick Aufbaumodule**
>
> Bei gefüllter Harnblase kann farbdopplersonografisch das Einströmen des Urins – das sog. Jetphänomen – erkannt werden. Dies ist zwar auch im B-Modus erfassbar, im Farbdopplermodus jedoch besser darstellbar. Der Jet tritt beim Gesunden mehrmals pro Minute auf und ist seitengleich.

7.6 Pathologie

▶ **Harnabflussstörung.** Bei einer Harnabflussstörung füllen sich je nach Lokalisation und Ausmaß Kelche und Nierenbecken auf und erscheinen als echoarme bis echofreie, in der Regel miteinander kommunizierende Formationen, die gegen die übrigen im Nierensinus enthaltenen Strukturen wie Gefäße, Zysten oder Fett abgegrenzt werden müssen (▶ Abb. 7.8).

Die sonografischen Kriterien des Harnstaus sind in ▶ Tab. 7.2 zusammengefasst.

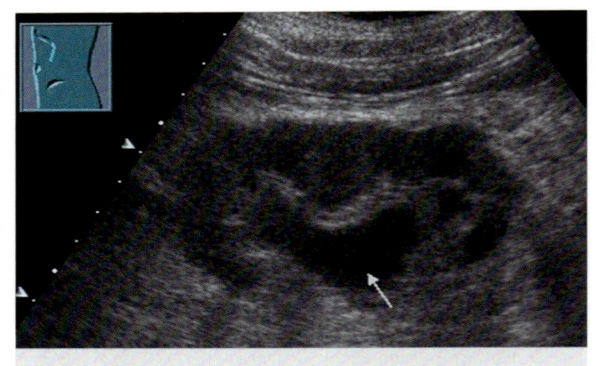

Abb. 7.8 Harnstau mit Flüssigkeit im Pyelon (Pfeil).

Tab. 7.2 Sonografische Befunde bei Harnstau.

Kriterien
Erweiterung des Nierenbeckenhohlsystems
Abnahme des Sinusreflexes
Vergrößerte Niere (akuter Aufstau)
Parenchymverschmälerung (chronischer Aufstau)
Reduzierter Farbjet am Ureterostium*

* Inhalt zukünftiger Aufbaumodule

Mit zunehmendem Aufstau werden die echogenen Sinusreflexe ausgedünnt und die Parenchymbreite verschmälert sich (▶ Abb. 7.9). Im Spätstadium ist die Niere als solche nicht mehr erkennbar und zeigt sich als echoarme bis echofreie Formation (hydronephrotische Sackniere).

Liegt die Obstruktionsursache außerhalb des Nierenbeckens, lassen sich der ureteropelvine Übergang und der proximale Anteil des Ureters darstellen. Man erkennt das sog. 3-Finger-Hand-Unterarm-Bild (▶ Abb. 7.10).

▶ **Steine.** Steine sind die häufigste Ursache des Harnstaus im Erwachsenenalter und lassen sich sonografisch in der Niere und in der Blase gut erkennen (▶ Abb. 7.11).

Die sonografische Diagnostik von Nierenkonkrementen stützt sich – entsprechend der Steindarstellung in anderen Organen – auf den Nachweis eines intensiven, hellen, gut abgrenzbaren Reflexes mit dazu gehörigem Schallschatten (immer in 2 Ebenen) mit atemsynchroner Bewegungsrichtung. Die in der Niere auftretenden multiplen Lateralschatten müssen abgegrenzt werden.

Eine Harnabflussbehinderung erleichtert die Steindiagnose. Häufig fällt sie als erstes Zeichen einer Urolithiasis auf.

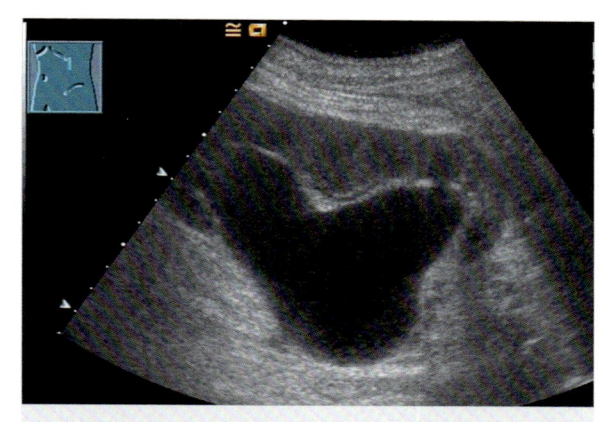

Abb. 7.9 Hochgradiger Harnstau mit dem 2-Finger-Hand-Bild. Der Sinus renalis ist aufgebraucht.

7.7 Sonografische Untersuchungsschritte

Das Nierenbecken wird in der Organlängsachse eingestellt und der Schallkopf gekippt, um alle Anteile des Nierenbeckens zu erfassen.

Das Ausmaß der Erweiterung des Hohlraumsystems weist auf den Schweregrad der Harnstauung hin. Eine Harnstauung nimmt nach Flüssigkeitszufuhr zu, kann also nach Flüssigkeitsbelastung deutlicher darstellbar sein – dies kann die Diagnostik erleichtern und bei unklaren Befunden hilfreich sein.

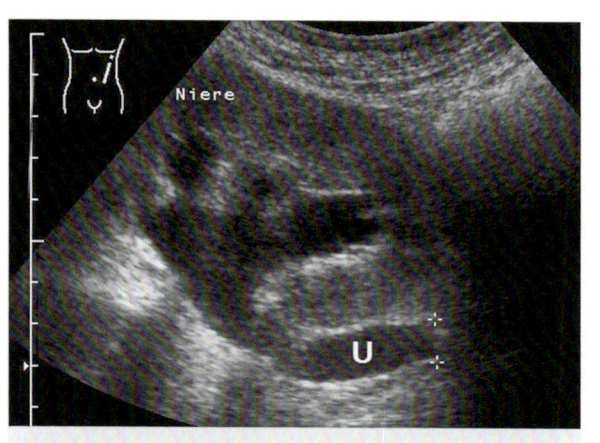

Abb. 7.10 Mittelgradiger Harnstau. Der Ureter (U) ist erweitert (Kreuze).

> **Ausblick Aufbaumodule**
>
> Ist der Ureter bei einem Harnstau bis in die Harnblase gestaut und erweitert, kann er an der Überkreuzung der Iliakalgefäße und dorsal der Harnblase im Schräg- oder Querschnitt als echofreie tubuläre Struktur dargestellt werden. Ein distales Ureterkonkrement lässt sich hier gut als heller Reflex (oft direkt im Ureterostium) erkennen.

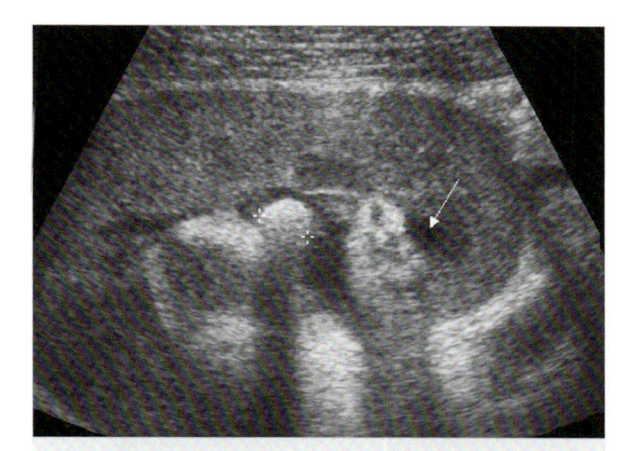

Abb. 7.11 Drei Nierensteine mit unterschiedlich ausgeprägtem dorsalem Schallschatten, da nicht alle Steine in der Schallkeule zentriert sind. Die Obstruktionsursache, ein vierter Stein, lag im proximalen Ureter.

7.8 Probleme, Fallstricke und Tipps

7.8.1 Differenzialdiagnose Harnstauung

▶ **Flüssigkeitsbelastung.** In der Mehrzahl der Fälle wird die Harnstauung durch eine Distension des Hohlraumsystems erkannt. Die Erweiterung des Nierenhohlsystems als Hinweis auf eine Harnabflussstörung kann aber z. B. bei einer Nierenkolik zu Beginn trotz massiver Klinik noch gering sein (▶ Tab. 7.1). Meist kann durch eine einfache Flüssigkeitsbelastung (500 ml enteral oder parenteral) eine Distension des Hohlraumsystems erreicht werden.

Tab. 7.3 Echoarme und echofreie Formationen im Nierensinus.

Differenzialdiagnose
Harnabflussstörung
Ampulläres Nierenbecken
Sinuslipomatose
Zysten
Benignes zystisches Lymphangiom
Weites Nierenvenensystem
Eitrige Pyelitis
Einblutung
Physiologische Ektasien des Nierenbeckenhohlsystems (Schwangerschaft, Diurese, maximal gefüllte Harnblase)
Nierenbeckentumor (Urothelkarzinom)

Ausblick Aufbaumodule

Der erfahrenere Ultraschaller kann farbdopplersonografische Zusatzinformationen erheben: schwacher oder fehlender Urinjet (▶ Abb. 7.12) in die Harnblase auf der gestauten Seite (Schallsonde quer auf die Harnblase und Farbbox im Bereich der Ostien, dabei die PRF tief und das Farbgain hoch einstellen, die Sonde quer über den Ostien schwenken). Auch erhöhte Widerstandsindizes der intrarenalen Arterien können auf eine Harnstauung hinweisen.

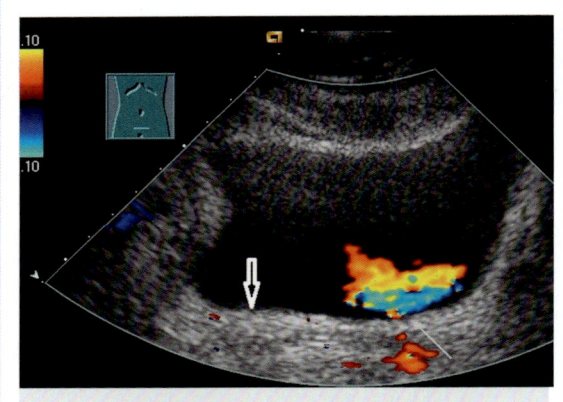

Abb. 7.12 Harnstau rechts mit fehlendem Farbjet im Bereich der rechten Uretermündung (kräftiger Pfeil). Unauffälliger Urinjet links (dünner Pfeil).

Die durch eine Abflussbehinderung entstandene Erweiterung des Nierenbeckenhohlsystems muss differenzialdiagnostisch von anderen liquiden Formationen im Nierensinus wie ampulläres Nierenbecken, Zysten, weites Nierenvenensystem und Einblutungen abgegrenzt werden (▶ Tab. 7.3).

▶ **Ampulläres Nierenbecken.** Das ampulläre Nierenbecken stellt sich als glatt begrenzte echofreie Formation medial im Hilus dorsal der Nierengefäße dar und lässt sich bei Zweifeln farbdopplersonografisch von diesen abgrenzen. Der Sinusreflex ist sonst unauffällig und lässt keine liquiden Räume erkennen. Gelegentlich ist ein ampulläres Nierenbecken besser durch eine Flüssigkeitsbelastung von einem beginnenden Harnstau abgrenzbar. Das Nierenbecken weitet sich bei einer Harnabflussstörung unter Flüssigkeitsbelastung deulich auf. Das ampulläre Nierenbecken zeigt einen normalen peripheren Widerstandsindex und seitengleiche normale Urinjets.

▶ **Sinuslipomatose.** Die Abgrenzung einer Sinuslipomatose von einer leichtgradigen Harnstauung kann für den Anfänger schwierig sein. Die Sinuslipomatose findet sich meist bilateral. Die reflexarme Aufspreizung des zentralen Echokomplexes lässt sich bei der Sinuslipomatose nicht bis zum Ureterabgang verfolgen, was bei einer Harnstauung durch leichtes Kippen des Schallkopfes gelingt.

▶ **Zysten.** Zysten imponieren als rundliche, scharf begrenzte echofreie Formationen mit zystentypischen Ein- und Austrittsechos und distaler Schallverstärkung. Sie werden meist zufällig gefunden, kommen häufig multipel vor und lassen eine Verbindung untereinander und eine Fortleitung ins weitere harnableitende System vermissen (▶ Abb. 7.13).

▶ **Zystisches Lymphangiom.** Das benigne zystische Lymphangiom bietet sonografisch ein charakteristisches, bei entsprechender Erfahrung kaum zu verwechselndes Bild: Im Nierensinus finden sich multiple oväläre echofreie Formationen in unterschiedlicher Größe. Die Zysten sind meist bilateral zu finden (oft links stärker ausgeprägt). Von der Harnstauung können sie dadurch und vor allem durch die fehlende Verbindung untereinander leicht abgegrenzt werden. Der Inhalt dieser Zysten ist wasserklar (▶ Abb. 7.14).

7.8 Probleme, Fallstricke und Tipps

Längsschnitt koronar Harnstauung	Längsschnitt a.-p.	Querschnitt
Pyelon handförmig aufgeweitet	dilatierte Kelche symmetrisch „sortiert"	dilatierter Ureterabgang (bei Ureterabgangsstenose fehlend)
multiple Zysten		
normales Nierenbecken	kein Aufstau Zystenkriterien erfüllt	kein Aufstau
zentrale Zyste - zystisches Lymphangiom		
ausgezogene Kelchhälse ovaläre oder runde Zysten	Zysten rund, oval, schlauchartig, asymmetrisch angeordnet	kein Aufstau

Abb. 7.13 Schema zur Differenzialdiagnose Harnstauung und Zysten (Quelle: [4]).

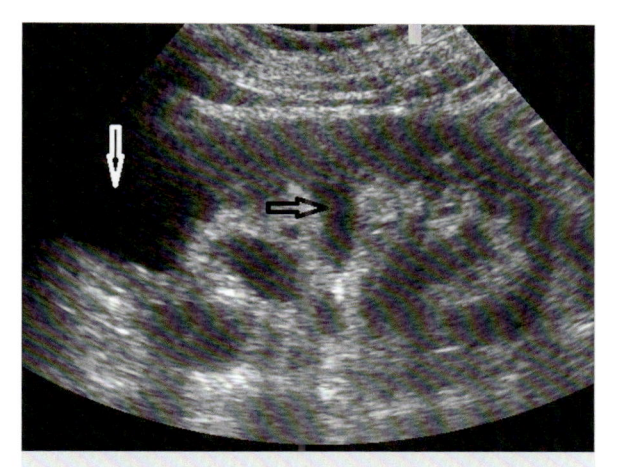

Abb. 7.14 Zystisches Lymphangiom und Zyste (weißer Pfeil) im Bereich der Rinde. Die echoarmen ovalären Gebilde (schwarzer Pfeil) im Nierensinus kommunizieren nicht und erweitern sich auch nicht nach einer Flüssigkeitsbelastung.

▶ **Weites Nierenvenensystem.** Ein weites Nierenvenensystem darf nicht zu einer Verwechslung mit einer leichten Harnstauung führen, allein der weitere Verlauf des Gefäßsystems evtl. mit zusätzlicher Farbdopplersonografie sichert hier die Diagnose: Die Nierenvenen ziehen nach medial, der Ureter nach kaudal.

▶ **Pyelitis und Einblutungen.** Eine eitrige Pyelitis kann ebenso wie eine Einblutung ins Nierenbecken ein der Harnstauung ähnliches Bild ergeben, wobei vor allem bei ausgedehntem Befund der Hohlraum nicht echofrei, sondern mit echoarmem Material ausgefüllt ist. Für die Differenzialdiagnose sind hier oft Klinik und Anamnese entscheidend.

▶ **Dilatation des Nierenbeckenhohlsystems.** Auch unter physiologischen Bedingungen (verstärkte Diurese, reichliche Flüssigkeitszufuhr, Diuretikagabe, Kontrastmittel) kann es zu einer sonografisch darstellbaren Dilatation des Nierenbeckenhohlsystems kommen. Entsprechende Veränderungen zeigen sich auch regelmäßig in der zweiten Schwangerschaftshälfte (rechts stärker als links). Sie beruhen auf einer Hypotonie des Nierenbeckens in der Spätschwangerschaft und auch auf einer Kompression des Ureters durch den schwangeren Uterus. Die Abgrenzung einer pathologischen Harnstauung ist rein B-Bildsonografisch schwierig. Die „physiologische Dilatation" im Nierenbecken erreicht zentral oft 2 cm, 4 cm werden nicht überschritten.

7.8.2 Differenzialdiagnose Nephrolithiasis

Kleine Nierenbeckenkonkremente und auch Nierenbeckenausgusssteine mit fehlender oder diskreter Harnabflussbehinderung und/ oder schwacher Schattenbildung werden vom wenig Erfahrenen leicht übersehen. Viele der kleinen Steine (< 5 mm) gehen spontan ab (über 90 %) und machen keine weiteren klinischen Probleme.

> **Ausblick Aufbaumodule**
>
> Eine farbdopplersonografische Untersuchung durch Nachweis des für einen Stein typischen „Twinkling-Artefaktes" (PRF hoch, damit Gefäßsignale unterdrückt werden, Dopplerfrequenz tief) kann zur Detektion hilfreich sein. Allerdings erzeugen auch andere hyperreflektierende Strukturen wie kalkhaltige Aa. arcuatae sowie Kalk am Rand von Zysten ein Twinkling-Phänomen.

▶ **Flüssigkeitsbelastung.** In der frühen Phase der Ureterkolik oder bei schlechtem Hydratationszustand können kleine, aber auch größere Steine im echogenen Sinus renalis verborgen bleiben, deshalb sollte auf kleine, seitendifferente Flüssigkeitsansammlungen im Nierenbecken geachtet werden. Bei klinischem Verdacht ist eine Kontrollsonografie nach 1 bis 1½ Stunden nach Flüssigkeitsbelastung sinnvoll (Diurese-Sonografie).

▶ **Sonografische Differenzialdiagnose.** Sonografisch müssen von der Nephrolithiasis differenzialdiagnostisch andere Verkalkungen mit distaler Schallschattenbildung und sonstige Veränderungen, die helle Reflexe mit und ohne Schallschatten hervorrufen, unterschieden werden (▶ Tab. 7.4).

> **Ausblick Aufbaumodule**
>
> Einige dieser Differenzialdiagnosen (▶ Tab. 7.4) sind nur mit entsprechender sonografischer Erfahrung abgrenzbar und bedürfen ggf. einer sonografischen Supervision. Es wird auf die weiterführende Literatur verwiesen.

▶ **Niereninfarkt.** Bei fehlendem Steinnachweis müssen auch andere Erkrankungen mit kolikartigen Beschwerden erwogen werden. Besonders sollte dabei an den Niereninfarkt (LDH-Erhöhung) gedacht werden.

> **Ausblick Aufbaumodule**
>
> Farbdopplersonografisch und besser noch durch die kontrastverstärkte Sonografie (CEUS) werden Perfusionsdefekte in den infarzierten Bezirken nachweisbar.

7.9 Zusammenfassung

Die Sonografie ist ein rasches und sicheres Verfahren, eine Harnstauung zu diagnostizieren (Sensitivität 96–98 %).

> **Ausblick Aufbaumodule**
>
> Die Höhenlokalisation und auch die Ursache der renalen Abflussbehinderung kann bei entsprechender Erfahrung und ausgefeilter Untersuchungstechnik häufig direkt dargestellt werden.

Besteht eine einseitige Harnstauung, so liegt die Obstruktionsursache in der Regel oberhalb der Blasenebene oder am Ureterostium; Störungen im Bereich des Blasenausgangs und der Urethra verursachen eine bilaterale Abflussbehinderung.

Auch die native Spiralcomputertomografie (NSCT) ist eine exzellente Methode bei der Differenzialdiagnose des akuten Flankenschmerzes. Sie erlaubt eine präzise Steinlokalisation und Größenbestimmung und ist bei einer kurzen Untersuchungsdauer auch in der akuten Kolik (kein Kontrastmittel) einsetzbar. Wie bei der Sonografie können andere urologische oder nichturologische Erkrankungen erfasst werden. Nachteilig ist die hohe Strahlenbelastung (bei Low-Dose-Technik immerhin noch 100 Thoraxröntgenaufnahmen entsprechend), nachteilig ist auch die fehlende Aussage über die renale Funktion.

Tab. 7.4 Differenzialdiagnose der Nephrolithiasis.

Differenzialdiagnosen	Ursachen
Papillenverkalkung	• Diabetes mellitus • Analgetikaabusus (z. B. Phenacetin oder Paracetamol plus Koffein)
Parenchymverkalkungen	• Nephrokalzinose • Verkalkungen nach Tbc, Bestrahlung, Trauma • Markschwammniere • Tumorverkalkungen
Gefäßverkalkungen	• Diabetes mellitus • Hypertonie • (Aa. arcuatae, Segmentarterien)
Nicht kalkhaltige Veränderungen	• Abszedierung durch gasbildende Keime • Luft im Nierenbeckenhohlsystem • Angiomyolipom

7.10 Weiterführende Literatur

[1] **Bertolloto** M, Perrone R, Rimmondini A. Kidney obstruction: potential use of ultrasonography and Doppler color ultrasonography Arch Ital Urol Androl 2000; 72: 127–134
[2] **Curhan** GC, Aronson MD, Preminger GM. Diagnostic acute management of suspected nephrolithiasis in adults: UpToDate: Literature review current through: Feb 2013, Topic last updated: Apr 20, 2012. Im Internet: http://www.uptodate.com; Stand: 27.03.2013
[3] **Fröhlich** E, Strunk H, Wild K. Klinikleitfaden Sonographie. München: Elsevier; 2011
[4] **Hege-Blank** U, Blank W. Harnabflussstörung, Nieren- und Uretersteindiagnostik. In: Seitz K, Schuler A, Rettenmaier G, Hrsg. Klinische Sonographie und Differenzialdiagnose. Band I. 2. Aufl. Stuttgart: Thieme; 2008
[5] **Mostbeck** GH, Zontsich T, Turetschek K. Ultrasound of the kidney: obstruction and medical diseases. Eur Radiolol 2001; 11: 1878–1889
[6] **Poletti** PA, Andereggen E, Rutschmann O et al. Indications of CT low-dose urgences. Rev Med Suisse 2009; 5: 1590–1594
[7] **Schuler** A. Untersuchungstechnik und Artefakte. In: Braun B, Günther R, Schwerk WB, Hrsg. Ultraschalldiagnostik. Landsberg: Ecomed; 1998
[8] **Seitz** K, Bloching H, Reuß J et al. Sonographical diagnosis of suspected ureteric calculi. Eur J Ultrasound 1996; 4: 3–14

8 Tiefe Venenthrombose der unteren Extremitäten

G. Kunze

8.1 Klinik

Die tiefe Beinvenenthrombose ist eine häufige Ursache für Schmerzen und Schwellungen an der unteren Extremität. In Europa beträgt die Inzidenz ca. 750 000/Jahr, in 10–30 % ist eine Lungenembolie die Folge. Zum Ausschluss oder zur Diagnose einer Thrombose in der Notaufnahme, wird zunächst anhand von Anamnese und körperlichem Untersuchungsbefund die klinische Wahrscheinlichkeit bestimmt. Hierzu sind die von Wells 1997 publizierten und 2003 modifizierten Kriterien [10] gut geeignet (▶ Tab. 8.1).

▶ **Score und D-Dimer.** Findet sich ein Score < 2 ist die klinische Wahrscheinlichkeit für das Vorliegen einer Thrombose gering und es folgt die D-Dimer-Bestimmung im Blut. Ist das D-Dimer nicht erhöht, kann auch ohne Kompressionssonografie eine Thrombose als ausgeschlossen gelten, lediglich 0,4–0,7 % dieser Patienten entwickeln innerhalb von 3 Monaten eine Thrombose [3], [9]. Andersherum ist ein erhöhtes D-Dimer für eine Thrombose nicht beweisend. Traumata, Schwangerschaft, Operationen, Infektionen, Krebserkrankungen und schwere Blutungen führen ebenfalls zu einer lokal gesteigerten Fibrinolyse und somit zu einem Nachweis von Fibrinspaltprodukten im Blut.

Ist die klinische Wahrscheinlichkeit gering, das D-Dimer jedoch erhöht, muss eine Phlebothrombose der proximalen Beinvenen bildgebend mittels Kompressionssonografie ausgeschlossen werden.

Bei mittlerer und großer klinischer Wahrscheinlichkeit (Wells-Score > 1) ist die D-Dimer-Bestimmung nicht sinnvoll, stattdessen wird sofort eine Kompressionssonografie durchgeführt.

8.2 Indikationen und Fragestellungen

▶ Tab. 8.2 zeigt die Indikationen zur Sonografie sowie sonografische und klinische Fragestellungen.

8.3 Sonografische Fragestellungen

8.3.1 Besteht eine Thrombose mit dem Risiko einer lebensbedrohlichen Lungenembolie?

▶ **Untersuchungskonzepte.** Die Kompressionssonografie der Beinvenen ist heute die Standardmethode zur Diagnose einer tiefen Beinvenenthrombose und hat die Phlebografie als primäres Untersuchungsverfahren abgelöst [3]. Drei verschiedene Untersuchungskonzepte wurden zum Ausschluss einer tiefen Beinvenenthrombose etabliert und miteinander verglichen: die vollständige Kompressionssonografie des gesamten Beines, die vollständige Untersuchung von der Leiste bis zur Kniekehle und in den letzten Jahren auch die sog. 2-Punkt-Methode, bei der lediglich in der Leiste und in der Kniekehle untersucht wird [1], [2], [4]. Die beiden letztgenannten Verfahren bieten den Vorteil, dass sie sehr schnell durchgeführt werden können. Während bei der vollständigen – zeitintensiven – Kompressionssonografie Nachkontrollen nur bei zweifelhaftem Befund erforderlich sind [5], [8], müssen bei den beiden anderen Verfahren jedoch zwingend Kontrolluntersuchungen in einwöchigem Abstand durchgeführt werden, um im Verlauf eine in die Kniekehle aszendierende Thrombose der Unterschenkelvenen erkennen zu können. In Studien, in denen die verschiedenen

Tab. 8.1 Wells-Score zur Bestimmung der klinischen Wahrscheinlichkeit einer tiefen Venenthrombose (TVT).

Klinische Charakteristik	Score
Aktive Krebserkrankung	1,0
Lähmung oder kürzlich stattgehabte Immobilisation der Beine	1,0
Bettruhe (> 3 Tage); große Chirurgie (< 12 Wochen)	1,0
Schmerz / Verhärtung entlang der tiefen Venen	1,0
Schwellung ganzes Bein	1,0
Unterschenkelschwellung > 3 cm gegenüber Gegenseite	1,0
Eindrückbares Ödem am symptomatischen Bein	1,0
Kollateralvenen	1,0
Frühere dokumentierte Beinvenenthrombose	1,0
Alternative Diagnose mindestens ebenso wahrscheinlich wie tiefe Venenthrombose	–2,0
Beurteilung	
Score ≥ 2,0: Wahrscheinlichkeit für TVT hoch	
Score < 2,0: Wahrscheinlichkeit für TVT nicht hoch	

Tab. 8.2 Indikationen und Fragestellungen.

Indikationen	Fragestellungen
Schmerzen und Schwellung am Bein	• Thrombose? • Wells-Score? • D-Dimer? (nur bei Wells-Score < 2) • andere Ursache der Beschwerden? • Pathologie im kleinen Becken?
Nachweis einer Lungenembolie	• Thrombose rechts oder links?

Konzepte bezüglich des Auftretens von thromboembolischen Ereignissen innerhalb von 3 Monaten verglichen wurden, zeigte sich ein Vorteil für die vollständige Kompressionssonografie, doch selbst bei Anwendung der 2-Punkt-Methode traten im Verlauf nur 2 % thromboembolische Ereignisse – darunter keine tödlichen Lungenembolien – auf. Somit sind alle drei Konzepte in der Lage, akut behandlungsbedürftige Thrombosen zu erkennen. Da insbesondere die 2-Punkt-Methode vom Anfänger schnell gelernt werden kann, bietet sich diese Methode immer dann an, wenn in der Notaufnahme Zeitnot herrscht bzw. kein erfahrener Untersucher verfügbar ist.

Ausblick Aufbaumodule

Die vollständige Kompressionssonografie des gesamten Beines, die vollständige Untersuchung von der Leiste bis zur Kniekehle und die Sonografie der Venen des Unterschenkels sind über das Basiscurriculum hinausgehende Untersuchungen.

▶ **Therapie im Zweifelsfall.** Im Zweifelsfall ist es zulässig, in der Notfallsituation bei großer klinischer Wahrscheinlichkeit trotz negativem Befund in der 2-Punkt-Methode eine Therapie mit einem niedermolekularen Heparin und einem Kompressionsverband einzuleiten. In diesem Fall darf jedoch mit der Kontrollsonografie nicht eine Woche gewartet werden, sondern es muss bereits am folgenden Werktag eine vollständige Kompressionssonografie erfolgen. Begründet ist dies darin, dass sich eine Thrombose unter einwöchiger effektiver Therapie deutlich zurückbilden kann und dann u. U. nicht mehr entschieden werden kann, ob überhaupt eine Behandlungsindikation vorliegt oder nicht.

Wird nicht das ganze Bein untersucht, werden Thrombosen der Unterschenkelvenen und Thrombosen der V. profunda femoris sicher übersehen. Der Stellenwert einer Antikoagulation isolierter Unterschenkel- bzw. Muskelvenenthrombosen wird in der Literatur nicht einheitlich bewertet. Unstrittig ist jedoch, dass in bis zu 30 % aller unbehandelten (d. h. ohne Kompressionsverband bzw. -strumpf) Unterschenkelthrombosen mit einem postthrombotischen Syndrom zu rechnen ist [7].

8.3.2 Besteht eine andere Ursache der Beschwerden?

Ausblick Aufbaumodule

Hämatome, Muskelfaserrisse, Baker-Zysten mit und ohne Ruptur oder Einblutung und Tumoren verursachen ebenfalls Schmerzen und/oder Schwellungen am Bein und können sonografisch sehr gut bildgebend dargestellt werden (▶ Abb. 8.1 u. ▶ Abb. 8.2). Daher sollte sich die Sonografie nicht auf den Ausschluss einer akut behandlungsbedürftigen Thrombose beschränken, sondern grundsätzlich mit dem Ziel durchgeführt werden, unter Berücksichtigung der Klinik die Ursache der Beschwerden zu klären. Hierzu wird gezielt die Stelle sonografisch untersucht, an der der Patient seine Schmerzen hat.

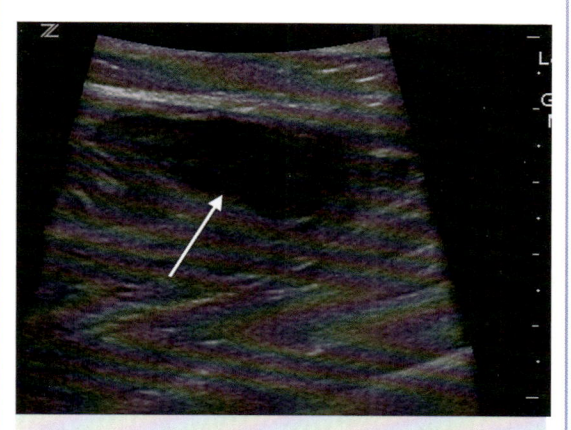

Abb. 8.1 Muskelfaserriss bei einem 28-jährigen Patienten. Der Patient war morgens mit Wadenschmerzen aufgewacht, ein Trauma war nicht erinnerlich.

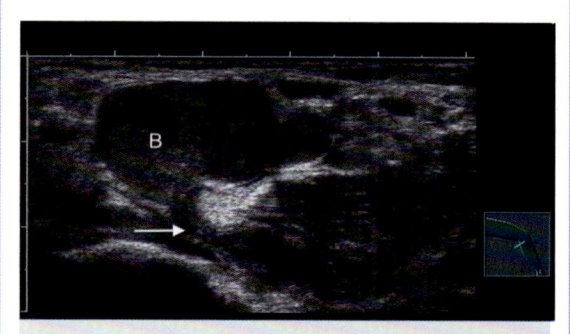

Abb. 8.2 Baker-Zyste bei einer älteren Dame mit über Nacht zunehmenden Schmerzen in der Kniekehle. Die Verbindung der Zyste mit dem Kniegelenk und der Tibiakopf sind zu erkennen.

Tiefe Venenthrombose der unteren Extremitäten

8.4 Normalbefund

- Eine Übersicht über die Anatomie der Beinvenen zeigt ▶ Abb. 8.3.
- Die medial bzw. dorsomedial der gleichnamigen Arterie gelegene V. femoralis superficialis misst ca. 10–12 mm und hat etwa den gleichen Durchmesser wie die begleitende Arterie. Sie lässt sich – je nach Konstitution des Patienten – durch geringen Druck vollständig komprimieren (▶ Abb. 8.4 u. ▶ Abb. 8.5).
- Die ca. 8 mm weite V. poplitea verläuft in der Kniekehle dorsal der gleichnamigen Arterie und lässt sich vollständig komprimieren.
- Als Normvariante liegt in 15–20 % eine gedoppelte Poplitealvene vor.

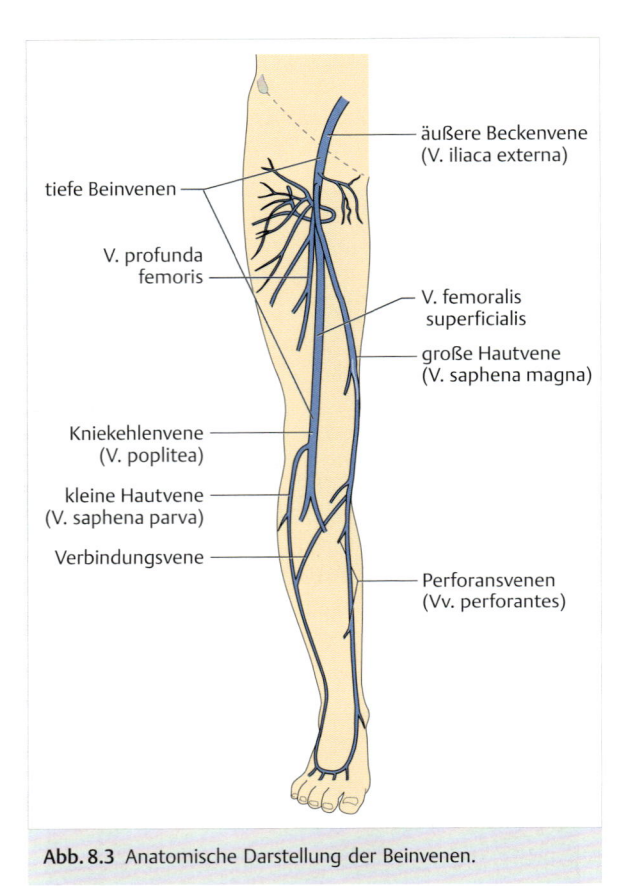

8.5 Sonografische Untersuchungsschritte

- Die Untersuchung wird in der Regel mit einem 3- bis 8-MHz-Schallkopf durchgeführt.
- Die Untersuchung der Leistenregion und des Oberschenkels findet in Rückenlage des Patienten statt, die der Kniekehle und des Unterschenkels – wenn möglich – am sitzenden Patienten. Das zu untersuchende Bein steht auf einem Fußbänkchen. Alternativ können Kniekehle und Unterschenkel auch in Bauchlage am liegenden Patienten untersucht werden. Ist weder Bauchlage noch Sitzen möglich kann die Kniekehle auch durch Aufstellen des Beines in Rückenlage untersucht werden.

Abb. 8.3 Anatomische Darstellung der Beinvenen.

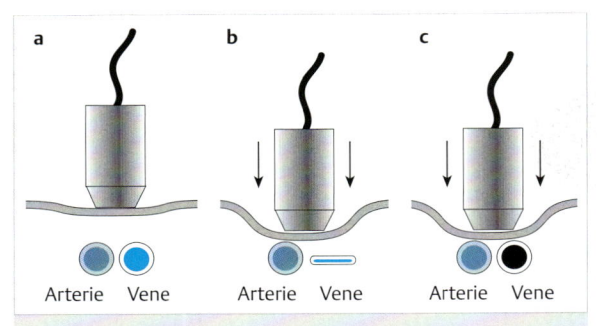

Abb. 8.4 Schematische Darstellung der Kompressionssonografie (Quelle: [6]).
a Der Schallkopf wird zunächst ohne Druck aufgesetzt.
b Anschließend wird die Vene mit dem Schallkopf vollständig komprimiert.
c Das Kompressionsmanöver gelingt nicht, wenn eine Thrombose vorliegt.

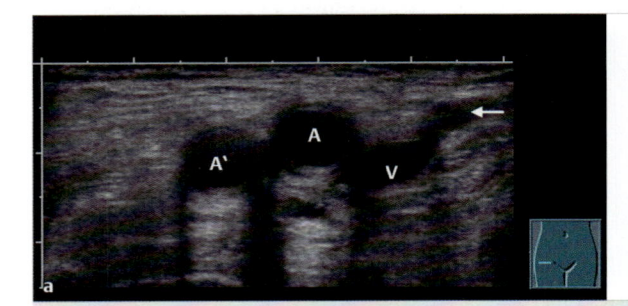

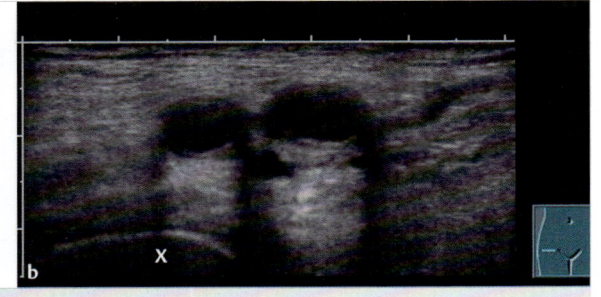

Abb. 8.5 Kompressionssonografie.
a Ohne Druck aufgesetzter Schallkopf. Als seltene Normvariante liegt hier eine gedoppelte Femoralarterie vor (A und A'). Der Pfeil weist auf die V. epigastrica superficialis, welche in die V. femoralis supercialis (V) einmündet.
b Die Vene wird mit dem Schallkopf komprimiert. Beide arteriellen Gefäße können nicht komprimiert werden. X: Hüftgelenkkopf.

8.5 Sonografische Untersuchungsschritte

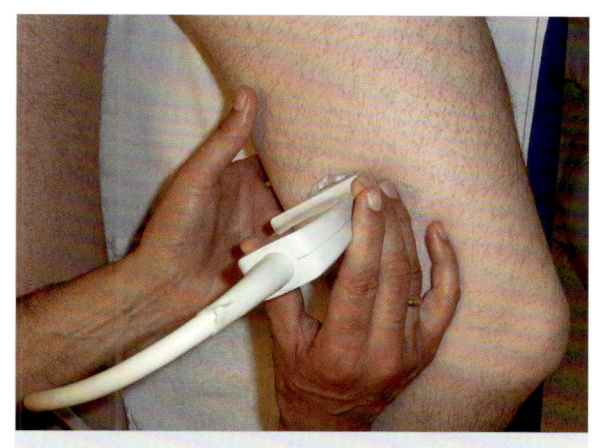

Abb. 8.6 Gegenkompression der im Adduktorenkanal liegenden V. femoralis superficialis mit der freien Hand (distaler Oberschenkel).

- Die sonografischen Kriterien einer Thrombose sind: fehlende Kompressibilität, vergrößerter Querschnitt, Lumen nicht echofrei (▶ Abb. 8.8).
- Findet sich eine Thrombose, wird der Befund durch Drehen des Schallkopfes in der zweiten Ebene bestätigt (▶ Abb. 8.9).
- Die 2-Punkt-Sonografie ist schnell zu erlernen und bietet ausreichend Sicherheit, eine akut behandlungsbedürftige Thrombose erkennen zu können.

▶ **Kontrollen und therapeutisches Vorgehen**
- Wird keine vollständige Kompressionssonografie durchgeführt, muss obligat eine Kontrollsonografie nach 5–7 Tagen erfolgen.
- Besteht bei Anwendung der 2-Punkt-Methode Unsicherheit, ob eine Thrombose vorliegt, hat entweder eine Phlebografie zu erfolgen oder es wird behandelt, als hätte der Patient eine Thrombose. In diesem Fall wird zum nächstmöglichen Zeitpunkt eine vollständige Sonografie der Beinvenen durch einen erfahrenen Untersucher durchgeführt.

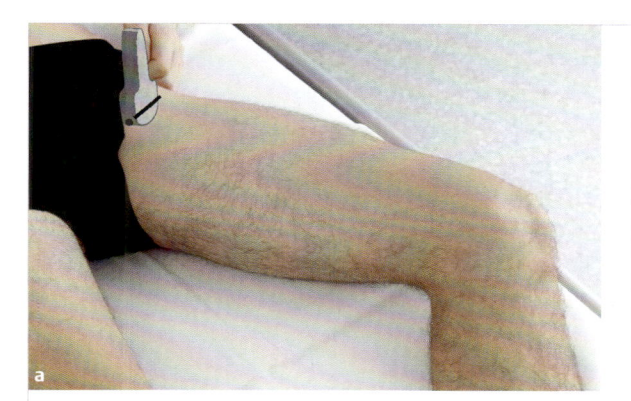

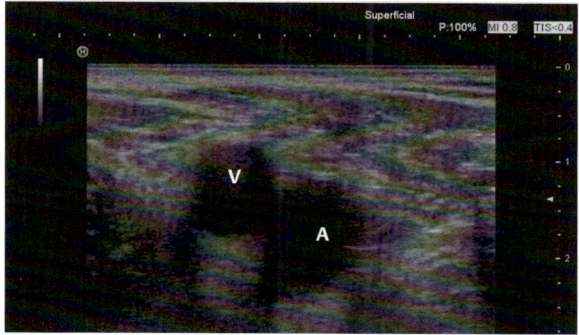

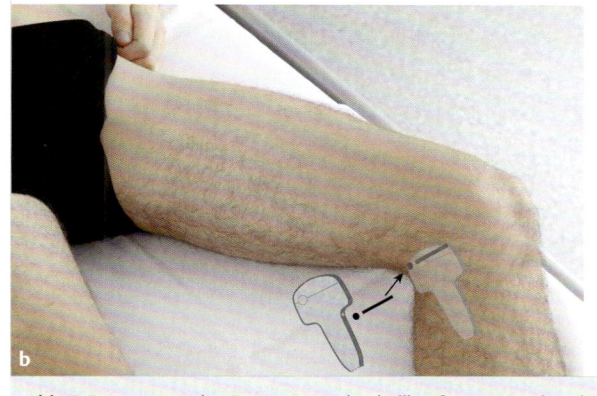

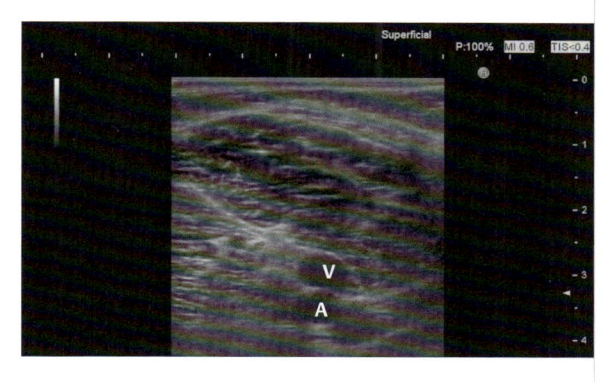

Abb. 8.7 Lagerung des Patienten und Schallkopfpositionen bei der Sonografie der Beinvenen.
a Leistenregion und Oberschenkel.
b Kniekehle.

Tiefe Venenthrombose der unteren Extremitäten

Ausblick Aufbaumodule

Vollständige Kompressionssonografie
- Kann die Vene vollständig komprimiert werden, wird unter Aufhebung der Kompression der Schallkopf in Zentimeterabständen nach distal geführt und erneut komprimiert. Auf diese Weise wird der gesamte Oberschenkel von proximal nach distal untersucht.
- Am distalen Oberschenkel genügt oft die Kompression durch den Schallkopf nicht, dann wird die Vene zusätzlich mit der freien Hand von dorsal komprimiert (▶ Abb. 8.6).
- Die über die 2-Punkt-Methode hinausgehende Untersuchung der Oberschenkelvenen ist ebenfalls technisch einfach und benötigt nur wenig mehr Zeit. Die „schnelle" Kompressionssonografie bietet sich dann an, wenn in der Notaufnahme Zeitnot herrscht oder kein erfahrener Untersucher verfügbar ist.
- Am Unterschenkel sind sowohl das Erlernen der Untersuchungstechnik als auch die Untersuchung selbst deutlich aufwendiger.
- Aufgrund der Tatsache, dass auch Unterschenkel- und Muskelvenenthrombosen zumindest mittels Kompressionstherapie behandelt werden müssen und aufgrund der mannigfaltigen Differenzialdiagnosen sollte jeder in der Notaufnahme verantwortlich tätige Arzt in der Lage sein, eine vollständige Kompressionssonografie durchzuführen.
- Unabhängig vom Ergebnis der Kompressionssonografie wird zusätzlich gezielt an der Stelle sonografisch untersucht, an der Patient seine Beschwerden hat, um wichtige Differenzialdiagnosen erkennen zu können (▶ Abb. 8.1 u. ▶ Abb. 8.2).
- Eine ergänzende Farbdopplersonografie ist in den meisten Fällen zur Diagnose bzw. zum Ausschluss einer Thrombose nicht erforderlich, kann jedoch im Zweifelsfall wichtige Zusatzinformationen liefern.

- Besteht bei Anwendung der vollständigen Sonografie Unsicherheit bezüglich des Vorliegens einer Unterschenkelthrombose, kann entweder eine Phlebografie durchgeführt werden oder der Befund – ohne zu therapieren – nach 5 – 7 Tagen kontrolliert werden.

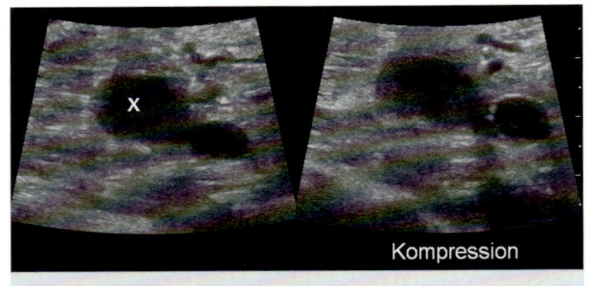

Abb. 8.8 Popliteathrombose rechtes Bein. Die Vene (x) ist größer als die begleitende Arterie und lässt sich nicht komprimieren.

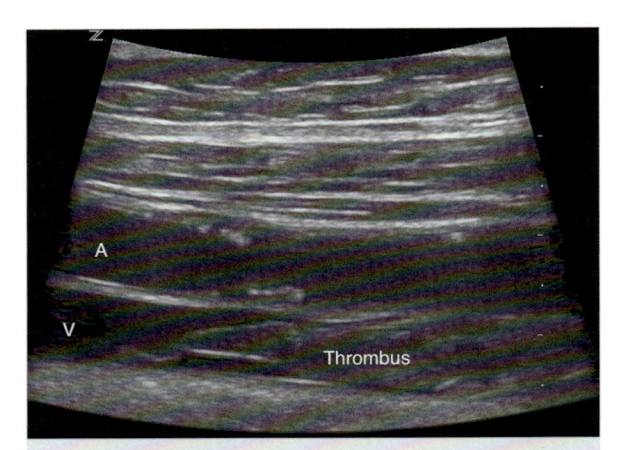

Abb. 8.9 Oberschenkelvenenthrombose im Längsschnitt. Das Bild zeigt einen flottierenden Thrombus in der dorsal der begleitenden Arterie gelegenen V. femoralis superficialis.

8.6 Algorithmus

▶ Abb. 8.10 fasst das Vorgehen bei Beinschmerzen und/oder Beinschwellung zusammen.

8.7 Probleme, Fallstricke und Tipps

- Bei stark adipösen Patienten gelingt bisweilen mit dem Linearschallkopf keine zufriedenstellende Beurteilung der Venen. In diesem Fall bietet sich an, die Untersuchung mit einem Curved-Array-(„Abdomen"-)Schallkopf durchzuführen. Dies erfordert jedoch in jedem Fall eine Optimierung der Geräteeinstellung.
- Im Bereich der Krosse können selten Lymphknoten eine Thrombose vortäuschen, durch Untersuchung in der zweiten Ebene kann dieser Fallstrick umgangen werden.

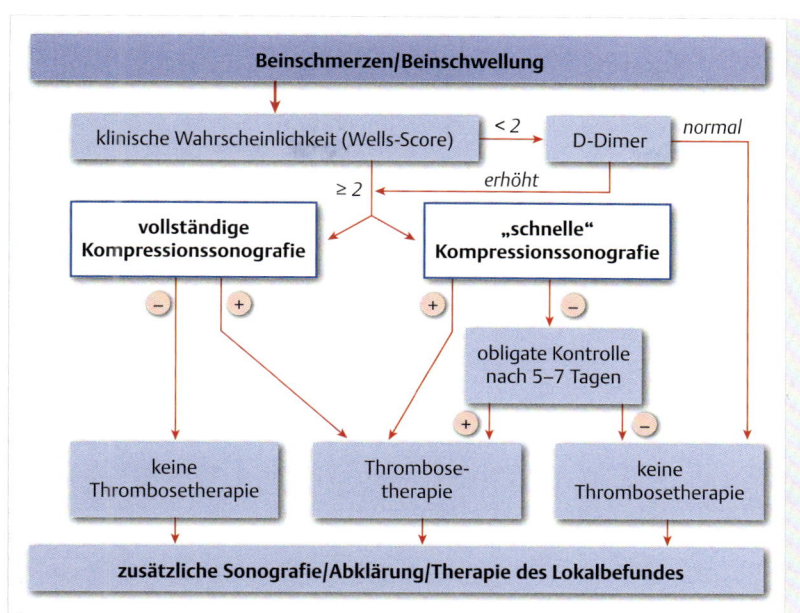

Abb. 8.10 Algorithmus bei Verdacht auf tiefe Beinvenenthrombose.

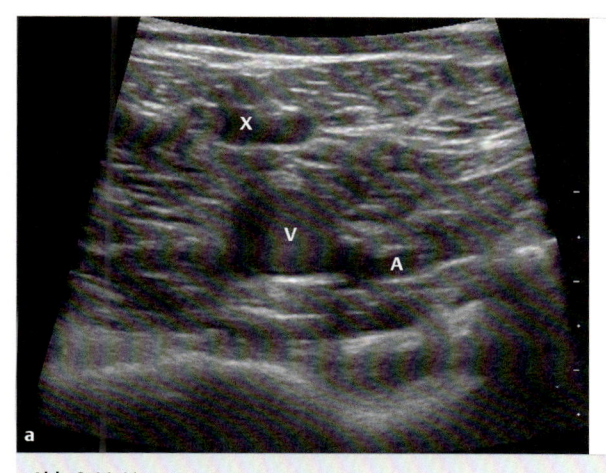

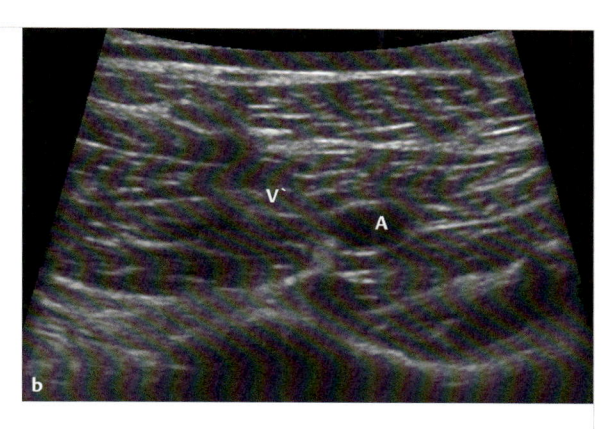

Abb. 8.11 Venenstau.
a Die vergrößerte, prall gefüllte distale V. poplitea mit spontanem Echokontrast täuscht eine Thrombose vor. X = V. saphena parva.
b Bei Kompression bestätigt sich dieser Verdacht nicht. Ursache dieses Phänomens ist ein Venenstau durch die Kante der Untersuchungsliege beim sitzenden Patienten. V` = komprimierte Vene.

- Insbesondere wenn der Patient länger an der Kante der Untersuchungsliege sitzt, kann die Kante der Liege durch Kompression der distalen Oberschenkelvene zu einem verzögerten Abstrom des venösen Blutes führen. Hierdurch kann in der V. poplitea und in Unterschenkelvenen ein spontaner Echokontrast entstehen und die Vene größer als die begleitende Arterie erscheinen, sodass der vermeintliche Eindruck einer Thrombose entstehen kann. Durch fachgerechte Kompression der betreffenden Vene kann eine Thrombose jedoch sicher ausgeschlossen werden (▶ Abb. 8.11).

8.8 Literatur

[1] **Bernardi** E, Camporese G, Büller HR et al. Serial 2-point ultrasonography plus D-Dimer vs whole-leg color-coded doppler ultrasonography for diagnosing suspected symptomatic deep vein thrombosis – a randomized controlled trial. JAMA 2008;300: 1653 – 1659
[2] **Birdwell** BG, Raskob GE, Whitsett TL et al. The clinical validity of normal compression ultrasonography in outpatients suspected of having deep venous thrombosis. Ann Intern Med 1998; 128: 1 – 7
[3] **Blättler** W, Gerlach H, Hach-Wunderle V et al. Diagnostik und Therapie der Venenthrombose und der Lungenembolie. VASA 2010; 39 (Suppl. 78): 1 – 39

[4] **Gibson** SM, Schellong SM, El Kheir DY et al. Safety and sensitivity of two ultrasound strategies in patients with clinically suspected deep venous thrombosis: a prospective management study. J Thromb Haemost 2009;7: 2035–2041

[5] **Johnson** SA, Stevens SM, Woller SC et al. Risk of deep vein thrombosis following a single negative whole-leg compression ultrasound – a systematic review and meta-analysis. JAMA 2010; 303: 438–445

[6] **Schuler** A. Beinschmerz und Beinschwellung, In: Seitz K, Schuler A, Rettenmaier G, Hrsg. Klinische Sonographie und sonographische Differentialdiagnose 2. Aufl. Stuttgart: Thieme; 2008: 1093–1158

[7] **Schulman** S, Lindmarker P, Holmström M et al. Post-thrombotic syndrome, recurrence, and death 10 years after the first episode of venous thromboembolism treated with warfarin for 6 weeks or 6 months J Thromb Haemost 2006; 4: 734–742

[8] **Sevestre** MA, Labarere J, Casez P et al. Accuracy of complete compression ultrasound in ruling out suspected deep venous thrombosis in the ambulatory setting. A prospective cohort study. Thromb Haemost 2009;102:166–172

[9] **Wells** P, Anderson DR, Rodger M et al. Evaluation of D-Dimer in the diagnosis of suspected deep-vein thrombosis. N Engl J Med 2003;349: 1227–1235

[10] **Wells** PS, Anderson DR, Bormanis J et al. Value of assessment of pretest probability of deep-vein thrombosis in clinical management. Lancet 1997; 350: 1795–1798

9 Pneumothorax

G. Mathis

9.1 Anatomie und Sonoanatomie

Neben der tragenden Wirbelsäule bildet der knöcherne Thorax ein festes und schützendes Gerüst für Herz, Lunge und große Gefäße. Knochen und Luft sind aber Feinde des Ultraschalls. Sie führen zu Totalreflexion der Schallwellen mit Schallschatten bzw. zur Absorption mit verschiedenen Reverberationsartefakten an der belüfteten Lunge (▶ Abb. 9.1a). Das hat dazu geführt, dass die Sonografie bis auf die Darstellung des Pleuraergusses an der Lunge lange Zeit kaum eine Rolle gespielt hat.

Die Interkostalmuskulatur jedoch ist schallgängig und öffnet ein Untersuchungsfenster für den Pleuraraum und unter bestimmten Bedingungen für die darunterliegende Lunge, wenn diese konsolidiert ist oder bestimmte Artefakte aufweist.

▶ **Brustwand und Pleura.** Luft ist für Ultraschall ein starker Reflektor, weshalb die gesunde Lunge außer über Artefakte nicht schallbar ist. Im Normalfall lässt sich sonografisch die Brustwand darstellen mit Subkutis, Thorax- bzw. Interkostalmuskulatur und Rippenoberfläche. Mit hochfrequenten Sonden kann man den Pleurabereich differenzieren: die Fascia endothoracica mit einer Fettlamelle als echoarme, die parietale Pleura als dünne echogene Linie, teilweise einen echolosen, 1 mm breiten Pleuraspalt und schließlich den etwas breiteren Eintrittsreflex in die Lunge, vereinfacht auch viszerale Pleura genannt (▶ Abb. 9.1b).

9.2 Klinik

▶ **Häufigkeit.** Pneumothorax bedeutet Luft im Pleuraraum. Er kann spontan, traumatisch oder iatrogen postinterventionell auftreten. Die Inzidenz des Spontanpneumothorax liegt für Männer bei 7,4 und für Frauen 1,2 auf 100 000, nach anderen Angaben beträgt das Verhältnis Männer : Frauen 2,4 : 1. Der Spontanpneumothorax hat in der Altersverteilung 2 Gipfel. Häufig betroffen sind junge asthenische Männer, die rasch gewachsen sind und bei denen aufgrund einer Minderdurchblutung an den Lungenspitzen eher Blasen auftreten. Der zweite Gipfel betrifft ältere Menschen mit vorgeschädigter Lunge, hier bevorzugt Raucher. Nach Punktion von subpleuralen Lungenkonsolidierungen tritt in 2% ein Pneumothorax auf, bei tiefer liegenden Herden in bis zu 40%.

▶ **Symptomatik.** Klinisch steht meist eine plötzlich auftretende Atemnot im Vordergrund, häufig während körperlicher Betätigung. Manchmal bestehen auch ein Druck in der Brust sowie leichte Schmerzen. Ein Pneumothorax kann sich auch schleichend entwickeln, wobei die betroffenen Patienten über zunehmende Dyspnoe klagen.

Wenn nicht gerade ein Spannungspneumothorax vorliegt, ist der Pneumothorax selten unmittelbar lebensbedrohlich. Doch auch schmale Pneumothoraces können

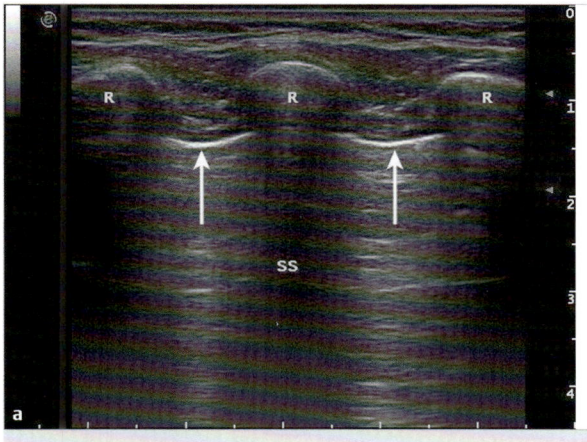

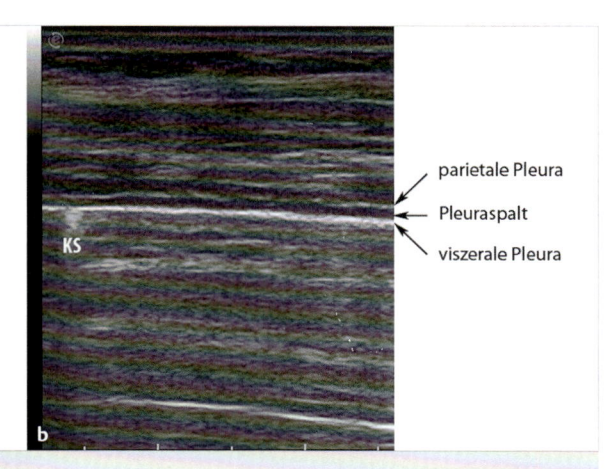

Abb. 9.1 Normalbefund.
a Sagittaler Längsschnitt: Die Rippen (R) führen zu Totalreflexion des Ultraschalls mit konsekutivem Schallschatten (SS). Die viszerale Pleura (Pfeile) bewegt sich atemabhängig (Lungengleiten, Sliding Sign).
b Interkostalschnitt: In der dynamischen Untersuchung zeigt sich das Lungengleiten an der viszeralen Pleura, dargestellt durch eine relativ breite helle Linie. Davon ausgehend zeigen sich einzelne B-Linien oder Kometenschweifartefakte (KS). Über der viszeralen Pleuralinie zeigt sich echolos der flüssigkeitsgefüllte Pleuraspalt, dann echogen die parietale Pleura.

zunehmen und kardiorespiratorisch wirksam werden, speziell wenn Patienten überdruckbeatmet werden. Mittels klinischer Untersuchung und Röntgen im Liegen werden 30–50 % von diesen übersehen. Selten ist ein beidseitiger Pneumothorax, der entsprechend gefährlicher ist.

Sofortiger Therapiezwang besteht beim Spannungspneumothorax, bei bilateralem Pneumothorax und bei einseitigem Pneumothorax im Falle einer vorgeschädigten, respiratorisch insuffizienten Gegenlunge.

9.3 Indikationen

Eine sonografischen Untersuchung auf Pneumothorax ist angezeigt bei
- einem stumpfen oder penetrierenden Thoraxtrauma,
- plötzlich auftretenden Thoraxschmerzen,
- rasch auftretender Atemnot,

wenn nicht die klinische Untersuchung, insbesondere die Auskultation, schon eine Klärung der Beschwerden ergeben hat.

9.4 Sonografische Fragestellungen

- Ist ein Pneumothorax die Ursache der klinischen Beschwerden?
- Lässt sich ein Pneumothorax sonografisch nachweisen oder ausschließen?
- Kann sonografisch eine andere Ursache des klinischen Bildes gesichert werden (Pleuraerguss, Lungenödem, Pneumonie, Lungenembolie usw.)?
- Ausschluss eines Pneumothorax nach Interventionen, wie z. B. Pleurapunktion, diagnostische Lungenpunkton oder Subklaviakatheter.

9.5 Normalbefund

▶ **Geeignete Sonden.** Es empfehlen sich für diese Nahfelduntersuchung Hochfrequenz-Linearschallsonden mit 5–10 MHz (wie für Gefäße, Schilddrüse oder andere „Small Parts"). Die Voreinstellung des Gerätes entspricht jener eines muskuloskelettalen Einsatzes, ein vaskuläres Presetting ist zu hart. Es eignen sich auch Konvexsonden mit mindestens 5 MHz, wie sie üblicherweise im Abdomen eingesetzt werden. 2- bis 4-MHz-Mikrokonvexsonden an portablen Ultraschallgeräten bringen in dieser Fragestellung teilweise schlechtere Ergebnisse.

▶ **Sagittaler Längsschnitt.** Die Untersuchung wird am liegenden Patienten im 3. oder 4. Interkostalraum zwischen der Parasternal- und der Medioklavikularlinie begonnen. Dies ist normalerweise der höchste Punkt beim liegenden Patienten, denn Luft steigt auf, wenn sie nicht gefangen ist. Zunächst erfolgt die Untersuchung im sagittalen Längsschnitt, um die Rippenschatten und im Interkostalraum den sich atemabhängig bewegenden Pleurareflex zu lokalisieren. Die Pleuralinie liegt meistens etwa 8–10 mm tiefer als der Rippenschatten (▶ Abb. 9.1a). Dieser Beginn der Untersuchung im Längsschnitt erlaubt auch dem weniger erfahrenen Untersucher eine sichere Identifikation von 2 Rippenschatten, der Interkostalmuskulatur und der tiefer liegenden Pleuralinie. Durch die sichere Darstellung von Rippenschatten und Pleuralinie kann eine Verwechslung vermieden werden. Der Fokus wird auf die Pleuralinie gelegt. Dabei zeigt sich atemabhängig das Lungengleiten (Sliding Sign).

▶ **Interkostalschnitt.** Anschließend wird die Schallsonde gegen den Uhrzeigersinn auf den Interkostalraum gedreht, um weitere Zeichen besser beurteilen zu können. Es sind dies Zeichen wie die B-Linien und der Lungenpuls, die beim Gesunden ebenfalls zu sehen sind. Ihr Fehlen kann auf einen Pneumothorax hinweisen. Bei jungen Menschen lässt der Rippenknorpel den Ultraschall passieren und kann dabei durch ein Streulinsenartefakt zu einer artefiziellen, scheinbaren Anhebung der Pleuralinie führen.

9.6 Pathologie, Ultraschallzeichen

Anhand weniger Phänomene bzw. dynamischer Artefakte ist ein Pneumothorax mit hoher Sicherheit sonografisch zu detektieren bzw. auszuschließen. Über die folgenden sonografischen Zeichen wurde vor Kurzem in einer internationalen Konferenz Konsens erzielt [9], [10] (▶ Tab. 9.1).

▶ **Fehlendes Lungengleiten.** Lässt sich die Bewegung der viszeralen Pleura atemabhängig darstellen, gilt ein Pneumothorax als ausgeschlossen, und damit ist die Frage in den meisten Fällen rasch beantwortet [5]. Dies gilt für aktive Spontanatmung wie auch für beatmete Patienten. Sind die Atembewegungen gering, wie z. B. bei Emphysem, kann das Lungengleiten auch mit dem Farbdoppler – am besten im Power-Mode (Farbzeichen) – gezeigt werden [2] (▶ Abb. 9.2). Ist das Lungengleiten hier nicht sicher darstellbar, wird die Schallsonde nach laterokaudal bewegt, da die Atemexkursionen in den tieferen Lungenabschnitten ausgeprägter sind.

Tab. 9.1 Ultraschallzeichen eines Pneumothorax.

Sonografische Zeichen
Fehlendes Lungengleiten
Nachweis des Lungenpunktes
Fehlende Kometenschweifartefakte
Fehlende B-Linien
Fehlendes Farbzeichen (Lungengleiten oder Lungenpuls)
Fehlender Lungenpuls (M-Mode oder Farbe)

9.6 Pathologie, Ultraschallzeichen

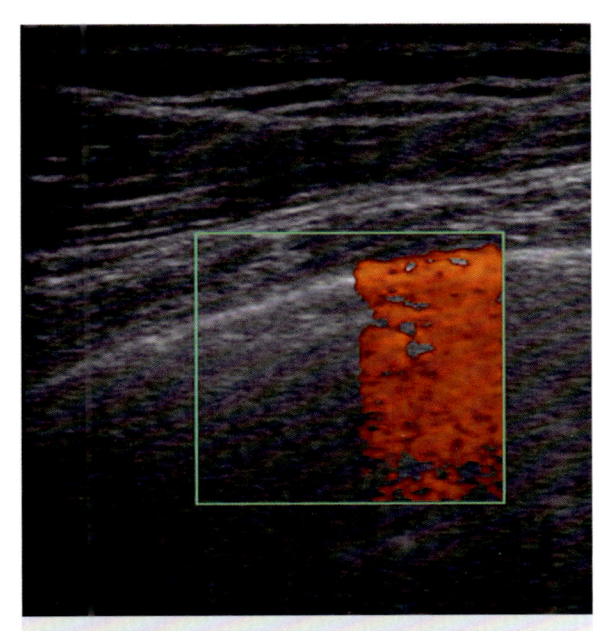

Abb. 9.2 An der gesunden Lunge lässt sich das Farbzeichen nachweisen. Dieses kann Ausdruck des Lungengleitens oder auch des Lungenpulses sein. Beim Pneumothorax zeigt sich kein Farbzeichen, da sich zentral der parietalen Pleura nichts bewegt.

> **Vorsicht**
>
> Fehlt das Lungengleiten, ist ein Pneumothorax wahrscheinlich, aber noch nicht gesichert, denn bei Pleuraverwachsungen, Atelektasen, Pneumonien, Lungenkontusionen, Intubation und ARDS kann das Lungengleiten stark reduziert sein oder gar fehlen.

▶ **Fehlende B-Linien.** B-Linien sind definiert als laserähnliche echogene Artefakte, die direkt von der visceralen Pleura ausgehen, sich atemabhängig bewegen und bis an den Unterrand des Bildschirms reichen. Solche Kometenschweifartefakte finden sich mit zunehmendem Alter auch bei Gesunden. Eine einzige sich bewegende B-Linie bedeutet, dass die viszerale Pleura der Brustwand anliegt und schließt somit einen Pneumothorax aus [4], [9], [10].

▶ **Fehlender Lungenpuls.** Ein weiteres Zeichen für einen Normalbefund ist der Lungenpuls. Er ist Ausdruck der durchbluteten Lunge bzw. der Pulsationen, die vom Herz ausgehen und durch den pulsierenden Blutstrom mitgeteilt werden. Der Lungenpuls wurde in der Darstellung mittels M-Mode beschrieben [9]. Er kann auch einfacher mit dem Power-Doppler dargestellt werden. Bei fehlendem Lungengleiten ist durch den Nachweis des Lungenpulses ein Pneumothorax ausgeschlossen.

▶ **Nachweis des Lungenpunktes.** Der Lungenpunkt bezeichnet jene Stelle, an der die belüftete Lunge in den Pneumothorax übergeht (▶ Abb. 9.3). Er bewegt sich mit der Atmung.

> **Merke**
>
> Der Lungenpunkt ist das sicherste Zeichen zum Nachweis eines Pneumothorax [6].

Um die Ausdehnung des Pneumothorax vorsichtig abzuschätzen, werden 4 Positionen an beiden Thoraxhälften untersucht. Bei Darstellung des Lungenpunktes in der vorderen Axillarlinie soll der Pneumothorax klein (<10%), bei Nachweis in der mittleren Axillarlinie mäßig (<40%) und bei Darstellung in der hinteren Axillarlinie ausgedehnt (>40%) sein (▶ Abb. 9.4). Hier ist aber große Vorsicht geboten, um die Methode in ihren implizierten Grenzen nicht zu überfordern [9]. Denn wie tief der Pneu-

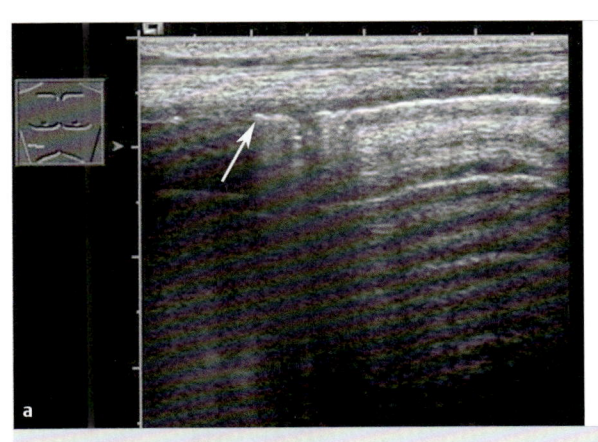

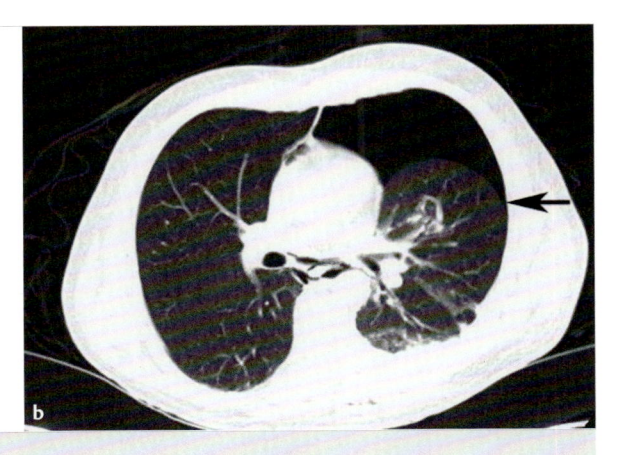

Abb. 9.3 Lungenpunkt.
a Übergang von der belüfteten Lunge (Pfeil) in den Pneumothorax.
b Lungenpunkt in der korrespondierenden CT (Pfeil). Eine sichere Beurteilung der Ausdehnung des Pneumothorax lässt sich nur radiologisch bewerkstelligen.

Pneumothorax

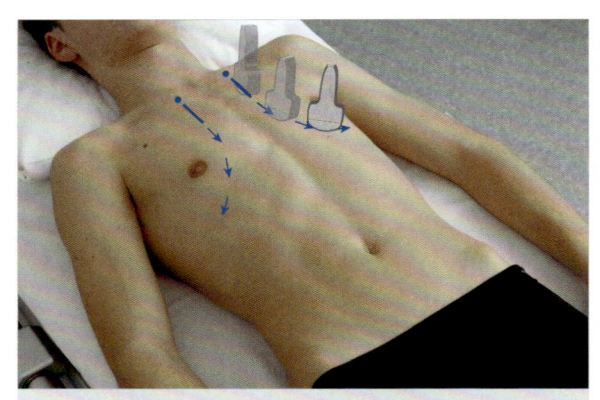

Abb. 9.4 Suche nach dem Lungenpunkt. Ausgehend vom 3. oder 4. Interkostalraum (ICR) in der Medioklavikularlinie wird nach dorsal der 4. ICR in der vorderen Axillarlinie, der 6. ICR in der mittleren Axillarlinie und der 6. ICR in der hinteren Axillarlinie untersucht.

Abb. 9.5 Möglicher Algorithmus zum Nachweis oder Ausschluss eines Pneumothorax.

mothorax an der nachgewiesenen Stelle ist, bzw. inwieweit die Lunge kollabiert ist, können letztlich nur radiologische Verfahren, insbesondere die CT (▶ Abb. 9.3b), beurteilen.

9.7 Algorithmus

Die beste Treffsicherheit in der sonografischen Diagnostik des Pneumothorax wird erzielt, wenn man systematisch vorgeht, beispielsweise nach dem in ▶ Abb. 9.5 dargestellten Algorithmus.

9.8 Probleme

▶ **Vorgeschädigte Lunge.** Am besten ist die Treffsicherheit der Sonografie in der Pneumothoraxdiagnostik bei wenig vorgeschädigter Lunge. Wie oben beschrieben, kann das Lungengleiten bei respiratorischer Insuffizienz verschiedener Genese eingeschränkt sein. Gerade diese Intensivpatienten brauchen aber eine treffsichere Diagnostik. Deshalb wird bei ihnen empfohlen, besonders vorsichtig alle Zeichen zu suchen, die für oder gegen einen Pneumothorax sprechen.

▶ **Dokumentation.** Für eine ausreichende Dokumentation der dynamischen Phänomene wie Lungengleiten und Lungenpuls sind Standbilder unzureichend. Lange hat man sich zur Dokumentation insbesondere des M-Modes (▶ Abb. 9.6) bedient, der immer noch eine Möglichkeit darstellt. Das Color Sign, das ein Gleitzeichen oder auch den Lungenpuls bedeuten kann, kann auch im Standbild dokumentiert werden. Ob die Farbe nun von Atemexkursionen oder vom Lungenpuls generiert wird, kann durch Feststellen der Atem- bzw. Herzfrequenz gezeigt werden. Wenn möglich, sollte die Dokumentation jedoch mit Videoclips erfolgen.

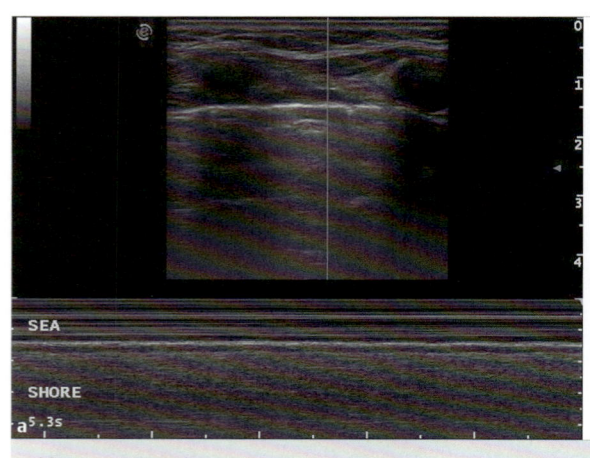

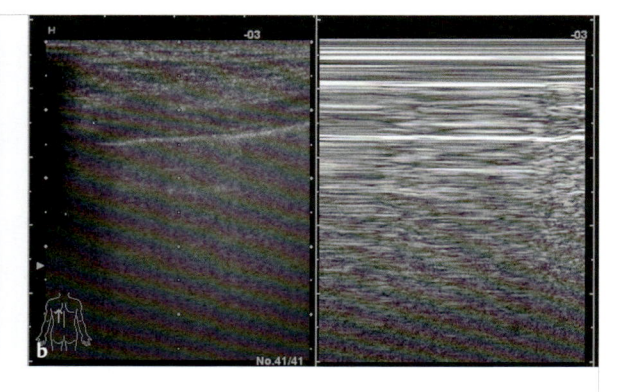

Abb. 9.6 M-Mode-Darstellung.
a Gesunde Lunge mit dem Seashore-Zeichen.
b Pneumothorax mit dem Barcode-Zeichen.

9.9 Tipps

- Ein ausgeprägtes Emphysem reduziert die Atemexkursionen und damit das Lungengleiten. Dieses ist dann am ehesten in der hinteren Axillarlinie kaudal nachweisbar. Ein Lungenspitzenpneumothorax ist damit aber nicht ausgeschlossen. Der Nachweis des Lungenpulses im Power-Doppler oder im M-Mode zeigt dann, dass die Lunge durchblutet und – wenn nicht konsolidiert – auch belüftet ist.
- Vernarbungen können zu Adhärenz der viszeralen Pleura an der Brustwand führen, bei großen Lungenkontusionen ist das Lungengleiten reduziert.
- Ein beidseitiger schmaler Pneumothorax kann auch einmal irreführend sein.
- Beim Hautemphysem ist die Schalltransmission durch Lufteinschlüsse an der Thoraxwand gestört oder ganz aufgehoben, sodass in dieser Region ein Pneumothorax nicht nachweisbar ist.

9.10 Studienzusammenfassung

Laut Datenlage in der Literatur ist die Sonografie geeignet, einen Pneumothorax sowohl zu beweisen als auch ihn auszuschließen, ähnlich sicher wie die Computertomografie, jedoch deutlich besser als der Röntgenthorax [1], [8], [9]. Als besonders sicher zum Beweis eines Pneumothorax hat sich die Darstellung des Lungenpunktes mit einer Spezifität von 100 % erwiesen. Allerdings ist bei einem Totalkollaps der Lunge auch kein Lungenpunkt mehr nachweisbar. Bei konsequenter Berücksichtigung der anderen Zeichen (Lungengleiten, Farbzeichen, B-Linien) im Seitenvergleich wird auch beim Totalkollaps der Lungen eine hohe Treffsicherheit erzielt [1], [3], [7], [8], [9], [10].

9.11 Literatur

[1] **Blaivas** M, Lyon M, Duggal S. A prospective comparison of supine chest radiography and bedside ultrasound for the diagnosis of traumatic pneumothorax. Acad Emerg Med 2005; 12: 844–849
[2] **Cunningham** J, Kirpatrick AW, Nicolaou S et al. Enhanced recognition of lung sliding with power color Doppler making in the diagnosis of pneumothorax. J Trauma 2002; 52: 769–771
[3] **Kirkpatrick** AW, Sirois M, Laupland KB et al. Hand-held thoracic sonography for detecting post-traumatic pneumothoraces: the extended focused assessment with sonography for trauma (EFAST). J Trauma 2004; 57: 288–295
[4] **Lichtenstein** D, Meziere G, Biderman P et al. The comet-tail artifact, an ultrasound sign ruling out pneumothorax. Intensive Care Med 1999; 25: 383–388
[5] **Lichtenstein** DA, Menu Y. A bedside ultrasound sign ruling-out pneumothorax in the critically ill. Lung sliding. Chest 1995; 108: 1345–1348
[6] **Lichtenstein** DA, Meziere G, Biderman P et al. The lung point: an ultrasound sign specific to pneumothorax. Intensive Care Med 2000; 26: 1434–1440
[7] **Reissig** A, Kroegel C. Accuracy of transthoracic sonography in excluding postinterventional pneumothorax and hydropneumothorax. Comparison to chest radiography. Eur J Radiol 2005; 53: 463–470
[8] **Soldati** G, Testa A, Sher S et al. Occult traumatic pneumothorax. Diagnostic accuracy of ultrasonography in the emergency department. Chest 2008; 133: 204–211
[9] **Volpicelli** G, Elbarbary M, Blaivas M et al. International evidence-based recommendations for point-of-care lung ultrasound. Intensive Care Med 2012; 38: 577–591
[10] **Volpicelli** G. Sonographic diagnosis of pneumothorax. Intensive Care Med 2011; 37:224–232

Teil III

Fokussierte Echokardiografie

10	Einleitung *D. von Ow*	78
11	Anatomie, Normalbefunde, Standardschnitte – Teil 1 *A. Hagendorff*	81
12	Volumenstatus und Ansprechen auf Volumen *H. Koinig*	89
13	Linksventrikuläre Dysfunktion *Th. Binder*	92
14	Rechtsventrikelfunktion *Th. Binder*	100
15	Perikarderguss und -tamponade *J. Osterwalder*	105

10 Einleitung

D. von Ow

10.1 Definition und Inhalte

Die „fokussierte Echokardiografie" ist modularer Bestandteil der Basisausbildung Notfallsonografie. Sie orientiert sich an den von der DEGUM, ÖGUM und SGUM veröffentlichten Inhalten [4].

▶ Standardisierter Untersuchungsgang. Der Schwerpunkt liegt auf der visuellen Betrachtung der Morphologie und der Bewegung des Herzens im B-Bild. Dazu dient der standardisierte Untersuchungsgang [2], der ein parasternales, apikales und subkostales Schallfenster mit Darstellung einer parasternalen langen und kurzen Achse, eines apikalen Vier(Fünf)kammerblicks und eines apikalen Zwei(Drei)kammerblicks sowie eines subkostalen „Vierkammerblicks" und einer subkostalen kurzen Achse beinhaltet.

Die Reihenfolge der gewählten Schallfenster und Schnittebenen hängt u. a. von der Lagerung des Patienten ab. Notfallpatienten liegen oft auf dem Rücken, sie können wegen Schmerzen, künstlicher Beatmung, oder weil zeitgleich andere Verrichtungen durchgeführt werden, nicht auf die Seite gelagert werden. Das führt immer wieder zu ungenügender Qualität in den apikalen und parasternalen Schallfenstern. Im Gegensatz dazu bringt die Überblähung der Lungen bei COPD das Herz im subkostalen Schnitt näher zur Sonde. Unabhängig davon reicht aber ein subkostales Schallfenster nicht, denn das Herz muss in mehreren Ebenen betrachtet werden.

Die minimalen 3 Ebenen – mit ihren Alternativen – sind hier aufgeführt:
- apikaler Vier(Fünf)kammerblick; alternativ: subkostaler Vier(Fünf)kammerschnitt
- apikaler (Zwei)Dreikammerblick; alternativ: parasternale lange Achse
- parasternale kurze Achse; alternativ: subkostale kurze Achse

▶ Strukturen. In ▶ Tab. 10.1 sind alle Strukturen, deren Aspekte oder Einzelheiten in mehreren Ebenen beurteilt werden sollen, zusammengestellt. Nach Durchführung eines ersten standardisierten Untersuchungsgangs lohnt sich oft ein zweiter Durchgang, der die 3 sich ergänzenden Ebenen mit der besten Bildqualität beinhaltet. Neben der erneuten visuellen Beurteilung von Größen / Größenverhältnissen und Funktionen (Kammern, Klappen) können dann einfache Messungen (M-Mode usw.) und Doppleruntersuchungen (FKD) ergänzt werden.

▶ Fragestellungen. Unter dem erwähnten Ablauf wird aber nicht die umfassende Echokardiografie mit Nachbearbeitung (Postprocessing) und Befundung durch einen Kardiologen verstanden. Ziel der „fokussierten Echokardiografie" ist die Beantwortung akutmedizinisch relevanter Fragen unmittelbar beim Patienten [3], [4]: Wie ist der Füllungszustand und wie reagiert der Kreislauf auf Volumen? Wie ist die Funktion des linken Ventrikels? Wie ist die Funktion des rechten Ventrikels? Liegen Klappendysfunktionen vor? Liegt ein Perikarderguss oder gar eine Perikardtamponade vor? Nur die Beantwortung aller (!) Fragen erlaubt, die Hämodynamik (Vorlast, Nachlast, Kontraktilität) richtig zu interpretieren [5]. Für die praktische Umsetzung in eine korrekte und patientenzentrierte Kreislauftherapie ist das Erkennen von Kreislaufmustern wichtig [1].

10.2 Wichtige Krankheitsbilder

Einige akutmedizinisch wichtige Krankheitsbilder mit ihren typischen Kreislaufmustern, die mit der „fokussierten Echokardiografie" identifiziert werden können, sind hier zusammengestellt – im Wissen, dass diese Zusammenstellung unvollständig ist und dass es auch Mischformen gibt.

▶ Perikardtamponade. Patient mit Thoraxschmerz, Zeichen des Schocks, Tachydardie und inspiratorischem Blutdruckabfall (Pulsus paradoxus). Die V. cava inferior ist dilatiert, die atemsynchrone Lumenänderung fehlt. Je nach Ausprägung der Tamponade ist während der Systole der rechte Vorhof (freie Wand) „eingedrückt", während der Diastole der rechte Ventrikel (freie Wand) „eingedrückt" oder das Septum „flattert" gar inspiratorisch in das Cavum des linken Ventrikels.

▶ Rechtsherzüberlastung. Patient mit Dyspnoe, Zeichen des Schocks, Tachykardie und Blutdruckabfall. Die V. cava inferior ist dilatiert, die atemsynchrone Lumenänderung fehlt. Der rechte Vorhof ist dilatiert, das interatriale Septum wölbt sich in den linken Vorhof. Der rechte Ventrikel ist dilatiert, das Septum „flattert" holosystolisch in den linken Ventrikel (D-Shape). Bei neu aufgetretener Rechtsherzüberlastung (z. B. Lungenembolie) ist die systolische Funktion (RV) vornehmlich im Bereich der lateralen Wand vermindert. Beim chronisch exazerbierten Cor pulmonale (z. B. COPD) ist das Myokard des rechten Ventrikels hypertroph und alle Wandabschnitte (auch die Spitze) sind in ihrer Funktion eingeschränkt. Bei akuten oder chronischen Formen resultiert eine Trikuspidalinsuffizienz.

10.2 Wichtige Krankheitsbilder

Tab. 10.1 Strukturen, die bei der „fokussierten Echokardiografie in mehreren Ebenen beurteilt werden müssen [1], [2].

Struktur		Beurteilung	Hinweise, Spezielles
Perikard	Perikardraum	Flüssigkeitsmenge (M-Mode)	• Kriterium: systolische Zunahme • cave: Pleuraerguss (dorsal der Aorta descendens)
VCI (V. cava inferior)	Lumen	Durchmesser	• kleinster Durchmesser (Anfang Inspiration) • mit Atemvariabilität: Schätzung des ZVD
		Atemvariabilität (M-Mode)	• sponan atmender Patient: Kollapsindex • beatmeter Patient: Distensibilitätsindex
RA (rechtes Atrium)	Cavum (*)	Größe (längs oder Fläche)	• endsystolisch
		kurze Achse: Thrombus in Pulmonalarterie	• geübter Untersucher!
TV (Trikuspidalklappe)	anteriores, septales und posteriores Segel	Segel-„Dicke" (visuell), Bewegung/Stellung (visuell): Klappenschluss	• Regurgitation mit FKD suchen: TI$_{V(Rückstrom)}$ + ZVD ≈ PAP • auf hohe Bildwiederholungsrate achten!
RV (rechter Ventrikel)	Cavum, RVOT (*)	Größe (quer oder Fläche), Dilatation (Spitze)	• enddiastolisch • Kippen nach kranial macht RV zu groß • Größenvergleich RV : LV (auch kurze Achse)
		globale Funktion (visuell)	• Verkürzung längs und konzentrisch
	freie Wand	Wanddicke	• enddiastolisch
IAS (interatriales Septum)	Stellung	Vorwölbung in LA oder RA	• cave: (partielle) Nichtdarstellung als Artefakt
IVS (interventrikuläres Septum)	inferoseptale und anteroseptale Anteile	Bewegung (visuell): „Flattern" und D-Shape	• kurze Achse ist ideal zur Visualisierung • cave: LSB führt ebenfalls zu „Flattern"
		Perforation	• mit FKD suchen: geübter Untersucher!
LA (linkes Atrium)	Cavum (*)	Größe (längs oder Fläche)	• endsystolisch
MV (Mitralklappe)	anteriores und posteriores Segel	Segel-„Dicke" (visuell) Bewegung/Stellung (visuell): Klappenschluss, „Fischmaul"	• Regurgitation mit FKD suchen: Jet evtl. „wandständig" (asymmetrisch)! • auf hohe Bildwiederholungsrate achten!
LV (linker Ventrikel)	Cavum (*)	Größe (quer oder Fläche), Dilatation	• cave: zu kleiner LV (Foreshortening), wenn Schnittebene nicht durch Herzspitze geht • cave: Spitzen-/Aneurysma, (Remodeling)
		globale Funktion (visuell)	• Verkürzung längs und konzentrisch
		Thrombus (in Herzspitze)	• geübter Untersucher!
	septale und posteriore Wand	Wanddicke (Papillarmuskelebene)	• enddiastolisch, kurze Achse (M-Mode) • cave: asymmetrische Hypertrophie (HOCM)
AV (Aortenklappe)	NCC: nicht koronar LCC: links koronar RCC: rechts koronar	Taschen-„Dicke" (visuell), Bewegung/Stellung (visuell): Mittelecho, Mercedes-Stern	• Jet mit FKD suchen • auf hohe Bildwiederholungsrate achten!
Aorta	Aorta ascendens (Wurzel)	Durchmesser	• lange Achse: Vergleich Aorta ascendens : LA • Aortenbogen: geübter Untersucher!
	Aorta descendens	Durchmesser	• thorakal: nur kurze Strecke!, abdominal

* Die Größenverhältnisse der Kammern und Vorhöfe sind im subkostalen „Vierkammerblick" nicht zuverlässig
FKD: farbkodierte Duplexsonografie, HOCM: hypertrophe obstruktive Kardiomyopathie, LSB: Linksschenkelblock, PAP: pulmonalarterieller Druck, RVOT: rechtsventrikulärer Ausflusstrakt, TI: Trikuspidalinsuffizienz, ZVD: zentralvenöser Druck

▶ **Hypovolämie.** Patient mit Zeichen des Schocks, Tachykardie und Blutdruckabfall. Die V. cava inferior ist „leer", d. h. ihr Lumen ist < 10 – 15 mm und kollabiert inspiratorisch vollständig. Die Vorhöfe und Kammern sind ebenfalls „leer". Die Ventrikel sind hyperkinetisch; der linke Ventrikel zeigt evtl. das Phänomen der „Kissing Papillaries".

▶ **Hypertensive Linksherzinsuffizienz.** Patient mit Dyspnoe, vermehrt B-Linien (Thoraxsonografie: Lungenödem), Zeichen des Schocks und normo- bis hypertensiven Blutdruckwerten. Das Myokard des linken Ventrikels ist hypertroph (vorbestehende arterielle Hypertonie oder hypertrophe Kardiomyopathie). Der linke Ventrikel ist schlank, hyperkinetisch, evtl. schlägt er „leer" und obstruiert mittventrikulär.

Bei der akuten Mitralinsuffizienz (Papillarmuskeldysfunktion/-abriss nach Myokardinfarkt) ist der linke Ventrikel (leicht) dilatiert, seine systolische Funktion aber erhalten und hyperkinetisch. Die Mitralinsuffizienz muss gesucht werden, ihr Jet ist „wandständig".

▶ **Exazerbation einer chronischen Linksherzinsuffizienz.** Patient mit Dyspnoe, evtl. B-Linien (Thoraxsonografie: Lungenödem), Zeichen des Schocks und hypotensiven Blutdruckwerten. Vorbestehend ist eine hypertensive, koronare oder valvuläre Kardiopathie, evtl. Myokardhypertrophie. Der linke Ventrikel ist dilatiert, vollständig oder von mittventrikulär bis zur Herzspitze (Z. n. Myokardinfarkt). Die globale systolische Funktion ist schwer (LVEF < 30) vermindert. Der rechte Ventrikel arbeitet entweder (kompensatorisch) hyperkinetisch oder ist (konsekutiv) überlastet.

> **Merke** M!
>
> Die „fokussierte Echokardiografie" ersetzt nicht die umfassende Echokardiografie des Kardiologen. „F-ECHO" ist für den Nichtkardiologen ein Instrument zur raschen Erkennung oder Bestätigung typischer Kreislaufmuster. „F-ECHO" hilft damit, akutmedizinische Fragen sofort und „bedside" zu beantworten. Immer wieder werden Fragen auch unbeantwortet bleiben. Das zu akzeptieren und entsprechend den Rat eines Experten / Kardiologen einzuholen, ist ebenfalls die Aufgabe der „fokussierten Echokardiografie"!

10.3 Literatur

[1] **Bartel** T, Müller S. Echokardiographie: Lehrbuch und Atlas. 1. Aufl. München: Urban & Fischer Elsevier; 2007

[2] **Hagendorff** A. Die transthorakale Echokardiographie bei Patienten im Erwachsenenalter – Ablauf einer standardisierten Untersuchung. Ultraschall in Med 2008; 29: 344 – 374

[3] **Labovitz** AJ, Noble VE, Bierig M et al. Focused Cardiac Ultrasound in the Emergent Setting: A Consensus Statement of the American Society of Echocardiography and American College of Emergency Physicians. J Am Soc Echocardiogr 2010; 23: 1225 – 1230

[4] **Osterwalder** JJ, Mathis G, Nürnberg D et al. 3-Länderübergreifende Basisausbildung und Curriculum Notfallsonographie. Ultraschall in Med 2011; 32: 218 – 220

[5] **Seeberger** MD, Zerkowski HR, Hrsg. Die Echokardiographie im perioperativen und intensivmedizinischen Bereich. Darmstadt: Steinkopff; 2007

11 Anatomie, Normalbefunde, Standardschnitte – Teil 1

A. Hagendorff

11.1 Standardschnittebenen

Die Charakterisierung kardialer Strukturen in der Echokardiografie erfolgt im Allgemeinen durch standardisierte Schnittebenen [2], [4], [9]. Die Beurteilung anatomischer Strukturen ist nur bei nachvollziehbarer Orientierung der kardialen Anatomie fehlerfrei möglich. Sowohl die Herzklappen als auch die links- und rechtsventrikulären Regionen sind in ihrer Funktion nur bei genauer topografischer Zuordnung eindeutig zu interpretieren. Daher ist die Kenntnis der Standardschnitte und deren Dokumentation auch im Notfall wichtig und somit das Ziel einer jeglichen notfallechokardiografischen Ausbildung [3], [6], [7].

▶ **Schallfenster.** Im Folgenden werden nun die standardisierten Schnittebenen der 4 möglichen Schallfenster dargestellt. Alle Schallfenster sind individuell verschieden und können bei entsprechender Lagerung und Atmungslage unterschiedlich sein. Das links parasternale Schallfenster liegt nahe zum Sternum zwischen dem 2. und 6. Interkostalraum. Das apikale Schallfenster liegt je nach Lagetyp des Herzens lateral unterhalb der Axillarlinie bis in den Bereich des unteren Rippenbogens medio- bzw. dorsoklavikulär. Das subkostale Schallfenster liegt direkt unterhalb des Xiphoids. ▶ Abb. 11.1 zeigt schematisch die Schallfenster zum Herzen.

11.1.1 Parasternal lange Schnittebene

Diese Schnittebene wird als parasternal lange Achse (▶ Abb. 11.2a) bezeichnet und ist charakterisiert durch 3 Punkte: die Mitte der Mitral- und Aortenklappe und die Herzspitze, die allerdings bei der parasternalen Anlotung meistens aufgrund der Lungenüberlagerung nicht einsehbar ist.

In dieser Ebene sieht man schallkopfnah nach dem Interkostalraum (ICR) das ventrale Perikard (vP), dann die freie rechtsventrikuläre Wand (RV-wall) und das rechtsventrikuläre Cavum (RV). Topografisch nach kaudal (linke Bildseite) folgt nun das anteroseptale basale und mittige Septum (As Septum), dann das linksventrikuläre Cavum (LV) und schallkopffern die posteriore basale und mittige Wand des linken Ventrikels (post LV-wall). Die Reflexzone hinter der posterioren Region ist das dorsale Perikard (dP), das direkt an das Zwerchfell angrenzt. Noch schallkopfferner ist die Leber. Verfolgt man den Schallstrahl topografisch nach kranial, erreicht man hinter dem rechtsventrikulären Cavum die Aortenklappe (AV) und Aortenwurzel (Ao-root) sowie die proximale Aorta ascendens (Ao asc). Hinter der Aorta ascendens ist das linke Atrium (LA). Zwischen linkem Atrium und linkem Ventrikel liegt die Mitralklappe (MV). Unterhalb des Zwerchfells ist im Bereich der Herzbasis die quergetroffene Aorta descendens (Ao desc) zu sehen. Neben der Dokumentation dieser in ▶ Abb. 11.2a dargestellten charakteristischen kardialen Strukturen ist zusätzlich die lange Achse des Herzens so im Sektor anzuordnen, dass bei mittig eingestellter Mitralklappe die ventrale Begrenzung der anteroseptalen Region links am Sektorrand in gleicher Höhe abgebildet ist wie die ventrale Begrenzung der proximalen Aorta ascendens rechts am Sektorrand.

11.1.2 Parasternal kurze Schnittebenen

Nach aktuellen Empfehlungen der Literatur werden alle Kurzachsenschnitte in einem sog. M-Mode-Sweep in digitaler Form gespeichert (▶ Abb. 11.2b) – oder folgende 3

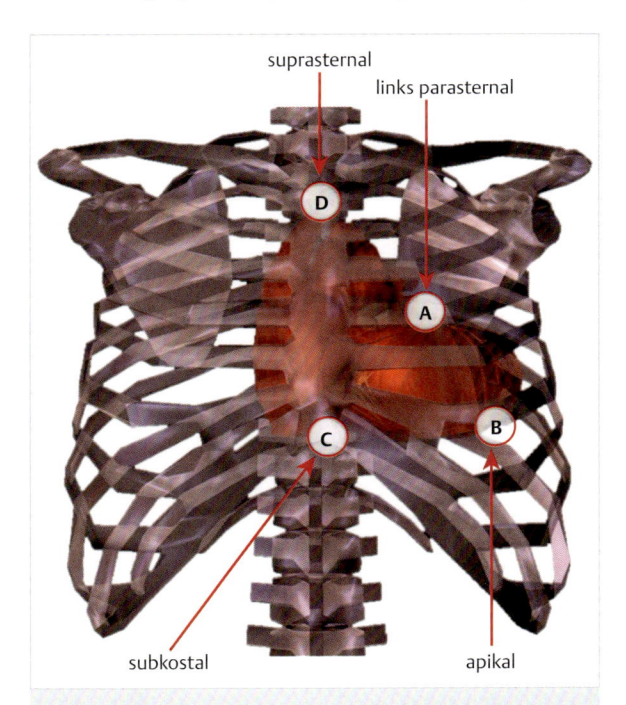

Abb. 11.1 Die echokardiografischen Schallfenster. Da sich das Herz zwischen Rippen und Lunge für den Ultraschall von transthorakal nicht komplett zugänglich zeigt, müssen je nach Lagerung des Patienten Schnittbilder von bestimmten Schallfenstern – parasternal (A), apikal (B), subkostal (C) oder suprasternal (D) – dokumentiert werden.

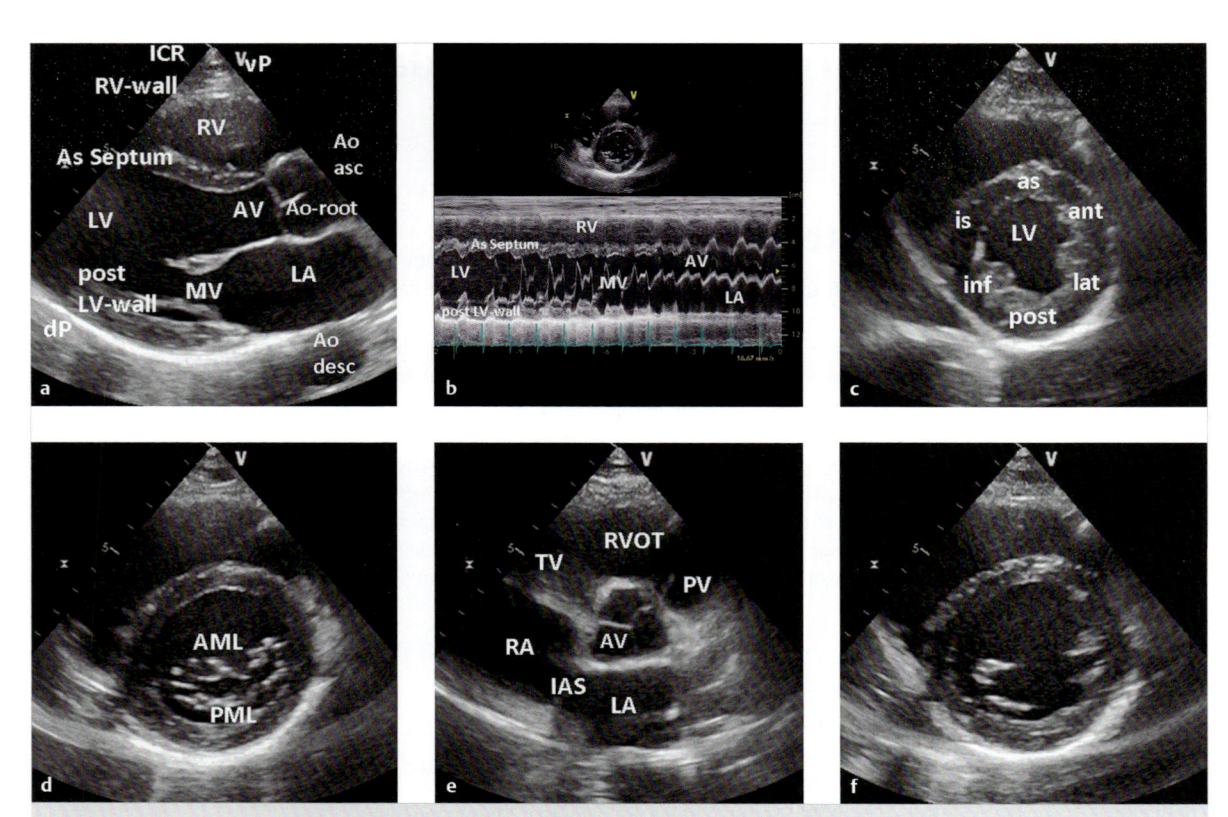

Anatomie, Normalbefunde, Standardschnitte – Teil 1

Abb. 11.2 Von der parasternalen Anlotung wird nach Möglichkeit die standardisierte lange Achse eingestellt. Alle Kurzachsenschnitte können in einem M-Mode-Sweep* zusammengefasst werden. Alternativ werden einzelne Kurzachsenschnitte dokumentiert. Erläuterung und Abkürzungen s. Text. * Inhalte zukünftiger Aufbaumodule.
a Standardisierte lange Achse.
b Die senkrecht im Uhrzeigersinn zur langen Achse zu akquirierenden Schnittebenen (Kurzachsenschnitte) können in einem M-Mode-Sweep* zusammengefasst werden.
c Kurzachsenschnitt in Höhe der Papillarmuskeln.
d Kurzachsenschnitt in Höhe der Mitralklappe.
e Kurzachsenschnitt in Höhe der Aortenklappe*.
f Kurzachsenschnitt in Höhe der Chordaefäden.

Kurzachsenschnitte: in Höhe der Papillarmuskeln (▶ Abb. 11.2c), in Höhe der Mitralklappe (▶ Abb. 11.2d) und in Höhe der Aortenklappe (▶ Abb. 11.2e). Ein parasternaler Kurzachsenschnitt wird durch eine exakte 90°-Drehung im Uhrzeigersinn ausgehend von der parasternal langen Achse eingestellt. Der M-Mode Sweep stellt ein Durchfahren der Längsachse des Herzens mit einem eindimensionalen Schallstrahl über die Zeit von kaudal in Höhe der Papillarmuskeln bis nach kranial oberhalb der Aortenklappe dar, der wegen der exakten Beurteilung der Herzmitte in der Kurzachsenanschallung durchgeführt wird (▶ Abb. 11.2b). In dieser Darstellung sieht man die Kontraktionsamplitude des anteroseptalen Septums (As Septum), den Schnitt durch das linksventrikuläre Cavum (LV), die Kontraktionsamplitude der posterioren Ventrikelwand (post LV-wall), die Separation der beiden Segel der Mitralklappe (MV), die Separation der Aortenklappe (AV), den Schnitt durch das linksatriale Cavum (LA) und die Aortenwurzel (Ao-Root).

Die kaudale Anlotung in Höhe der Papillarmuskeln (▶ Abb. 11.2c) zeigt normalerweise ein rundes linksventrikuläres Cavum (LV) und einen muskulären breiten Ring des linken Ventrikels. Etwas kaudaler liegt der Kurzachsenschnitt der Mitralklappe (▶ Abb. 11.2d). In dieser Schnittebene werden die basalen Segmente des linken Ventrikels in gleicher topografischer Anordnung wie bei apikaler Anlotung dargestellt. Die Mitralklappe (MV) zeigt das anteriore Mitralsegel (AML) schallkopfnah und das posteriore Segel (PML) schallkopffern.

11.1.3 Apikale Schnittebenen

Die apikale lange Achse (▶ Abb. 11.3a) zeigt exakt die gleichen kardialen Strukturen wie die parasternal lange Achse. Aufgrund der Tatsache, dass die Herzspitze bei korrekter Schallkopfposition direkt unter der Auflagefläche des Schallkopfes liegt, zeigt sich bei mittiger Anordnung der Mitralklappe normalerweise eine gotisch kon-

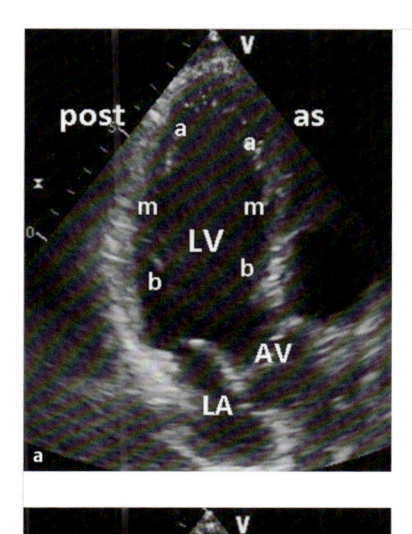

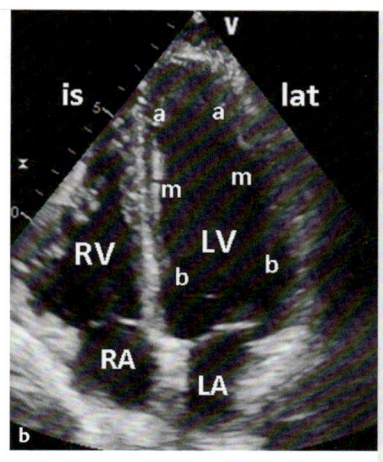

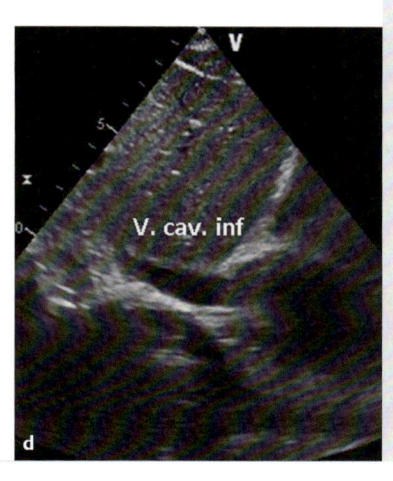

Abb. 11.3 Apikale Schnittebenen. Erläuterungen und Abkürzungen s. Text. * Inhalte zukünftiger Aufbaumodule.
a Zentrierter linker Ventrikel mit der Herzspitze direkt unter der Spitze des Sektors in der apikalen langen Achse.
b Zentrierter linker Ventrikel und Herzspitze im apikalen Vierkammerblick.
c Von subkostal lässt sich der Vierkammerblick darstellen.
d Wichtig ist die Dokumentation des Einstromes der V. cava inferior in das rechte Atrium.

figurierte linksventrikuläre Cavumspitze des linken Ventrikels (LV). Auf der linken Seite ist die basale (b), mittige (m) und apikale (a) posteriore Region (post) der linksventrikulären Wand abgebildet, auf der rechten Seite die basale (b), mittige (m) und apikale (a) anteroseptale Region (as) der linksventrikulären Wand.

11.1.4 Subkostale Schnittebenen

Mit der subkostalen Anlotung wird bei moderatem Druck auf das Abdomen ein Vierkammerblick eingestellt (▶ Abb. 11.3c, is: inferoseptale linksventrikuläre Wand, lat: laterale linksventrikuläre Wand). Durch Drehung des Schallkopfes im Gegenuhrzeigersinn werden die Einmündung der V. cava inferior (V. cav. inf.) sowie die Einmündung der zentralen Lebervenen dargestellt (▶ Abb. 11.3d). Bei normalem zentralem Venendruck zeigt die untere Hohlvene einen vollständigen inspiratorischen Kollaps. Bei weiterer Drehung des Schallkopfes im Gegenuhrzeigersinn lassen sich oft alle Kurzachsenschnitte des Herzens darstellen, falls eine parasternale Anlotung nicht möglich ist.

11.1.5 Praktisches Vorgehen

Es ist offensichtlich, dass unter Notfallbedingungen die standardisierten Schnittebenen in der Regel schwer abzuleiten sind und nur von einem sehr erfahrenen Untersucher mit dem notwendigen „technical skill" korrekt dokumentiert werden können. Die schnelle korrekte Dokumentation setzt eine intuitive Erfassung der individuellen Herzlage voraus, die nur bei der richtigen Vorstellung von den Koordinaten des Herzens zu begreifen ist. Diese Koordinaten liegen bei jedem Menschen anders und zudem auch noch bei jeder Lagerung unterschiedlich. Trotzdem bildet die lange Achse, die von parasternal und apikal eingestellt werden kann, die erste Bildebene, die zur korrekten Interpretation wie ein verlängertes Brett am Patienten „erfühlt" werden muss, damit die kardialen Strukturen korrekt eingestellt werden. Der Vierkammerblick, der von apikal (▶ Abb. 11.3b, Details s. Kap. 28.1) und von subkostal (▶ Abb. 11.3c) eingestellt werden kann, bildet die zweite Bildebene zum Verständnis des transthorakalen Schallens, und der Kurzachsenschnitt, z. B. durch die Mitte des linken Ventrikels, der von subkostal und parasternal eingestellt werden kann, die dritte Bildebene (▶ Abb. 11.4).

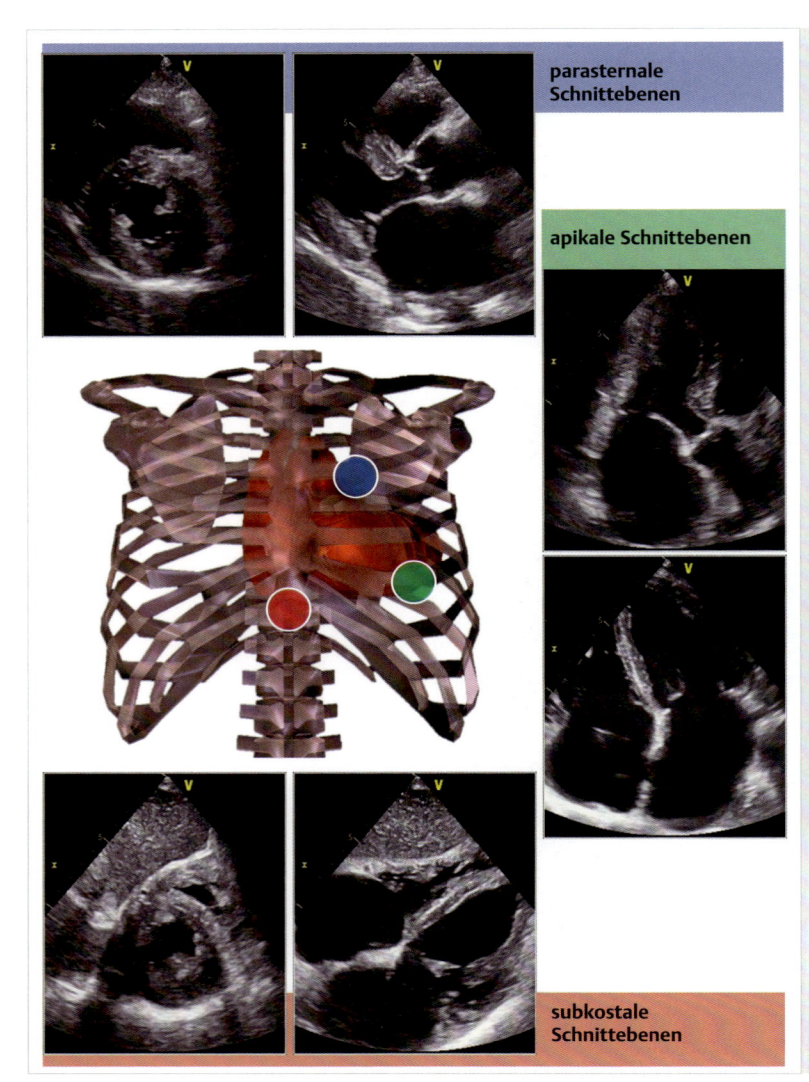

Anatomie, Normalbefunde, Standardschnitte – Teil 1

Abb. 11.4 Die 3 wesentlichen Schallebenen des Herzens zum Verständnis des Auffindens der individuellen Herzlage – und damit zur korrekten Dokumentation der kardialen Strukturen. Die lange Achse kann von parasternal und apikal eingestellt werden, der Vierkammerblick kann von apikal und subkostal eingestellt werden, Kurzachsenschnitte können von parasternal und subkostal eingestellt werden.

In der kardiologischen Routine stellt man für das eigene Verständnis der Herzlage mit einer definierten Schallkopfhaltung die parasternal lange Achse ein und führt sich dann an den korrekten apikalen Anlotungspunkt. Nach Einstellung des apikalen Vierkammerblickes führt man sich an den korrekten subkostalen Anlotungspunkt. Im Notfall wird man den umgekehrten Weg gehen, da es meistens einfacher ist, die unter Zeitdruck durchzuführende Untersuchung von subkostal zu beginnen, um durch die korrekte Anlotung des Herzens von diesem Schallfenster aus die korrekten Anlotungspunkte apikal und parasternal im wahrsten Sinne des Wortes zu begreifen. Bei dem in ▶ Abb. 11.4 gezeigten Beispiel handelt es sich um ein Herz mit biatrialer Dilatation.

Trotz aller Bemühungen können – oft bedingt durch die Limitationen des Notfalls – nicht immer die korrekten standardisierten Ebenen dokumentiert werden. Daher sind im Notfall unter Berücksichtigung der wesentlichen kardiologischen Krankheitsbilder bestimmte kardiale Strukturen in eindeutiger morphologischer und funktioneller Darstellung auch in nicht standardisierter Form zu akzeptieren.

11.2 Wichtigste Strukturen

Die für den Notfall wichtigsten kardialen Strukturen sind:
- linksventrikuläre Funktion / vorderes Mitralsegel
- rechter Ventrikel
- untere Hohlvene und zentrale Lebervenen
- Perikardraum

11.2.1 Linksventrikuläre Funktion/ vorderes Mitralsegel

Die Beurteilung des vorderen Mitralsegels ist im Notfall von Bedeutung, da die Funktionsanalyse des „Motors Herz" sehr gut durch die Funktion des vorderen Mitralse-

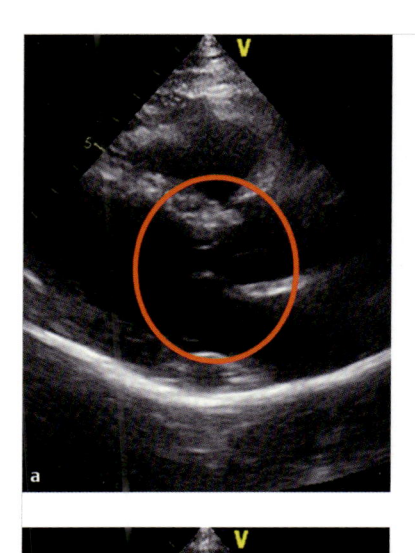

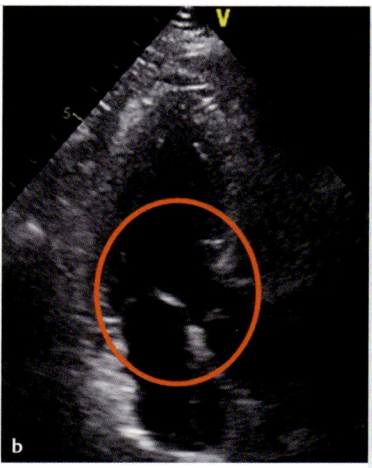

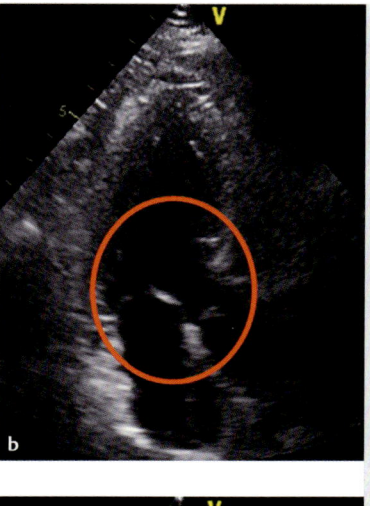

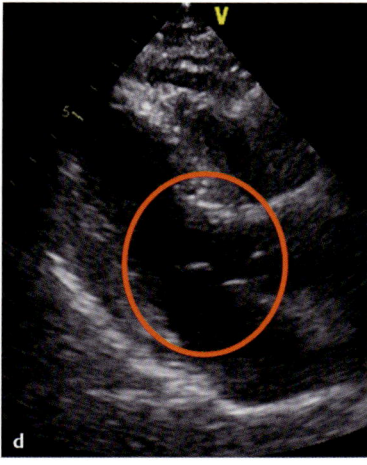

Abb. 11.5 Darstellung der Morphologie des vorderen Mitralsegels. Erläuterung s. Text.
a Darstellung in der standardisierten parasternal langen Achse.
b Darstellung in der standardisierten apikal langen Achse.
c Darstellung an einem intermediär zu diesen Anlotungspunkten der Schallebene befindlichem Schallpunkt.
d Darstellung an einem weiteren intermediär zu diesen Anlotungspunkten liegendem Schallpunkt.

gels erfolgen kann. Das vordere Mitralsegel ist das Relais, das den linken Ventrikel während der Diastole komplett zur Einflusskammer und während der Systole komplett zur Ausflusskammer macht. Für das einwandfreie Funktionieren dieses Relais eignet sich am besten ein Schnitt senkrecht zur Mitralklappenkommissur, und dies ist die lange Achse. Die lange Achse kann standardisiert von parasternal (▶ Abb. 11.5a) oder apikal (▶ Abb. 11.5b) dargestellt werden, jedoch auch von intermediären Anlotungspunkten auf einer Linie zwischen korrektem parasternalem und apikalem Anlotungspunkt (▶ Abb. 11.5c u. ▶ Abb. 11.5d). Das vordere Mitralsegel nähert sich während des frühen Einstromes bis auf 1–2 mm dem vorderen Septum. Ein größerer Abstand zwischen vorderem Mitralsegel und anteroseptaler basaler Wand weist auf eine Pathologie hin, die abzuklären ist. Seltener ist bei hypertropher Kardiomyopathie und ausgeprägten Formen der hypertensiven Herzerkrankung eine zu große Nähe des vorderen Mitralsegels zum basalen Septum – insbesondere unter diesen Bedingungen auch während der Austreibungszeit.

> **Merke**
>
> Die Beurteilung des vorderen Mitralsegels gibt somit relativ einfach einen wesentlichen Hinweis auf kardiale Pathologien. Wenn das vordere Mitralsegel eine auffällige Bewegung zeigt, ist etwas nicht in Ordnung. Es ist offensichtlich, dass bei nahezu allen Mitralklappenfehlern die Bewegung des vorderen Mitrasegels auffällig ist.

11.2.2 Rechter Ventrikel

Die Darstellung des rechten Ventrikels ist ein besonderes diagnostisches Problem. Sowohl die Morphologie als auch die Größe und die Funktion des rechten Ventrikels sind schwer zu verstehen, da Ein- und Ausflusstrakt des rechten Ventrikels in unterschiedlichen Schnittebenen darzustellen sind. Zudem werden die Kontraktion der freien rechtsventrikulären Wand und die Bewegung des Trikuspidalringes maßgeblich von der Volumenbelastung des rechten Ventrikels bestimmt, sodass z. B. bei Vorliegen einer relevanten Trikuspidalinsuffizienz die Exkursionen

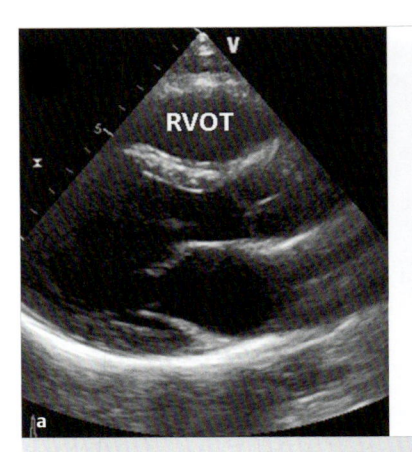

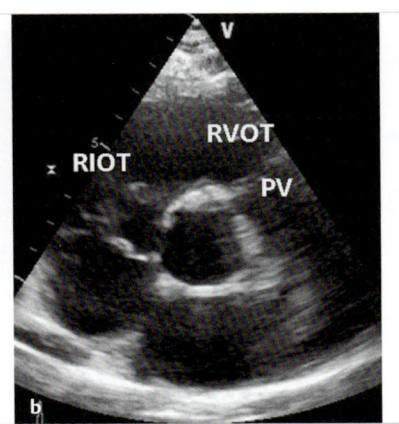

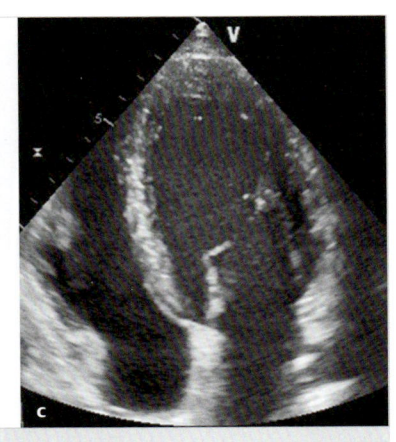

Abb. 11.6 Darstellung des rechten Ventrikels. Erläuterungen s. Text. * Inhalte zukünftiger Aufbaumodule.
a In der parasternal langen Achse.
b In der parasternal kurzen Achse in Höhe der Aortenklappe*.
c Im apikalen Vierkammerblick.

des rechten Ventrikels eine zu gute Ventrikelfunktion vortäuschen. Der rechtsventrikuläre Ausflusstrakt (RVOT) wird normalerweise in der parasternal langen Achse (▶ Abb. 11.6a) dargestellt. In der parasternal kurzen Achse in Höhe der Aortenklappe (▶ Abb. 11.6b) sieht man Anteile des basalen Einflusstraktes (RVIT) sowie des Ausflusstraktes (RVOT) mit der Pulmonalklappe (PV). Im standardisierten 4-Kammerblick wird nur der Einflusstrakt dargestellt (▶ Abb. 11.6c).

> **Merke** M!
> Die Beurteilung des rechten Herzens ist schwierig, gehört jedoch bei der Beurteilung der Rechtsherzfunktion nach Lungenembolie und vor und während konsekutiver Therapiemaßnahmen sowie nach Rechtsherzinfarzierung und bei Spannungspneumothorax zu den Kernpunkten der echokardiografischen Notfalldiagnostik.

11.2.3 Untere Hohlvene und zentrale Lebervenen

Die Beurteilung der unteren Hohlvene und der zentralen Lebervenen hat in der Notfallsonografie einen essenziellen Stellenwert. Durch die Abschätzung des Volumenstatus kann auf die Vorlast des rechten Herzens geschlossen werden. Die Einmündung der V. cava inferior in das rechte Atrium und damit die Längsachse der V. cava inferior wird durch Drehung des Schallkopfes im Gegenuhrzeigersinn – ausgehend vom subkostalen Vierkammerblick – aufgesucht (▶ Abb. 11.7a). Das physiologische Verhalten der V. cava inferior zeigt ein pulssynchrones Undulieren der Venenwand sowie atemabhängige Schwankungen des Durchmessers. Normalerweise kollabiert die V. cava inferior bei tiefer Inspiration. Dadurch wird ein normaler zentraler Venendruck dokumentiert. Ein partieller Kollaps deutet auf einen höheren zentralen Venendruck um 10–15 mmHg hin, ein fehlender Kollaps auf einen zentralen Venendruck um 20 mmHg. Der sog. Kollapsindex wird durch atemabhängige Veränderung des Venendurchmessers der V. cava inferior ca. 1–1,5 cm vor Einmündung in das rechte Atrium bestimmt.

> **Merke** M!
> Bei Patienten mit kardiologischen Erkrankungen ist problematisch, dass das Verhalten der V. cava inferior und der zentralen Lebervenen nicht allein durch den Volumenstatus bestimmt wird. Andere Ursachen, wie z. B. chronisches Vorhofflimmern, Rechtsherzdekompensation, Trikuspidalinsuffizienz, restriktive Füllungszustände, der hämodynamisch relevante Perikarderguss und die Perikarditis constrictiva, führen ebenfalls zu dilatierten zentralen Venen.

11.2.4 Perikardraum

Die Beurteilung des Perikardraumes und die Dokumentation eines Perikardergusses mit seiner hämodynamischen Relevanz bilden einen weiteren zentralen Punkt der Notfallechokardiografie. Das Problem der hämodynamischen Relevanz eines Perikardergusses ist die Tatsache, dass die Größe des Perikardergusses nicht mit der hämodynamischen Relevanz einhergeht. In der Regel kann ein akut aufgetretener tamponierender Perikarderguss sehr klein sein, dagegen ein hämodynamisch irrelevanter chronischer Perikarderguss sehr groß.

Ein Perikarderguss zeigt sich in der parasternal langen Achse durch eine Flüssigkeitsansammlung nahe der posterioren Wand zwischen Herz und Aorta descendens (▶

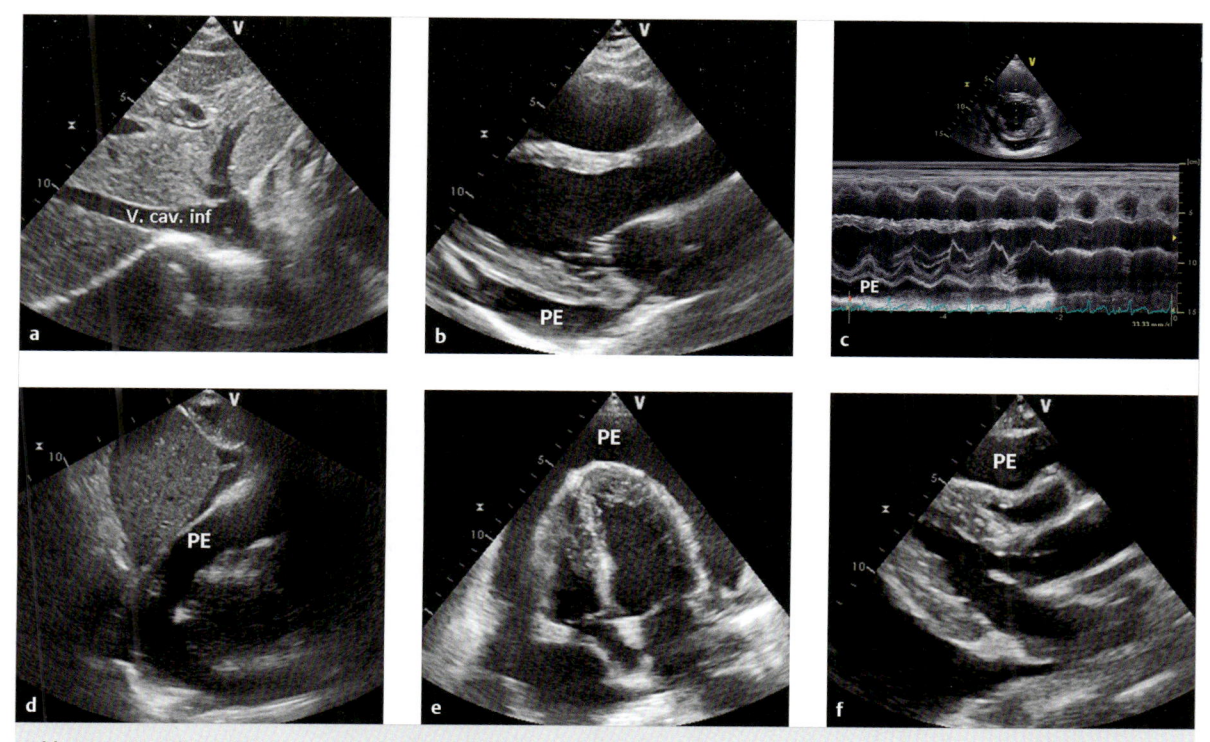

Abb. 11.7 Darstellung der V. cava inferior und des Perikardraumes. Erläuterung s. Text.
a Die Darstellung der V. cava inferior erfolgt standardisiert von subkostal.
b Ein Perikarderguss wird konventionell in der parasternal langen Achse dokumentiert und enddiastolisch hinter dem linken Ventrikel ausgemessen.
c Auch ein M-Mode-Sweep eignet sich zur Dokumentation.
d Die subkostalen Anlotungen sind schwer zu standardisieren.
e Die hämodynamische Relevanz eines Perikardergusses wird morphologisch durch die Kompression des rechten Atriums angezeigt.
f Ebenso zeigt die Kompression des rechten Ventrikels die hämodynamische Relevanz eines Perikardergusses an.

Abb. 11.7b), während ein Pleuraerguss distal der einsehbaren Aorta descendens verläuft. Ein Perikarderguss (PE) wird üblicherweise durch die Ausmessung des Perikardspaltes in senkrechter Anlotung hinter dem linken Ventrikel in einem parasternalen M-Mode-Sweep quantifiziert (▶ Abb. 11.7c). Selten ist ein Perikarderguss jedoch zirkulär von gleicher Ausdehnung, sodass eine Einzelmessung in der Regel den Perikarderguss unzureichend beschreibt. Bei der subkostalen Anlotung erfolgen häufig Schräganschnitte des Perikardraumes, sodass große Ergussmengen vorgetäuscht werden (▶ Abb. 11.7d). Die hämodynamische Relevanz wird morphologisch primär durch die Kompression des rechten Atriums bei gestauten zentralen Venen im apikalen Vierkammerblick (▶ Abb. 11.7e) oder durch die Kompression des rechten Ventrikels (▶ Abb. 11.7f) in der parasternal langen Achse dargestellt.

> **Merke** M!
>
> Die Beurteilung eines Perikardergusses und dessen hämodynamischer Relevanz sind in der Notfallechokardiografie wichtig für diagnostische und therapeutische Entscheidungen. Die Bestätigung der Dringlichkeit einer Notfallintervention und deren Steuerung hängen wesentlich von einer korrekten Bilddokumentation ab.

11.3 Dokumentation

Bei der Bilddokumentation der Notfallechokardiografie muss am Ende auch ein forensischer Aspekt erwähnt werden. Aufgrund der Möglichkeit, dass speziell im Notfall diagnostische Fehler vorkommen können, müssen alle an der Notfallsonografie beteiligten Ärzte wissen, dass die Notfallechokardiografie mit adäquaten Geräten durchgeführt werden sollte und dass eine Bilddokumentation nach der Musterberufsordnung für die in Deutschland tätigen Arztinnen und Ärzte von 1997 erfolgen sollte, die dann auch für 10 Jahre aufbewahrt und gespeichert werden muss. Dies gilt auch für die fokussierte Echokardiografie, bei der Bilder abgespeichert werden. Sobald Bilddokumente nachweislich gespeichert werden, müssen sie entsprechend aufbewahrt werden. Auch aus medizinischer Sicht sollten die Bilddokumente der Notfallechokardiografie und auch der fokussierten Echokardiografie für spätere Reviews und Vergleiche unter Therapie in Bilddatenbanken abrufbar zur Verfügung stehen. Sie sollten genauso gespeichert werden wie der ebenso notwendige schriftliche Befund einer Notfallechokardiografie oder einer fokussierten Echokardiografie.

11.4 Literatur

[1] **Breitkreutz** R, Price S, Steiger HV et al. Emergency Ultrasound Working Group of the Johann Wolfgang Goethe-University Hospital, Frankfurt am Main. Focused echocardiographic evaluation in life support and peri-resuscitation of emergency patients: a prospective trial. Resuscitation 2010; 81: 1527–1533

[2] **Evangelista** A, Flachskampf F, Lancelotti P et al. European Association of Echocardiography recommendations for standardization of performance, digital storage and reporting of echocardiographic studies. Eur J Echocardiography 2008; 9: 438–448

[3] **Hagendorff** A. Echokardiographische Notfalldiagnostik. Herz 2012; 37: 675–686

[4] **Hagendorff** A. Transthoracic echocardiography in adult patients – a proposal for documenting a standardized investigation. Eur J Ultrasound 2008; 29: 2–31

[5] **Labovitz** AJ, Noble VE, Bierig M et al. Focused cardiac ultrasound in the emergent setting: a consensus statement of the American Society of Echocardiography and American College of Emergency Physicians. J Am Soc Echocardiogr 2010; 23: 1225–1230

[6] **Neskovic** AN, Hagendorff A, Lancellotti P et al. on behalf of the European Association of Cardiovascular Imaging. Emergency Echocardiography – The European Association of Cardiovascular Imaging Recommendations. Eur Heart J Cardiovasc Imaging 2013;14:1–11

[7] **Neskovic** AN, Hagendorff A. Echocardiography in the emergency room. In: Galiuto L, Badano L, Fox K, Sicari R, Zamorano JL, eds. The EAE Textbook of Echocardiography. 1st ed. Oxford: Oxford University Press 2011; 431–436

[8] **Patel** NY, Riherd JM. Focused assessment with sonography for trauma: methods, accuracy, and indications. Surg Clin North Am 2011; 91: 195–207

[9] **Popescu** BA, Andrade MJ, Badano LP et al. on behalf of the European Association of Echocardiography. European Association of Echocardiography recommendations for training, competence, and quality improvement in echocardiography. Eur J Echocardiogr 2009; 10: 893–905

12 Volumenstatus und Ansprechen auf Volumen

H. Koinig

12.1 Einleitung

▶ **Füllungszustand.** Der Füllungszustand und der Volumenstatus können echokardiografisch basal durch reine Beurteilung des 2D-Bildes abgeschätzt werden. Charakteristische Merkmale des 2D-Bildes erlauben eine rasche Blickdiagnose des Füllungszustandes. Darüber hinaus gibt es eine Reihe von Messparametern, die dazu dienen, den Eindruck des 2D-Bildes mit Zahlen zu untermauern. Das echokardiografische Abschätzen von Füllungsdrücken (Zentralvenendruck [ZVD], pulmonalkapillärer Verschlussdruck [PCWP]) und die Messung anderer statischer Parameter des Herzens können ebenfalls zum Abschätzen des Volumenzustandes benutzt werden.

▶ **Volume Responsiveness.** Schwieriger ist es, die Frage zu beantworten, ob ein individueller Patient von zusätzlicher Volumengabe profitiert. Insbesondere dann, wenn eine reduzierte Ventrikelfunktion oder eine Hypertrophie des Myokards vorliegt, liefern die herkömmlichen 2D-Merkmale keine ausreichende Antwort nach dem Ansprechen auf Volumen eines individuellen Patienten. Letztlich ist das Ziel der Echokardiografie aber, die Antwort auf die Frage nach der individuellen Volume Responsiveness zu finden. Physiologischerweise auftretende respiratorische Schwankungen der Flussmuster – sowohl links- als auch rechtskardial – können durch Hypovolämie verstärkt werden. Abgeleitet von diesen respiratorischen Schwankungen werden dynamische Parameter zur Beurteilung des Volumenstatus verwendet.

12.2 Untersuchungsmöglichkeiten

▶ Tab. 12.1 zeigt Parameter, die die Beurteilung des Füllungszustandes ermöglichen.

Tab. 12.1 Untersuchungsparameter zur Beurteilung des Füllungszustands.

Statische Parameter	Dynamische Parameter
• „Eye-Balling": typische 2D-Bild-Zeichen, wie „kissing papillary muscles", Leerschlagen der Ventrikel • linksventrikuläre enddiastolische Fläche* • V.-cava-Diameter • Mitralflussprofil E/A* • E/A < 1* • E/E'* • Herzzeitvolumen*	• respiratorische Variation des Aortenflussprofils* • respiratorische Kalliberschwankungen der V. cava • Volumengabe – „passive leg raising test"

* Inhalte zukünftiger Aufbaumodule

12.2.1 Statische Parameter

▶ **Typische 2D-Bild-Zeichen.** Im 2D-Bild stellt sich ein hypovoläms Herz mit kleinen Herzhöhlen dar und weist ein hyperdynamisches tachykardes Zustandsbild auf (▶ Abb. 12.1). Die Ventrikel pumpen während der Systole leer und das Endokard der gegenüberliegenden Seiten scheint sich zu berühren („kissing papillary muscles"). Dieses typische Leerschlagen des Ventrikels ist zu unterscheiden von den ebenfalls kleinen Ventrikel bei konzentrischer Hypertrophie, wie sie bei chronisch erhöhter Nachlast auftreten kann.

> **Ausblick Aufbaumodule**
>
> Ein weiteres 2D-Bild-Zeichen einer ausgeprägten Hypovolämie ist eine von der Respiration abhängige Hin-und-Herbewegung des interatrialen Septums. Bleibt während des Atemzyklus eine Wölbung in eine Richtung bestehen, ist dies ein Hinweis auf eine bestehende Volumen- oder Druckbelastung.
>
> Die Messung der Fläche oder der Durchmesser als Maß für eine mögliche Hypovolämie ist nur bei sehr leeren und hyperdynamen Ventrikeln zulässig.

Zur Beurteilung dieser Fragestellung ist der apikale Vierkammerblick am besten geeignet, da alle Herzhöhlen zur Darstellung kommen und somit auch der Füllungszustand der Vorhöfe beurteilt werden kann. Es ist aber auch ein subkostaler Blick oder eine transgastrische Schnittführung dazu geeignet, die typischen 2D-Bild-Merkmale der Hypovolämie darzustellen.

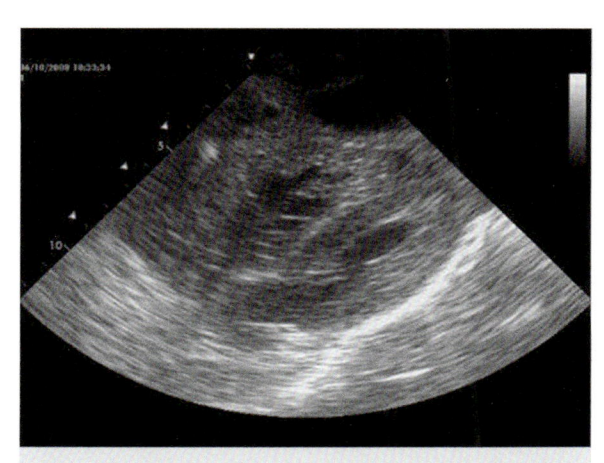

Abb. 12.1 2D-Bild-Merkmal: Kissing papillary Muscles im subkostalen Langachsenblick.

▶ **V.-cava-Diameter.** Ein typischer statischer Parameter ist die Abschätzung des ZVD mithilfe der Messung der Breite der V. cava inferior. Die Darstellung der V. cava inferior und der Lebervenen erfolgt in subkostaler Schnittführung. Beurteilt wird die Breite der V. cava inferior, dadurch kann die Höhe des ZVD abgeschätzt werden (▶ Tab. 12.2)

> **Merke**
>
> Ist der Durchmesser der V. cava inferior kleiner als 1 cm, hat Volumengabe wahrscheinlich positive hämodynamische Effekte, ist der Durchmesser größer als 2 cm wahrscheinlich nicht.

Ausblick Aufbaumodule

E/A-Ratio
Eine Möglichkeit zur Beurteilung des Füllungszustandes ist die Beurteilung der diastolischen Füllung des linken Ventrikels, da diese vom Füllungszustand beeinflusst wird. Hypovolämie bewirkt einen verminderten venösen Rückstrom zum Herzen und somit eine reduzierte „early inflow velocity" während der diastolischen Füllung des Ventrikels im Mitralklappenflussmuster (▶ Abb. 12.2). Die Darstellung dieses Flussmusters erfolgt im apikalen Vierkammerblick mittels Positionierung eines PW-Dopplers an die Spitze der Mitralklappensegel. Bei Hypovolämie reduziert sich die E-Wave Velocity und das Verhältnis zum atrialen Anteil (Vorhofkontraktion) der diastolischen Füllung nimmt ab (E/A-Ratio < 1). Dagegen kommt es bei Hypervolämie zu entgegengesetzten Änderungen (Zunahme der E/A-Ratio). Allerdings ist die Aussagekraft dieses Parameters dadurch limitiert, dass jede Veränderung der diastolischen Relaxation (diastolische Funktionsstörung, Hypertrophie des Myokards) auch eine Veränderung der E/A-Ratio bewirkt.

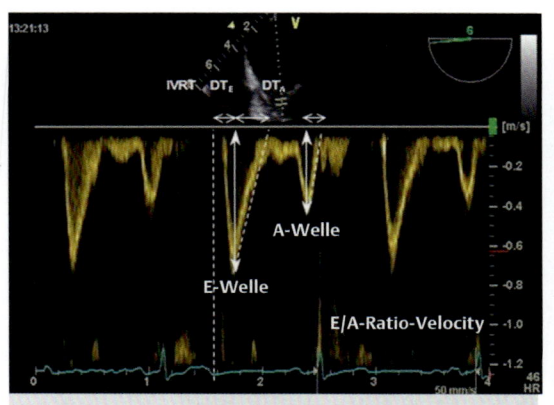

Abb. 12.2 Mitralklappenflussprofil. E-Welle = Early Filling des linken Ventrikels, A-Welle = atriale Kontraktion zur Füllung des linken Ventrikels.

Tab. 12.2 Durchmesser der V. cava inferior und respiratorische Schwankungen bei Spontanatmung.

Druck im rechten Vorhof –ZVD (mmHg)	V.-cava-Durchmesser (cm)	Inspiratorische Kaliberschwankungen (%)
0–5	<1,5	Kollaps
5–10	<2,5	>50
10–15	<2,5	<50
15–20	>2,5	<50
>20	>2,5	keine

▶ **PCWP.** Ein weiterer statischer Parameter, der zum Abschätzen des Füllungszustands herangezogen werden kann, ist das Abschätzen des PCWP mittels Echokardiografie.

▶ **E/E'.** Das Verhältnis von E (maximale Geschwindigkeit der E-Welle des Mitralklappenflussmusters) zu E' (maximale Geschwindigkeit der E-Welle des Gewebedopplers des Mitralklappenrings) kann verwendet werden, um den linksventrikulären enddiastolischen Druck abzuschätzen. Ist das Verhältnis von E/E' < 8, ist der linksventrikuläre enddiastolische Druck normal, ist das Verhältnis E/E' > 15 ist der linksventrikuläre enddiastolische Druck sicher erhöht und somit eine ausreichende linksventrikuläre Füllung vorhanden.

12.2.2 Dynamische Parameter

Dynamische Parameter leiten sich von der Tatsache ab, dass durch die Respiration sowohl in Spontanatmung als auch bei mechanischer Beatmung typische Veränderungen der intrathorakalen Druckverhältnisse bewirkt werden. Bei Patienten, die sich hinsichtlich des Füllungszustands im flachen Teil der Frank-Starling-Kurve befinden, wird die Veränderung der intrathorakalen Drücke

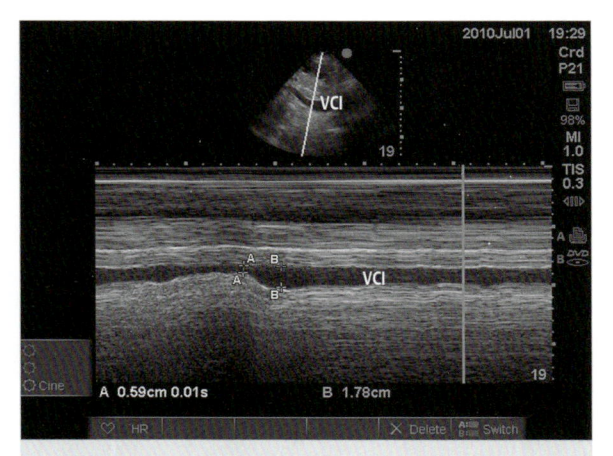

Abb. 12.3 V. cava inferior mit respiratorischer Variation des Durchmessers bei Spontanatmung 2D-Bild und M-Mode. VCI: V. cava inferior.

nur eine geringe Veränderung des intrakardialen Füllungszustands und somit des Schlagvolumens bewirken. Im Gegensatz dazu wird bei Patienten, die sich im steilen Teil der Frank-Starling-Kurve befinden, jede Veränderung der intrathorakalen Druckverhältnisse auch eine ausgeprägte Veränderung der Flussverhältnisse und des Schlagvolumens im Ablauf der Respiration bewirken. Diese Veränderungen machen sich die dynamischen Parameter zur Beurteilung des Füllungszustandes und der Ansprechbarkeit auf Volumen zunutze.

▶ **V-cava-Kaliberschwankung.** Ein einfacher klinischer dynamischer Parameter ist die respiratorische Kaliberschwankung der V. cava inferior (▶ Abb. 12.3, ▶ Tab. 12.2). In Spontanatmung erfolgt physiologischerweise eine Abnahme des Durchmessers während der Inspiration und eine Zunahme während der Exspiration.

Ausblick Aufbaumodule

Pulsdruckvariation
Ein weiterer einfacher Parameter zur Beurteilung des Füllungszustandes und des Ansprechens auf Volumengabe, insbesondere bei beatmeten Patienten, ist die Veränderung der Flussverhältnisse über die Aortenklappe und Pulmonalklappe während der Inspiration und Exspiration (▶ Abb. 12.4). Das Ausmaß dieser Veränderungen der maximalen Flussgeschwindigkeit (Δv) oder des Flusses (ΔVTI, Velocity Time Integral) ist umso höher, je ausgeprägter die Hypovolämie eines individuellen Patienten ist und dient daher auch als Prädiktor für eine positive Antwort auf Volumensubstitution. Ein Δv > 12 oder ein ΔVTI > 20 % ist ein Prädiktor für eine positive Antwort auf Flüssigkeitsgabe.

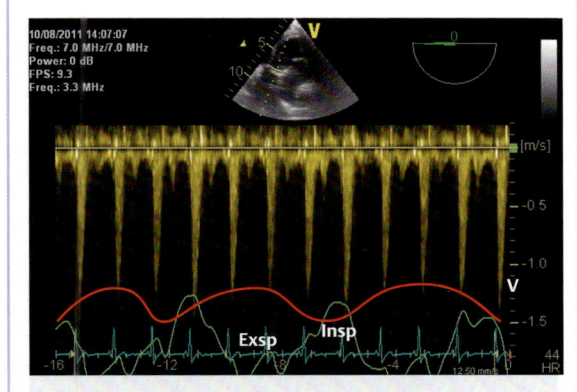

Abb. 12.4 Aortenflussprofil mit respiratoischer Variation bei mechanischer Beatmung. Die rote Kurve zeigt die respiratorische Variation der maximalen Geschwindigkeit (v_{max}) des CW-Flussprofils über die Aortenklappe. Δv > 12 %, ΔVTI > 20 %. Insp: Inspiration, Exsp: Exspiration.

12.3 Weiterführende Literatur

[1] **Feissel** M, Michard F, Mangin I et al. Respiratory changes in aortic blood velocity as an indicator of fluid responsiveness in ventilated patients with septic shock. Chest 2001; 119: 867–873
[2] **Frankel** HL, de Bouisblanc BP. Bedside Procedures for the Intensivist. Focused Echocardiography. Heidelberg: Springer 2010; 139–182
[3] **Ommen** SR, Nishimura RA, Appleton CP et al. Clinical utility of Doppler echocardiography and tissue Doppler imaging in the estimation of left ventricular filling pressures: A comparative simultaneous Doppler-catheterization study. Circulation 2000; 102: 1788–1794
[4] **Voga** G. Pulmonary artery occlusion pressure estimation by transesophageal echocardiography: is simpler better? Crit Care 2008; 12: 127

13 Linksventrikuläre Dysfunktion

Th. Binder

13.1 Anatomie

Der linke Ventrikel bildet die dorsalen und kaudalen Abschnitte des Herzens. Er ist größer und wandstärker als der rechte Ventrikel und bildet die Herzspitze (Apex). Die Lage des Herzens und jene des linken Ventrikels können stark variieren. Bei Asthenikern ist das Herz steil gestellt und somit hinter dem Sternum verborgen. Bei Pyknikern findet sich die Herzspitze weiter kranial. Die Herzspitze liegt hier oft sehr weit lateral, manchmal sogar in der hinteren Axillarlinie.

Der linke Ventrikel hat die Form eines „abgeschnittenen Ellipsoids" und ist im Querschnitt kreisrund. Folgende Abschnitte des linken Ventrikels werden beschrieben (▶ Abb. 13.1):
- *Einflusstrakt:* gebildet durch Mitralklappe, Papillarmuskel, subvalvulären Apparat
- *Apex:* stark trabekuliert, oftmals mit aberranten Sehnenfäden durchzogen, abgerundete Innenkontur des Ventrikels
- *Ausflusstrakt:* subaortal gelegen, begrenzt durch das vordere Mitralklappensegel und das anteriore Septum

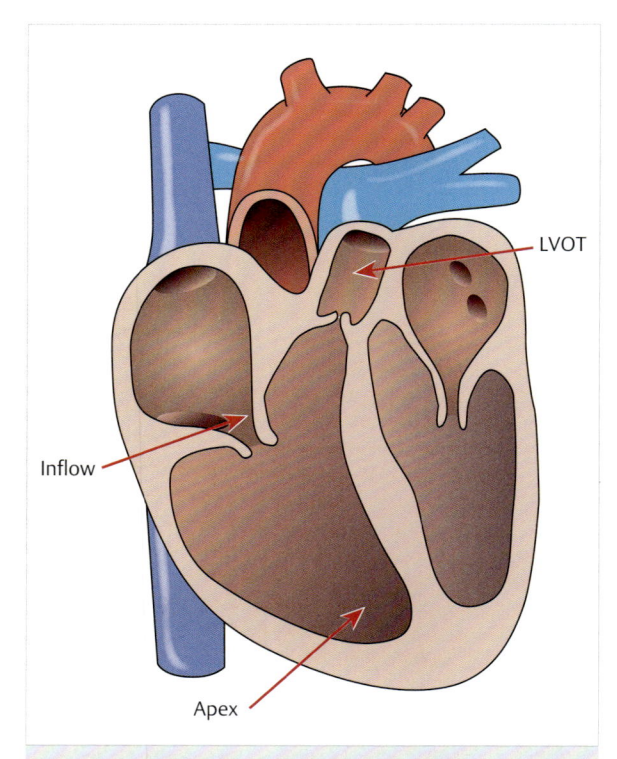

Abb. 13.1 Abschnitte des linken Ventrikels. Man unterscheidet einen Einflusstrakt (Inflow), den Apex und den linksventrikulären Ausflusstrakt (LVOT) (Quelle: [1]).

13.2 Klinik

▶ **Reduzierte Auswurffraktion.** Von einer linksventrikulären Dysfunktion spricht man, wenn die Kontraktilität des linken Ventrikels herabgesetzt ist. Während in der Initialphase durch kompensatorische Maßnahmen (Katecholamine) die Auswurffraktion in Ruhe noch normal ist, kommt es im Folgestadium zu einer Reduktion der Auswurffraktion (Ejektionsfraktion).

Die Auswurffraktion ist der prozentuelle Anteil des Blutes, der pro Herzschlag aus dem linken Ventrikel entleert wird:

$$EF\ (\%) = \frac{SV}{EDV} \times 100 = \frac{EDV - ESV}{EDV} \times 100$$

EF: Ejektionsfraktion, SV: Schlagvolumen, EDV: enddiastolisches Volumen, ESV: endsystolisches Volumen

> **Merke**
>
> Die Auswurffraktion ist abhängig von der Größe des linken Ventrikels. Bei gleichem Schlagvolumen ist die Linksventrikelfunktion bei einem kleinen Ventrikel vergleichsweise höher.

▶ **Ursachen.** Zahlreiche Krankheitsbilder können zu einer linksventrikulären Dysfunktion führen:
- koronare Herzerkrankung / Myokardinfarkt
- dilatative Kardiomyopathie
- dekompensiertes Klappenvitium (z. B. Aortenstenose, Aorteninsuffizienz, Mitralinsuffizienz)
- Cor hypertonicum / hypertensive Krise
- Zustand nach kardiopulmonaler Reanimation (CPR)
- Myokarditis
- tachykardieinduzierte Kardiomyopathie
- toxisch / medikamentös (z. B. Chemotherapie, Drogen)
- angeborene Herzfehler

Aus klinischer Sicht führt die linksventrikuläre Dysfunktion zu eine postkapillären pulmonalen Hypertension mit Lungenstauung bis hin zum Lungenödem. Bei stark reduziertem Schlagvolumen kann es auch zum kardiogenen Schock kommen.

▶ **Zusätzliche Faktoren.** Das klinische Erscheinungsbild hängt nicht nur vom Ausmaß der linksventrikulären Dysfunktion ab, sondern auch davon, ob die linksventrikuläre Dysfunktion kompensiert ist (Ventrikeldilatation). Ebenso können zusätzliche Faktoren zu einer akuten Verschlechterung/Dekompensation führen:
- hypertensive Krise (erhöhte Nachlast)
- Koronarischämie
- Vorhofflimmern/vor allem tachykardes Vorhofflimmern
- Bradykardie

- Stress
- Überwässerung / Operationen
- Infekte / Sepsis
- Zunahme einer Klappeninsuffizienz

▶ **Klinischer Kontext.** Die Diagnose und klinische Interpretation einer linksventrikulären Dysfunktion soll immer im klinischen und zeitlichen Kontext erfolgen. So können Patienten mit akuter linksventrikulärer Dysfunktion (z. B. akute Myokarditis, akuter Myokardinfarkt) bei relativ guter Auswurffraktion hoch symptomatisch sein, während Patienten mit chronischer Herzinsuffizienz – und sogar höchstgradig reduzierter EF – lediglich mild symptomatisch sind und die Dysfunktion möglicherweise gar nicht die Ursache der Symptome ist.

13.3 Indikation und Fragestellung

Kaum ein anderer Parameter der Echokardiografie hat eine ähnliche Bedeutung wie die Linksventrikelfunktion. Dies gilt auch in der Notfallsonografie. Ein Blick auf den linken Ventrikel reicht oft aus, um das Zustandsbild des Patienten zu erklären. Ohne Zeitverzögerung lassen sich bettseitig oder vor Ort bereits die ersten therapeutischen Schritte einleiten. Die Beurteilung der Linksventrikelfunktion nimmt somit eine zentrale Rolle ein und sollte auch entsprechend intensiv geübt werden. Bei den in ▶ Tab. 13.1 dargestellten Zustandsbildern sollte eine Beurteilung der Linksventrikelfunktion erfolgen.

▶ **Differenzialdiagnostik.** Ganz allgemein betrachtet, kann durch Bestimmung der Linksventrikelfunktion beurteilt werden, ob das Herz kausal für das jeweilige Zustandsbild verantwortlich ist (Koma, Schock, Hypotension, Atemnot) oder in welchem Ausmaß das Herz durch das Grundproblem (z. B. Koma anderer Genese, akutes Koronarsyndrom, hypertensive Krise, Vitium etc.) in seiner Funktion eingeschränkt ist. Die Beurteilung der Linksventrikelfunktion und Ventrikelgröße lohnt sich aber auch bei Patienten, die sich mit anderen Zustandsbildern präsentieren (z. B. Trauma, Schmerzpatienten, Blutungsschock). Hier dient sie z. B. der Einschätzung des operativen Risikos oder des Flüssigkeitsmanagements.

> **Merke**
>
> - Die linksventrikuläre Dysfunktion ist ein häufiger Befund bei Intensiv- und Notfallpatienten. So findet sich bei weit über 50 % aller Patienten mit Schock eine reduzierte Linksventrikelfunktion.
> - Gerade bei Patienten mit bekannter Herzerkrankung oder einem erhöhten Risiko für eine Herzerkrankung sollte auch bei nicht kardialen Krankheitsbildern die Linksventrikelfunktion bestimmt werden, vor allem wenn ein Herzgeräusch vorliegt.
> - Das Wissen über die Linksventrikelfunktion schränkt die Anzahl möglicher Differenzialdiagnosen deutlich ein.

Tab. 13.1 Zustandsbilder, bei denen eine Beurteilung der Linksventrikelfunktion erforderlich ist.

Zustandsbild	Fragestellung	Kommentar
Akute Atemnot	reduzierte LVF? Vitium?*	besteht eine kardiale Genese z. B. CMP, KHK etc.
Schock	reduziertes Schlagvolumen* / LVF? Größe des LV?	kardiogener Schock? DD zu anderen Ursachen
Hypotension	reduzierte LVF als Ursache?	DD: Präschock (kardiogen) vs. Volumenmangel oder Tamponade
Hypertensive Krise	Linksherzdekompensation bei hypertoner Krise?	liegt eine kardiale Komplikation vor?
Akutes Koronarsyndrom	Größe des Infarkt- bzw. Ischämieareals* hämodynamische Auswirkung?*	LVF ist ein wichtiger prognostischer Marker
Vitium	dekompensiertes Vitium*	z. B. Aortenstenose, Mitralinsuffizienz, Aorteninsuffizienz
Tachykardie	normale vs. reduzierte LVF	DD: • tachykardieinduzierte CMP? • LV-Dysfunktion als Ursache der Tachykardie • Tachykardie bei guter LVF
Koma / Bewusstlosigkeit / Synkope	LV-Dysfunktion?	kardiale Ursache des Komas? kardiales Ereignis?
Während der Reanimation	PEA?	weiteres Vorgehen bei der Reanimation, Prognoseabschätzung

* Inhalte zukünftiger Aufbaumodule
CMP: Kardiomyopathie, DD: Differenzialdiagnose, LV: linker Ventrikel, LVF: Linksventrikelfunktion, KHK: koronare Herzkrankheit, PEA: pulslose elektrische Aktivität

Linksventrikuläre Dysfunktion

Tab. 13.2 Differenzierung von Asystolie, PEA und Pseudo-PEA.

	Elektrische Aktivität	Pulslosigkeit	Mechanische Aktivität
Asystolie	o	+	o
PEA	+	+	o
Pseudo-PEA	+	+	+

13.3.1 Linker Ventrikel bei Reanimation

Die Beurteilung der Linksventrikelfunktion spielt eine wichtige Rolle bei der Reanimation (Advanced Life Support – ALS). Hierbei geht es allerdings weniger um den Grad der linksventrikulären Dysfunktion als vielmehr um die Frage, ob das Herz eine mechanische Aktivität zeigt. Andernfalls liegt entweder eine Asystolie oder eine pulslose elektrische Aktivität vor (PEA) (▶ Tab. 13.2). Nur die Echokardiografie erlaubt eine zweifelsfreie Unterscheidung, ob eine echte oder eine „Pseudo-PEA" vorliegt. In letzterem Fall findet sich trotz Fehlen des Pulses noch eine myokardiale Kontraktion. Diese Unterscheidung ist wichtig, da Patienten mit einer Pseudo-PEA im Vergleich zu jenen mit einer echten PEA eine höhere Überlebenswahrscheinlichkeit haben. Daraus folgt, dass Patienten mit einer Pseudo-PEA auch entsprechend aggressiver behandelt werden sollten.

Merke M!

Besteht bei kardiopulmonaler Reanimation eine mechanische Aktivität so kann in ca. 55 % der Fälle mit einer spontanen Zirkulation gerechnet werden. Das Fehlen einer mechanischen Aktivität (PEA) hat jedoch einen hohen negativ prädiktiven Wert (97 %).

Trotz der Bedeutung der Echokardiografie soll die Herzdruckmassage nicht unnötig unterbrochen werden!

Die Echokardiografie spielt auch eine wichtige Rolle, um die Ursachen eines Herzkreislaufstillstands zu klären. Dazu gehören: Tamponade, Pulmonalembolie und extreme Hypovolämie (s. entsprechende Abschnitte). Ebenso erlaubt die Beurteilung der Linksventrikelfunktion nach erfolgter Reanimation ein besseres therapeutisches Management.

Ausblick Aufbaumodule

Linker Ventrikel bei Vitien

Bei reduzierter Linksventrikelfunktion und Vorliegen eines bedeutsamen Klappenvitiums muss immer daran gedacht werden, dass jenes die Ursache der reduzierten Linksventrikelfunktion ist. Dies gilt vor allem für die Aortenstenose, Aorteninsuffizienz und die Mitralinsuffizienz. Da diese Krankheitsbilder oft ein anderes Vorgehen erfordern, sollte komplementär bei linksventrikulärer Dysfunktion auch immer eine Beurteilung der Klappen erfolgen.

Linker Ventrikel bei koronarer Herzerkrankung

Sowohl das akute Koronarsyndrom als auch die chronisch ischämische Kardiomyopathie sind häufige Ursachen für eine reduzierte Linksventrikelfunktion. Da die Funktion des Ventrikels große regionale Unterschiede aufweisen kann, sollten möglichst viele Schnitte für die Beurteilung herangezogen werden.

13.4 Sonografische Untersuchungsschritte

▶ **Schnittebenen.** Der linke Ventrikel kann in fast allen Standardschnitten dargestellt werden. Eine umfassende Beurteilung der Linksventrikelfunktion gelingt allerdings am besten in einem apikalen und einem subkostalen Vierkammerblick sowie in den parasternalen Kurzachsenschnitten. Andere Standardschnitte (Zwei- und Dreikammerblick, parasternale lange Achse) und atypische Schnitte können ebenfalls herangezogen werden.

Ausblick Aufbaumodule

Der Einsatz anderer Methoden der Echokardiografie (M-Mode) liefert oft wertvolle Zusatzinformationen und erleichtert die Abschätzung der Linksventrikelfunktion (s. unten).

Welche Schnittebenen gewählt werden, hängt von den Rahmenbedingungen (Dringlichkeit, Lagerungsmöglichkeit, Erfahrung des Untersuchers) ab. Zusätzlich muss berücksichtigt werden, welches Schallfenster bei dem jeweiligen Patienten die beste Beurteilung des linken Ventrikels erlaubt.

▶ **Tipps**
- Patienten in Rückenlage sind oft leichter von subkostal zu untersuchen.
- Während der Reanimation sollte der linke Ventrikel von subkostal beurteilt werden.
- Oft reicht eine geringe linksseitige Lagerung aus, um eine wesentlich besseres Darstellung des linken Ventrikels in den apikalen Schnitten zu bekommen.
- Es ist durchaus möglich, Patienten auch in sitzender Position zu untersuchen (z. B. bei Lungenödem).

13.5 Methoden der Funktionsbeurteilung

In Notfallsituationen muss die Beurteilung der Linksventrikelfunktion rasch erfolgen. Vorrangig sollten deshalb Methoden der Quantifizierung eingesetzt werden, die einfach, gut reproduzierbar und leicht erlernbar sind. Das Hauptaugenmerk ist dabei auf die visuelle Einschätzung der Linksventrikelfunktion zu legen. Zusätzlich können auch andere echokardiografische Zeichen einer reduzierten Funktion in die Beurteilung mit einfließen (s. u.).

13.5.1 Größe und Geometrie des Ventrikels

Als Folge einer eingeschränkten Kontraktilität kommt es typischerweise zu einer Dilatation des linken Ventrikels. Zusätzlich verändert sich auch die Geometrie des Ventrikels. Dieser wird „kugeliger". Auch wenn das Ausmaß der Dilatation und die resultierende Form des Ventrikels großen Schwankungen unterworfen sind, so kann in vielen Fällen alleine schon die Geometrie des linken Ventrikels Aufschluss darüber geben, ob eine Kardiomyopathie vorliegt. Differenzialdiagnostisch muss zwar auch an eine Volumenbelastung des Ventrikels (z. B. im Rahmen einer Mitral- oder Aorteninsuffizienz) als Ursache für einen vergrößerten Ventrikel gedacht werden, allerdings findet sich hier im Gegensatz zur Kardiomyopathie eine hyperdyname Kontraktion. In Zusammenschau aller Befunde ist diese Differenzierung in der klinischen Praxis jedoch selten ein Problem (Ausnahmen s. oben „Linker Ventrikel bei Vitien").

Ausblick Aufbaumodule

Auch Aussackungen und abnorme Ausbuchtungen des Ventrikels, wie sie bei Myokardinfarkten und Herzwandaneurysmen auftreten, erlauben indirekt schon Rückschlüsse auf die Funktion des Herzens (▶ Abb. 13.2).

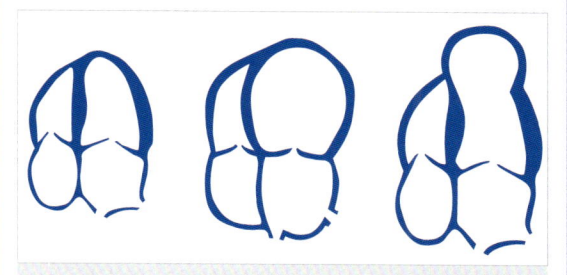

Abb. 13.2 Normale Geometrie (links): Der Ventrikel hat die Form eines „abgeschnittenen Elipsoids". Dilatative Kardiomyopathie (Mitte): Der Ventrikel hat eine rundliche Form. Apikales Aneurysma bei koronarer Herzerkrankung (rechts): Die Apikalregion ist ausgebuchtet. Sowohl bei der dilatativen CMP als auch beim Apexaneurysma kann alleine anhand der Ventrikelgeometrie schon auf eine reduzierte Funktion geschlossen werden (mit freundlicher Genehmigung von Irene Ksica, Wien).

Tip
Die Größe des linken Ventrikels kann durch die Bestimmung des Querdurchmessers des linken Ventrikels grob orientierend bestimmt werden. Die Messung des Ventrikels erfolgt zum Zeitpunkt der größten Ausdehnung (enddiastolisch) und wird in einer Ebene parallel zur Klappenebene zwischen der Mitralklappe und der Spitze des Papillarmuskels durchgeführt. Der Messwert kann sowohl in einem apikalen Vierkammerblick, einem subkostalen Vierkammerblick, in einer parasternalen Längsachse als auch in einer kurzen Achse (basale Abschnitte des Ventrikels) durchgeführt werden. Der obere Grenzwert liegt zwischen 53 und 60 mm (▶ Abb. 13.3).

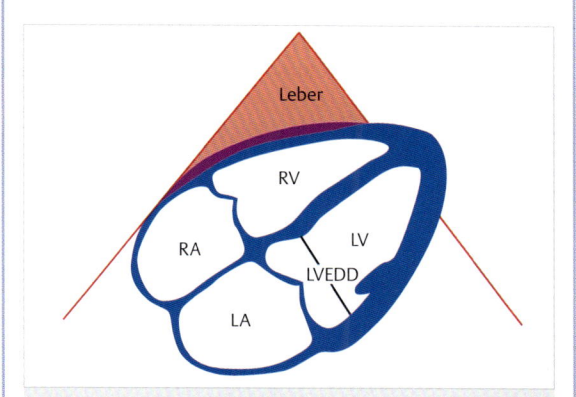

Abb. 13.3 Einfache Quantifizierung der Ventrikelgröße. Subkostaler Vierkammerblick. Der enddiastolische linksventrikuläre Durchmesser (LVEDD) ist eingezeichnet (mit freundlicher Genehmigung von Irene Ksica, Wien).

13.5.2 Visuelle „qualitative" Beurteilung

Die visuelle Einschätzung der Linksventrikelfunktion ist wohl die gebräuchlichste Methode nicht nur in der Notfallsonografie, sondern auch bei der kardiologischen Standarduntersuchung. Zahlreiche Arbeiten konnten zeigen, dass diese Methode quantitativen Methoden, wie z. B. der Simpson-Berechnung (Bestimmung der Volumina in Enddiastole und Endsystole zur Berechnung der Auswurffraktion), durchaus gleichwertig und in vielen Fällen auch überlegen ist – vor allem wenn der Untersucher über eine hinreichende Erfahrung verfügt. Etliche Studien konnten des Weiteren belegen, dass die visuelle Einschätzung der Linksventrikelfunktion rasch erlernbar ist.

Für die qualitative Beurteilung hat sich in den meisten Zentren eine einfache Graduierung der Linksventrikelfunktion durchgesetzt (▶ Tab. 13.3).

> **Merke** M!
>
> Eine hyperdyname Linksventrikelfunktion kann unter anderem Ausdruck einer Sepsis sein.

In der Regel bereitet es kaum Schwierigkeiten, zwischen normaler Funktion und höhergradig reduzierter Linksventrikelfunktion zu unterscheiden. Schwieriger ist jedoch die Einschätzung, ob der Ventrikel „noch normal" oder doch schon leicht reduziert ist oder ob die Linksventrikelfunktion als „mittel- oder höhergradig" reduziert einzuschätzen ist. Da die Beantwortung dieser Fragen in der fokussierten Echokardiografie von geringer Bedeutung ist, soll lediglich geklärt werden, ob das Ausmaß der linksventrikulären Dysfunktion das Beschwerdebild erklärt und ob das Ausmaß der linksventrikulären Dysfunktion therapeutische Konsequenzen nach sich zieht.

▶ **Praktisches Vorgehen.** Eine gute „Schulung" des Auges ist eine Grundvoraussetzung für die richtige Einschätzung der Linksventrikelfunktion. Dies gilt vor allem in Situationen, in denen die Bildqualität eingeschränkt ist – eine entsprechende Erfahrung ist dann unerlässlich. Deshalb ist es hilfreich, wenn mehrere Faktoren in die Beurteilung mit einfließen:
- Einwärtsbewegung des Endokards
- Verdickung des Myokards (ca. 35 – 40 % Dickenzunahme)
- Ausmaß der Ventrikelverkleinerung in der Systole
- Öffnungsbewegung der Mitralklappensegel
- Bewegung der Mitralklappenebene (longitudinale Verkürzung)

▶ **Probleme.** Die Unkenntnis potenzieller Fehlerquellen ist neben fehlender Erfahrung der häufigste Grund für eine falsche Interpretation der Linksventrikelfunktion. Folgende Faktoren und Limitationen sind deshalb zu berücksichtigen:
- Im Gegensatz zur kardiologischen Standarduntersuchung werden in der Notfallsonografie weniger Schnittebenen dargestellt. Dadurch kann es auch leichter zu Fehlinterpretationen kommen.
- Bei regionalen Wandbewegungsstörungen (koronare Herzerkrankung) und in Abhängigkeit davon, ob diese in den jeweiligen Schnitten zur Darstellung kommen, kann es sowohl zu einer Unter- als auch zur Überschätzung der Globalfunktion kommen.
- Die Beurteilung der Linksventrikelfunktion ist bei Vorliegen eines Linksschenkelblocks erschwert und imponiert dann immer schlechter als sie tatsächlich ist. Anderseits wirkt sich ein Linksschenkelblock auch hämodynamisch ungünstig aus.
- Bei der Beurteilung der Linksventrikelfunktion in Kurzachsenschnitten wird die radiale Komponente der Kontraktion beurteilt. Die Bewegung des Herzens in der Längsachse (longitudinale Kontraktion) wird nicht dargestellt. Gerade diese ist jedoch im Frühstadium reduziert.
- Ganz allgemein neigt man dazu, die Linksventrikelfunktion bei einem kleinen Ventrikel zu überschätzen. Dies ist zum Teil ein optisches Phänomen. In Relation zur Größe des Ventrikels ist die Einwärtsbewegung des Endokards größer. Ein noch bedeutsamerer Grund ist aber die Tatsache, dass ein kleiner Ventrikel eine stärkere Volumenverkleinerung erfahren muss, um ein entsprechendes Schlagvolumen zu generieren.
- Die Ventrikelfunktion ist auch abhängig von der Nachlast des Herzens. Bei erhöhter Nachlast imponiert der linke Ventrikel schlechter (z. B. Hypertonie, Aortenstenose), während bei reduzierter Nachlast (insbesondere bei Mitralinsuffizienz) die Ventrikelfunktion besser erscheint.
- Inotrope Substanzen erhöhen die Kontraktilität. Dies muss ebenfalls bei der Beurteilung berücksichtigt werden.

13.5.3 Andere Methoden

Neben der visuellen Einschätzung der Ventrikelfunktion gibt es eine Reihe andere Methoden, die propagiert werden. Obwohl alle diese Methoden in gewisser Weise ein Maß für die Linksventrikelfunktion darstellen und den Vorteil haben, dass ein Messwert für die LVF generiert wird, sollten diese Methoden lediglich komplementär zur

Tab. 13.3 Graduierung der Linksventrikelfunktion anhand visueller Beurteilung.

Visuelle Beurteilung	Geschätzte Auswurffraktion (%)
Hyperdynam	> 70 %
Normal	70 – 55 %
Leicht- bis mittelgradig reduziert	54 – 30
Höhergradig reduziert	< 30 %

13.5 Methoden der Funktionsbeurteilung

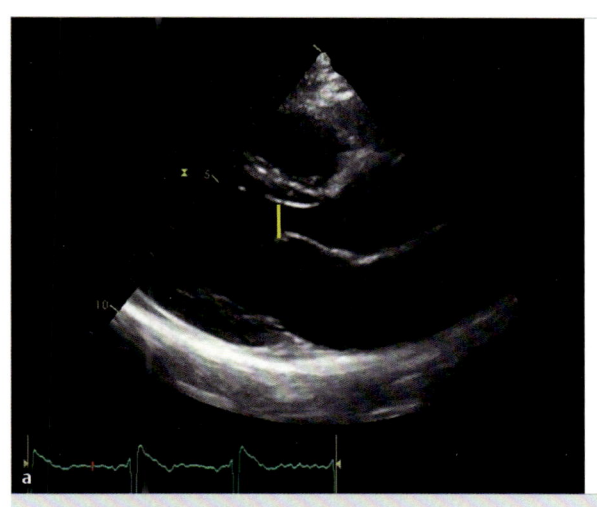

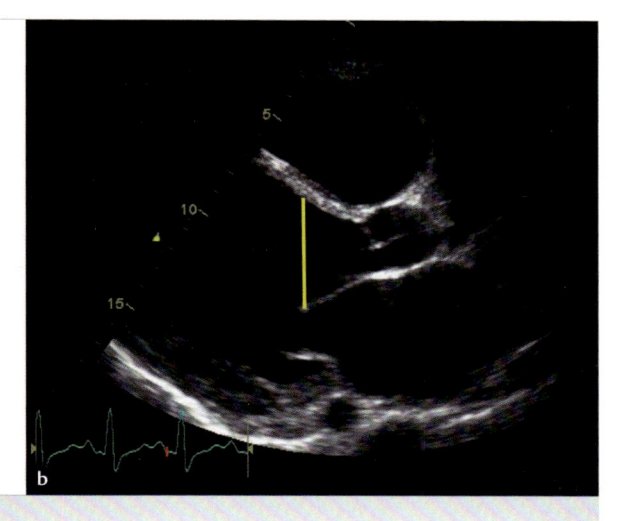

Abb. 13.4 Linksventrikelfunktion (parasternal lange Achse).
a Normale Linksventrikelfunktion.
b Hochgradig reduzierte Linksventrikelfunktion, bei der der Abstand zwischen der Spitze der Mitralklappe und dem Septum deutlich erhöht ist.

visuellen Beurteilung der Linksventrikelfunktion eingesetzt werden.

▶ **Abstand Mitralsegel – Septum.** Bei reduzierter Linksventrikelfunktion findet man häufig auch einen reduzierten transmitralen Blutfluss. Dieser führt zu einer reduzierten Öffnungsbewegung der Mitralklappe in der Diastole. Die reduzierte Öffnungsamplitude kann sowohl mittels M-Mode als auch im 2D-Bild beurteilt werden. In der klinischen Praxis geht hier natürlich auch die Ventrikelgröße in die Berechnung mit ein. Aus Sicht des Autors hat diese Methode durchaus eine Wertigkeit. Allerdings kann der Abstand des vorderen Mitralsegels zum Septum auch im zweidimensionalen Bild abgeschätzt werden und so in die visuelle Beurteilung der Linksventrikelfunktion mit einfließen (▶ Abb. 13.4).

Ausblick Aufbaumodule

Verkürzungsfraktion

Die Verkürzungsfraktion wird ebenfalls mithilfe der M-Mode-Methode berechnet. Der M-Mode wird dabei durch das Septum und die posterolaterale Wand des linken Ventrikels gelegt (parasternal lange oder kurze Achse) in einer Ebene zwischen Papillarmuskel und Mitralklappe (▶ Abb. 13.5). Gemessen werden hier der enddiastolische (LVEDD) und der endsystolische Durchmesser (LVESD).

Die Verkürzungsfraktion oder „fractional shortening" (FS) berechnet sich als:

$$FS = \frac{LVEDD - LVESD}{LVEDD} \times 100\%$$

LVEDD: enddiastolischer Durchmesser, LVESD: endsystolischer Durchmesser

Der Normwert liegt bei > 27 % (grob geschätzt entspricht die FS × 2 der Auswurffraktion).

Da die Methode eine richtige Anlotung des Ventrikels voraussetzt, sollte sie lediglich erfahrenen Untersuchern vorbehalten sein und nur bei guter M-Mode-Qualität angewendet werden. Eine rein visuelle Beurteilung der Myokardbewegung mittels M-Mode hat jedoch durchaus seine Berechtigung.

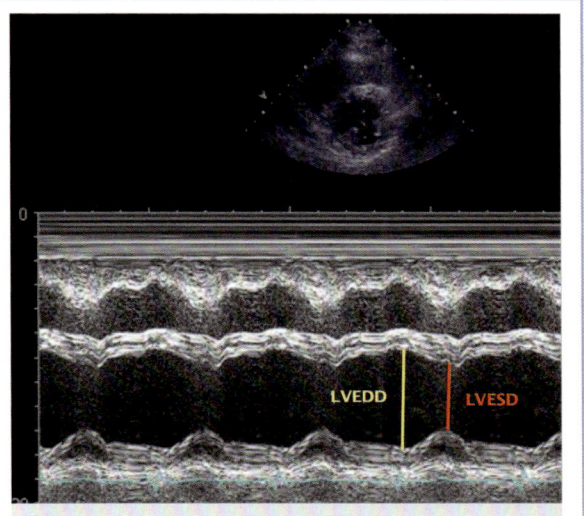

Abb. 13.5 M-Mode durch den linken Ventrikel zur Berechnung der Verkürzungsfraktion. Linksventrikulärer enddiastolischer Durchmesser (LVEDD), linksventrikulärer endsystolischer Durchmesser (LVESD).

Linksventrikuläre Dysfunktion

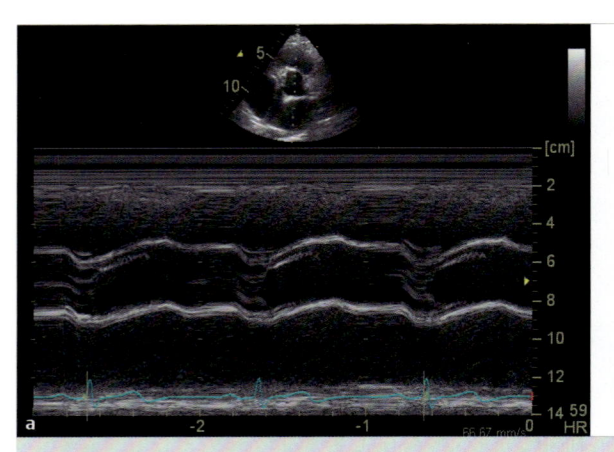

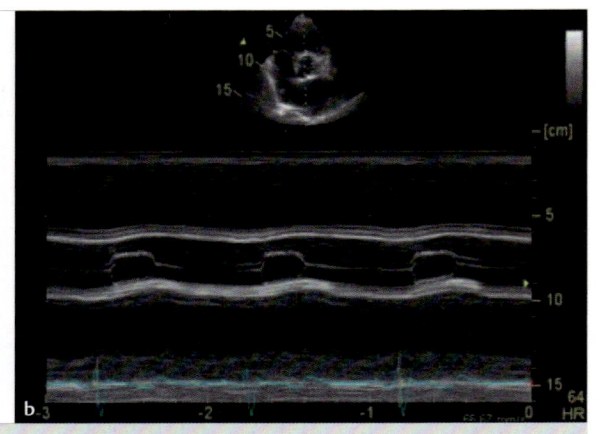

Abb. 13.6 M-Mode der Aortenwurzel und des linken Vorhofs.
a Normale Exkursion (normale Linksventrikelfunktion).
b Reduzierte Exkursion. Der Patient mit reduzierter Beweglichkeit hat eine eingeschränkte Linksventrikelfunktion.

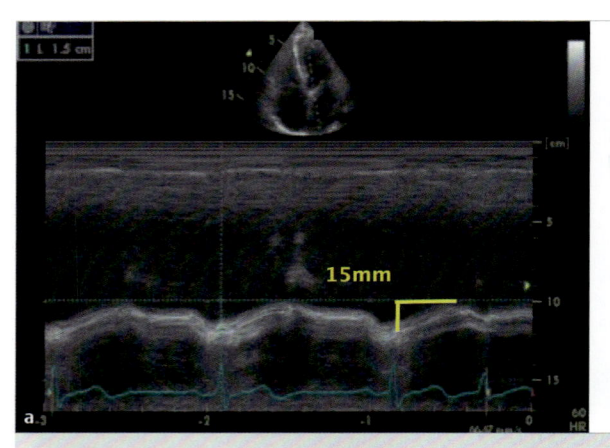

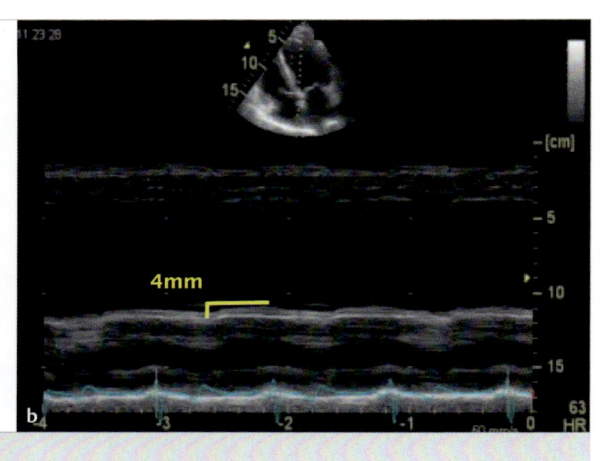

Abb. 13.7 Longitudinale Verkürzung des Ventrikels.
a Patient mit normaler longitudinaler Verkürzung des Ventrikels und normaler Linksventrikelfunktion.
b Beispiel eines Patienten mit höhergradig reduzierter longitudinaler Verkürzung.

▶ **Bewegungsamplitude der Aortenwurzel.** Die systolische Vorwärtsbewegung der Aortenwurzel ist proportional zum Schlagvolumen und somit auch zur Linksventrikelfunktion. Die Bewegung der Aortenwurzel kann am besten im M-Mode durch die Aorta visualisiert werden. Der M-Mode wird hierbei in einer parasternalen Ebene durch die Aortenwurzel und den linken Vorhof gelegt (▶ Abb. 13.6). Diese Methode hilft gerade bei Patienten, die sehr schlecht schallbar sind und bei denen lediglich die basalen Abschnitte des Herzens dargestellt werden können.

▶ **Exkursion des Mitralklappenrings (MAPSE).** Die Beweglichkeit des Mitralklappenrings spiegelt die longitudinale Verkürzung des Ventrikels wider. Diese ist bei Patienten mit global höhergradig reduzierter Funktion praktisch immer eingeschränkt. Zusätzlich gelingt mit dieser Methode auch der Nachweis einer isolierten longitudinalen Dysfunktion, wie sie meist in der Frühphase vieler Herz-Kreislauf-Erkrankungen auftritt (z. B. linksventrikuläre Hypertrophie, Vitien, Kardiomyopathie).

Der M-Mode wird dabei in einem Vierkammerblick schräg durch den medialen Anulus der Mitralklappe (MAPSE: Mitral Anular Systolic Excursion) gelegt. Gemessen wird die Exkursion der M-Mode-Linie des Mitralklappenrings (▶ Abb. 13.7). Diese Methode hat den Vorteil, dass sie auch bei schlechter Bildqualität brauchbare Ergebnisse liefert. Voraussetzung ist allerdings, dass eine wirklich senkrechte Anlotung möglich ist. MAPSE-Normalwerte liegen bei > 15 mm.

13.6 Studienübersicht

▶ Tab. 13.4 zeigt eine Übersicht der Studien und Literatur zur fokussierten Echokardiografie zur Beurteilung der Linksventrikelfunktion.

Tab. 13.4 Literatur zur Beurteilung der Linksventrikelfunktion mittels fokussierter Echokardiografie.

Studie / Literatur	Aussagen / Inhalte
Blyth L, Atkinson P, Gadd K et al. Bedside focused echocardiography as predictor of survival in cardiac arrest patients: a systematic review. Acad Emerg Med 2012; 19: 1119–1126. doi: 10.1111/j.1553–2712 2012.01 456.x.	fehlende mechanische Aktivität des Herzens ist mit einer signifikant geringeren Wahrscheinlichkeit assoziiert, dass ein stabiler Kreislauf erzielt werden kann
Canty DJ, Royse CF, Kilpatrick D et al. The impact of pre-operative focused transthoracic echocardiography in emergency non-cardiac surgery patients with known or risk of cardiac disease. Anaesthesia 2012; 67: 714–720. doi: 10.1111/j.1365–2044 2012.07 118.x.	die präoperative fokussierte Echokardiografie ist wichtig vor akuten nicht kardiovaskulären chirurgischen Eingriffen, wenn eine Herzerkrankung vorliegt oder wahrscheinlich ist
Chenzbraun A. Emergency Echocardiography. Heidelberg: Springer; 2009	Einsatz der Echokardiografie bei Reanimation
Flachskampf FA. Kursbuch Echokardiographie. Stuttgart: Thieme; 2011	Methoden der Linksventrikelfunktionsbeurteilung
Jones AE, Tayal VS, Kline JA. Focused training of emergency medicine residents in goal-directed echocardiography: a prospective study. Acad Emerg Med 2003; 10: 1054–1058	die fokussierte Echokardiografie zur visuellen Einschätzung der Linksventrikelfunktion ist bei entsprechendem Training rasch erlernbar

13.7 Literatur

[1] **Schünke** M, Schulte E, Schumacher U. Prometheus. LernAtlas der Anatomie. Innere Organe. Illustrationen von M. Voll und K. Wesker. 3. Aufl. Stuttgart: Thieme; 2012

14 Rechtsventrikelfunktion

Th. Binder

14.1 Anatomie und Funktion

Der rechte Ventrikel liegt anterior im Mediastinum und somit der Brustwand direkt an. Er ist etwa um ein Drittel kleiner als der linke Ventrikel, den er halbmondförmig umrandet. Im Gegensatz zum linken Ventrikel hat er zwar eine geringere Wanddicke, ist aber stärker trabekuliert und wesentlich komplexer in seiner Geometrie. Man unterschiedet einen Einflusstrakt den rechtsventrikulären Apex sowie einen Ausstromtrakt (▶ Abb. 14.1).

Auch die Funktionsweise des rechten Ventrikels unterscheidet sich von jener des linken Ventrikels. Da der rechte Ventrikel ein „Niederdrucksystem" (Lungenkreislauf) versorgt, ist dieser auch wesentlich empfindlicher gegenüber einer Druckbelastung (erhöhte Nachlast). So kommt es rascher zu einem Rechtsherzversagen, vor allem wenn die Druckbelastung akut auftritt. Die Auswurffraktion des rechten Ventrikels ist etwas geringer. Des Weiteren kontrahiert der rechte Ventrikel stärker longitudinal als radial.

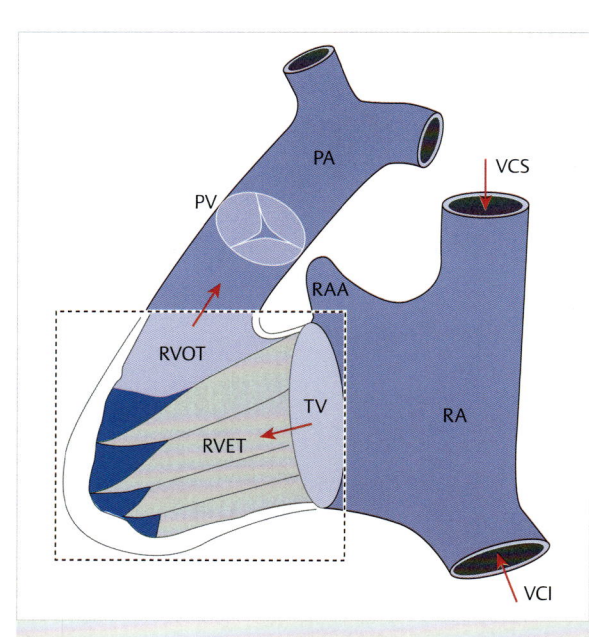

Abb. 14.1 Die Form des rechten Ventrikels wird mit der eines Dudelsacks verglichen und wird in den Einflusstrakt (RVET), den Apex und den Ausflusstrakt (RVOT) unterteilt. PA: Pulmonalarterie, PV: Pulmonalklappe, RA: rechtes Atrium, RAA: rechtes Vorhofohr, TV: Trikuspidalklappe, VCI: V. cava inferior, VCS: V. cava superior (mit freundlicher Genehmigung von Irene Ksica, Wien).

14.2 Klinik

▶ **Ursachen.** Zahlreiche Zustandsbilder können zu einer Funktionsstörung des rechten Ventrikels führen. Die wohl häufigste Ursache ist die pulmonale Hypertonie (PHT). Diese ist entweder Folge einer Linksherzerkrankung (postkapilläre PHT) oder einer pulmonalvaskulären Erkrankung (präkapilläre PHT). Andere Ursachen sind Rechtsventrikelinfarkt, Myokarditis, rechtsventrikuläre Dysplasie oder auch das Versagen des rechten Ventrikels infolge einer Volumenbelastung (z. B. Trikuspidalinsuffizienz).

> **Merke**
>
> Eine COPD führt praktisch nie zu einer bedeutsamen pulmonalen Hypertonie und somit auch nicht zum Rechtsherzversagen.

▶ **Klinische Zeichen.** Als Folge einer reduzierten Rechtsventrikelfunktion kommt es zu Zeichen der Rechtsherzinsuffizienz:

- Hypotonie
- Pleuraergüsse
- Stauungsorgane (z. B. Stauungsleber)
- Beinödeme
- Perikardergüsse
- Anasarka

Patienten mit reduzierter Rechtsventrikelfunktion haben meist eine schlechte Prognose. Gerade bei Patienten mit Kardiomyopathie ist das zusätzliche Auftreten einer reduzierten Rechtsventrikelfunktion mit einer klinischen Verschlechterung und einer erhöhten Mortalität vergesellschaftet.

14.3 Indikation und Fragestellung

Der rechte Ventrikel sollte explizit bei Symptomen wie akuter oder progredienter Dyspnoe, bei Hypotonie oder Zeichen der Rechtsherzinsuffizienz untersucht werden. Das Wissen über die Rechtsventrikelfunktion ist aber auch bei bekannter linksventrikulärer Erkrankung von Bedeutung. Dies gilt sowohl für Patienten mit Kardiomyopathie (biventrikuläre Herzinsuffizienz?) und koronarer Herzerkrankung (Rechtsventrikelinfarkt?) als auch bei Herzklappenfehlern (pulmonale Hypertonie? Rechtsherzversagen?).

In Bezug auf den rechten Ventrikel gilt es bei der fokussierten Echokardiografie folgende Veränderungen bzw. Krankheitsbilder nachzuweisen:
- akute Pulmonalembolie
- chronische pulmonale Hypertonie
- Rechtsventrikelinfarkt
- Rechtsherzversagen
- Volumenbelastung des rechten Ventrikels
- Linksherzerkrankung (z. B. Vitium, reduzierte Linksventrikelfunktion)

14.4 Sonografische Untersuchungsschritte

Der rechte Ventrikel wird am besten in einem apikalen und subkostalen Vierkammerblick dargestellt. Besonders gut eignet sich ein atypischer Vierkammerblick, bei dem der Schallkopf weit lateral aufgesetzt wird und der rechte Ventrikel somit senkrechter vom Schallstrahl getroffen wird (▶ Abb. 14.2). Die Größe und Funktion (radiale Komponente) des rechten Ventrikels kann auch in Kurzachsenschnitten beurteilt werden.

> **Vorsicht**
>
> Der rechte Ventrikel imponiert größer, wenn der Schallkopf im Vierkammerblick zu weit kranial aufgesetzt wird.

14.4.1 Dilatation des rechten Ventrikels

Die Bestimmung der Rechtsventrikelfunktion ist wesentlich schwieriger als die der Linksventrikelfunktion und erfordert mehr Erfahrung. Viel einfacher ist der Nachweis einer Ventrikeldilatation. In vielen Fällen genügt aber bereits der Nachweis eines vergrößerten rechten Ventrikels, um den Verdacht auf eine rechtsventrikuläre Erkrankung zu äußern, da sowohl der druck- als auch der volumenbelastete rechte Ventrikel mit einer Größenzunahme reagiert. Auch bei Rechtsventrikelinfarkt kommt es schon früh zu einer rechtsventrikulären Dilatation.

> **Ausblick Aufbaumodule**
>
> Die Größe des rechten Ventrikels kann einfach durch Bestimmung des Querdurchmessers zwischen dem basalen und mittleren Abschnitt des rechten Ventrikels bestimmt werden (▶ Abb. 14.3). Der Normwert beträgt < 36–40 mm.

▶ **Visuelle Beurteilung.** Visuell kann die Größe durch Vergleich mit dem linken Ventrikel abgeschätzt werden. Wie eingangs erwähnt, soll der rechte Ventrikel etwa um

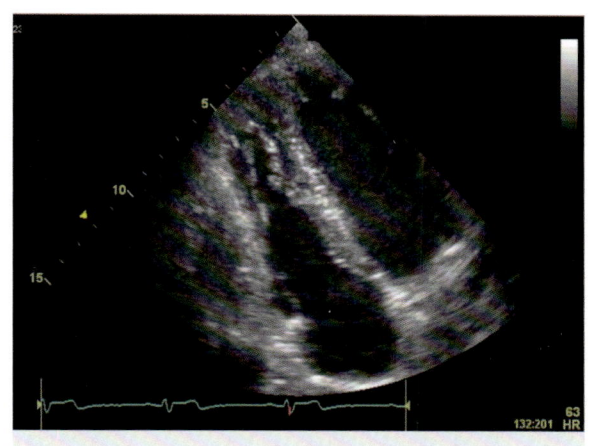

Abb. 14.2 Beispiel eines Vierkammerblicks, bei dem der Schallkopf weit lateral aufgesetzt wird. Das Septum steht schräg und die freie Wand des rechten Ventrikels wird senkrecht angelotet. Dadurch kann der rechte Ventrikel besser beurteilt werden.

ein Drittel kleiner sein (vorausgesetzt der linke Ventrikel ist normal oder annähernd normal groß). Der Vergleich kann dabei sowohl im apikalen Vierkammerblick als auch im subkostalen Vierkammerblick – also auch in Kurzachsenschnitten – erfolgen.

> **Merke**
>
> Eine Dilatation des rechten Ventrikels liegt auf jeden Fall vor, wenn dieser gleich groß ist wie der linke.

Bei Dilatation des rechten Ventrikels dehnt sich dieser auch mehr nach apikal aus. Deshalb wird der rechte Ventrikel in diesem Fall auch spitzenbildend. Dies ist ebenfalls ein wichtiges indirektes Zeichen für eine Ventrikeldilatation (▶ Abb. 14.3).

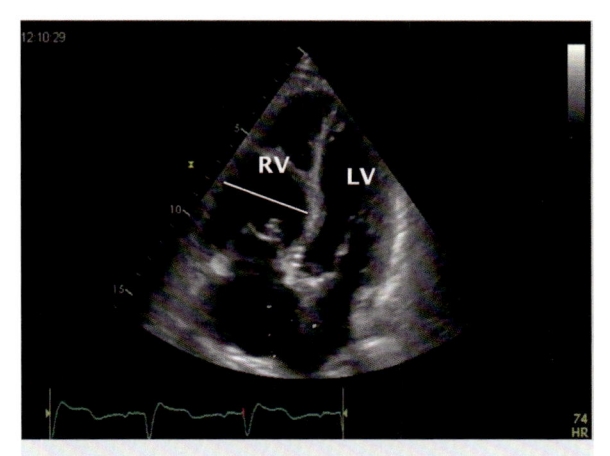

Abb. 14.3 Deutlich dilatierter rechter Ventrikel (RV). Dieser ist bei einem Patienten mit pulmonaler Hypertonie größer als der linke Ventrikel (LV). Der rechte Ventrikel ist spitzenbildend.

14.4.2 Bestimmung der Rechtsventrikelfunktion

▶ **TAPSE.** Bei der Beurteilung der Rechtsventrikelfunktion sollte besonderes Augenmerk auf die freie laterale Wand gelegt werden. Diese ist besonders gut von subkostal beurteilbar. Bei reduzierter Rechtsventrikelfunktion kommt es gerade beim rechten Ventrikel zu einer reduzierten Longitudinalverkürzung. Dies äußert sich in einer reduzierten Exkursion des Trikuspidalklappenrings. Eine direkte Vermessung der Ringexkursion gelingt mittels M-Mode und Bestimmung der TAPSE (Tricuspid Annular Plane Systolic Excursion). Der M-Mode wird in einem Vierkammerblick durch den lateralen Ring der Trikuspidalklappe gelegt (▶ Abb. 14.4). Der TAPSE-Normalwert beträgt > 15 – 18 mm.

Die Bestimmung der TAPSE ist zwar hilfreich, aber methodisch schwierig. Leicht kann es zur Interferenz mit anderen Anteilen des rechten Ventrikels kommen, die zu falschen Messwerten führt. Die Beurteilung der RVF sollte daher nicht allein auf diesem Messwert basieren!

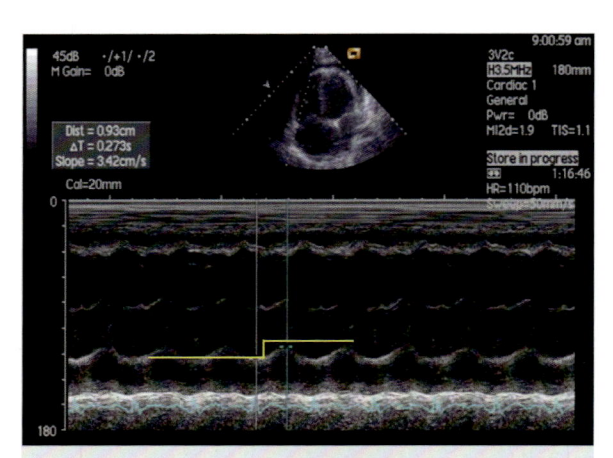

Abb. 14.4 M-Mode durch den lateralen Ring der Trikuspidalklappe zur Bestimmung der TAPSE. Gemessen wird vom tiefsten Punkt (Diastole) zum höchsten Punkt (Systole). Die TAPSE beträgt hier lediglich 9 mm und ist somit reduziert.

Ausblick Aufbaumodule

Ein weiteres indirektes Zeichen für eine reduzierte Rechtsventrikelfunktion ist ein reduzierter Fluss im rechtsventrikulären Ausflusstrakt. Dieser kann mithilfe des Pulsed-Wave-Dopplers im Ausflusstrakt bestimmt werden (parasternale kurze Achse mit Darstellung des RVOT). Durch Umfahren der Kurve kann das Fluss-Zeit-Integral (Velocity Time Integral, VTI) berechnet werden (▶ Abb. 14.5). Normal sind 17 – 22 cm.

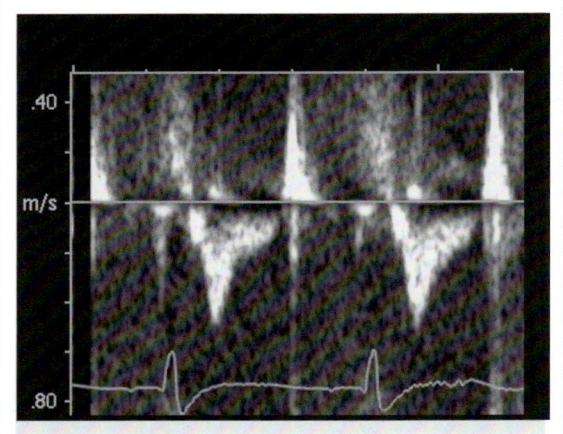

Abb. 14.5 PW-Doppler aus dem rechtsventrikulären Ausflusstrakt bei einem Patienten mit deutlich reduzierter Rechtsventrikelfunktion. Das Fluss-Zeit-Integral (VTI) ist mit 13 cm reduziert. Auch findet sich ein früher Gipfel (Zeichen der pulmonalen Hypertonie).

14.4.3 Bewegung des interventrikulären Septums

Die Stellung und Bewegung des Septums spiegelt die Druckverhältnisse zwischen dem rechten und linken Ventrikel wider und kann somit ein wichtiger Hinweis für das Vorliegen einer pulmonalen Hypertonie oder einer Volumenbelastung (z. B. Trikuspidalinsuffizienz, ASD) sein. Das interventrikuläre Septum ist dabei abgeflacht und der linke Ventrikel nimmt eine „D"-Form an (▶ Abb. 14.6). Dabei gilt:
- systolische Abflachung = RV-Drucksteigerung
- diastolische Abflachung = RV-Volumenbelastung
- systolische und diastolische Abflachung = Druck- und Volumenbelastung

Das Ausmaß der Abflachung hängt nicht nur von der Höhe des rechtsventrikulären Drucks, sondern auch vom Druck im linken Ventrikel ab. Gerade Patienten mit pulmonaler arterieller Hypertonie (PAH) (Pulmonalembolie bzw. schwere chronische pulmonale Hypertonie) haben somit oft eine sehr ausgeprägte Abflachung des interventrikulären Septums.

14.4 Sonografische Untersuchungsschritte

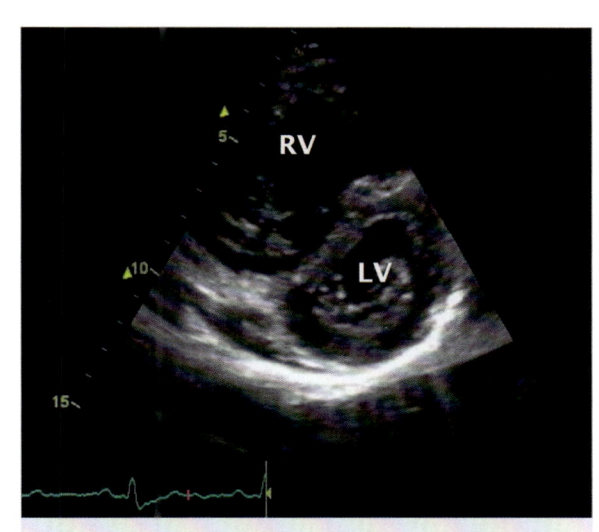

Abb. 14.6 Abgeflachtes interventrikuläres Septum und „D-Form" des linken Ventrikels bei einem Patienten mit pulmonaler Hypertonie. Auch der rechte Ventrikel ist dilatiert. LV: linker Ventrikel, RV: rechter Ventrikel.

Auf eine parallele Anlotung und durch den Ursprung des Trikuspidalinsuffizienzjets ist zu achten, andernfalls wird der Pulmonalisdruck unterschätzt! Die normale Geschwindigkeit der Trikuspidalklappeninsuffizienz beträgt < 2,4 – 2,7 m/s

Gradient RV/RA
Mittels der Bernoulli-Gleichung kann der Gradient zwischen rechtem Ventrikel (RV) und rechtem Vorhof (RA) berechnet werden:

$$\text{Gradient RV/RA} = V^2 \times 4$$

Durch Hinzuaddieren des rechtsatrialen Drucks (RAP), der anhand der Weite der V. cava inferior abgeschätzt wird (meist zwischen 5 und 12 mmHg), berechnet man den systolischen Pulmonalarteriendruck (systPAP):

$$\text{systPAP} = V^2 \times 4 + \text{RAP}$$

14.4.4 Akute Pulmonalembolie

Eine Pulmonalembolie führt nicht zwangsläufig zur Rechtsherzbelastung. Bei kleineren Pulmonalembolien findet man deshalb auch keine Zeichen der Rechtsherzbelastung. Wenn der rechte Ventrikel nicht druckadaptiert ist (chronische pulmonale Hypertonie), zeigt sich auch keine bedeutsame pulmonale Hypertonie. Der Ventrikel kann den erforderlichen Druck nicht aufbringen und reagiert mit Rechtsherzversagen (▶ Tab. 14.1).

> **Ausblick Aufbaumodule**
>
> **Weitere Ursachen**
> Andere Ursachen einer „abnormen Septumbewegung" sind:
> - Linksschenkelblock
> - Schrittmacher
> - Dyskinesie bei koronarer Herzkrankung
> - postoperativ nach Herzoperationen

Bestimmung des Pulmonalisdrucks

Trikuspidalinsuffizienzjet
Der pulmonalarterielle Druck kann mithilfe des Trikuspidalinsuffizienzsignals gemessen werden. Hierzu wird ein CW-Doppler durch den Insuffizienzfluss gelegt und die maximale Geschwindigkeit gemessen (▶ Abb. 14.7).

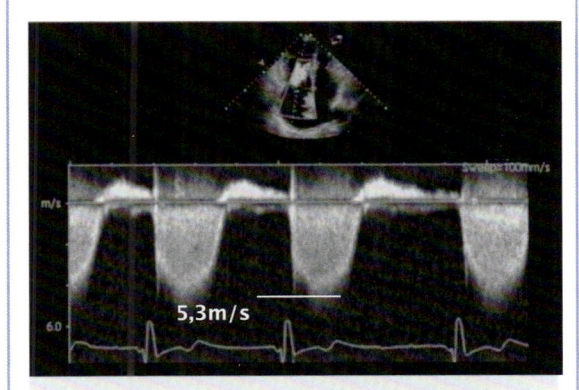

Abb. 14.7 CW-Doppler-Signal der Trikuspidalklappeninsuffizienz. Die Geschwindigkeit ist mit 5,3 m/s sehr hoch. Es errechnet sich ein systolischer Pulmonalarteriendruck von über 120 mmHg.

Tab. 14.1 Echokardiografische Zeichen einer hämodynamisch bedeutsamen Pulmonalembolie.

Befund	Kommentar
Dilatierter rechter Ventrikel	indirekter Ausdruck des Rechtsherzversagen
Reduzierte Rechtsventrikelfunktion	Rechtsherzversagen
McConnell-Zeichen*	normokinetischer RV-Apex + Hypokinesie lateral*
Perikarderguss	sekundäres Zeichen des Rechtsherzversagen
Reduzierter Fluss über dem RVOT*	reduziertes Schlagvolumen*
Trikuspidalinsuffizienz*	Folge der Ringdilatation*
Gering- bis mäßiggradige PHT*	erhöhter pulmonaler vaskulärer Widerstand*
Thrombus im rechten Herzen*	direkter Nachweis des „Embolus"*
Pleuraerguss	Zeichen des Rechtsherzversagens

* Inhalte zukünftiger Aufbaumodule
RV: rechter Ventrikel, RVOT: rechtsventrikulärer Ausflusstrakt, PHT: pulmonale Hypertonie

> **Ausblick Aufbaumodule**
>
> ### Chronische pulmonale Hypertonie
> Im Gegensatz zur akuten Pulmonalembolie hat der Ventrikel hier Zeit, sich an die erhöhte Nachlast zu adaptieren. Somit findet man Zeichen der rechtsventrikulären Hypertrophie und einen dilatierten rechten Ventrikel (mit unterschiedlich stark ausgeprägter rechtsventrikulärer Dysfunktion). Der Pulmonalisdruck kann sehr hoch sein und sogar den Systemdruck übersteigen. Wie bei der akuten Pulmonalembolie ist das interventrikuläre Septum abgeflacht.
>
> Ursachen einer chronischen Pulmonalembolie sind:
> - Linksherzerkrankungen (systolische und diastolische Dysfunktion, Vitien)
> - chronisch thromboembolische pulmonale Hypertonie
> - pulmonalarterielle Hypertonie (idiopathische, familiäre, HIV, Sklerodermie)
> - Lungenerkrankungen + Hypoxämie
> - angeborene Herzerkrankungen (z. B. ASD)
>
> ### Rechtsventrikelinfarkt
> Eine rechtsventrikuläre Mitbeteiligung bei Myokardinfarkten der rechten Herzkranzarterie ist häufig. Es wird angenommen, dass bis zu 40 % aller Patienten mit Hinterwandinfarkt in der einen oder anderen Form eine ischämische Funktionseinschränkung erfahren. In vielen Fällen erholt sich der rechte Ventrikel jedoch wieder. Bei großen Rechtsventrikelinfarkten kommt es klinisch zur Hypotonie und bis hin zum Schock. Die echokardiografische Beurteilung des rechten Ventrikels ist somit bei diesen Bedingungen unerlässlich.
>
> Typische Befunde sind die Vergrößerung des rechten Ventrikels, reduzierte Rechtsventrikelfunktion, der Nachweis von regionalen rechtsventrikulären Wandbewegungsstörungen und das Auftreten einer Trikuspidalinsuffizienz. Die Beurteilung der Rechtsventrikelfunktion erfolgt nach den üblichen oben beschriebenen Kriterien.

15 Perikarderguss und -tamponade

J. Osterwalder

15.1 Klinik

Der Perikarderguss wird als Ansammlung von über 50 ml Flüssigkeit im Herzbeutel definiert. Dafür kommen viele Ursachen infrage. In der Hauptsache sind es infektiöse und nicht infektiöse Entzündungen, Geschwülste, traumatische, spontane und postoperative Blutungen, Myxödem, Volumenüberlastung sowie Hypoproteinämie. Allerdings gelingt die ätiologische Zuordnung nicht immer (idiopathische Genese). Der Perikarderguss kann ohne Symptome oder mit Zeichen einer Perikarditis / Tamponade auftreten. Im Gegensatz zur echokardiografischen Diagnose ist die klinische Beurteilung, insbesondere das Erkennen von frühen Anzeichen einer Tamponade, schwierig. Die Echokardiografie erleichtert zudem die Planung und Durchführung einer notfallmäßigen Punktion.

15.2 Indikationen und Fragestellungen

Indikationen zur fokussierten Echokardiografie sind (▶ Tab. 15.1):
- unklare Dyspnoe sowie unklarer Schock
- gestaute Halsvenen
- V. cava inferior prall gefüllt (Durchmesser ≥ 2 cm) oder keine Atemvariabilität
- Verdacht auf thorakale Aortendissektion (bei unklarem Perikarderguss immer auch an Aortendissektion denken!) oder Endokarditis
- Bestimmung des idealen Punktionsorts unter Schonung von Pleura, Lunge, Myokard und Gefäßen
- Führung der Punktionsnadel unter Sicht (Vermeidung von Verletzungen), Verifizierung der Nadel- oder Katheterlage und Erfolgskontrolle (Abnahme des Perikardergusses)

> **Ausblick Aufbaumodule**
>
> Die Suche nach Tamponadezeichen, wenn ein Perikarderguss vorliegt, ist Bestandteil zukünftiger Aufbaumodule.

15.3 Sonografische Fragestellungen

▶ **Liegt ein Perikarderguss vor?**
- Das Perikard ist in der Echokardiografie leicht erkennbar. Es erscheint als helle, echoreiche Linie, die das Herz umgibt. In der Regel lassen sich das viszerale und parietale Perikardblatt nicht voneinander abgrenzen. Sie bilden eine etwa 4 mm dicke Einheit. Flüssigkeit im Herzbeutel ist meist echoarm (Ausnahme geronnenes Blut sowie Eiter) und kontrastiert als schwarze Zone zum hellen Perikard. Vom Perikarderguss sprechen wir, wenn der echoarme Saum während der Diastole persistiert.
- Man unterscheidet zwei Formen: zirkulärer und lokalisierter Erguss. Letzterer kommt nach Herzoperation und beim Malignom vor. Dokumentiert wird im M-Mode. Das typische Muster zeigt eine Separierung der Perikardblätter mit Zunahme des Flüssigkeitssaums während der Systole sowie Abnahme während der Diastole (▶ Abb. 15.1).

Tab. 15.1 Indikation und Fragestellung bei Verdacht auf Perikarderguss.

Indikationen	Fragestellungen
Differenzialdiagnose Dyspnoe und Schock	• Perikarderguss?
Gestaute Halsvenen und/oder V. cava inferior ≥ 2 cm	• Erguss? • Tamponadezeichen?
Verdachtsmomente für thorakale Aortendissektion und Endokarditis	• Erguss? • Tamponadezeichen bei Aortendissektion?
Punktionsdringlichkeit	• sofort? (Herzstillstand, schwerer kardiogener Schock und echokardiografische Tamponadezeichen? – Cave: Status nach Herzoperation) • dringend? (echokardiografische Tamponadezeichen bei noch fehlender Klinik?)
Punktionsstelle	• wo liegt die günstigste Punktionsstelle (kein Lungengewebe zwischen Flüssigkeit und Thoraxwand, größtes Ergussausmaß, günstigster Punktionswinkel)?
Nadelführung	• wie lassen sich Verletzungen von Pleura/Lunge/Myokard und von Gefäßen vermeiden?

Perikarderguss und -tamponade

Abb. 15.1 Perikarderguss (ca. 500 ml) – parasternale Kurzachse mit M-Mode. 1: linker Ventrikel, 2: rechter Ventrikel, 3: Erguss, Pfeil: Nadelführung, doppelköpfiger Pfeil: diastolische Separation.

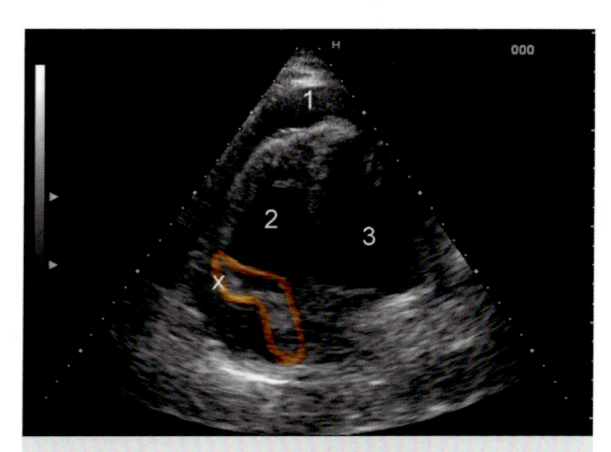

Abb. 15.2 Kollaps rechter Vorhof – Vierkammerblick. X: Kollaps rechter Vorhof, 1: zirkulärer Erguss, 2: rechter Ventrikel, 3: linker Ventrikel.

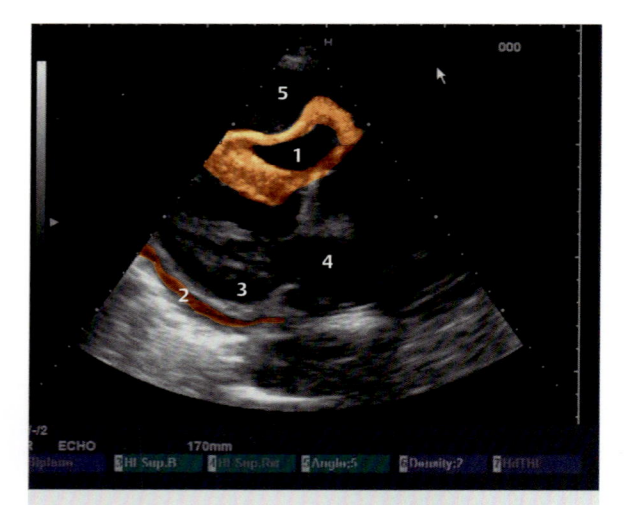

Abb. 15.3 Kollaps rechter Ventrikel – parasternale lange Achse. 1: Kollaps rechter Ventrikel, 2: Erguss posterior, 3: linker Ventrikel, 4: linker Vorhof, 5: Erguss anterior.

▶ **Wie groß ist der Erguss?**
- Der Erguss kann am Ende der Diastole anhand der Distanz zwischen den beiden Perikardblättern geschätzt werden: 1 cm entspricht etwa 100 ml, 2 cm etwa 500 ml und > 2 cm entspricht > 500 ml (▶ Abb. 15.1).

Ausblick Aufbaumodule

Liegen Tamponadezeichen vor?
- Tamponadezeichen im 2D-Bild:
  - rechtsatriale Inversion bis Kollaps in der späten Diastole als sensitives Zeichen in der Frühphase (▶ Abb. 15.2)
  - rechtsventrikuläre Inversion bis Kollaps in der frühen Diastole als spezifisches Zeichen in fortgeschritteneren Stadien (▶ Abb. 15.3)
  - zum Kollaps der Herzhöhlen kann es kommen, bevor sich ein Schock klinisch manifestiert
  - „Shift" des Septums bei Inspiration nach links und bei Exspiration nach rechts
  - „Swinging Heart", d. h. vermehrte Beweglichkeit und Rotation des Herzens um die großen Gefäße im Uhrzeigersinn
  - erweiterte V. cava inferior (Durchmesser ≥ 2 cm) und/oder keine Atemvariabilität
- Dopplercharakteristika in Inspiration:
  - Erhöhung der transtrikuspidalen Geschwindigkeit um 40 %
  - Erniedrigung der transmitralen Geschwindigkeit um 25 %

▶ **Wo liegt eine geeignete Punktionsstelle?**
- Man soll dort punktieren, wo sich die Flüssigkeit während der Diastole maximal ausdehnt, nahe an der Hautoberfläche liegt und kein Lungengewebe durchstochen werden muss (▶ Abb. 15.1).

▶ Wie lassen sich Verletzungen des Myokards/von Gefäßen durch eine Punktion vermeiden?
- Die Nadelrichtung soll möglichst parallel zum Myokard verlaufen (▶ Abb. 15.1).

15.4 Pathologie

Kleine Ergüsse finden sich in der Regel nur an der Hinterwand des linken Ventrikels (▶ Abb. 15.3). Fibrinöse Membranen und teilthrombosierte Ergüsse können zu Kammerungen und lokal begrenzten Befunden, insbesondere nach Herzoperation, führen. Thrombosierte und eitrige Ergüsse sind in der Regel echoreich.

Die Perikardtamponade ist ein lebensbedrohliches klinisches Syndrom. Sie führt unbehandelt zum Herzstillstand. Die Perikardtamponade entsteht, wenn die Ergussmenge einen Druck im Herzbeutel erzeugt, der über dem diastolischen intrakardialen Druck liegt und die Füllung maximal behindert. In der Folge sinkt der „Cardiac Output". Es kommt zum kardiogenen Schock. Die Entwicklung der Perikardtamponade korreliert allerdings nicht mit der Flüssigkeitsmenge, sondern mit der Geschwindigkeit der Flüssigkeitsansammlung. So können bei Verletzungen akute Blutungen von weniger als 100 ml bereits die maximale Füllungsbehinderung erreichen, während für längere Zeiträume (z. B. bei Tumoren) 1–2 l problemlos toleriert werden.

15.5 Sonografische Untersuchungsschritte

Oft sind die klassische Linksseitenlagerung sowie die Kooperation des Patienten in Notfallsituationen nicht möglich. Der Untersucher soll die bestmögliche Lösung für den Patient und sich selbst anstreben.

▶ Diagnostik
- Beginn subxiphoidal (Vierkammerblick und kurze Achse)
- falls keine Darstellung möglich: Versuch parasternal längs / Kurzachse, apikaler Vierkammerblick und schließlich irgendein Schallfenster wählen
- für den sicheren Ausschluss wird die Untersuchung an zwei unterschiedlichen Schallfenstern empfohlen (cave: lokalisierter Erguss)

▶ Punktionsstelle
- Bestes thorakales Fenster wählen, wo keine Lunge zwischen Thoraxwand und Flüssigkeit liegt, der Erguss maximal ausgedehnt ist und die Nadel parallel zum Myokard eingeführt werden kann.

▶ Ultraschallgeführte Punktion durch den Nichtkardiologen
- nur bei drohendem Herzstillstand bzw. unter Reanimation
- je nach Situation sind Venflon, Pleuracath, Pigtail möglich; Sonde mit sterilem Handschuh überziehen und Desinfektionsmittel als Kontaktmedium benutzen
- In-plane- oder Out-of-Plane-Technik (cave: Darstellung Spitze) – s. Kap. 22.3.1
- Nadel-/Katheterlage kontrollieren: Aspirieren unter Farbdoppler, Injektion von Kristalloidflüssigkeit mit Luft angereichert oder Signalverstärker

15.6 Probleme, Fallstricke und Tipps

15.6.1 Diagnostik

▶ **DD zum epikardialen Fett.** Das epikardiale Fett ist variabel echogen und umfasst alle Stufen von echoarm bis echoreich. Es liegt in der Regel vor dem rechten Ventrikel (im Gegensatz zur Hinterwand beim Perikarderguss). Die Fettschicht beträgt meist weniger als 1 cm und kommt häufiger bei älteren sowie adipösen Patienten vor. Im M-Mode variiert der Saum nicht mit Diastole und Systole (▶ Abb. 15.4).

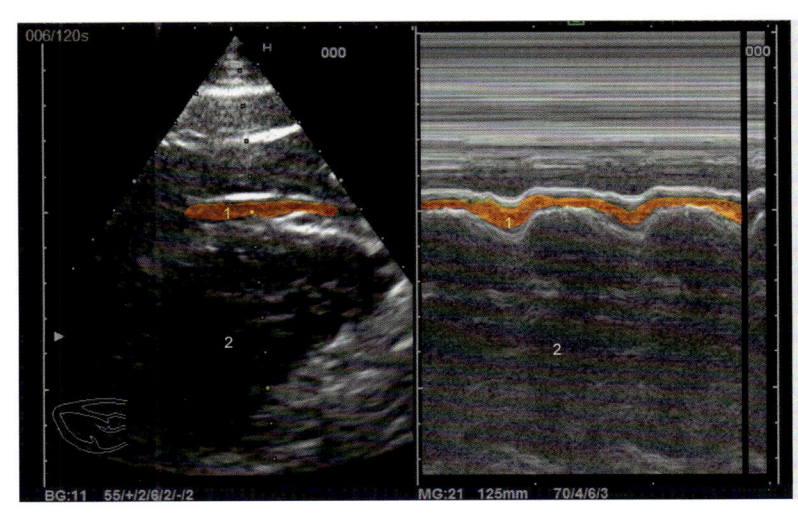

Abb. 15.4 Differenzialdiagnose epikardiales Fett – subxiphoidal mit M-Mode. 1: synchrone Bewegung mit Systole und Diastole, 2: rechter Ventrikel.

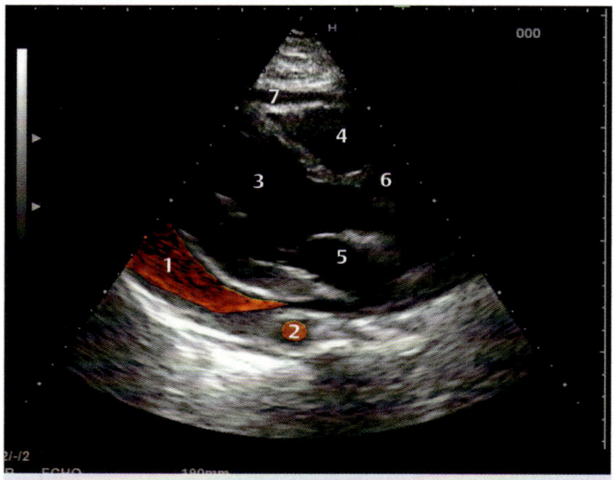

Perikarderguss und -tamponade

Abb. 15.5 Differenzialdiagnose Perikarderguss – Pleuraerguss. Parasternale Kurzachse. 1: Erguss posterior, 2: Aorta descendens, 3: linker Ventrikel, 4: rechter Ventrikel, 5: linker Vorhof, 6: Aorta ascendens, 7: Erguss anterior.

> **Ausblick Aufbaumodule**
> - Eine rechtsatriale Inversion, die weniger als ein Drittel der Diastole dauert, ist häufig und nicht pathologisch.
> - Es kann vor allem bei Tachykardien schwierig sein, die physiologische systolische Kontraktion vom pathologischen diastolischen Kollaps zu unterscheiden. Zwei Methoden können dabei helfen:
>   - Real-Time-EKG mit Kollaps nach der T-Welle
>   - M-Mode mit Kollaps während der Mitralklappenbewegung
> - Im Falle einer Tamponade mit lokalisiertem Erguss (Adhäsionen, z. B. nach Operation) sind die echokardiografischen Zeichen der Füllungsbehinderung oft diskret und/oder atypisch. Lokalisierte Ergüsse können zudem mit normalen Herzhöhen verwechselt werden, insbesondere wenn sie den Vorhof total zusammendrücken.

▶ **DD zum Pleuraerguss links.** Der Perikarderguss liegt im parasternalen Längsschnitt zwischen Herz und Aorta (▶ Abb. 15.5). Auf der Außenseite grenzt er an das sehr helle parietale Perikardblatt. Zudem ist die Flüssigkeit in der Regel zirkulär verteilt. Der Pleuraerguss beginnt hinter der Aorta und enthält häufig Atelektasen. Beachte: Perikarderguss und Pleuraerguss können simultan auftreten.

▶ **DD zum Pleuraerguss rechts.** Am einfachsten gelingt die Darstellung und Differenzierung des Pleuragusses von subxiphoidal her (echofreier Raum an die Leber angrenzend).

> **Vorsicht** ⚠
> - Beim Trauma darf man den fehlenden Perikarderguss nicht mit fehlender Verletzung von Myokard bzw. Perikard gleichsetzen. Eine größere Läsion am Herzbeutel kann nämlich zum Austritt von Blut in die Pleurahöhle führen.
> - Der rechtsventrikuläre Kollaps wird in der parasternalen Kurzachse auf Ebene des linken Ventrikels und rechten Ausflusstraktes nicht selten überschätzt. Eine Bestätigung durch weitere Ebenen ist daher empfohlen. Beim hypertrophen oder infiltrierten rechten Ventrikel kann der Kollaps trotz Tamponade fehlen.
> - Große beidseitige Pleuraergüsse sowie Pneumothoraces erzeugen einen hohen Druck aufs Mediastinum. Dieser Zustand kann zu einer Herztamponade mit identischen klinischen Zeichen führen, wie sie bei der Perikardtamponade auftreten. Die unverzügliche Pleuradrainage ist hier lebensrettend.

15.6.2 Punktion

- Ab 2 cm Erguss ist die Punktion in der Regel problemlos und sicher.
- Die akut-notfallmäßige Punktion ist Sache des erstbehandelnden Arztes (Ausbildung!), die dringliche Punktion ist Sache des Kardiologen.

15.7 Algorithmus

▶ Abb. 15.6 fasst das Vorgehen im Rahmen der fokussierten Echokardiografie bei Perikarderguss zusammen.

15.8 Studienübersicht

▶ Tab. 15.2 zeigt Reviews zur Echokardiografie bei Perikarderguss und Perikardtamponade.

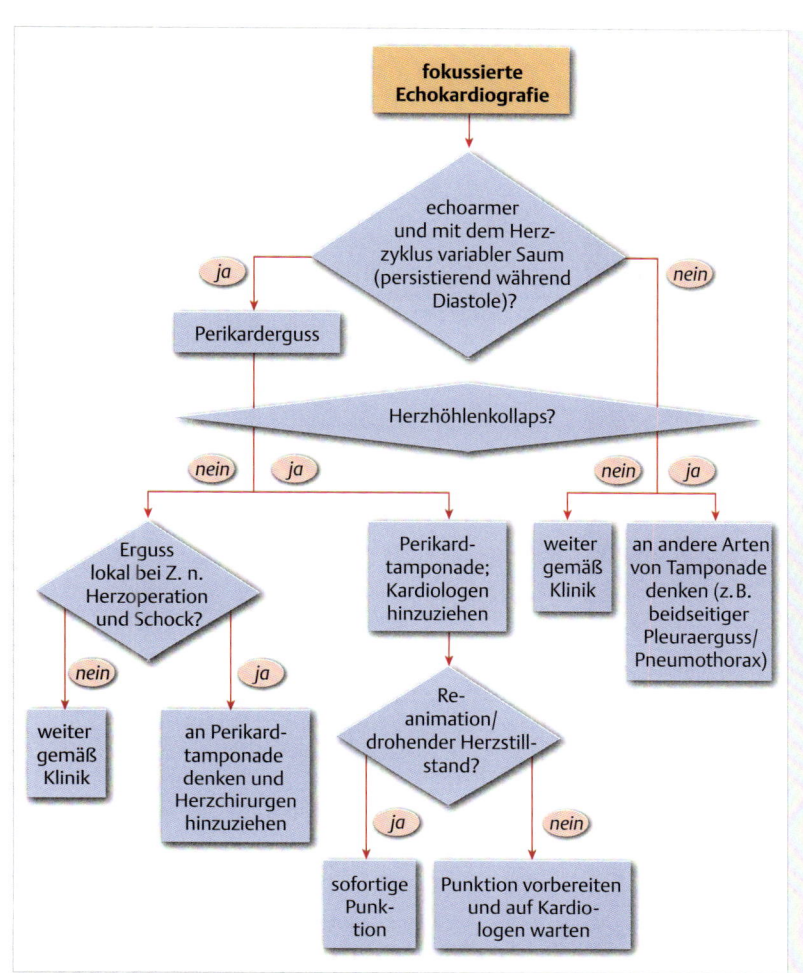

Abb. 15.6 Algorithmus: Perikarderguss und Perikardtamponade.

Tab. 15.2 Studienübersicht.

Publikation	Inhalt	Sensitivität und Spezifität
Otto CM. The practice of clinical echocardiography. Saunders Elsevier; 2007	echokardiografische Zeichen der Perikardtamponade (Herzhöhlenkollaps) – systematisches Review von 13 Studien	Sensitivität: 48 – 100 % Spezifität: 40 – 100 %
Zehtabchi S, Sinert R. In: Evidence-based emergency medicine. BMJ Books 2009 by Blackwell Publishing Ltd.	fokussierte Echokardiografie und Hämoperikard beim penetrierenden Trauma – systematisches Review von 4 Studien	Sensitivität: 56 – 100 % Spezifität: 87 – 100 %

15.9 Weiterführende Literatur

[1] **Mund** BI et al. Pericardial Disease. In: Otto CM. The Practice of Clinical Echocardiography. 3rd ed. Philadelphia: Saunders Elsevier 2007; 710 – 734
[2] **Spodick** DH. Acute Cardiac Tamponade. NEJM 2003;349:684 – 690
[3] **Tsang** TS, Freeman WK, Sinak LJ et al. Echocardiographically guided pericardiocentesis: evolution and state-of-the-art technique. Mayo Clin Proc 1998; 73: 647 – 652

Teil IV
Klinische Notfallsonografie

16 Einleitung — *112*
J. Osterwalder

17 Dyspnoe — *113*
G. Mathis

18 Schock — *119*
J. Osterwalder

19 Thoraxschmerz — *127*
A. Hagendorff

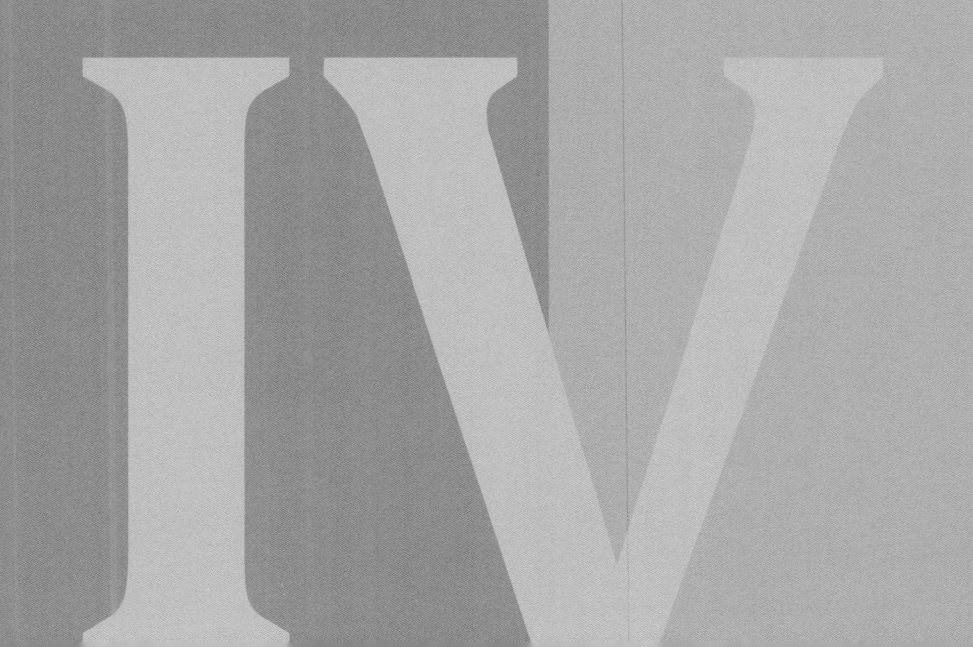

20 E-FAST — *136*
J. Böer, R. Breitkreutz

16 Einleitung

J. Osterwalder

16.1 Definition

Die Untersuchung einzelner Organe ist sinnvoll, wenn es um fokussierte Fragestellungen, wie z. B. Perikarderguss oder Nierenaufstau, geht. In der Praxis haben wir es jedoch auch häufig mit Symptomen und Befunden zu tun, für die mehrere Diagnosen in Frage kommen. In solchen Situationen kann nur ein übergreifender Ansatz helfen. Aus diesem Grunde wenden wir uns jetzt der klinischen Notfallsonografie (KNFS) zu. Sie bezeichnet die Anwendung des Ultraschalls im Rahmen von Notfallalgorithmen oder klinischen Pfaden.

▶ **Differenzialdiagnostik.** Die KNFS ist in der Lage, zusammen mit der Anamnese, klinischen Befunden sowie technischen Hilfsuntersuchungen schnell Ursachen und Ausmaß von lebensbedrohlichen Zuständen zu klären oder differenzialdiagnostisch einzugen (▶ Abb. 16.1). Die Differenzialdiagnose umfasst jedoch nur Krankheitsbilder oder Verletzungen, die der Sonografie zugänglich sind. Da wichtige Ursachen der Symptomatik nicht sonografisch erfassbar sein können, ist eine umfassende Beurteilung nicht immer möglich. Zudem gilt der Einwand, dass der fokussierte Ultraschall als solches oder in seiner beschränkten Anwendung durch einen Generalisten für gewisse Pathologien, wie z. B. die Aortendissektion, ein suboptimales diagnostisches Mittel darstellt. Allerdings ist er in der Regel besser als nichts.

▶ **Entscheidungshilfe.** Die KNFS liefert häufig wertvolle morphologische, funktionelle und pathophysiologische Zusatzinformationen. Diese helfen bei wegweisenden Entscheidungen und erlauben, selbst bei fehlender Diagnose, d. h. ohne den exakten Grund für die Vitalstörung zu kennen, zielsicher erste lebensrettende Maßnahmen, wie z. B. Volumentherapie oder Einlegen einer Thoraxdrainage, zu ergreifen. Des Weiteren kann sich der Notfallarzt durch den Ausschluss relevanter Pathologien und/oder pathophysiologischer Zustände auf die Klärung der verbleibenden Möglichkeiten konzentrieren. Die klinische Sonografie ist, wenn auch nicht immer eindeutig diagnostisch, so doch meist für das weitere diagnostische und therapeutische Vorgehenentscheidungsrelevant. Insbesondere wird schnell klar, ob unverzüglich Hilfe durch einen Experten/Spezialisten erforderlich ist. Zusammenfassend leistet die klinische Notfallsonografie einen wichtigen Beitrag, Fehldiagnosen oder Fehleinschätzungen auf der Basis rein körperlicher Untersuchungsbefunde und erster Bedside-Laborresultate zu vermeiden.

Da die Untersuchung im Rahmen der KNFS unvollständig ist, können jederzeit unerwartete Befunde ins Blickfeld treten. Solche Befunde erfordern eine bewusste Offenheit. Bei Schwierigkeiten mit der Interpretation oder Einordnung ins klinische Bild, muss Hilfe zur Beurteilung angefordert werden. Schließlich sei noch erwähnt, dass nicht selten Befunde ohne pathologische Bedeutung oder ohne Zusammenhang mit der vorliegenden Klinik erhoben werden.

> **Merke**
>
> Zusammenfassend liegt die Bedeutung der klinischen Notfallsonografie in der schnellen Bereitstellung von Zusatzinformationen für zeitsensitive Notfallsituationen. Diese Informationen erhöhen die Sicherheit von wichtigen diagnostischen und therapeutischen Entscheidungen, die mit oder ohne Sonografie getroffen werden müssen und helfen, Fehler zu vermeiden.

16.2 Inhalte

Die nachfolgenden 4 Kapitel behandeln die KNFS unter dem Aspekt des sonografischen Managements von
- Dyspnoe,
- Schock,
- Thoraxschmerz und
- Trauma.

Dabei beschränken sich die Autoren nicht nur auf die Basisapplikationen der Notfallsonografie, sondern weisen auf weitere Anwendungen hin, die Bestandteil von zukünftigen Aufbaumodulen sein könnten.

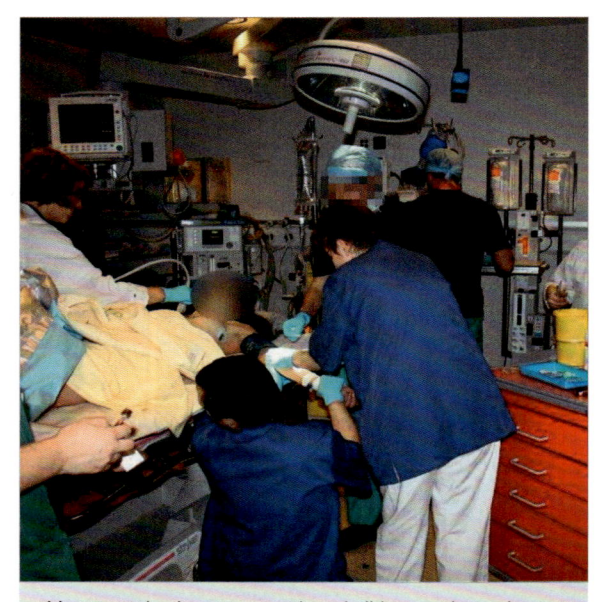

Abb. 16.1 Schockraumteam: Ultraschalldiagnostik simultan mit weiteren diagnostisch-therapeutischen Maßnahmen.

17 Dyspnoe

G. Mathis

17.1 Definition

Dyspnoe ist ein subjektives Empfinden von Atemnot, dessen Anwesenheit und Schwere zunächst nur der Patient selbst ermessen und beurteilen kann. Dyspnoe kann lebensbedrohlich und mit Todesangst verbunden sein.

Objektiv erkennbar sind die Charakteristiken der veränderten Atmung wie Bradypnoe (<8/min), Tachypnoe (>20/min), Orthopnoe, periodische Atmung (Kussmaul-Atmung, Cheyne-Stokes-Atmung, Biot-Atmung).

17.2 Ätiologie

Die Ursachen einer bedrohlichen Dyspnoe können vielfältig sein: Herzversagen, respiratorische Insuffizienz oder auch metabolische Störungen wie Urämie oder diabetische Azidose. Anämie und zentralnervöse Ursachen sind selten akut bedrohlich, was die Dyspnoe anbetrifft (▶ Tab. 17.1).

▶ **Respiratorische Insuffizienz.** Führen Lungenerkrankungen zu Dyspnoe, besteht oft eine respiratorische Insuffizienz. Die respiratorische Insuffizienz ist ein pathophysiologischer Begriff und keine Diagnose an sich. Man versteht darunter eine Störung der Sauerstoffaufnahme mit oder ohne Störung der Kohlensäureabgabe durch die Lunge. Eine respiratorische Insuffizienz kann letztlich nur auf Basis einer arteriellen Blutgasanalyse definitiv diagnostiziert werden. Eine Partialinsuffizienz ist durch eine verminderte Sauerstoffsättigung bei normalen CO_2-Werten gekennzeichnet. Bei der respiratorischen Globalinsuffizienz ist die Abatmung des CO_2 vermindert, was auch eine Hypoxämie zur Folge hat.

17.3 Klinische physikalische Diagnostik

Nach der Anamnese führt die gründliche klinische Untersuchung häufig zur richtigen Strategie, manchmal aber auch auf Irrwege.

▶ **Inspektion und Perkussion.** Die Inspektion zeigt Charakteristiken einer veränderten Atmung, Deformierungen des Thorax und speziell auch Hautveränderungen wie Blässe, Zyanose und Schweiß. Die Perkussion kann einen Pleuraerguss oder einen Pneumothorax wahrscheinlich machen.

▶ **Auskultation.** Auskultationsbefunde sind bei Dyspnoe durch Asthma bronchiale sehr spezifisch. Mehr oder weniger reichlich inspiratorische Rasselgeräusche (diskontinuierliche Nebengeräusche) vor allem über den basalen Lungenabschnitten sind für das kardiale Lungenödem typisch. Allerdings kann die Lungenstauung durch ein Ödem der Bronchialschleimhaut zu einem verlängerten Exspirium und Giemen führen (kontinuierliche und musikalische Nebengeräusche). Man spricht dann von Asthma cardiale. Feinblasige, nichtklingende endinspiratorische Rasselgeräusche sind aber auch für Lungenfibrosen typisch. Schließlich bleibt das Asthma mixtum: Liegt eine Exazerbation einer COPD vor oder ein kardiales Lungenödem? Nach neueren Untersuchungen liegt die Sensitivität der Auskultation in dieser Frage bei knapp über der Hälfte, ebenso können auch nur etwas mehr als die Hälfte der Pneumonien auskultatorisch wahrgenommen werden.

Tab. 17.1 Die wichtigsten Ursachen der Dyspnoe.

Pulmonale Ursachen	Extrapulmonale Ursachen
Obstruktive Lungenkrankheiten: • COPD • Asthma bronchiale • Stenosen der oberen Atemwege	Kardiovaskulär bedingte Dyspnoe • koronare Herzkrankheit • Vitien • pulmonalarterielle Hypertonie
Restriktive Lungenkrankheiten • interstitielle Lungenkrankheiten • Z. n. Lungenteilresektion	Extrapulmonale Restriktion • ausgeprägte Adipositas • Kyphoskoliose • neuromuskuläre Erkrankungen mit Zwerchfelllähmung
Vaskuläre Lungenkrankheiten: • Lungenembolie • pulmonaler Rechts-links-Shunt	Weitere Ursachen • ausgeprägte Anämie • metabolische Azidose • Panikreaktionen mit Hyperventilation • hypobare Hypoxie • Schwangerschaft im letzten Trimenon u. a.
COPD: chronisch obstruktive Lungenerkrankung	

Selbstverständlich kann auch die Auskultation des Herzens unmittelbare Hinweise auf die Ursache der Herzinsuffizienz bzw. der Dyspnoe geben (Mitralinsuffizienz, Aortenstenose, 3. oder 4. Herzton). Also werden wir die physikalische Untersuchung nicht vernachlässigen und das Stethoskop nicht an den Nagel hängen. Im Bewusstsein, dass die Auskultation limitiert ist, bietet sich das „Ultraschallstethoskop" an.

17.4 Sonografische Fragestellungen

Die Fragen an die Sonografie lauten nun:
- Kann die Notfallsonografie bei Dyspnoe die diagnostische Treffsicherheit unmittelbar nach der klinischen Untersuchung verbessern?
- Kann die Notfallsonografie sofortige therapeutische Entscheidungen herbeiführen?
- Kann die Norfallsonografie weitere diagnostische Schritte besser planen oder erübrigen?

Essenziell ist auch die Frage, welche Begleitsymptome vorliegen: diffuser oder lokaler Thoraxschmerz, inspiratorisch oder anhaltend? Hat der Patient Fieber oder ist er gar schockiert? Unter Berücksichtigung von Leit- und Begleitsymptomen kann die fokussierte Notfallsonografie das weitere diagnostische und therapeutische Vorgehen häufig verbessern. Die Begleitsymptome einer Dyspnoe beeinflussen auch den Untersuchungsvorgang: Zuerst schaut man dorthin, wo es weh tut. Dann kann man beispielsweise eine Rippenfraktur oder eine Pleuritis sofort als Ursache entdecken.

17.5 Pneumothorax

Die Untersuchung erfolgt beim liegenden Patienten beginnend im 3. Interkostalraum in der Medioklavikularlinie, stets im Seitenvergleich. Sonomorphologische Kriterien eines Pneumothorax sind das fehlende Lungengleiten, der Nachweis des Lungenpunktes, fehlende vertikale Kometenschweifartefakte (B-Linien), fehlendes Farbzeichen, fehlender Lungenpuls sowie vermehrte horizontale Wiederholungsechos. Wird die Schallsonde nach dorsobasal bewegt und dabei der Lungenpunkt in einer bestimmten Höhe dargestellt, erlaubt dies eine vorsichtige Abschätzung, wie ausgedehnt der Pneumothorax ist. Die Sonografie zeigt zum Nachweis und zum Ausschluss eines Pneumothorax eine sehr hohe Treffsicherheit. Siehe Kap. 9.

17.6 Pleuraerguss, Hämatothorax, Pleuraempyem

Voluminöse Pleuraergüsse führen durch Kompression von Lungengewebe zu Dyspnoe. Besteht eine kardiopulmonale Vorerkrankung, können auch mäßige Ergussbildungen zu Atemnot führen.

▶ **Ergussvolumen.** Bei einer Dämpfung in der Perkussion lässt sich das Ausmaß eines Pleuraergusses sonografisch gut darstellen und das Ergussvolumen abschätzen. Im Einklang mit dem klinischen Bild kann man einfach und rasch die Indikation zur Entlastungspunktion stellen. Es wurden verschiedene Formeln entwickelt, mithilfe derer das Ergussvolumen gemessen werden soll. Pleuraergüsse sind derart vielgestaltig, dass eine exakte Messung nicht möglich ist. Allenfalls kann man das Ergussvolumen vorsichtig geschätzt werden.

Beim liegenden Patienten mit leicht erhabenem Oberkörper (15°) wird der Abstand zwischen dorsaler Thoraxwand und belüfteter Lunge in Millimetern gemessen. Wird diese Distanz mit 20 multipliziert, erhält man einen vertretbaren Schätzwert.

Beim sitzenden Patienten misst man die maximale kraniokaudale Ergussausdehnung in Zentimetern × 90 oder man addiert die maximale kraniokaudale Ergussausdehnung mit der subpulmonalen Ergusshöhe in Zentimetern und multipliziert mit 70. Damit erzielt man auch gute Schätzwerte. Kleine Ergüsse werden mit diesen Formeln erfahrungsgemäß überschätzt.

▶ **Sonomorphologie.** Der kardiale Stauungserguss ist in aller Regel echolos. Beim Hämatothorax zeigen sich oft feine Binnenechos, die sich mit der Atmung und dem Herzschlag bewegen. Binnenechos können aber auch bei eiweißreichen Ergüssen sowie beim Chylothorax bestehen. Septen, Fibrinfäden und Kammerbildungen weisen eher auf ein entzündliches Geschehen, können aber auch bei malignen Ergüssen vorkommen (▶ Abb. 17.1). Knotenbildungen sind sehr typisch für maligne Ergüsse. Bei gekammerten Ergüssen ist die gezielte Punktion einzelner Ergusskammern durchaus erfolgversprechend. Der sog. „weiße Hemithorax" im Röntgen ist eine klassische Indikation zur sofortigen Ultraschalluntersuchung: Was ist flüssig, was ist solide [7]?

▶ **Kompressionsatelektasen.** Bei voluminösen Pleuraergüssen finden sich am Lungenunterrand Kompressionsatelektasen, die von anderen Lungenkonsolidierungen abzugrenzen sind. Kompressionsatelektasen sind weitgehend luftfrei und leberähnlich. Sie haben eine mono- oder bikonkave Form, können den Luftgehalt atemabhängig ändern, flottieren im Erguss und sind nach Ergusspunktion kleiner oder auch nicht mehr nachweisbar.

17.6 Pleuraerguss, Hämatothorax, Pleuraempyem

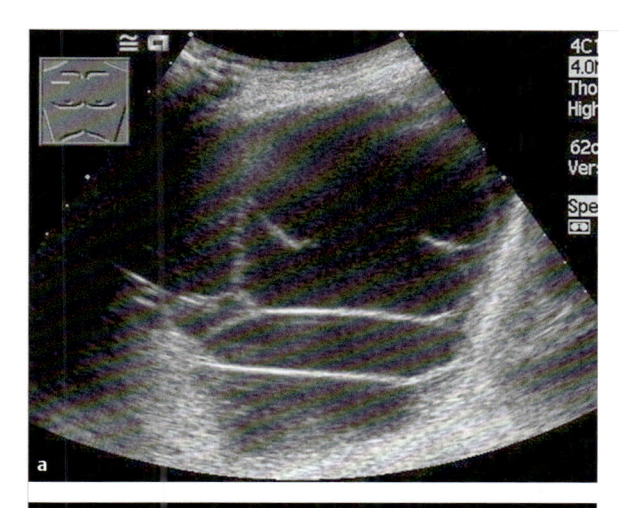

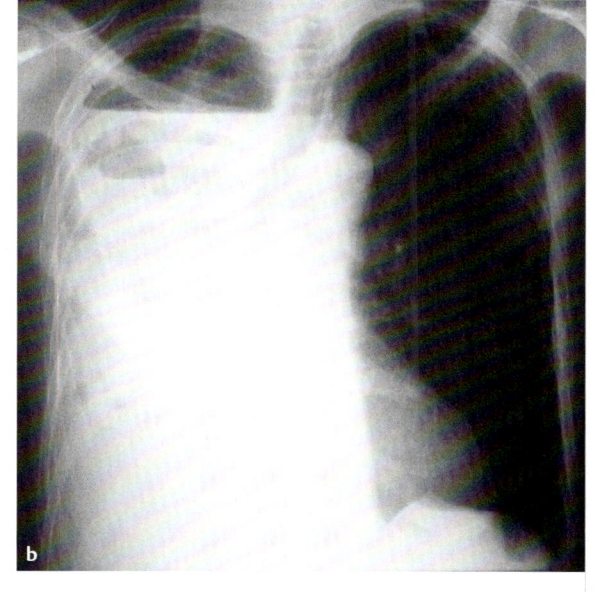

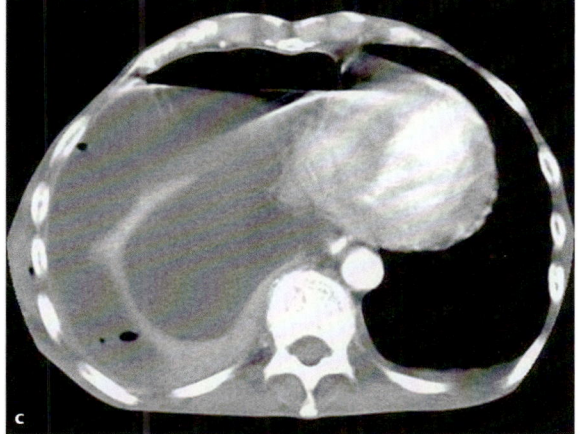

Abb. 17.1 Pleuraempyem.
a Ausgedehnter Pleraerguss mit Septen und Kammern.
b Radiologisch zeigte sich ein weißer Hemithorax.
c Die Septen waren in der CT nur teilweise sichtbar.

Ausblick Aufbaumodule

Pleuritis

Bei einer Pleuritis steht ein mehr oder minder gut lokalisierbarer inspiratorischer Schmerz im Vordergrund. Der Patient kann aber nicht mehr durchatmen, sodass Atemnot entsteht. Das Pleurareiben und -knarren ist auskultatorisch oft nur kurze Zeit vernehmbar, bis sich ein kleiner fokaler Erguss bildet. Die bildgebende Diagnostik ist schwierig, da der Röntgenthorax oft nichts zeigt.

Sonografisch zeigen sich in bis zu 90 % typische Veränderungen. Der Eintrittsreflex in die Lunge – vereinfacht viszerale Pleura genannt – ist aufgeraut und unterbrochen. Häufig zeigen sich kleine subpleurale Konsolidierungen mit Kometenschweifartefakten sowie kleine lokalisierte oder basale Ergüsse (▶ Abb. 17.2). Das Lungengleiten kann etwas reduziert sein [1].

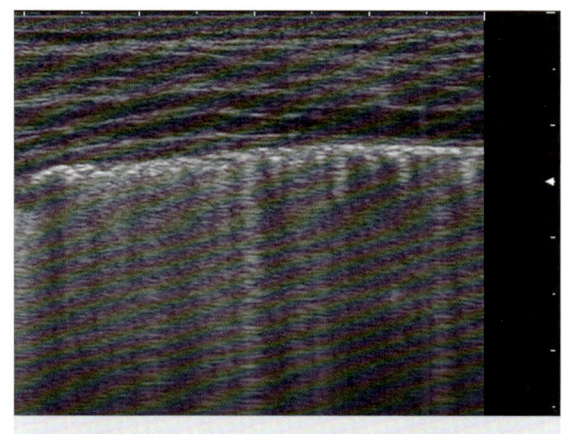

Abb. 17.2 Schockraumteam: Ultraschalldiagnostik simultan mit weiteren diagnostisch-therapeutischen Maßnahmen.

Lungenödem – Interstitielles Syndrom

B-Linien
Durch eine kardiale Stauung wird vermehrt Flüssigkeit im Lungeninterstitium eingelagert. Dadurch entsteht eine besondere Form von Kometenschweifartefakten, die B-Linien („sound of lung water"). B-Linien sind definiert als laserähnliche echogene Artefakte, die direkt von der viszeralen Pleura ausgehen, sich atemabhängig bewegen und bis an den Unterrand des Bildschirms reichen. Untersucht wird primär vorne im Oberlappen beidseitig, idealerweise auch lateral und basal, also insgesamt in 8 Quadranten. Für die Diagnose eines Lungenödems werden 3 oder mehr B-Linien in einem interkostalen Längsschnitt gefordert. Es werden Schallfrequenzen von 3,5 – 5 MHz verwendet, idealerweise mit einer Mikrokonvexsonde [8].

Diffuses interstitielles Syndrom
Vermehrte B-Linien, als diffuses interstitielles Syndrom bezeichnet, finden sich nicht nur bei Linksherzinsuffizienz, sondern auch bei anderen Formen der Überwässerung wie bei der Höhenkrankheit, der Urämie und beim ARDS. Bei Letzterem soll die Verteilung der B-Linien inhomogen sein und dazwischen sollen Areale von normal belüfteter Lunge liegen. Bei hochgradiger Atemnot kann durch die Darstellung des diffusen interstitiellen Syndroms auch bei polymorbiden Patienten zwischen einem Lungenödem und der Exazerbation einer COPD unterschieden werden, dadurch dass Letztere eben kein interstitielles Syndrom zeigt [2] (▶ Abb. 17.3).

Ein diffuses interstitielles Syndrom zeigen auch entzündliche und narbige Veränderungen des Lungeninterstitiums, z. B. verschiedene Formen von interstitiellen Lungenkrankheiten wie Pneumonitis, exogen allergische Alveolitis, Sarkoidose usw. (▶ Abb. 17.9). Bei diesen sieht man auch Pleuraveränderungen, während beim Lungenödem die Pleura glatt ist.

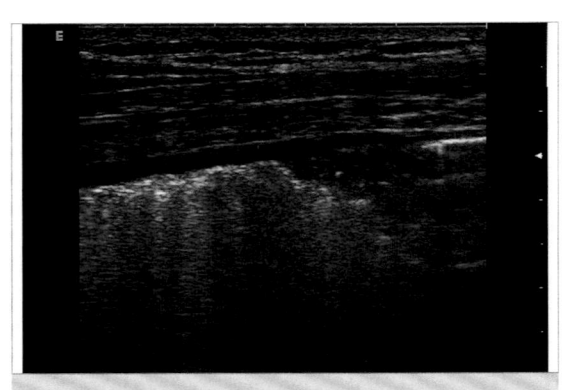

Abb. 17.4 Akute Sarkoidose. Junger Mann mit ausgeprägter Dyspnoe, die sich in einigen Tagen entwickelt hat. Es zeigt sich ein unregelmäßiges diffuses interstitielles Syndrom mit vielen B-Linien. Die Pleura visceralis ist fragmentiert und subpleural leicht konsolidiert.

Fokales interstitielles Syndrom
Ein fokales interstitielles Syndrom zeigt sich bei Pleuritis (▶ Abb. 17.2), Pleuranarben, Lungenembolie, Lungenkontusion und Atelektasen.

Pneumonie
Atemnot und Fieber wecken den Verdacht auf Pneumonie. Bei einer Pneumokokkenpneumonie ist das Fieber hoch und tritt plötzlich auf. Heutzutage verursachen überwiegend viele verschiedene Erreger eine Pneumonie, die klinisch nicht so typisch verläuft. Der klassische Auskultationsbefund mit den klingenden Rasselgeräuschen ist nur bei der Hälfte der Pneumonien vernehmbar.

Sonomorphologie
Sonomorphologisch zeigt besonders die bakterielle Pneumonie ein sehr typisches Bild: eine mehrere Zentimeter große Lungenkonsolidierung mit leberähnlicher Echotextur, jedoch mit Lufteinschlüssen (▶ Abb. 17.5). Dieses Bronchoaerogramm ist dynamisch, in den größeren Bronchien bewegt sich atemabhängig Sekret. Im Frühstadium kann auch Flüssigkeit in den Bronchien sein (Fluidobronchogramm). Im Farbdoppler stellt sich eine kräftige reguläre Durchblutung dar (▶ Abb. 17.6). Echolose Formationen in der Konsolidierung entsprechen kleinen Abszessen. In mehr als der Hälfte der Fälle zeigt sich ein parapneumonischer Erguss [4].

Treffsicherheit
Aktuelle Studien zeigen, dass die diagnostische Treffsicherheit der Sonografie bei Pneumonie deutlich über 90 % liegt. Der Ultraschall ist sehr geeignet, eine Pneumonie darzustellen, kann eine solche aber nicht aus-

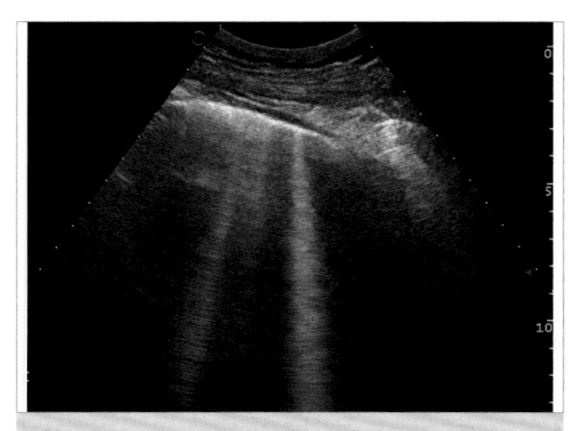

Abb. 17.3 Lungenödem. Der Patient leidet sowohl an einer dilatativen Kardiomyopathie als auch an einer COPD. Typische B-Linien in mehreren Regionen weisen aktuell aber auf ein kardiales Lungenödem hin.

17.6 Pleuraerguss, Hämatothorax, Pleuraempyem

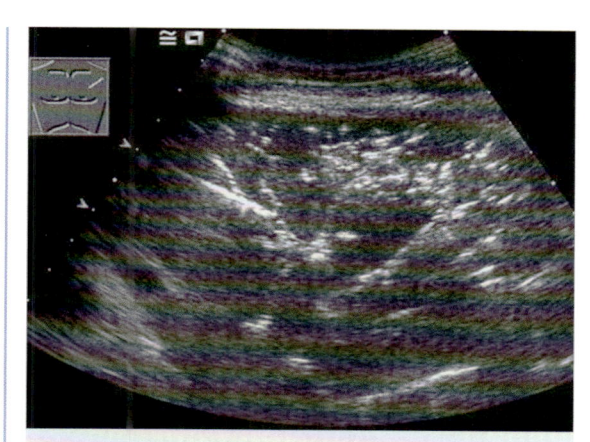

Abb. 17.5 Pneumonie. Große Lungenkonsolidierung von leberähnlicher Echotextur mit typischem Bronchoaerogramm.

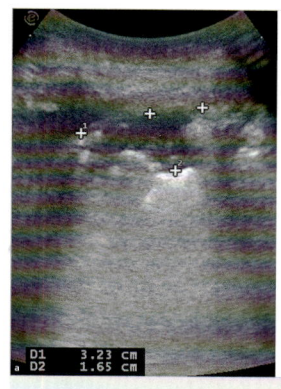

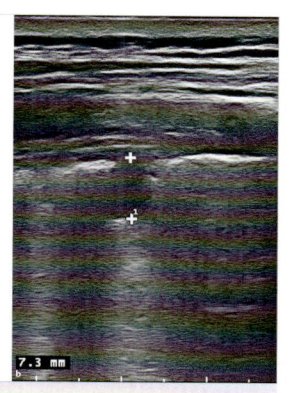

Abb. 17.7 Lungenembolie ohne auffindbare Emboliequelle bei peritonealem Liposarkom.
a Trianguläre subpleurale Konsolidierung.
b Konsolidierung ohne zentrale Durchblutung.

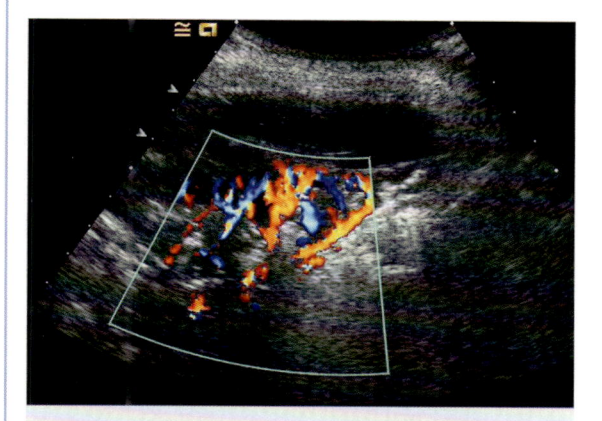

Abb. 17.6 Pneumonie. Das pneumonische Infiltrat zeigt eine ausgeprägte reguläre Durchblutung.

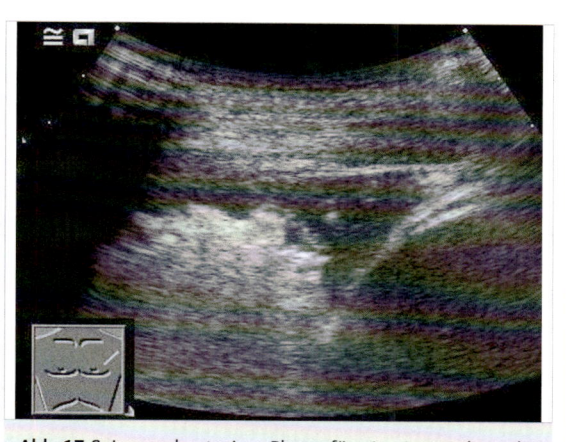

Abb. 17.8 Lungenkontusion. Plattenförmige Lungenkonsolidierung begleitet von einem 3 mm dicken Pleuraerguss.

schließen. Röntgenthorax oder CT sind aber nur noch bei weiterem Verdacht erforderlich, wenn die Sonografie negativ ist [6].

Lungenembolie

Die Lungenembolie stellt immer noch die häufigste klinisch nicht diagnostizierte Todesursache dar, weil die Symptome zunächst oft mild und sehr unspezifisch sind. Deshalb wird oft nicht oder zu spät daran gedacht wird. Die D-Dimere sind beim stationären Patienten unspezifisch. Negative D-Dimere schließen auch beim ambulanten Patienten eine Lungenembolie nicht mit letzter Sicherheit aus.

Beim hämodynamisch instabilen Patienten ist echokardiografisch zuerst eine Rechtsherzbelastung zu detektieren bzw. auszuschließen (s.Kap. 13.7). Selbst bei geringem klinischem Verdacht ist auch ohne Beinschwellung eine 2-Punkt-Kompressionssonografie der V. femoralis und der Vv. popliteae durchzuführen (s.Kap. 8). Steht Atemnot im Vordergrund, ist die Lungensonografie oft zielführend, zumal der Patient häufig auf die Region hinweisen kann.

Sonomorphologie

Sonomorphologisch zeigen sich bei Lungenembolie besonders dorsobasal 1 – 2 cm große pleural basierte Lungenkonsolidierungen. Diese sind keilförmig, polygonal oder zum Hilus hin gerundet und zeigen im Farbdoppler zentral keine Vaskularisation (▶ Abb. 17.7). Kleine embolische Konsolidierungen können jenen bei Pleuritis / Pleuropneumonie ähnlich sein. Diese lassen sich dann mittels Kontrastmittelsonografie gut differenzieren, da pleuritische Konsolidierungen früh sättigen, während Embolien kaum Ultraschallsignalverstärker aufnehmen.

Sensitivität

Die Sensitivität der Thoraxsonografie zum Nachweis der Lungenembolie liegt bei 80 %. Kombiniert man diese mit der Echokardiografie und der Venenkompressionssonografie, je nach klinischem Stadium, liegt die Sensitivität bei 92 %. Die Thoraxsonografie stellt eine Ergänzung und Alternative zur MS-CT dar, wenn diese nicht verfügbar oder kontraindiziert ist, wie bei Niereninsuffizienz und auch bei Schwangeren [3], [5].

Lungenkontusion

Bei einem Fünftel der Patienten mit stumpfem Thoraxtrauma kommt es zu Lungenkontusionen mit Alvelarödemen und -hämorrhagien. Diese können bis zu 48 h noch zunehmen und die Patienten dadurch beatmungspflichtig werden. Sonografisch zeigen sich plattenförmige, oft unscharf begrenzte, ausgefranste, mäßig echoarme Konsolidierungen [9] (▶ Abb. 17.8).

Vorgehensweise

Gibt der Patient lokalisierte Schmerzen oder auch lokalisierbares Unbehagen an, wird zunächst im Sinne einer „Point-of-Care-Sonografie" dort untersucht. Bei Atemnot unklarer Genese empfiehlt es sich, entsprechend dem vorgeschlagenen sonografischen Algorithmus vorzugehen (▶ Abb. 17.9).

Die Datenlage gemäß Literatur ist derzeit so, dass bei den genannten Krankheitsbildern die Sonografie eine exzellente bildgebende Methode mit hoher Treffsicherheit unmittelbar im Anschluss an die klinische Untersuchung darstellt. Limitierend ist ein Hautemphysem, das das Ultraschallbild durch die Luftartefakte gleichsam auslöscht. Weitgehend nutzlos oder überflüssig ist die Thoraxsonografie bei obstruktiven Lungenkrankheiten, Asthma, bei Hyperventilation und auch Aspiration.

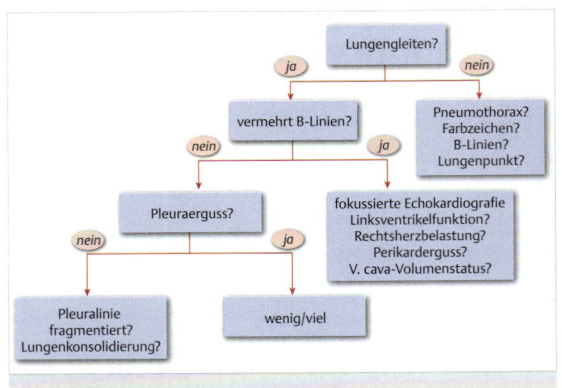

Abb. 17.9 Sonografischer Algorithmus bei Dyspnoe unklarer Genese.

17.7 Kommentar zur Literatur

Es gibt wenig neuere Untersuchungen, die die Wertigkeit der klinischen Untersuchungen bei Dyspnoe mit bildgebenden Verfahren vergleichen. Manche zeigen jedoch, dass die Treffsicherheit der klinischen Untersuchungen eher überschätzt wird und durch die unmittelbar folgende Sonografie Diagnose und Therapie verbessert werden [6], [8]. In den letzten Jahren sind zahlreiche Studien erschienen, in denen der Wert der Lungensonografie im Notfall und auf Intensivstationen gezeigt wurde.

In der Diagnostik des Pneumothorax ist die Sonografie dem Röntgenthorax eindeutig überlegen, ähnlich treffsicher wie die CT [8].

Die Detektion von pleuraler Flüssigkeit ist seit Langem eine Domäne der Sonografie und sie ist hier eindeutig besser als der Röntgenthorax, ebensobei der Feststellung, was in einem verschatteten Hemithorax flüssig und was solide ist [7]. Es werden immer wieder neue Formeln zur Volumetrie des Pleuraergusses vorgestellt. Aufgrund der Vielgestaltigkeit des Pleuraergusses ist eine exakte Messung nie möglich, sondern lediglich eine Volumenschätzung.

Zahlreiche Arbeiten belegen, dass durch das interstitielle Syndrom ein Lungenödem sonografisch nachweisbar ist. Bei hoher Sensitivität ist die Spezifität durch die Vielfalt der Ursachen eingeschränkt, auch aus gerätetechnischen Gründen. Eine semiquantitative Beurteilung des Ausmaßes des Lungenwassers ist für Verlaufskontrollen möglich [8].

Bei Lungenkonsolidierungen ist die Datenlage für Pneumonie und Lungenembolie inzwischen so klar, dass bei positivem sonografischem Nachweis auf weitere radiologische Untersuchungen verzichtet werden kann [3], [5], [6].

17.8 Literatur

[1] **Gehmacher** O, Kopf A, Scheier M et al. Ist eine Pleuritis sonographisch darstellbar? Ultraschall Med 1997; 18: 214–219
[2] **Lichtenstein** D, Meziere G. A lung ultrasound sign allowing bedside distinction between pulmonary edema and COPD: the comet-tail artifact. Intensive Care Med 1998; 24: 1331–1334
[3] **Mathis** G, Blank W, Reißig A et al. Thoracic ultrasound for diagnosing pulmonary embolism. A prospective multicenter study of 352 patients. Chest 2005;128:1531–1538
[4] **Mathis** G. Thoraxsonography – Part II: Peripheral pulmonary consolidation. Ultrasound Med Biol 1997;23:1141–1153
[5] **Niemann** T, Egelhof T, Bongartz G. Transthoracic sonography for the detection of pulmonary embolism – a meta-analysis. Ultraschall Med 2009; 30: 150–156
[6] **Reissig** A, Copetti R, Mathis G et al. Lung ultrasound in the diagnosis and follow-up of community-acquired pneumonia. A prospective multicentre diagnostic accuracy study. Chest 2012; 142: 965–972
[7] **Reuß** J. Ultraschall der Pleura. Ultraschall Med 2010; 31: 8–22
[8] **Volpicelli** G, Elbarbary M, Blaivas M et al. International evidence-based recommendations for point-of-care lung ultrasound. Intensive Care Med 2012; 38:577–591
[9] **Wüstner** A, Gehmacher O, Hämmerle S et al. Ultraschalldiagnostik beim stumpfen Thoraxtrauma. Ultraschal Med 2005; 26:285–290

18 Schock

J. Osterwalder

18.1 Definition und Pathophysiologie

"Shock is a rude unhinging of the machinery of life."

Samuel Gross 1862

> **Merke** M!
>
> Der Schock bezeichnet ein lebensbedrohliches klinisches Syndrom auf der Basis von multiplen Störungen im Herz-Kreislauf-System. Wegen der zeitsensitiven Morbidität und Mortalität gilt es, den Schock so früh und so schnell wie möglich zu erkennen und zu behandeln.

Im Zentrum der Pathophysiologie steht die ungenügende Perfusion und Oxygenierung von Zellen und Gewebe. In der Folge kommt es zum Missverhältnis zwischen Sauerstoffangebot und metabolischer Nachfrage. Unbehandelt endet der Schock im Multiorganversagen und letztlich im Tod. Wir unterscheiden 4 Klassen (▶ Tab. 18.1) und eine Vielzahl von Ursachen (▶ Tab. 18.2, ▶ Tab. 18.3, ▶ Tab. 18.4 u. ▶ Tab. 18.5).

18.2 Stellenwert der Sonografie

Das Management von Schockpatienten ist eine große Herausforderung für den Notfallarzt. Prognose und Outcome hängen wesentlich vom Grad und von der Dauer der Kreislaufstörung ab. Anamnese und klinische Untersuchung erlauben häufig keine Klärung der Ursache. Auch

Tab. 18.1 Arten von Schock.

Schockart	Kennzeichen
Hypovolämer	verminderter Preload
Kardiogener	
• intrinsischer	erhöhter Preload ± erhöhter Afterload und verminderter „Cardiac Output"
• obstruktiver/kompressiver	verminderter Preload und verminderter „Cardiac Output"
Distributiver	verminderter Afterload und/oder Permeabilitätsstörung
Gemischter	verminderter oder erhöhter Preload ± verminderter oder erhöhter Afterload ± Permeabilitätsstörung ± verminderter „Cardiac Output"

Tab. 18.2 Ursachen und sonografische Zeichen des hypovolämen Schocks.

Ursachen		Sonografische Zeichen
Blutung	extern und intern	• VCI-Durchmesser < 1 cm[1] • VCI-Schwankung[1] > 50 % (spontanatmend) bzw. > 20 % (intubiert) • kleiner, hyperdynamer rechter und linker Ventrikel[1]
	intern	• hämorrhagischer Pleuraerguss • Flüssigkeit (Blut) in Peritonealhöhle • abdominelles Aortenaneurysma
Flüssigkeitsverlust	Erbrechen, Diarrhö, dritter Raum	• VCI-Durchmesser < 1 cm[1] • VCI-Schwankung[1] > 50 % (spontanatmend) bzw. > 20 % (intubiert) • kleine, hyperdyname Ventrikel[1]
	dritter Raum	• Aszites • Retentionsmagen • prall gefüllte Darmschlingen

[1] cave bei Herzinsuffizienz
VCI: V. cava inferior

Schock

Tab. 18.3 Ursachen und sonografische Zeichen des kardiogenen Schocks.

Ursachen		Sonografische Zeichen
Intrinsisch	Myopathie • Myokardinfarkt • Kontusion • weitere (dilatative Kardiomyopathie, Myokarditis usw.)	• verminderte systolische Funktion des linken Ventrikels (visuelle Einschätzung[1], EPSS und MAPSE) und rechten Ventrikels (TAPSE) • vergrößerte Herzhöhlen • VCI prall gefüllt • VCI keine/kaum respiratorische Schwankungen • Pleuraerguss • multiple B-Linien (▸ Abb. 18.5) • Aszites
	mechanisch • Klappendysfunktionen • Ruptur (Septum, Ventrikel usw.)	• im Farbdoppler: Insuffizienz-, Stenose- oder Shuntjet* • ± Zeichen einer Myopathie*
	Arrhythmie • Tachykardie • Bradykardie	• keine
Kompressiv	Spannungspneumothorax	• fehlendes Lungengleiten • fehlende B-Linien • fehlender Lungenpuls • Lungenpunkt- und Herzverlagerung
	Perikardtamponade	• Perikarderguss mit diastolischem Kollaps rechter Vorhof/Ventrikel • respiratorische Septumverschiebung • VCI prall gefüllt/kaum oder keine respiratorischen Schwankungen
	massive Pleuraergüsse bds.	• Pleuraerguss bds. • kleine Herzhöhlen (länglich zusammengedrückt) • VCI prall gefüllt, keine/kaum respiratorische Schwankungen
Obstruktiv	zentrale Lungenembolie	• großer rechter Ventrikel, verminderte TAPSE • Trikuspidalinsuffizienz (> 3 m/s)* • D-Zeichen (flaches Septum diastolisch und systolisch) • paradoxe Septumbewegung • VCI prall gefüllt • VCI keine/kaum respiratorische Schwankungen • nicht komprimierbare Venen der unteren Extremitäten

[1] visuelle Einschätzung: Beobachtung der Mitralklappenbewegung, Myokardverdickung (< 30 % bedeutet vermindert) und Endokardbewegung, d. h. Annäherung des Endokards während der Systole)
EPSS: E-point septal separation, MAPSE: Mitral annular plane systolic excursion, TAPSE: Tricuspid annular plane systolic excursion, VCI: V. cava inferior
*Inhalte zukünftiger Aufbaumodule

Tab. 18.4 Ursachen und sonografische Zeichen des distributiven Schocks.

Ursachen	Sonografische Zeichen
Frühe Sepsis Anaphylaxie Tetraplegie (neurogen) Endokrin (Morbus Addison, frühe Hyperthyreose)	• VCI-Durchmesser < 1 cm[1] • VCI-Schwankung[1] > 50 % (spontanatmend) bzw. > 20 % (intubiert) • kleiner, hyperdynamer rechter und linker Ventrikel[1] („kissing ventricle")

[1] cave bei Herzinsuffizienz

Tab. 18.5 Ursachen und sonografische Zeichen des gemischten Schocks.

Ursachen	Sonografische Zeichen
Späte Sepsis	• VCI-Durchmesser variabel[1] • VCI-Schwankung variabel[1] • verminderte systolische Funktion
Länger bestehende Hyperthyreose Myxödem Intoxikationen: • CO • CN^- • Medikamente Hyperglykämie Reperfusionsischämie	• verminderte systolische Funktion • VCI-Zeichen variabel

[1] cave bei Herzinsuffizienz

tragen Letztere in der Regel nur wenig zur initialen Therapieentscheidung bei. Eine verzögerte oder falsche Diagnose/Behandlung kann sich katastrophal auswirken. Invasive Hilfsmittel zur Charakterisierung der Hämodynamik und bildgebende Verfahren mit teuren sowie komplizierten Apparaten, die nur von Spezialisten bedient werden können, lassen sich in der Notfallsituation kaum anwenden. Sie fehlen zudem schlichtweg an vielen Orten. In diesen schwierigen Situationen hilft die fokussierte Ultraschalluntersuchung, insbesondere wenn sie in einen Algorithmus integriert ist. Wichtige Ätiologien lassen sich schnell erkennen oder ausschließen. Das Ausmaß kann anhand von sonografisch darstellbaren hämodynamischen Größen recht zuverlässig erfasst werden. Da von der Schockursache und dem Ausmaß des Schocks relevante klinische Entscheidungen abhängen, hat die Sonografie in den letzten Jahren einen hohen diagnostischen und therapeutischen Stellenwert erlangt.

Die klinische Sonografie unterstützt den Notfallmediziner auf 3 Ebenen:
- beim Erkennen des Schocks
- bei der Entscheidung für eine erste Therapie, Klärung der Ätiologie und bei der Wahl spezifischer Maßnahmen
- bei der Kontrolle nach eingeleiteter Therapie

18.2.1 Schock erkennen

Die Diagnose Schock ist häufig schwierig zu stellen. Im Anfangsstadium sind die klinische Untersuchung und die Vitalfunktionen noch normal. Subtile Hinweise können Anamnese und Laktat (> 2 mmol/l) bzw. Basenexzess (< −2 mmol/l) geben. Da die Hypotension in der Regel spät auftritt, darf man sich durch einen normalen oder sogar erhöhten Blutdruck nicht täuschen lassen.

> **Merke** M!
>
> Beim Schock geht es primär um die Perfusion und nicht um den Druck. Daher kann sogar in schweren Fällen der tiefe Blutdruck fehlen.

Besondere Aufmerksamkeit sollte der behandelnde Arzt dennoch einmaligen, selbstlimitierenden Hypotoniephasen schenken. Solche Phasen müssen ernst genommen und die Ursachen aggressiv gesucht werden. Sie gelten nämlich als Hinweis auf einen kryptogenen Schock, insbesondere im Zusammenhang mit akuten Blutungen, schweren Lungenembolien und der Sepsis.

Viel sensitiver als ein tiefer Blutdruck sind die veränderte Bewusstseinslage (meist Agitiertheit), Tachypnoe, Tachykardie, je nach Schockart die blasse, kalte und schweißige Haut/Akren als Folge einer kompensatorischen Vasokonstriktion oder die warme Haut beim vasodilatorischen Schock sowie eine verminderte Pulsamplitude. Allerdings zeigen ältere Menschen mit reduzierten physiologischen Reserven, Kinder sowie gut trainierte Erwachsene mit großer kardiovaskulärer Belastungstoleranz und Schwangere wegen des vermehrten Blutvolumens häufig nicht das klassische Bild. Dasselbe gilt für Patienten unter Betablockern/Kalziumantagonisten, mit Schrittmacher und Hypothermie. Im Gegensatz dazu sehen wir aber auch Patienten, bei denen die Diagnose Schock und dessen Ursachen offensichtlich sind (z. B. der hämorrhagische Schock beim Schwerverletzten, ▶ Abb. 18.1).

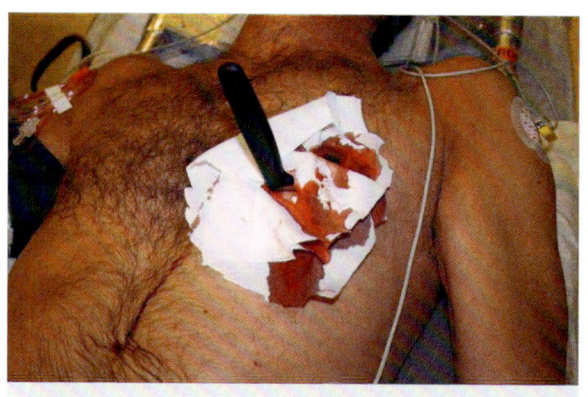

Abb. 18.1 Schockierter Patient mit Differenzialdiagnosen Perikardtamponade, Pneumothorax und Hämothorax.

▶ **Fazit.** Zusammenfassend bilden der initiale Eindruck, die fokussierte Anamnese (wenn überhaupt möglich) und das primäre ABCDE die Basis der ersten Beurteilung. Dabei möchte ich die Bedeutung von 4 wichtigen diagnostischen Elementen in Erinnerung rufen, die häufig vergessen werden:
- Inspektion der Halsvenen
- Rektaluntersuchung (Blut am Fingerling)
- Blutgasanalyse (Laktat, Basenexzess und Glukose)
- Schwangerschaftstest

Neuerdings hilft nun die Bedside-Sonografie in den Händen des behandelnden Arztes, den Schock und dessen Ausmaß (ohne Einsatz invasiver Messungen) frühzeitig zu erkennen und zu beurteilen.

18.2.2 Ursache erkennen und erste Therapie

Die primäre Stabilisierung erfolgt simultan mit der Diagnostik und häufig ohne spezifische Diagnose. Zunächst geht es um die Beurteilung von Hämodynamik und Schockausmaß. An erster Stelle steht die Frage der Volumentherapie. Obwohl vordergründig einfach, stellt sie eine der schwierigsten Aufgaben in der Akutsituation dar. Anamnese und klinische Befunde erlauben häufig keine sichere Beurteilung des Volumenstatus. Da jedoch ein Zuviel oder Zuwenig an Flüssigkeit fatale Folgen für das Out-

Schock

come haben kann, erweist sich der Ultraschall hier als sehr hilfreich. Er unterstützt den Kliniker auch bei der Entscheidung für oder gegen Vasoaktiva und/oder Inotropika.

Die Sonografie erlaubt zudem, wichtige Diagnosen schnell ein- oder auszuschließen sowie Art und Zeitpunkt weiterer Maßnahmen, wie z. B. Entlastungspunktionen, operative Blutstillung, Thrombolyse, CT-Untersuchung und Hinzuziehen von Spezialisten, festzulegen. Der diagnostische und therapeutische Prozess erfährt so eine wesentliche Beschleunigung. Da in diesen Situationen häufig jede Minute zählt, kommt es zu positiven Auswirkungen auf das Outcome.

18.2.3 Kontrolle nach eingeleiteter Therapie und Monitoring

Schließlich hilft die Sonografie, Therapieeffekte anhand von Veränderungen der Hämodynamik bildlich zu erfassen und den weiteren Verlauf zu monitorisieren.

18.3 Differenzialdiagnosen

Wir unterscheiden 4 Klassen von Schock und eine Vielzahl von Ursachen (▶ Tab. 18.1). Klinische Zeichen und Symptome sind häufig unspezifisch. Sie zeigen Überlappungen sowie große Variabilität. Die einzelnen Klassen und Ursachen können dank der Ultraschalluntersuchung nach morphologischen und pathophysiologischen Kriterien differenziert werden (▶ Tab. 18.2, ▶ Tab. 18.3,

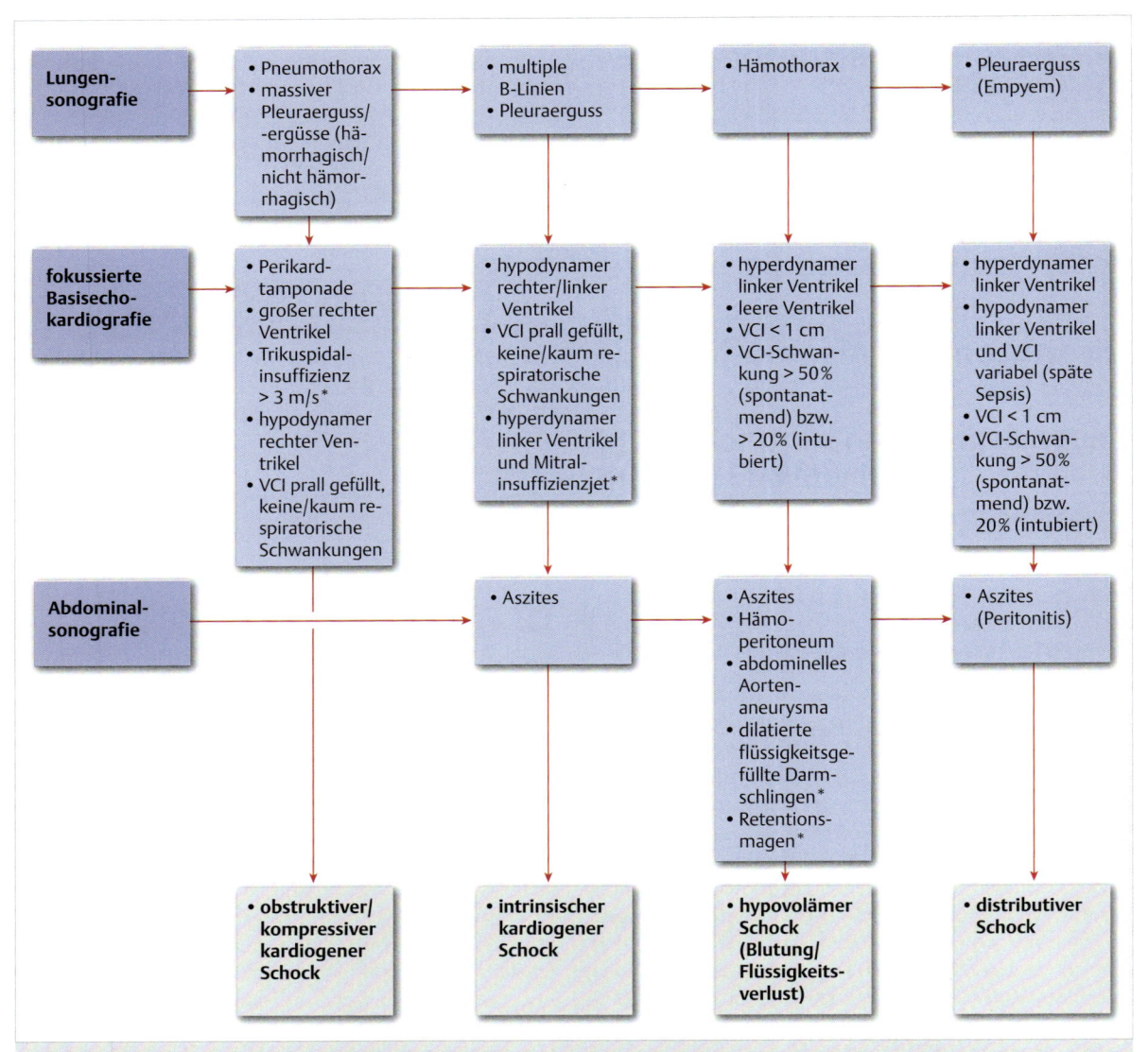

Abb. 18.2 Ultraschallbefunde differenziert nach Schockklasse und Art der Sonografie. *Inhalte zukünftiger Aufbaumodule, VCI: V. cava inferior.

Lungensonografie
- Pneumothorax
- massiver Pleuraerguss/-ergüsse (hämorrhagisch/nicht hämorrhagisch)
- multiple B-Linien
- Pleuraerguss
- Hämothorax
- Pleuraerguss (Empyem)

fokussierte Basisechokardiografie
- Perikardtamponade
- großer rechter Ventrikel
- Trikuspidalinsuffizienz > 3 m/s*
- hypodynamer rechter Ventrikel
- VCI prall gefüllt, keine/kaum respiratorische Schwankungen

- hypodynamer rechter/linker Ventrikel
- VCI prall gefüllt, keine/kaum respiratorische Schwankungen
- hyperdynamer linker Ventrikel und Mitralinsuffizienzjet*

- hyperdynamer linker Ventrikel
- leere Ventrikel
- VCI < 1 cm
- VCI-Schwankung > 50% (spontanatmend) bzw. > 20% (intubiert)

- hyperdynamer linker Ventrikel
- hypodynamer linker Ventrikel und VCI variabel (späte Sepsis)
- VCI < 1 cm
- VCI-Schwankung > 50% (spontanatmend) bzw. 20% (intubiert)

Abdominalsonografie
- Aszites
- Aszites
- Hämoperitoneum
- abdominelles Aortenaneurysma
- dilatierte flüssigkeitsgefüllte Darmschlingen*
- Retentionsmagen*
- Aszites (Peritonitis)

Schockklassen
- obstruktiver/kompressiver kardiogener Schock
- intrinsischer kardiogener Schock
- hypovolämer Schock (Blutung/Flüssigkeitsverlust)
- distributiver Schock

▶ Tab. 18.4 u. ▶ Tab. 18.5). Der Ablauf der Untersuchung lässt sich je nach klinischem Eindruck und Verdachtsdiagnose/n variieren oder sogar abkürzen. ▶ Abb. 18.2 zeigt eine Zusammenstellung von einfachen Ultraschallbefunden, differenziert nach Schockklasse und Art der Sonografie.

18.4 Sonografisches Untersuchungsschema

Es existieren mehrere Algorithmen und klinische Pfade, bei denen die Sonografie im Zentrum der Schockdifferenzierung steht. Der Ultraschall kann allerdings nicht alle Differenzialdiagnosen berücksichtigen. Nachfolgend wird ein möglicher, nicht validierter Algorithmus (▶ Abb. 18.3 u. ▶ Abb. 18.4) vorgestellt. Anamnese, körperliche Untersuchung, Labor und weitere Bildgebung bleiben der Einfachheit halber unerwähnt. Sie sind selbstverständlich auch Teil der klinischen Beurteilung und helfen bei der Suche nach einer spezifischen Diagnose. In diesem Zusammenhang sei nochmals darauf hingewiesen, dass solche Algorithmen nicht umfassend sind und nur für die erste Stufe des diagnostisch-therapeutischen Stufenplans, d. h. die schnelle Beurteilung und Behandlung von lebensbedrohlichen Zuständen gelten. Sie sollen helfen, die wichtigsten unmittelbar therapierbaren Zustände zeitgerecht zu erfassen und ersetzen nicht das klinische Gespür oder die Synthesefähigkeit des behandelnden Arztes.

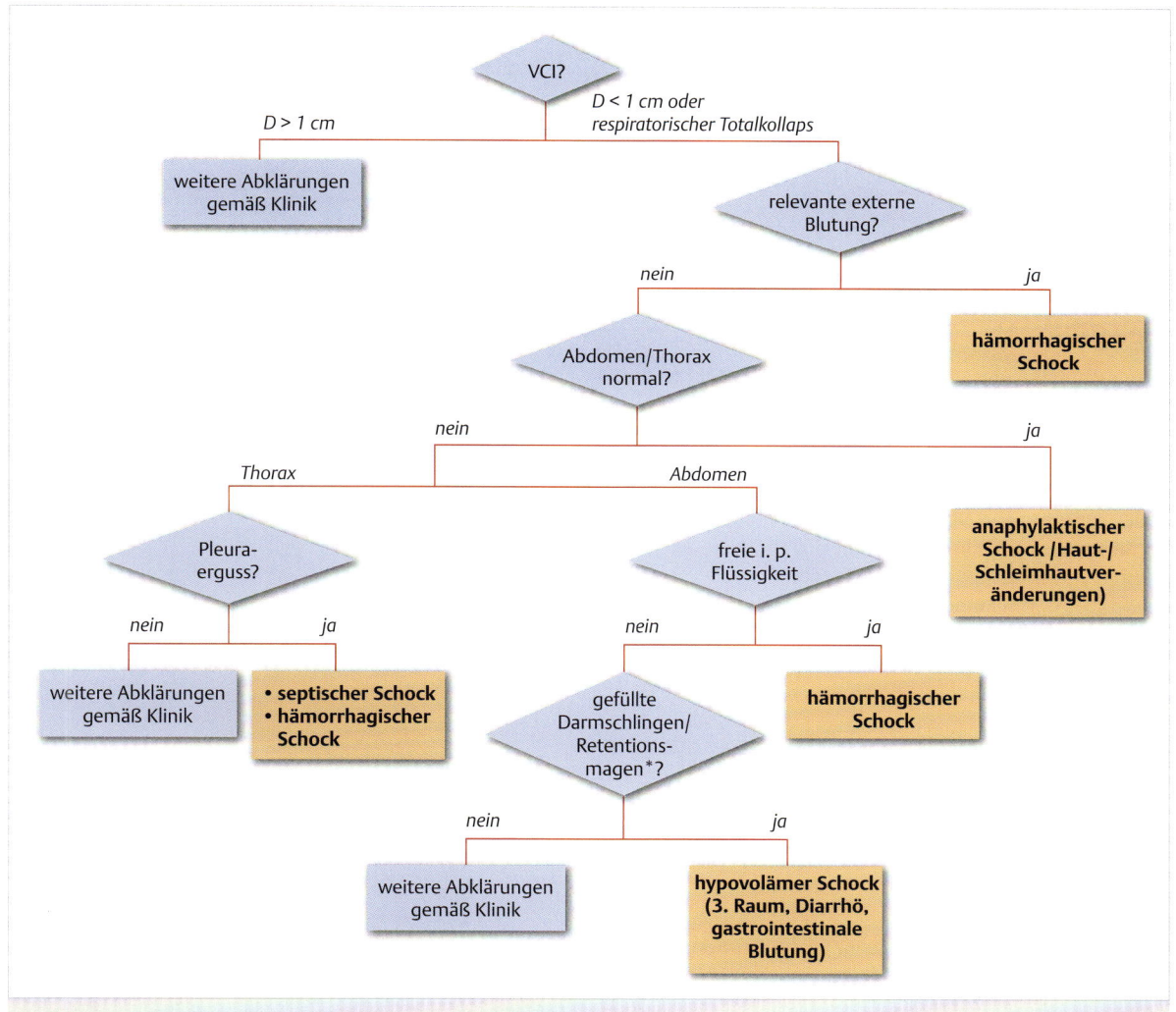

Abb. 18.3 Sonografische Abklärung bei normal oder vermindert gefüllter V. cava inferior mit oder ohne respiratorische Schwankung. *Inhalte zukünftiger Aufbaumodule, VCI: V. cava inferior, D: Durchmesser der V. cava inferior, i. p.: intraperitoneal.

Schock

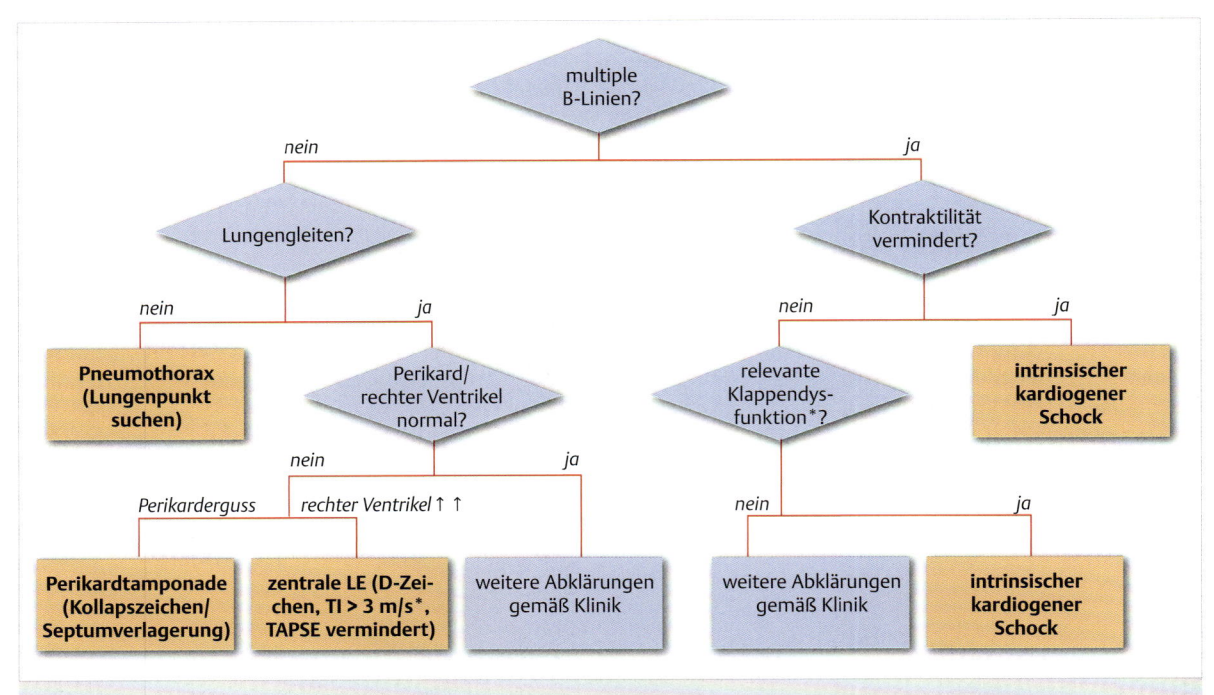

Abb. 18.4 Sonografische Abklärung bei prall gefüllter V. cava inferior mit wenig/keiner respiratorischen Schwankung. *Inhalte zukünftiger Aufbaumodule, LE: Lungenembolie, TAPSE: Tricuspid annular plane systolic excursion, TI: Trikuspidalinsuffizienz.

18.4.1 Volumenstatus und -reagibilität

Ausgangspunkt des Schockalgorithmus (▶ Abb. 18.3 u. ▶ Abb. 18.4) ist der Volumenstatus (Füllungszustand) und die Volumenreagibilität (Einfluss von Volumen auf den Cardiac Output).

▶ **Beurteilung der VCI.** Am Anfang steht die sonografische Beurteilung der V. cava inferior (VCI). In der Folge werden 2 Hauptgruppen unterschieden:
- gefüllte VCI mit keiner/kaum respiratorischen Schwankungen und
- normale oder mindergefüllte VCI mit Totalkollaps oder respiratorischem Kollaps > 50 %.

Zum besseren Verständnis folgen eine Kurzrepetition der B-Linien und die Beschreibung einer einfachen visuellen und semiquantitativen Bestimmung der links- und rechtsventrikulären systolischen Funktion sowie von sonografischen Zeichen für den Flüssigkeitsverlust in den dritten Raum.

▶ **B-Linien.** Die B-Linien gehören in die Gruppe der sog. Kometenschweifartefakte. B-Linien sind vertikale, hyperechogene, laserähnliche Reverberationsartefakte, die von der Pleuralinie ausgehen, sich über das ganze Bild erstrecken und bei Atembewegungen mit der Lunge wandern (▶ Abb. 18.5). B-Linien entsprechen wahrscheinlich ver-

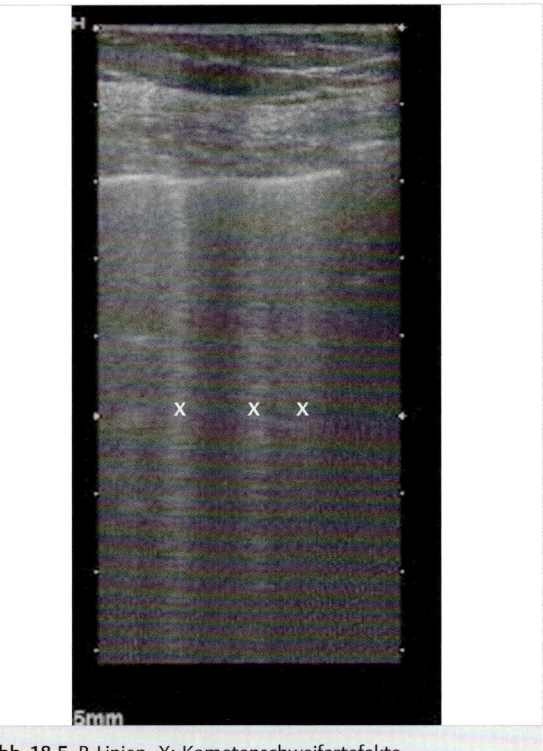

Abb. 18.5 B-Linien. X: Kometenschweifartefakte.

dickten Alveolarsepten. Verdickte, flüssigkeitsgefüllte Alveolarsepten sind charakteristisch für das Lungenödem. Viele B-Linien im gesamten anterolateralen Thorax sind pathognomonisch für das Lungenödem. In großer Zeitnot soll eine einzige Anlotung im 3. ICR auf Höhe der rechten vorderen Axillarlinie für die Diagnose „Lungenödem" genügen. Allerdings fehlen Kriterien zur Unterscheidung des Lungenödems von einer interstitiellen Pneumonie, Fibrose sowie zur Abgrenzung von kardialer gegenüber nicht kardialer Genese.

▶ **Linksventrikuläre Funktion.** Die linksventrikuläre Funktion kann visuell anhand von 3 Kriterien bestimmt werden. Man beurteilt:
- im paravertebralen Längsschnitt die Bewegung des vorderen Mitralsegels zum Septum hin (je größer der Abstand, umso schlechter ist die Funktion)
- in allen Schnitten die Myokardverdickung (weniger als 30% bedeutet vermindert)
- in allen Schnitten die Endokardbewegung, d. h. die Annäherung des Endokards während der Systole

Ein wichtiger und einfacher Marker der linksventrikulären systolischen Funktion ist, wie bereits erwähnt, die Annäherung der vorderen Mitralklappe während der passiven Füllung ans Septum, kurz EPSS (E-point septum separation) genannt. Man misst im M-Mode des parasternalen Längsschnittes den Abstand der Mitralklappe vom Septum. Eine Distanz von > 0,6 – 1 cm entspricht einer schweren Funktionsbeeinträchtigung (> 30%).

Die Bewegung des Mitralklappenanulus lässt sich ebenfalls im M-Modus (Vierkammerblick) medial oder lateral aufzeichnen und ausmessen. Ein Ausschlag, d. h. eine MAPSE (mitral annular plane systolic excursion) von über 0,9 cm entspricht einer linksventrikulären Auswurffraktion von über 50% (normal), zwischen 0,5 und 0,9 cm einer Auswurffraktion von 35 – 50% (eingeschränkt) und weniger als 0,5 cm einer Auswurffraktion von weniger als 35% (massiv eingeschränkt).

Die Bewegung des lateralen Trikuspidalanulus, auch TAPSE (tricuspid annular plane systolic excursion) genannt, unterscheidet nur 2 systolische Funktionen: mehr als 1,5 cm = normale rechtsventrikuläre Funktion und weniger als 1,5 cm = eingeschränkte rechtsventrikuläre Funktion.

Ausblick Aufbaumodule

Flüssigkeitsverlust in den dritten Raum
▶ Abb. 18.6 zeigt dilatierte Darmschlingen und
▶ Abb. 18.7 einen Retentionsmagen als Hinweise auf eine Hypovolämie. Ursache für die Hypovolämie ist der Verlust von Flüssigkeit in den 3. Raum.

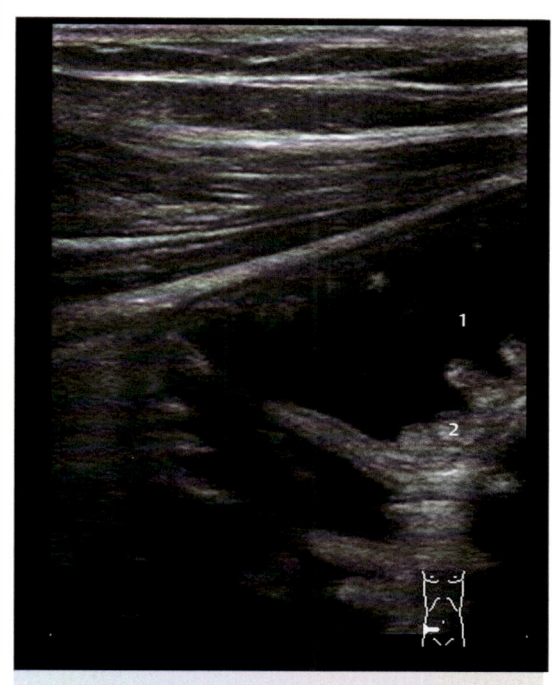

Abb. 18.6 Dilatierte, flüssigkeitsgefüllte Darmschlingen. 1: Flüssigkeit, 2: Darmwand und Zotten.

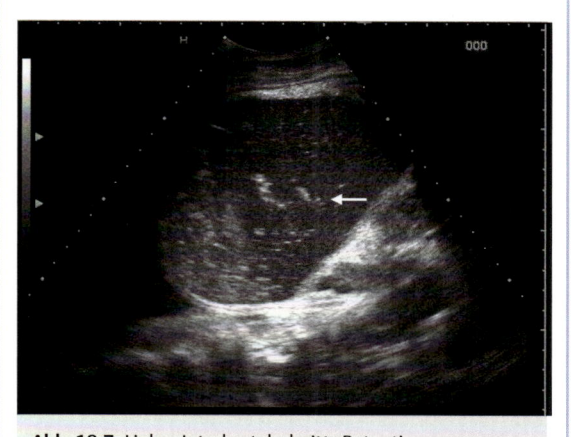

Abb. 18.7 Linker Interkostalschnitt: Retentionsmagen (Pfeil).

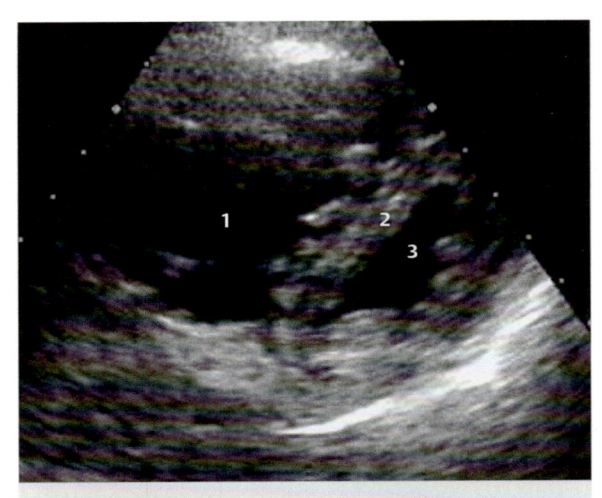

Abb. 18.8 D-Zeichen bei schwerer Lungenembolie im parasternalen Kurzachsenschnitt. 1: rechter Ventrikel, 2: abgeflachtes Septum, 3: linker Ventrikel.

erhaltener Wandbewegung im Apex. Es kommt zum Kreislaufstillstand. Beginn mit der Reanimation und Thrombolyse wegen indirekter Hinweise auf eine zentrale Lungenembolie (LE). Die Patientin überlebt und verlässt das Krankenhaus neurologisch intakt. Entlassungsdiagnose: zentrale LE bei Kombination orale Kontrazeption, Nikotin und Thrombophilie; kein Schädel-Hirn-Trauma. Ohne klinische NFS hätte die junge Frau wahrscheinlich keine Überlebenschance gehabt.

18.5 Literaturübersicht

▶ Tab. 18.6 gibt einen Überblick über Studien, in denen Ultraschall zur Evaluation der hämodynamischen Situation und der Schockursache eingesetzt wurde.

18.4.2 Beispiel

Eine 16-jährige Patientin fällt nach einer Ohrfeige vom Vater ohnmächtig auf den Boden. Intubation bei GCS 8. Zuweisung mit Verdacht auf schweres Schädel-Hirn-Trauma. Bei Ankunft in der Notfallstation ist die Patientin hypoxisch (SaO$_2$ 87 % bei FIO$_2$ 1) und im schweren Schock. E-FAST o. B., allerdings erscheint der rechte Ventrikel stark vergrößert. In der fokussierten Echokardiografie kann dieser Befund bestätigt werden und es finden sich zudem ein D-Zeichen (abgeflachtes Septum in Diastole und Systole, ▶ Abb. 19.6), paradoxe Septumbewegung sowie eine eingeschränkte rechtsventrikuläre Funktion mit

18.6 Literatur

[1] **Breitkreutz** R, Walcher R, Seeger FH. Focused echocardiographic evaluation in resuscitation management: concept of an advanced life support performed algorithm. Crit Care Med 2007; 35: 150–161
[2] **Haydar** SA, Moore ET, Higgins GL et al. Effect of bedside ultrasonography on the certainty of physician clinical decisionmaking for septic patients in the emergency department. Ann Emerg Med 2012;60:346–358
[3] **Jones** AE, Tayal VS, Sullivan DM et al. Randomised, controlled trial of immediate vs. delayed goal-directed ultrasound to identify the cause of non-traumatic hypotension in ED patients. Crit Care Med 2004;32:1703–1708
[4] **Perera** P, Mailhot T, Riley D et al. The RUSH exam: rapid ultrasound in SHOCK in the evaluation of the critically ill. Emerg Med Clin North Am 2010;28:29–56vii
[5] **Ramlawi** R, Larribau R. Etat de choc: approche diagnostique aux urgences. Rev Med Suisse 2009; 5: 1600–1605

Tab. 18.6 Studien zu Ultraschalluntersuchungen bei Schockpatienten.

Studie	Methode	Resultate	Bemerkungen
Jones et al. Crit Care Med 2004 [3]	randomisierte, kontrollierte Studie bei Patienten mit nicht traumatischem, undifferenziertem Schock; Vorgehen mit und ohne initiale fokussierte Ultraschalluntersuchung	innerhalb der ersten 15 min beträgt die Anzahl der Differenzialdiagnosen 4 mit Ultraschall vs. 9 ohne Ultraschall (p < 0,001); die korrekte Diagnose war in der Sonografiegruppe bei 80 % der Patienten, in derjenigen ohne bei 50 % der Patienten enthalten (Differenz 30 %)	mit Ultraschall bessere Einengung der Differenzialdiagnose und korrektere diagnostische Einschätzung
FEER Breitkreutz et al. Crit Care Med 2007 [1]	fokussierte Echokardiografie im Rahmen der Reanimation		Integration der Sonografie in das ACLS-Protokoll sowie anwendbar bei Peri- und Postarrestsituationen
RUSH Perera et al. Emerg Med Clin N Am 2010 [4]	fokussierte Echokardiografie, E-FAST, Aorta und TVT beim undifferenzierten Schock		stufenweise Evaluation mit Ultraschall nach dem Schema „Pump (Herz), Tank (venöses Reservoir) and Pipes (Gefäße und Widerstand)"
Haydar et al. Ann Emerg Med 2012[2]	prospektive Studie mit Vergleich der hämodynamischen Einschätzung von Sepsispatienten vor und nach Ultraschallapplikation	dank Ultraschall Änderung der vermuteten Ursache für die Störung der Vitalfunktionen (vor allem Volumenstatus und systolische Funktion) bei 17 % der Patienten und Änderung des Behandlungsplans bei 53 %	die Sonografie ist ein nützliches Instrument für die Evaluation und Behandlung von Patienten mit Sepsis

19 Thoraxschmerz

A. Hagendorff

19.1 Ursachen und Lernziele

Der Thoraxschmerz – und insbesondere der akute Thoraxschmerz – ist eines der Notfallszenarien, bei denen eine Echokardiografie durchgeführt werden sollte [1], [2], [3]. Diese diagnostische Maßnahme spielt selbst im Notfall eine so zentrale Rolle, dass bei fehlender diagnostischer Aussagekraft der transthorakalen Echokardiografie grundsätzlich eine transösophageale Untersuchung indiziert ist bzw. sein kann.

Fast ein Drittel aller internistischen Notfallpatienten präsentiert sich mit dem Symptom Thoraxschmerz. Ursachen des akuten Thoraxschmerzes sind alle Formen der Minderdurchblutung des Herzmuskels, die Aortendissektion, entzündliche Herzerkrankungen wie Perimyokarditis und der Perikarderguss sowie die Endokarditis, die Lungenembolie, der Pneumothorax und weitere seltene Krankheitsbilder.

Die in der Notfallsonografie geltenden Lernziele beinhalten in diesem Zusammenhang:
- die Detektion des hämodynamisch relevanten Perikardergusses
- die qualitative Beurteilung der linksventrikulären Funktion
- die Detektion einer Rechtsherzbelastung
- die Beurteilung des Volumenstatus des Herzens über den Durchmesser der V. cava inferior

Bei der fokussierten Basisechokardiografie sind die sonografischen Möglichkeiten auf das reine B-Bild beschränkt.

19.2 Perikarderguss

Der Perikarderguss ist zu detektieren durch eine echoarme Zone zwischen dem viszeralen und parietalen Perikard. Physiologischweise lässt sich sonografisch zwischen diesen Perikardhäuten keine Flüssigkeit darstellen.

▶ **Hämodynamische Relevanz.** Eine hämodynamische Beeinträchtigung zeigt sich durch die Kompression auf die Herzhöhlen, die sich primär an dem Ort der geringsten intrakavitären Drücke, dem rechten Atrium, zeigt. Daher ist die Kompression des rechten Vorhofs ein Zeichen der hämodynamischen Relevanz, die am besten im apikalen oder subkostalen Vierkammerblick darzustellen ist. Die nächste Kammer, die durch die Volumenexpansion des Perikardraumes beeinträchtigt wird, ist der rechte Ventrikel, der zusätzlich zu den angesprochenen Schnittebenen im parasternalen Kurzachsenschnitt gut dargestellt werden kann. Weiterhin können extreme Volumenschwankungen der intrakardialen Flüsse über den Herzklappen infolge eines hämodynamisch relevanten Perikardergusses spektraldopplerechokardiografisch erfasst werden, was der sonografischen Darstellung eines Pulsus paradoxus entspricht.

19.3 Linksventrikuläre Funktion

Die qualitative Beurteilung der linksventrikulären Funktion ist durch die Wandbewegungsanalyse des linken Ventrikels in den drei standardisierten apikalen Schnittebenen am besten möglich, da die regionale Zuordnung der Myokardabschnitte in dieser Anlotung definiert und nachvollziehbar ist.

Die regionale Kontraktionsamplitude des linksventrikulären Myokards ist unterschiedlich und daher nicht einfach zu beurteilen. Normalerweise muss sich das Myokard bei der Kontraktion verdicken und es muss eine Einwärtsbewegung des Endokards zum Ventrikelkavum hin nachweisbar sein. Eine normale linksventrikuläre Funktion ist zudem durch eine physiologische Bewegung des anterioren Mitralsegels während der frühen Diastole (Zeitpunkt der E-Welle) bis zum Septumendokard hin charakterisiert (sog. ES-Abstand < 1 – 2 mm). Die Hauptschwierigkeiten der Beurteilung der linksventrikulären Funktion liegen in einer Überschätzung der Ejektionsfraktion durch Schräganschnitte, sog. „foreshortening views", sowie durch das Übersehen regionaler Kinetikstörungen, ebenfalls durch falsche oder fehlende Ebenendarstellung.

19.4 Rechtsherzbelastung

▶ **Rechtsherzdilatation.** Eine Rechtsherzbelastung ist konventionell durch die Beurteilung der Größenrelation von rechtem und linkem Herzen zu detektieren. Normalerweise ist der linke Ventrikel immer größer als der rechte Ventrikel. Eine Einschätzung der Größenrelation zwischen beiden Ventrikeln wird entweder im apikalen oder subkostalen Vierkammerblick und im parasternalen Kurzachsenschnitt durch die Ventrikel erhalten.

> **Ausblick Aufbaumodule**
>
> Im Falle einer Lungenembolie ist zunächst das interatriale Septum nach links überdehnt und das rechte Atrium dilatiert.

Mit zunehmender Rechtsherzbelastung (akut und auch chronisch) kommt es auch zu einer Dilatation des rechten Ventrikels, die in der Regel aufgrund der Druckbelastung des rechten Herzens zu einer sog. paradoxen Septumbewegung führt (Abflachung des interventrikulären Septums bzw. systolisch-diastolische Ausbuchtung des interventrikulären Septums nach links). Das Ausmaß der rechtsventrikulären Dilatation und der Schweregrad der Trikuspidalinsuffizienz korrelieren nicht mit der akuten Druckbelastung des rechten Ventrikels. Eine chronische Rechtsherzdekompensation ist in der Regel durch eine rechtsventrikuläre Dilatation, durch eine fehlende Kontraktionsamplitude des rechtsventrikulären Myokards und durch eine höhergradige Trikuspidalinsuffizienz charakterisiert.

> **Ausblick Aufbaumodule**
>
> Die Beurteilung des Schweregrades einer Trikuspidalinsuffizienz geht über die Lernziele des Basiscurriculums hinaus und ist Bestandteil zukünftiger Aufbaumodule.

▶ **TAPSE.** Eine weitere Analyse der rechtsventrikulären Funktion besteht in der Messung der Trikuspidalringexkursion (TAPSE = tricuspid annular plane systolic excursion) im M-Mode durch den lateralen Trikuspidalring eines standardisierten apikalen Vierkammerblicks. Der Wert der TAPSE ist allerdings abhängig von vielen Parametern, wie z. B. Größe des Patienten, dem Vorliegen einer Trikuspidalinsuffizienz oder Volumenbelastung des rechten Ventrikels etc., sodass eine Beurteilung der Kontraktilität des rechtsventrikulären Herzens nur bei Fehlen einer signifikanten Trikuspidalinsuffizienz vorgenommen werden sollte. Ein Wert über 20–25 mm, je nach Größe des Probanden, spricht dann für eine normale rechtsventrikuläre Funktion. Die Trikuspidalringexkursion muss zudem größer als die Mitralringexkursion im Bereich des Herzkreuzes sein.

19.5 Volumenbeurteilung des venösen Systems

▶ **Beurteilung der V. cava inferior.** Zur Volumenbeurteilung des venösen Systems und zur Dokumentation einer normalen Vorlast des rechten Herzens (= normaler zentraler Venendruck) dient die Analyse der Weite und des Wandverhaltens der unteren Hohlvene während tiefer Inspiration und Exspiration. Die normale Weite der V. cava inferior unterliegt großen Schwankungen, ist aber in der Regel kleiner als 20 mm. Der Durchmesser der unteren Hohlvene wird etwa 1–2 cm vor dem Eingang in das rechte Atrium ausgemessen. Physiologischerweise kollabiert die untere Hohlvene bei normalem zentralen Venendruck bei tiefer Inspiration vollständig. Bei partiellem oder fehlendem Kollaps der zentralen systemischen Venen liegen eine Hypervolämie und/oder eine Einfüllungsproblematik in das rechte Herz vor.

19.6 Weitere Indikationen

Neben diesen kardialen Analysen (Perikarderguss, linksventrikuläre Funktion, Rechtsherzbelastung und Lungenembolie, Venenstatus und rechtsventrikuläre Vorlast) dient die fokussierte Basisechokardiografie weiterhin zur Dokumentation von Lufteinschlüssen beim Pneumothorax sowie von Flüssigkeitseinschlüssen im Pleuraraum bei Pleuritis und Hämatothorax nach Traumen.

Der Pneumothorax kann mit erheblichen Beschwerden einhergehen und ist durch die sonografische Darstellung von Luftartefakten beim Scannen der Lungenfenster darstellbar (s. Kap. 9). Der Spannungspneumothorax geht zudem mit dem Symptom Dyspnoe und Schock einher.

> **Ausblick Aufbaumodule**
>
> Nach dieser Darlegung der Basisinhalte soll im Folgenden auf spezielle Aspekte in der sonografischen Diagnostik des akuten Thoraxschmerzes anhand der einzelnen kardialen Krankheitsbilder eingegangen werden.
>
> ### Angina pectoris, akutes Koronarsyndrom und Herzinfarkt
>
> #### Wandbewegungsstörungen
> Durchblutungsstörungen des Myokards zeigen sich neben der typischen Klinik und den typischen EKG-Veränderungen echokardiografisch durch eine regionale Wandbewegungsstörung. Da Wandbewegungsstörungen im Falle einer regionalen Durchblutungsabnahme des Myokards vor EKG-Zeichen und vor einer möglichen Klinik nachweisbar sind, ist die Echokardiografie eine sehr gute diagnostische Möglichkeit zur Bestätigung der Diagnose einer ischämischen Herzerkrankung. Da die regionale Ventrikelfunktion auch nach repetitiven Episoden einer Hypoperfusion gestört ist, lassen sich oft auch nach der akuten Beschwerdesymptomatik Wandbewegungsstörungen detektieren.
>
> #### Wanddicke und Myokardtextur
> Die Beurteilung von regionaler Kontraktilität, Wanddicke und Myokardtextur ermöglicht oft die Differenzierung zwischen chronischer Ischämie bei hibernierendem Myokard oder Stunning (reduzierte Kontraktion bei normaler Wanddicke und normaler Myokardtextur), Infarktnarbe (Akinesie oder Dyskinesie bei reduzierter Wanddicke und echoreicher Myokardtextur) und akutem Myokardinfarkt (Akinesie mit reduzierter Wanddicke und normaler Myokardtextur bei nicht kollateralisiertem frischem Infarkt sowie mit normaler bis zunehmender Wanddicke bei kollateralisiertem Infarkt mit Ödembildung oder bei Akutinfarkt mit bereits erfolgter ischämischer Schwellung des Gewebes).

Schnittebenen

Korrekte Einstellung
Wesentlich zur Detektion der regionalen Wandbewegungsstörungen ist die korrekte Einstellung der Schnittebenen des Herzens, über die klare regionale Zuordnungen getroffen werden können (▶ Abb. 19.1). Schlechte und inkomplette Einstellungen führen zum Übersehen wichtiger Befunde und/oder zu Fehlinterpretationen und damit letztlich zu Behandlungsfehlern, da bei der Myokardischämie grundsätzlich schnelles Handeln erforderlich ist. Untergegangenes Herzmuskelgewebe korreliert mit einer schlechten Gesamtprognose des Patienten und damit mit verlorenen Lebensjahren. Übersehene Myokardischämien führen zu verspäteten Revaskularisierungsmaßnahmen und damit zu „unnötigem" Verlust von Herzmuskelgewebe.

Vorderwandinfarkte
Vorderwandinfarkte werden in der langen Achse und im Vierkammerblick und bisweilen auch im apikalen inferioren Segment des Zweikammerblickes dokumentiert. Es ist bei der Untersuchung wichtig, die Herzspitzenregion gut darzustellen, da die Ventrikel-Kavum-Spitze am besten den Vorderwandinfarkt dokumentiert. Somit besteht die Gefahr der echokardiografischen Fehldiagnose eines Myokardinfarktes der Vorderwand im Notfall speziell bei Patienten, bei denen man im EKG die ischämisch bedingten Veränderungen nicht oder kaum sieht (Linksschenkelblock und Schrittmacherstimulation) und bei denen man dann nicht genau dokumentiert. Dies kann erfolgen durch einen Foreshortening Vierkammerblick, durch Fehlen der Dokumentation des Vierkammerblickes und bei zu kleinen Sektorbreiten in der Dokumentation der parasternalen langen Achse oder der subkostalen Ventrikeldarstellung. Auch ein zu basal abgeleiteter parasternaler Kurzachsenschnitt beinhaltet die Möglichkeit, einen Vorderwandinfarkt zu übersehen.

Hinterwandinfarkte
Hinterwandinfarkte stellen sich durch Wandbewegungsstörungen in der mittbasal-inferioren Region im Zweikammerblick sowie der basalen inferoseptalen Region im Vierkammerblick dar. Obwohl der Hinterwandinfarkt normalerweise im EKG zu diagnostizieren sein sollte, gibt es Konstellationen bei hochgradigen Stenosen der proximalen rechten Koronararterie, bei denen ein bedrohlicher Befund trotz eines normalen EKG bei erhaltener Restperfusion in Ruhe vorliegt. Diese Befunde werden bei fehlerhaften Schallpositionen dann häufig nicht erhoben, insbesondere, wenn der apikale Zweikammerblick nicht zum Standardprogramm der Notfallechokardiografie gehört. Falls der Vierkammerblick dann ebenfalls verkürzt dargestellt wird, was ebenfalls bei Unkenntnis der echokardiografischen Methode und bei der subkostalen Anlotung eher die Regel ist, hat man keine

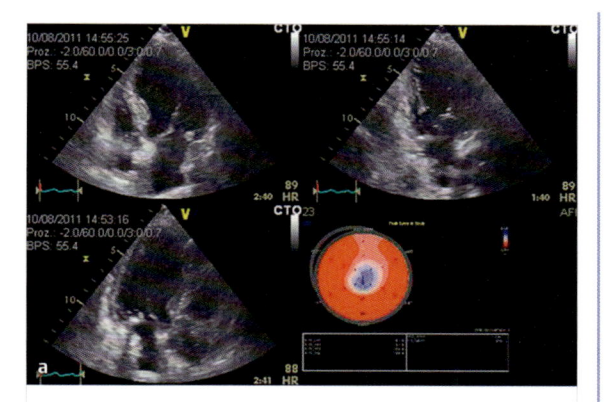

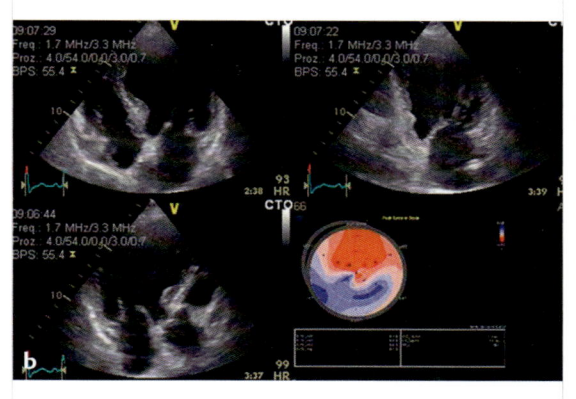

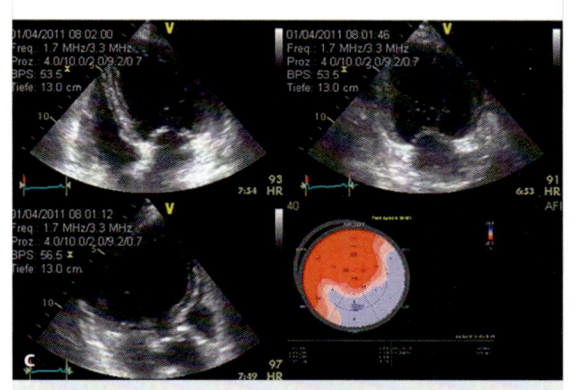

Abb. 19.1 Darstellung der regionalen Kinetikstörungen bei Myokardinfarkten in den 3 standardisierten apikalen Anlotungen, dem apikalen Vierkammerblick – jeweils oben links –, dem apikalen Zweikammerblick – jeweils oben rechts – und der apikalen langen Achse – jeweils unten links. In den Bull's-Eye-Darstellungen – jeweils unten rechts – sind die regionalen Strain-Werte farbig dargestellt. Rot bedeutet normale Kontraktion, rosa bis weiß Hypo- bis Akinesie und hellblau bis dunkelblau Dyskinesie – also eine Auswärtsbewegung des Myokards während der Kontraktionsphase. Regionale Kontraktionsmuster – charakteristisch für die jeweilige Pathologie – werden dementsprechend abgebildet.
a Akuter Vorderwandinfarkt.
b Ausgedehnter akuter Hinterwandinfarkt mit Beteiligung der posterioren Region.
c Akuter Lateralinfarkt.

Einstellung zur Dokumentation der Hinterwandischämie, da der verkürzte Vierkammerblick oder der Fünfkammerblick die basal septale Region anteroseptal abbildet. Somit ist der Hinterwandinfarkt, der oft mit abdominellen Beschwerden oder Rückenschmerzen keine typische thorakale Beschwerdesymptomatik im Notfall bietet, eine nicht seltene diagnostische Herausforderung.

Posterolateralinfarkte

Die Domäne der Echokardiografie ist der Posterolateralinfarkt, da Ischämien im Stromgebiet des Ramus circumflexus häufig in der EKG-Diagnostik nicht abgebildet werden und daher ein Teil der auch transmuralen Infarkte des Ramus circumflexus zu den Nicht-ST-Hebungs-Infarkten gehören. Die posteriore Region des linken Ventrikels ist parasternal in allen Standardpositionen leicht anzuloten. Die lateralen Abschnitte zeigen sich sowohl apikal als auch subkostal im Vierkammerblick. Posterolaterale Infarkte können echokardiografisch nur übersehen werden, wenn bei fehlendem parasternalem Schallfenster die laterale Region wegen Lungenüberlagerung nicht eingestellt wird und der apikale Langachsenschnitt nicht dokumentiert wird.

Fazit

Zusammenfassend besteht bei allen Infarkten die Möglichkeit, die wesentliche Diagnose zu übersehen, insbesondere, wenn man nach den Protokollen der sog. fokussierten Echokardiografie vorgeht oder die falschen Schnittebenen einstellt.

Aortendissektion

Die Dissektion der thorakalen Aorta führt zu massiven thorakalen Beschwerden und ist meist in der Anamnese mit einer kurzzeitigen maximalen körperlichen Belastung assoziiert. Die Dissektion der Aorta ascendens und des Aortenbogens (Stanford A oder Svensson 1) erfordern eine schnelle Diagnostik und eine sofortige operative Therapie, um schwerwiegende – oft letale – Komplikationen zu vermeiden. In der Notfallechokardiografie stellt sich die Aorta ascendens in der parasternalen Anlotung – am besten in der langen Achse – und im apikalen oder subkostalen Fünfkammerblick dar (▶ Abb. 19.2). Obligat zur Notfallechokardiografie bei Verdacht auf Aortendissektion – und damit bei jedem akuten Thoraxschmerz – gehört die suprasternale Anlotung des Aortenbogens.

Dissektionsmembran

Die beweisende Struktur der Aortendissektion ist die eindeutige Darstellung der Dissektionsmembran. Dies ist häufig schwierig, da die Dissektionsmembran spiralförmig verlaufen und sich daher in der sonografischen Diagnostik „verstecken" kann. Weiterhin können Nahfeldartefakte bei der suprasternalen Anschallung zu falsch positiven Diagnosen führen. Direkte Folgeuntersuchungen der echokardiografischen Diagnostik – auch im Notfall – sind dann in diesen Fällen die Linksherz-Kontrastechokardiografie und die transösophageale Echokardiografie, um schnellstmöglich die Verdachtsdiagnose zu bestätigen.

Fehlerquellen

Die Hauptfehlerquelle bei der Diagnostik der Aortendissektion ist jedoch, dass man an die Diagnose in der Akutsituation nicht denkt oder dass man Differenzialdiagnosen akzeptiert und dann nicht subtil weiteruntersucht. Häufig ist die Situation, dass bei Wandbewegungsstörungen des Herzens die Diagnose eines Myokardinfarktes gestellt wird, aber die Möglichkeit, dass der Myokardinfarkt die Folge einer Koronarbeteiligung einer Dissektion ist, nicht weiter verfolgt wird. Ebenfalls

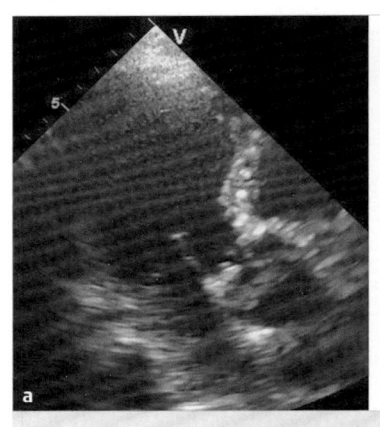

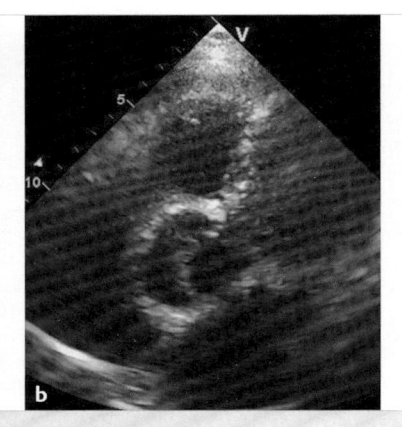

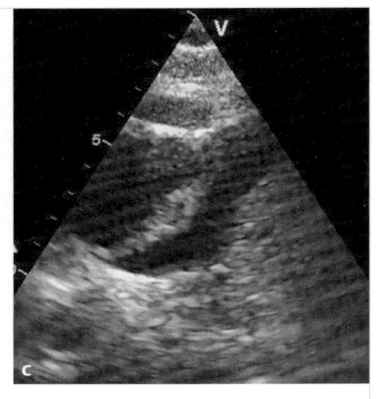

Abb. 19.2 Dokumentation im Notfall bei Aortendissektion Stanford A.
a Dissektionslamelle in der apikalen langen Achse.
b Dissektionslamelle im apikalen Fünfkammerblick.
c Die suprasternale Anlotung des Aortenbogens sollte obligat bei Verdacht auf Aortendissektion durchgeführt werden.

wird bei Vorliegen eines Perikardergusses die Diagnose einer Perimyokarditis akzeptiert, ohne weiter abzuklären, ob der Perikarderguss möglicherweise der einzige Hinweis einer Ascendens-Dissektion ist. Ein Perikarderguss mit Binnenstrukturen sollte in jedem Fall auf die Verdachtsdiagnose einer Aortendissektion leiten, da Binnenstrukturen auf thrombotische Formationen und damit blutige Ergüsse hinweisen. Eine frische Virusmyokarditis führt in der Regel zu einem serösen Erguss, der keine Binnenstrukturen aufweist.

Praktisches Vorgehen
Eine wesentliche praktische Hilfe, um auf subtile Befunde aufmerksam zu werden, ist das Schallen mit sehr breitem Sektor, damit z. B. in der parasternal langen Achse die Aorta ascendens soweit wie möglich abgebildet wird und so auf die maximale Längsdarstellung des Aortenrohres bei der Dokumentation im Notfall Wert gelegt wird. Beim Echo-Scannen mit Pocket-Size-Systemen hat man immer einen relativ schmalen Bildsektor, sodass man diesen Nachteil durch bewusstes Absuchen der proximalen Aorta ascendens ausgleichen muss. Kurz-Scan-Protokolle ohne Dokumentation des suprasternalen Blickes auf den Aortenbogen sind im Notfall grundsätzlich unzureichend.

Perimyokarditis und Perikarderguss
Lageabhängige und atemabhängige Thoraxschmerzen können mit perikardialen oder auch pleuralen Prozessen zusammenhängen, die oft mit Ergussbildungen einhergehen. Perikardergüsse können leicht von Pleuraergüssen durch die Darstellung in der parasternal langen Achse unterschieden werden. Während der Perikarderguss posterior am Herzen zwischen der Ventrikelwand und der quer getroffenen Aorta descendens dargestellt wird, füllt der Pleuraerguss in dieser Darstellung den Raum links vor der Aorta descendens aus.

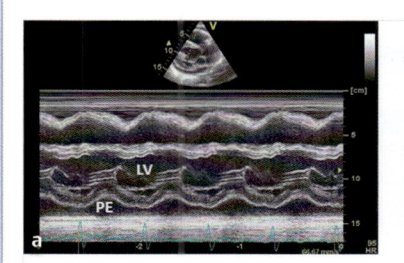

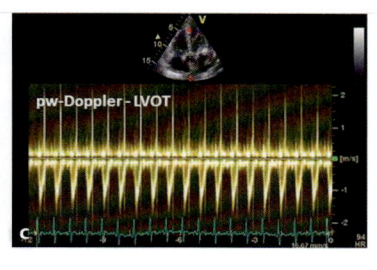

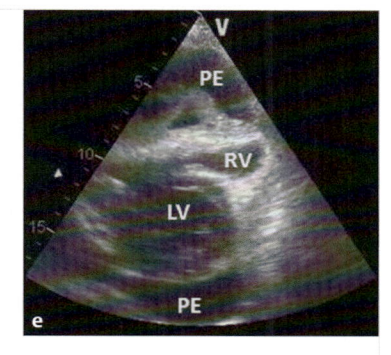

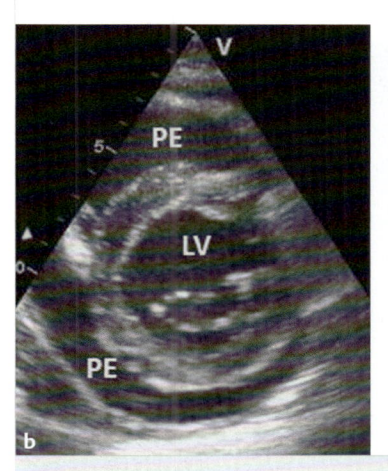

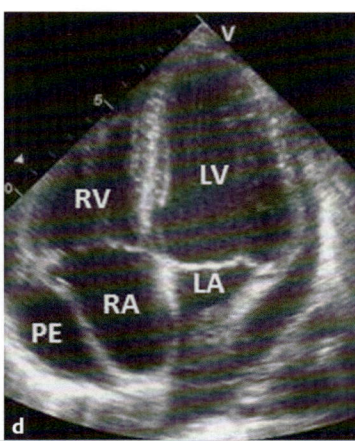

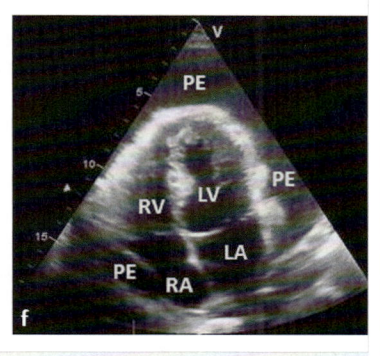

Abb. 19.3 Perikarderguss.
a Ein Perikarderguss (PE) wird üblicherweise im parasternalen M-Mode dokumentiert und hinter dem linken Ventrikel (LV) enddiastolisch ausgemessen.
b Darstellung eines zirkulären Perikardergusses (PE) im parasternalen Kurzachsenschnitt.
c Dokumentation eines gepulsten Dopplerspektrums im linksventrikulären Ausflusstrakt (LVOT) über mehrere Atemzyklen zur Darstellung der Atemvariabilität des abgeleiteten Flusssignals.
d Kompression des rechten Atriums (RA) sowie in diesem Fall auch des linken Atriums (LA) durch einen hämodynamisch wirksamen Perikarderguss (PE). Weiterhin sind im apikalen Vierkammerblick linker (LV) und rechter Ventrikel (RV) dargestellt.
e Systolische Kompression des rechten Ventrikels (RV) durch einen hämodynamisch relevanten Perikarderguss (PE) im parasternalen Kurzachsenschnitt.
f Großer chronischer – in diesem Beispiel maligner – Perikarderguss (PE) mit hämodynamischer Relevanz bei „Swinging Heart".

Größe und hämodynamische Relevanz

Die Größe eines Perikardergusses wird am besten durch einen senkrechten Anschnitt des Perikardraumes – normalerweise im parasternalen Kurzachsenanschnitt hinter dem linken Ventrikel – dokumentiert. Die Größe eines Perikardergusses geht nicht mit dessen hämodynamischer Relevanz einher. Die hämodynamische Relevanz des Perikardergusses und die Perikardtamponade werden durch die Kompression des rechten Atriums – am besten im apikalen oder subkostalen Vierkammerblick (▶ Abb. 19.3), durch die Kompression des rechten Ventrikels – am besten in der parasternalen Anlotung – und durch die ausgeprägte Atemvariabilität der abgeleiteten Dopplerspektren über den Herzklappen dokumentiert. Ein hämodynamisch relevanter großer Perikarderguss wird durch den Nachweis eines sog. „Swinging Heart" dokumentiert.

Binnenstrukturen, insbesondere Auflagerungen auf dem viszeralen Blatt des Perikards, sind auch im Notfall wichtige Hinweise, die auf neoplastische Erkrankungen hinweisen können, und damit das diagnostische und bisweilen auch therapeutische Prozedere maßgeblich beeinflussen.

Pleuraergüsse

Pleuraergüsse werden durch strikt laterale Anlotungen des Pleuraraumes beidseits im Notfall dargestellt und dokumentiert.

Endokarditis

Thoraxschmerzen sind bei bakteriell-entzündlichen Erkrankungen des Herzens möglich. Zwar fällt die Endokarditis primär eher durch Temperaturen, septisch bedingte Kreislaufzustände, embolische Komplikationen und typische Laborbefunde auf; es gibt jedoch auch Konstellationen, bei denen die Endokarditis durch Komplikationen der entzündlichen Wandinfiltration ins Perikard zu Thoraxschmerzen als primärem Symptom führt. Diese Situationen sind dann oft extrem bedrohlich, da sie mit Befunden einer kardialen oder parakardialen Abszedierung oder muralen Abszessen einhergehen – und meist auf Staphylococcus-aureus-Infektionen hinweisen. Es ist offensichtlich, dass gerade diese Befunde zu schnellen operativen therapeutischen Konsequenzen führen müssen.

Abszedierungen

Der paraaortale Abszess oder der Abszess im Bereich des Septum aorticomitrale ist ein schwierig zu erfassender echokardiografischer Befund. Primär braucht man zur korrekten Diagnosestellung die Kenntnis der Morphologie von Abszessformationen und deren Lokalisation. Da sich Abszessformationen in der Regel als wenig echoreiche Strukturen darstellen und echokardiografisch durch ein „aufgelockertes" Gewebe imponieren, sind exzellente Bilder die Voraussetzung für eine gute Diagnostik

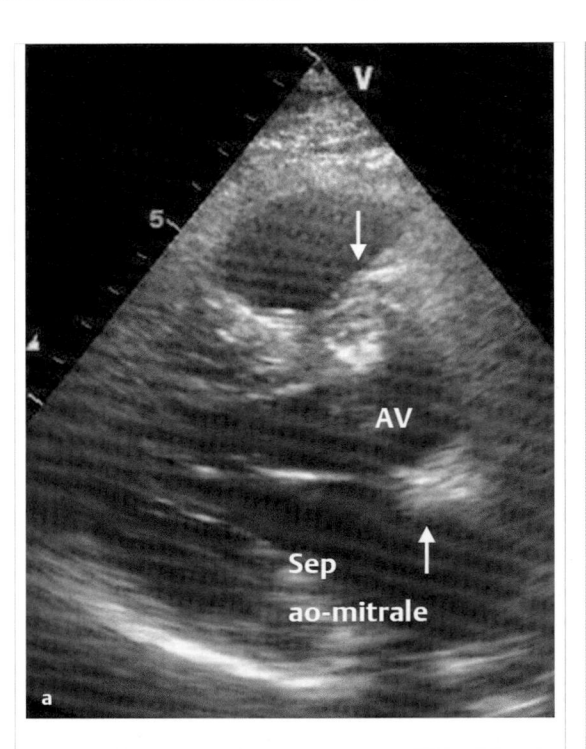

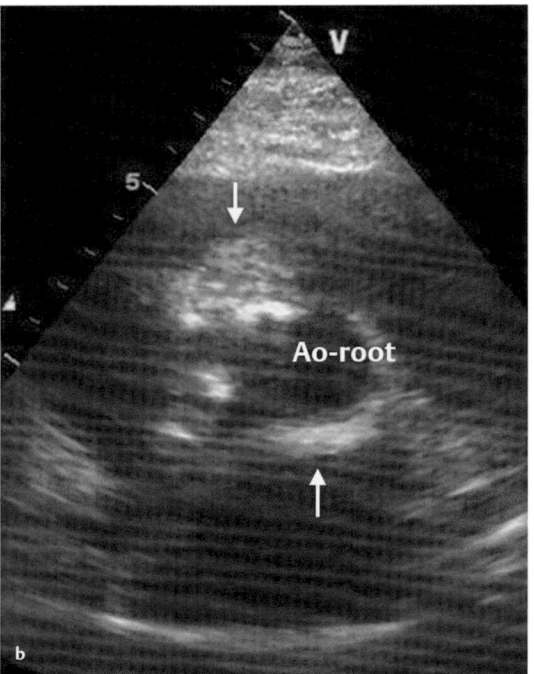

Abb. 19.4 Paraaortaler Abszess bei einer nativen Aortenklappe.
a Darstellung eines paraaortalen Abszesses (Pfeile) ventral der Aortenwurzel (Ao-root) sowie im Septum aorticomitrale (Sep ao-mitrale) in der parasternalen langen Achse.
b Darstellung in der parasternalen kurzen Achse.

(▶ Abb. 19.4 u. ▶ Abb. 19.5). Zudem sieht man den Abszess nur, wenn man durch korrekte Schnitte – und eben nicht Schräganschnitte, bei denen methodenbedingt Schnittbildartefakte zu unklaren Befunden führen, – die pathologisch veränderten Strukturen klar von den normalen kardialen Strukturen differenzieren kann. Abszedierungen können begleitend mit Perikardergüssen einhergehen.

Das Septum aorticomitrale und die paraaortale Region um die Aortenwurzel sind subtil in den parasternalen Anlotungen sowie im apikalen und subkostalen Fünfkammerblick darzustellen.

Lungenembolie

Die hämodynamisch relevante Lungenembolie im Notfall geht mit den typischen klinischen Zeichen einer Tachykardie, Hypotonie und ggf. Zyanose einher. Bei der fulminanten Lungenembolie besteht klinisch eine Rechtsherzdekompensation. Im Stadium der partiellen Kompensation liegen je nach Schweregrad unterschiedliche Funktionszustände des rechten Ventrikels vor.

Echokardiografisch lässt sich die hämodynamische Relevanz einer Lungenembolie analysieren, weshalb bei einer Lungenembolie die Echokardiografie vor der Computertomografie die primäre Diagnostik darstellen sollte.

Ohne Vorerkrankungen

Eine akute teilkompensierte Lungenembolie ohne Vorerkrankungen der Lunge und des rechten Herzens zeigt sich durch eine Dilatation der rechten Herzhöhlen, eine paradoxe Ventrikelseptumbewegung, eine Einschränkung der Kontraktionsamplitude der freien – eher dünnen – rechtsventrikulären Wand, eine kontinuierliche Überdehnung des interatrialen Septums nach links, eine eher leicht- bis mittelgradige Trikuspidalinsuffizienz mit dem Nachweis hoher pulmonalarterieller Drücke in der Dopplerechokardiografie und gestaute dilatierte zentrale Venen. Zudem zeigt der Pulmonalisfluss aufgrund der Druckerhöhung in der Lungenstrombahn ein biphasisches systolisches Flussprofil, ein sog. „Notching". Mit zunehmender Einschränkung der rechtsventrikulären Funktion bis hin zur rechtsventrikulären Dekompensation sinkt der nachzuweisende Pulmonalisdruck bis zur formalen Normalisierung der gemessenen systolischen Pulmonalisdruckwerte. Allerdings bleiben bei allen Zuständen aufgrund der rechtsatrialen Druckbelastung und behinderten Venenfüllung die zentralen Venen gestaut und zeigen einen eigeschränkten partiellen oder meist fehlenden inspiratorischen Kollaps.

Vorbestehende Rechtsherzbelastung

Bei Lungenembolien mit chronischer vorbestehender Rechtsherzbelastung finden sich im Unterschied zu den oben genannten Befunden in der Regel dicke rechtsventrikuläre Wandstärken infolge der Rechtsherzhypertro-

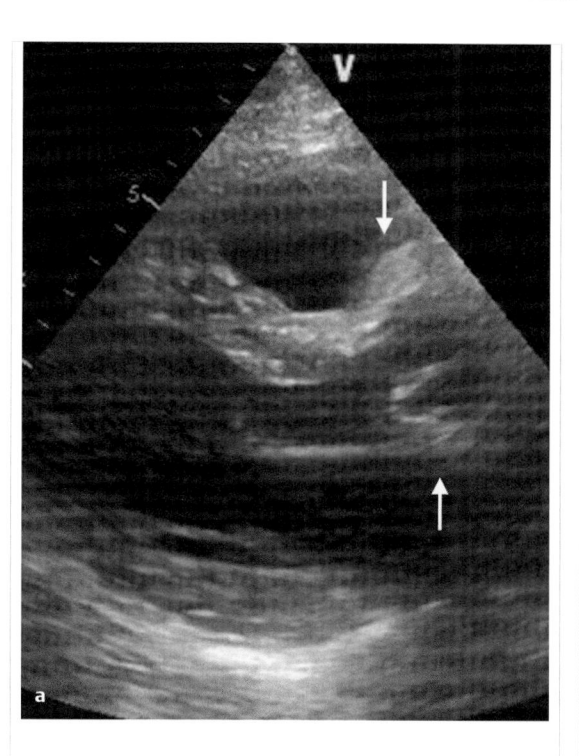

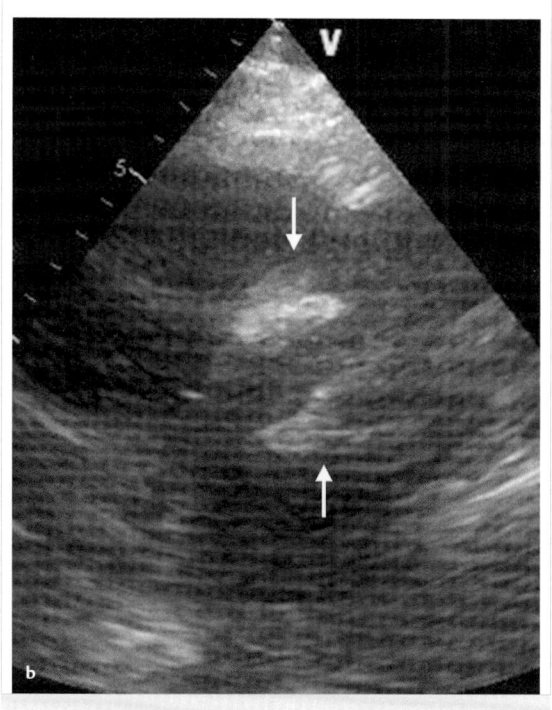

Abb. 19.5 Paraaortaler Abszess bei einer biologischen Prothese in Aortenposition.
a Beispiel eines paraaortalen Abszesses (Pfeile) bei einer biologischen Prothese in Aortenposition in der parasternal langen Achse.
b Darstellung in der parasternalen kurzen Achse.

Thoraxschmerz

phie und infolge der chronischen rechtsventrikulären Dilatation eher mittel- bis höhergradige Trikuspidalinsuffizienzen.

Untersuchung

Bei der Verdachtsdiagnose einer Lungenembolie müssen die Zielstrukturen des interventrikulären und interatrialen Septums im Notfall zur Diagnosestellung dokumentiert werden – in der Regel im apikalen oder subkostalen Vierkammerblick (▶ Abb. 19.6). Die Dopplerechokardiografie hat zur Abschätzung des Pulmonalisdruckes und zur Dokumentation des Pulmonalisspektrums (sowie auch zur nichtinvasiven Abschätzung des pulmonalvaskulären Widerstandes) einen wesentlichen Stellenwert.

Der zusätzliche echokardiografische Blick auf die Pulmonalisbifurkation von parasternal oder subkostal führt oft zum direkten proximalen Thrombusnachweis bei akuter Lungenembolie.

Spannungspneumothorax

Insbesondere bei einem postoperativen gekammerten Spannungspneumothorax kann es zu Beeinträchtigungen der Lungenstrombahn kommen, was echokardiografisch zu indirekten Zeichen der Rechtsherzbelastung führt. Eine Kompression des rechtsventrikulären Ausflusstraktes führt zu einer Druckbelastung des rechten Herzens, was mit einer Dilatation der rechten Herzhöhlen einhergeht. Im Falle der extremen Kompression der

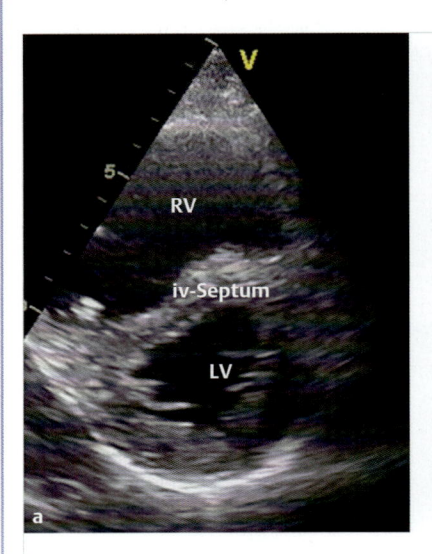

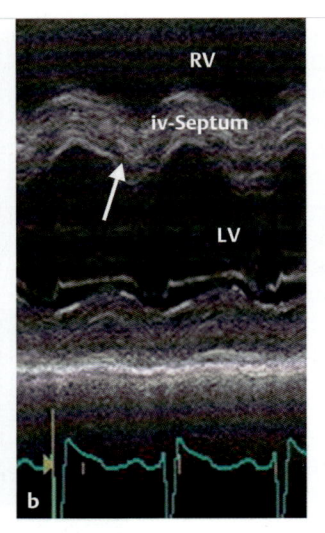

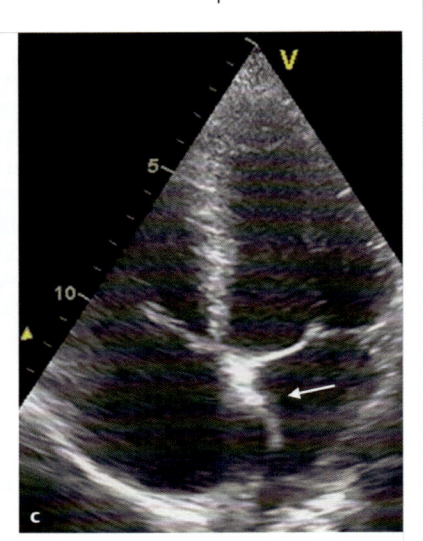

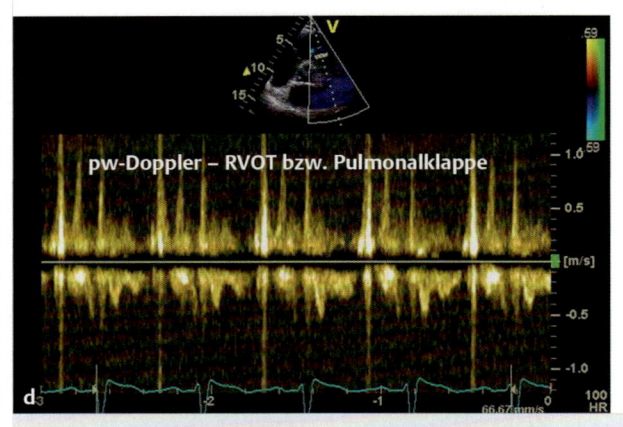

Abb. 19.6 Lungenembolie.
a Darstellung der paradoxen interventrikulären Septumbewegung bei Lungenembolie im parasternalen Kurzachsenschnitt. Der rechte Ventrikel (RV) ist dilatiert und durch die Druckbelastung erfolgt eine Abflachung und Deviation des interventrikulären Septums (iv-Septum) nach links mit Kompression des linken Ventrikels (LV).
b Der M-Mode dient der Dokumentation der asynchronen Wandbewegungen (Pfeil).
c Die Darstellung der Überdehnung des interatrialen Septums (Pfeil) nach links erfolgt u. a. im standardisierten apikalen Vierkammerblick.
d Das gepulste Dopplerspektrum des Pulmonalisflusses zeigt bei hämodynamisch relevanter Lungenembolie einen biphasischen Verlauf, das sog. „Notching".

rechtsventrikulären Ausflussbahn ist der rechte Ventrikel prall gefüllt und zeigt keine Kontraktionsamplitude. Dieses Bild mit konsekutiver Septumdeviation ähnelt echokardiografisch dem Bild einer fulminanten Lungenembolie und kann nur in Verbindung mit der Klinik richtig interpretiert werden. Als Beispiel sei eine Situation beschrieben, bei der bei effektiver Antikoagulation und beidseitigen fördernden Bülau-Drainagen nach kardiochirurgischer Operation das echokardiografische Bild einer Lungenembolie diagnostiziert wird. Hier ist sicherlich an den gekammerten Spannungspneumothorax zu denken.

Thoraxtrauma
Thoraxschmerzen nach Verletzungen des Brustkorbes beinhalten eine Vielzahl von Pathologien wie Rippen- und Sternumfrakturen mit und ohne Hämato-, Pneumothorax, Lungenkontusionen, die im Rahmen der Lungensonografie zu diagnostizieren sind, und verschiedene echokardiografisch feststellbare Pathologien.

Penetrierende Verletzungen
Die erweiterte Echokardiografie sollte bei penetrierenden Thoraxverletzungen direkte Schädigungen des Myo- und Perikards sowie der großen thorakalen Gefäße diagnostizieren und penetrierende Fremdkörper (Metallgegenstände, Knochenfragmente, etc.) in ihrer Lage zu den kardialen Strukturen erfassen.

Stumpfes Trauma
Das stumpfe Thoraxtrauma nach Verkehrsunfällen und Stürzen führt zu Myokardkontusionen, die myokardiale Einblutungen oder ödematöse Schwellungen zur Folge haben können, die primär die rechtsventrikuläre Wand und die Vorhofwände betreffen. Diese Befunde zeigen sich durch regionale Wandverdickungen der betroffenen kardialen Segmente. Herzrupturen und Rupturen der großen Gefäße sind seltene Akutkomplikationen, die mit einem tamponierenden Hämatoperikard, einem Hämatothorax und/oder einem Hämatomediastinum einhergehen. Seltene Traumakomplikationen sind zudem partielle Klappendestruktionen wie z. B. der komplette Papillarmuskelabriss.

Zusammenfassung
Zusammenfassend ist der Thoraxschmerz eine der Hauptindikationen für eine Notfallechokardiografie. Abhängig von der primären Verdachtsdiagnose und den möglichen Differenzialdiagnosen sind spezifische Schnittebenen und einzelne kardiale Strukturen echokardiografisch aufzusuchen und zu dokumentieren. Bei der Diagnose Myokardinfarkt sind die regionalen Abschnitte des linken Ventrikels in eindeutiger Zuordnung zu den Schnittebenen und damit mit eindeutiger Interpretation abzubilden. Bei der Diagnose Aortendissektion ist die Darstellung der proximalen Aorta und des Aortenbogens zwingend erforderlich. Bei perikardialen Erkrankungen sind Kompressionen des rechten Herzens und Dopplerspektren der Flusskurven über den Herzklappen obligat durchzuführen. Bei infektiösen Erkrankungen sind insbesondere das Septum aorticomitrale und die paraaortale Aortenwurzelregion genau darzustellen. Bei Verdacht auf Lungenembolie sind die primären Zielstrukturen das interatriale Septum sowie der rechte Ventrikel. Spezielle Notfallsituationen wie der Pneumothorax, der Rechtsherzinfarkt und das Thoraxtrauma erfordern zur Diagnosestellung spezielle Dokumentationen und entsprechende klinische Kenntnisse des Untersuchers über das jeweilige Krankheitsbild.

19.7 Literatur

[1] **Hagendorff** A. [Echocardiography in emergency diagnostics.] Herz 2012; 37:675–686
[2] **Neskovic** AN, Hagendorff A. Echocardiography in the emergency room. In: Galiuto L, Badano L, Fox K, Sicari R, Zamorano JL, eds. The EAE Textbook of Echocardiography. 1st ed. Oxford: Oxford University Press 2011; 431–436
[3] **Neskovic** AN, Hagendorff A, Lancellotti P et al. on behalf of the European Association of Cardiovascular Imaging. Emergency echocardiography: the European Association of Cardiovascular Imaging recommendations. Eur Heart J Cardiovasc Imaging 2013; 14:1–11

20 E-FAST

J. Böer, R. Breitkreutz

20.1 Definition

Ziel dieses Beitrags ist es, das Ultraschallprotokoll E-FAST mit Untersuchungsgang, Beispielbildern für Normalbefunde und Pathologien sowie Fallstricken vorzustellen.

Die Sonografie bietet die Möglichkeit, fokussierte Ultraschalluntersuchungen anzuwenden, die in den klinischen Kontext eingepasst sind, in Echtzeit und bettseitig vorgenommen werden können und mit Behandlungsabläufen kompatibel sind. Zu diesen fokussierten Ultraschallverfahren gehört das E-FAST-Protokoll.

▶ **FAST.** FAST ist ein Akronym und steht für Focussed Assessment with Sonography for Trauma [4]. Es handelt sich um eine standardisierte Vorgehensweise, bei der mittels fokussierter Sonografie beim Notfallpatienten vor allem die Frage nach kreislaufwirksamer intraabdomineller Blutung geklärt werden soll. Die FAST-Untersuchung wird bei allen Traumapatienten, insbesondere mit der Anamnese eines Abdominaltraumas, mit Kreislaufdepression/Schock oder bei Patienten mit eingeschränkter Bewusstseinslage (Schädel-Hirn-Trauma, Intoxikation) und vermuteten Begleitverletzungen durchgeführt (▶ Tab. 20.1).

Die Vorgehensweise hat sich in den letzten Jahren beim Trauma-Management im Schockraum etabliert. Sie sollte im Rahmen der Erstuntersuchung (Primary Survey im Advanced Trauma Life Support [ATLS]) durchgeführt werden [1]. Hier ist sie im ABCDE-Schema zu „B" Breathing und „C" Circulation zuzuordnen und gilt als wichtiges technisches Hilfsmittel (sog. Adjunct).

20.2 Indikationen und Fragestellungen

▶ **E-FAST.** Das E-FAST-Protokoll (Extended-FAST) bezieht den Thorax für die Diagnose oder den Ausschluss eines Pneumothorax in die FAST-Untersuchung ein (▶ Tab. 20.1). Auch die Perikardtamponade gilt es über eine subkostale Anlotung nachzuweisen bzw. auszuschließen [2].

> **Merke**
>
> Durch Limitierung und Fokussierung auf wenige relevante Fragen kann die E-FAST-Untersuchung in zeitkritischer Situation innerhalb von ca. 2 min durchgeführt werden. Sie ist als erweiterte klinische Untersuchung mit technischen Mitteln (Adjunct) zu verstehen. Dabei soll sie das Management des Patienten im Schockraum unterstützen, darf den Ablauf des ATLS aber nicht einschränken und kann in paralleler Arbeitsweise angewendet werden.

Ausführliche Organuntersuchungen, insbesondere die Suche nach Rupturen, Kontrastmittelsonografie oder die Untersuchung des Retroperitoneums sind *nicht* Bestandteil der FAST-Sonografie, können aber im Bedarfsfall, z. B. wenn kein CT angewendet werden soll, unmittelbar angeschlossen werden. Retroperitoneal gelegene Blutungen oder Organrupturen sind sonografisch erheblich schwieriger zu erkennen und zu zeitaufwendig, um den ATLS korrekt abzuarbeiten. Ergänzende Sonografien können in

Tab. 20.1 E-FAST: Indikationen und Fragestellungen.

Indikationen beim Trauma	Fragestellung

Stumpfes Bauchtrauma
Hochrasanztrauma
Kontusionsmarke
Flanken-/Abdominalschmerz
Penetrierende Abdominalverletzungen
	• freie Flüssigkeit?
	  ○ ja oder nein?
	  ○ wie viel, kreislaufrelevant?
	• (Secondary Survey: ggf. Organverletzung?)*

Dyspnoe, Hypoxämie Beatmung mit hohen Beatmungsdrucken, geringe Tidalvolumina	• Pneumothorax? Hämatothorax? Perikarderguss? • Zwerchfellbewegung?* • Lungenkontusion?*
Schock	• freie Flüssigkeit? • Hämo- oder Pneumothorax? • Hämoperitoneum? • Perikarderguss? • Volumenstatus?*
Eingeschränkte Bewusstseinslage mit unklarem Unfallhergang	• freie Flüssigkeit intraabdominell?
Reanimation	• Perikardtamponade? • (Spannungs-)Pneumothorax? • freie Flüssigkeit intraabdominell? • Hinweise für Hypovolämie?*

* Inhalte zukünftiger Aufbaumodule

Tab. 20.2 E-FAST: Sonografische Fragen und therapeutische Konsequenzen.

Sonografische Frage	Therapeutische Konsequenz
Freie Flüssigkeit intraperitoneal?	Notoperation? CT-Abdomen notwendig? Verlaufskontrolle nach 30 min/ 3h/6h? Probepunktion notwendig (Blut, Urin, Aszites)?
Pneumothorax? Spannungspneumothorax? Hämatothorax?	Thoraxdrainage? Entlastungspunktion?
Perikarderguss?	Punktion / Drainage? sofort erforderlich?

Absprache mit dem Trauma-Leader nach Stabilisierung des Patienten in der Zweitsichtung („Secondary Survey") im ATLS-Konzept erfolgen.

20.3 Sonografische Fragestellungen

Das E-FAST-Protokoll ermöglicht unmittelbare Entscheidungs- und Behandlungskonsequenzen (▶ Tab. 20.2, ▶ Abb. 20.15).

20.4 Anatomische Grundlagen

▶ **Freie intraabdominelle Flüssigkeit.** Beim liegenden Patienten sammelt sich freie intraabdominelle Flüssigkeit dorsal in der Bauchhöhle, der parakolischen Rinne und im kleinen Becken an. Sie ist in charakteristischen sonografischen Schnitten schon ab 10–20 ml detektierbar und selbst beim meteoristisch geblähten Abdomen ab 200 ml kaum zu übersehen.

Im rechtsseitigen Flankenschnitt werden der supradiaphragmale Bereich, die perihepatische Region sowie die hepatorenale Region (Morison-Pouch oder Morison-Grube) beurteilt. Mit suprapubischen Längs- und Querschnitten werden das kleine Becken und der Retrovesikalraum/ Douglas-Raum und im linksseitigen Flankenschnitt ebenso der supradiaphragmale Bereich, die subphrenische und die perilienale Region (Koller-Pouch) untersucht.

Freie Flüssigkeit ist im Ultraschallbild echofrei bis echoarm („schwarz bis dunkelgrau"), allerdings kann frisches Blut auch echogener imponieren. Auf Kompression oder bei Umlagerung des Patienten ist freie Flüssigkeit beweglich. Daher muss die Lagerung beachtet werden, wobei die hier dargestellten Befunde in Rückenlage erstellt wurden.

20.5 Klinik

Für die E-FAST-Untersuchung ist immer der klinische Kontext zu berücksichtigen. Es gilt zu beachten, dass ein positiver Ultraschallbefund weit vor einer klinischen Symptomatik und Verschlechterung (Tachykardie, Hypotonie, Schwindel, Blässe, Luftnot, Übelkeit) erhoben werden kann.

▶ **Abdominaltrauma.** Patienten, die ein stumpfes oder penetrierendes Abdominaltrauma erlitten haben oder bei denen der Unfallmechanismus auf ein entsprechendes Trauma schließen lässt, sollten hinsichtlich thorakoabdomineller Blutungen sonografisch untersucht werden. Der raschen Diagnostik kommt eine entscheidende Rolle zu, da beispielsweise die intrahospitale Mortalität einer relevanten intraabdominellen Blutung bis zur definitiven chirurgischen Versorgung alle 3 min um 1 % steigt [3].

▶ **Hypotonie.** Auch Patienten mit kreislaufwirksamer Hypotonie sollten mit E-FAST untersucht werden, um atraumatische Ursachen für Blutungen (Aortenaneurysmaruptur, Extrauteringravidität) auszuschließen.

▶ **Atemnot.** Der sonografische Nachweis eines größeren Hämatothorax oder Pleuraergusses oder eines Pneumothorax bei Atemnot klärt unmittelbar die klinische Symptomatik. Zudem kann die günstigste Stelle zur Punktion oder Drainageanlage markiert werden.

20.6 Standardschnitte und Normalbefunde

Die 6 Standardpositionen für den Schallkopf bei der E-FAST-Untersuchung kann man sich grafisch als die Eckpunkte von zwei übereinandergestellten Dreiecken vorstellen (▶ Abb. 20.1). Untersucht wird die angegebene Region, zur Dokumentation werden Schnittbilder im B-Mode oder M-Mode abgespeichert (▶ Abb. 20.2).

Der Patient liegt während der Sonografie auf dem Rücken. Die Schnittebenen sind eher dorsal zu wählen, um abdominales Gas zu umgehen und dorsal gelegene Flüssigkeit nachzuweisen. Der Schallkopf wird in der zu untersuchenden Region verschoben und gekippt oder anguliert, bis alle Fragen nach freier Flüssigkeit und Pleuraergüssen beantwortet sind und eine sichere Beurteilung des jeweiligen dreidimensionalen Raumes erfolgt ist (mit dem Schallkopf „Durchmustern").

Die nachfolgend erläuterten Standardpositionen des Schallkopfes sind ▶ Abb. 20.1 zu entnehmen.

▶ **Position 1: Flanke rechts.** Im Flankenschnitt rechts wird zwischen Niere und Leber der Morison-Pouch (hepatorenaler Recessus) dargestellt, in dem sich Spuren freier Flüssigkeit als echofreier Saum abbilden. Bei Inspi-

E-FAST

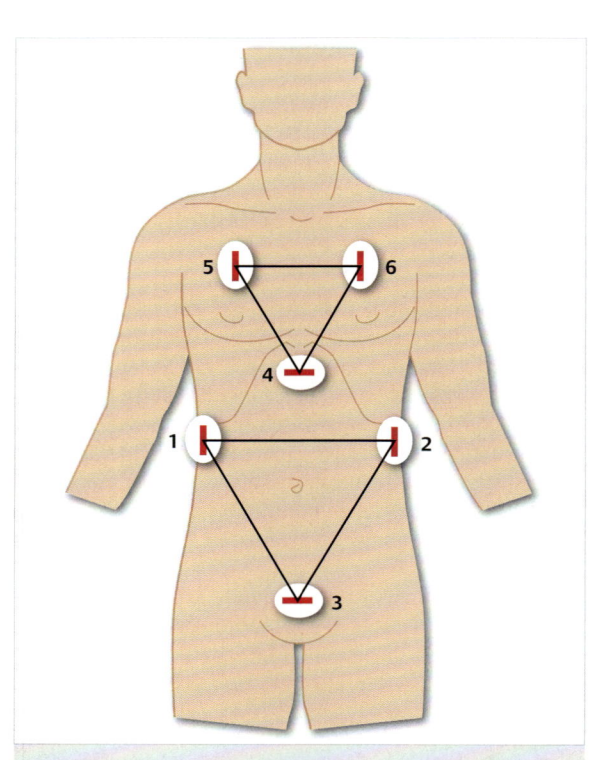

Abb. 20.1 Die 6 Standardpositionen des E-FAST-Protokolls. Die Positionen 1 und 2 können auch in je 2 Anlotungen aufgeteilt werden.

ration und beim Verschieben des Schallkopfes nach kranial werden synchron die Pleura bzw. der Recessus costodiaphramaticus rechts beurteilt. Bei Vorliegen eines Hämatothorax erscheint hier ein sonografisch echoarmer Bereich, der oberhalb des Zwerchfells liegt (▶ Abb. 20.3).

▶ **Position 2: Flanke links.** Im linksseitigen dorsolateralen Flankenschnitt wird die Milz untersucht und bei „positivem FAST" perisplenisch und im spenorenalen Recessus (Koller-Pouch) freie Flüssigkeit nachgewiesen sowie der Pleura-Recessus aufgesucht, um oberhalb des Zwerchfells ebenso einen Hämatothorax nachzuweisen (▶ Abb. 20.4).

▶ **Position 3: suprapubisch.** In suprasymphysären Quer- und Längsschnitten wird die Harnblase dargestellt. Die gefüllte Blase dient als „Schallfenster", wodurch zuverlässig freie Flüssigkeit, die auch aus Oberbauchverletzungen resultieren kann, im Douglas-Raum bzw. in der Excavatio rectovesicalis nachgewiesen wird (▶ Abb. 20.5).

▶ **Position 4: subkostale Herzanlotung – transhepatisch.** Im subkostalen Querschnitt wird das Perikard durch Angulieren des Schallkopfes nach kranial eingestellt. Dabei lässt sich auch der Rand des linken Leberlappens beurteilen und die großen Gefäße können eingesehen werden (▶ Abb. 20.6).:

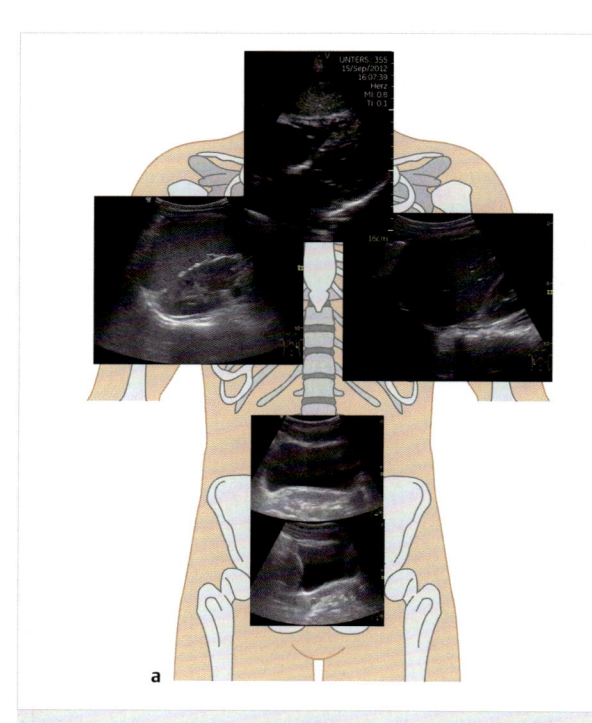

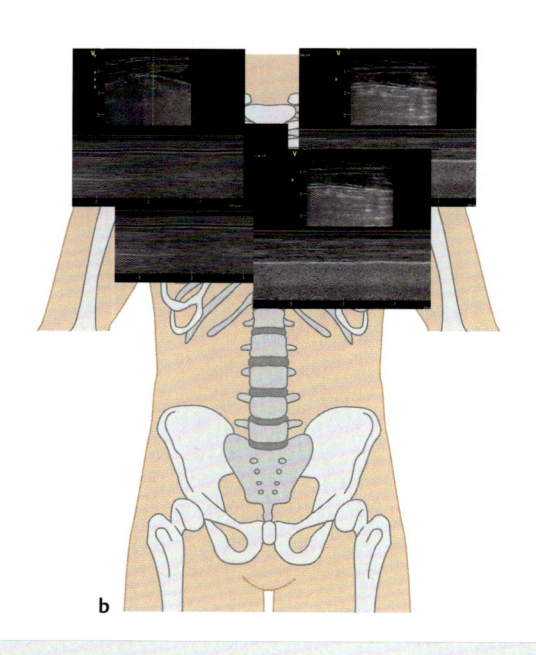

Abb. 20.2 Das (E-)FAST-Untersuchungsprotokoll in Ultraschallbildern.
a FAST: Zu den Positionen 1–4 werden bis zu 7 Bilder („Schnitte") dokumentiert.
b E-FAST: Als Erweiterung der FAST-Untersuchung sollte jeweils in den ICR oberhalb und unterhalb der Mamillen an 4 Anlotungspunkten zum Ausschluss eines Pneumothorax untersucht werden (E-FAST). Die gesamte Untersuchungszeit kann mit Training unter 2 min betragen.

20.6 Standardschnitte und Normalbefunde

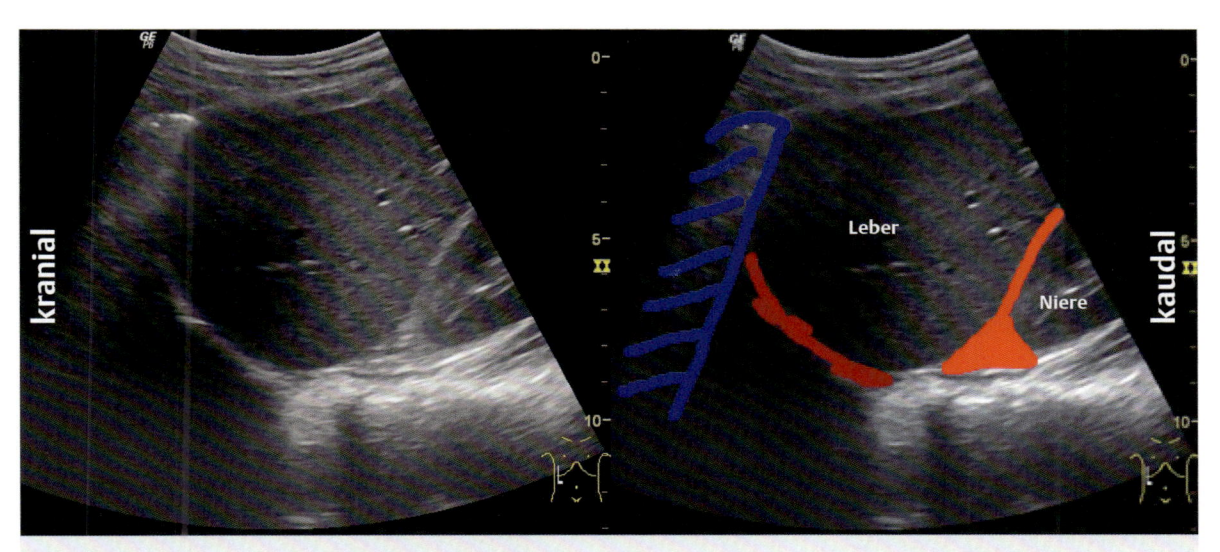

Abb. 20.3 E-FAST: Position 1, Normalbefund. Originalbild (links) und Bild mit Markierungen (rechts). Blau: Lungenschatten (im bewegten Bild „Vorhangphänomen"); braun: Zwerchfell, echogener Bogen; rot: Morison-Pouch.

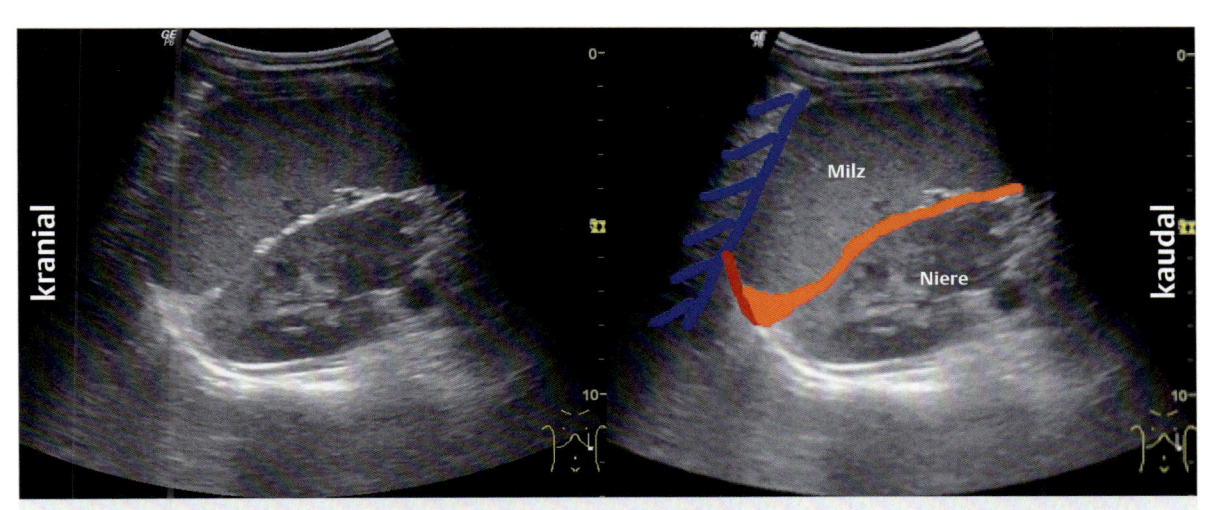

Abb. 20.4 E-FAST: Position 2, Normalbefund. Originalbild (links) und Bild mit Markierungen (rechts). Blau: Lungenschatten (im bewegten Bild „Vorhangphänomen"); braun: Zwerchfell; rot: Koller-Pouch.

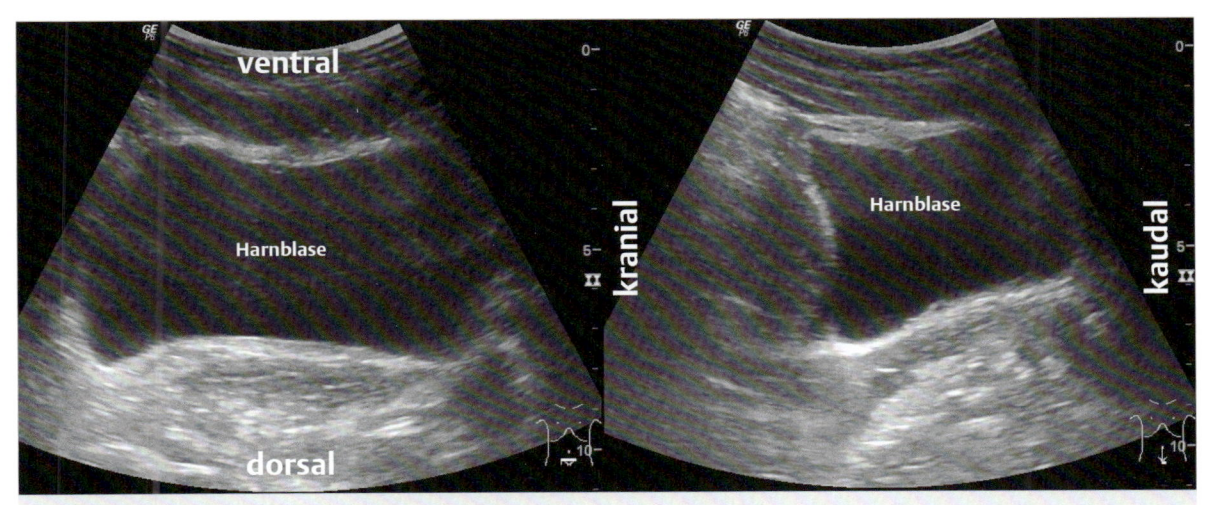

Abb. 20.5 E-FAST: Position 3, Normalbefund. Harnblase in 2 Schnittebenen. Beachte die Wandschichten (hyperechogen, hypoechogen, hyperechogen) und die dorsale Schallverstärkung.

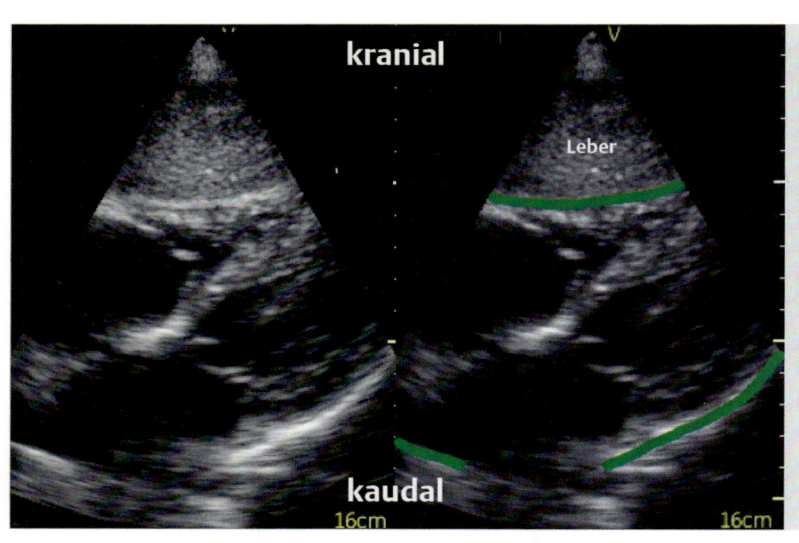

Abb. 20.6 E-FAST: Position 4, Normalbefund. Subkostaler Vierkammerblick, die Leber dient als Schallfenster. Originalbild (links) und Bild mit grün markierte Epi-/ Perikard (echogen). Hier ist zu beachten, dass die Herzspitze nicht dargestellt wurde (Fallstrick) und der Bereich immer mittels Durchmustern untersucht werden muss, um zweifelsfrei einen Perikarderguss auszuschließen. Auch alle 4 Herzkammern müssen eindeutig dargestellt werden, damit ein Perikarderguss sicher diagnostiziert oder ausgeschlossen werden kann.

▶ **Positionen 5 und 6: anteriorer Thorax.** In parasternalen Quer- und Längsschnitten lassen sich interkostal der Pleuraspalt bzw. die Verschiebung von viszeraler und parietaler Pleura beidseits beurteilen. Bei aktiver Mitarbeit und tiefer Inspiration lässt sich der Pleurareflex besser darstellen. Ein Pneumothorax kann ausgeschlossen werden, wenn die Atemverschieblichkeit der Lunge oder B-Linien oder der Lungenpuls dargestellt werden kann [6] (s. auch Kap. 9).

▶ **Varianten.** Es gibt zur Verbesserung der praktischen Anwendung Varianten der FAST-Untersuchung. So kann die hier genannte Position 1 auch in 2 Anlotungspunkte getrennt werden. Dabei wird zuerst der thorakale Bereich im diaphragmalen Längsschnitt exploriert und das Vorhangphänomen (das Überlagern der Leber durch die Spiegelartefakte des Lungengleitens) betrachtet sowie das Zwerchfell mit Leber dargestellt. Erst durch Anlotung 1–2 Interkostalräume weiter kaudal wird dann der Morison-Pouch beurteilt. Gleiches gilt für die Position 2, wobei auch hier wieder an 2 verschiedenen Anlotungspunkten zuerst der thorakale und lateral-diaphragmale Abschnitt im Längsschnitt untersucht wird und darauf folgend – über einen neuen Anlotungspunkt 1–2 Interkostalräume weiter kaudal – der Koller-Pouch beurteilt wird [5].

Ausblick Aufbaumodule

Die Notfallsonografie geht beim Traumapatienten über den Nachweis freier Flüssigkeit hinaus: Sie kann auch als sonografische Hilfe für die Kontrolle der Tubuslage, für Gefäßpunktionen oder andere Punktionen bzw. Interventionen genutzt werden [3]. Dieses Vorgehen sollte aber immer in einem ATLS-konformen Ablauf stattfinden.

▶ **Weitere Einsatzbereiche.** Die Schnitte der E-FAST-Untersuchung bieten sich nicht nur für den Schockraum an, sondern können z. B. auch im Aufwachraum (Hypotonie nach Bauch-OP), auf der Intensiv- oder IMC-Station und präklinisch eine wertvolle Hilfe sein.

20.7 Pathologien

▶ **Flüssigkeitsansammlungen.** Pathologische Flüssigkeitsansammlungen können vom massiven Befund bis zu diskreten Befunden sehr verschieden imponieren (▶ Abb. 20.7, ▶ Abb. 20.8, ▶ Abb. 20.9, ▶ Abb. 20.10 u. ▶ Abb. 20.11). Freie Flüssigkeit in der Bauchhöhle ist ab einer Menge > 100 ml immer als pathologisch zu werten. Kleinere Mengen im Douglas-Raum sind bei Frauen im reproduktionsfähigen Alter oft physiologisch vorhanden, insbesondere nach dem Eisprung. Auch bei Gastroenteritiden können oft bis ca. 50 ml freie Flüssigkeit nachgewiesen werden.

▶ **Pneumothorax.** Ein Pneumothorax kann durch Nachweis des Lungenpunktes und den Nachweis von ortskonstanten, „stehenden" Reverberationsechos bewiesen werden. Diese Phänomene können auch im M-Mode gut dargestellt werden (Stratosphärenzeichen, ▶ Abb. 20.12; s. auch Kap. 9).

20.7 Pathologien

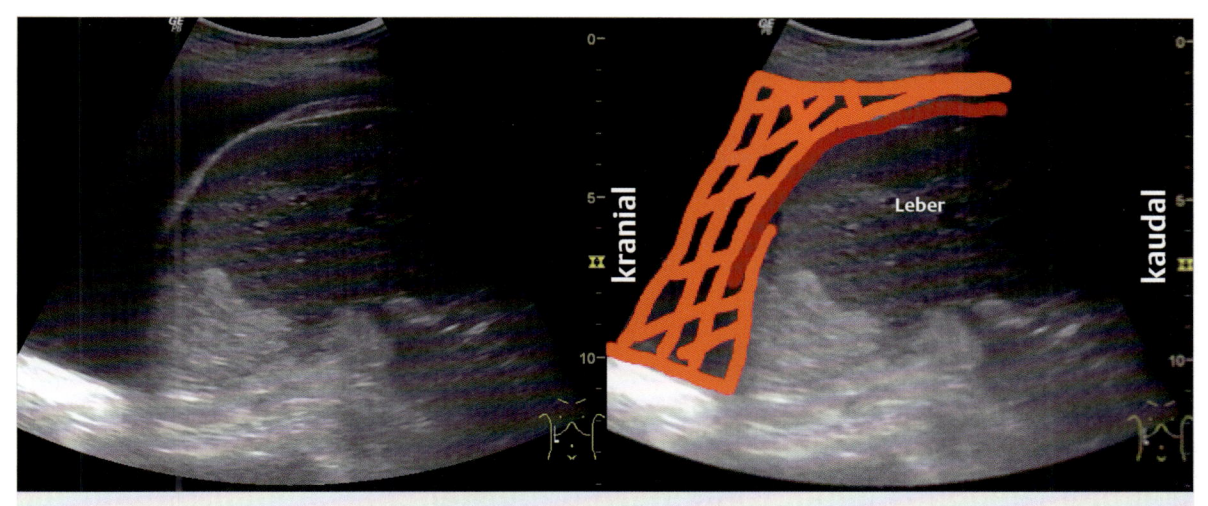

Abb. 20.7 E-FAST: Position 1, Hämatothorax rechts, Spur freie Flüssigkeit perihepatisch. Originalbild (links) und Bild mit Markierungen (rechts). Rot: Bereich des Hämatothorax, der nach kranial nicht abgrenzbar ist; braun: Zwerchfell, das jetzt langstreckig dargestellt werden kann.

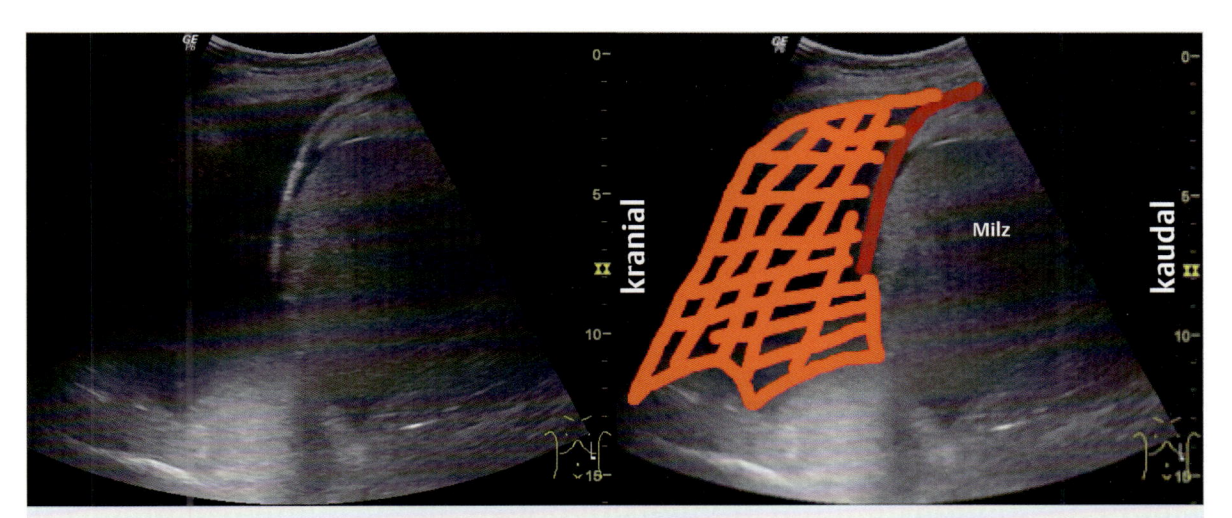

Abb. 20.8 E-FAST Position 2, Hämatothorax links, Spur freie Flüssigkeit perilienal. Originalbild (links) und Bild mit Markierungen (rechts). Rot: Bereich des Hämatothorax, der nach kranial nicht abgrenzbar ist, dorsale Schallverstärkung; braun: Zwerchfell.

141

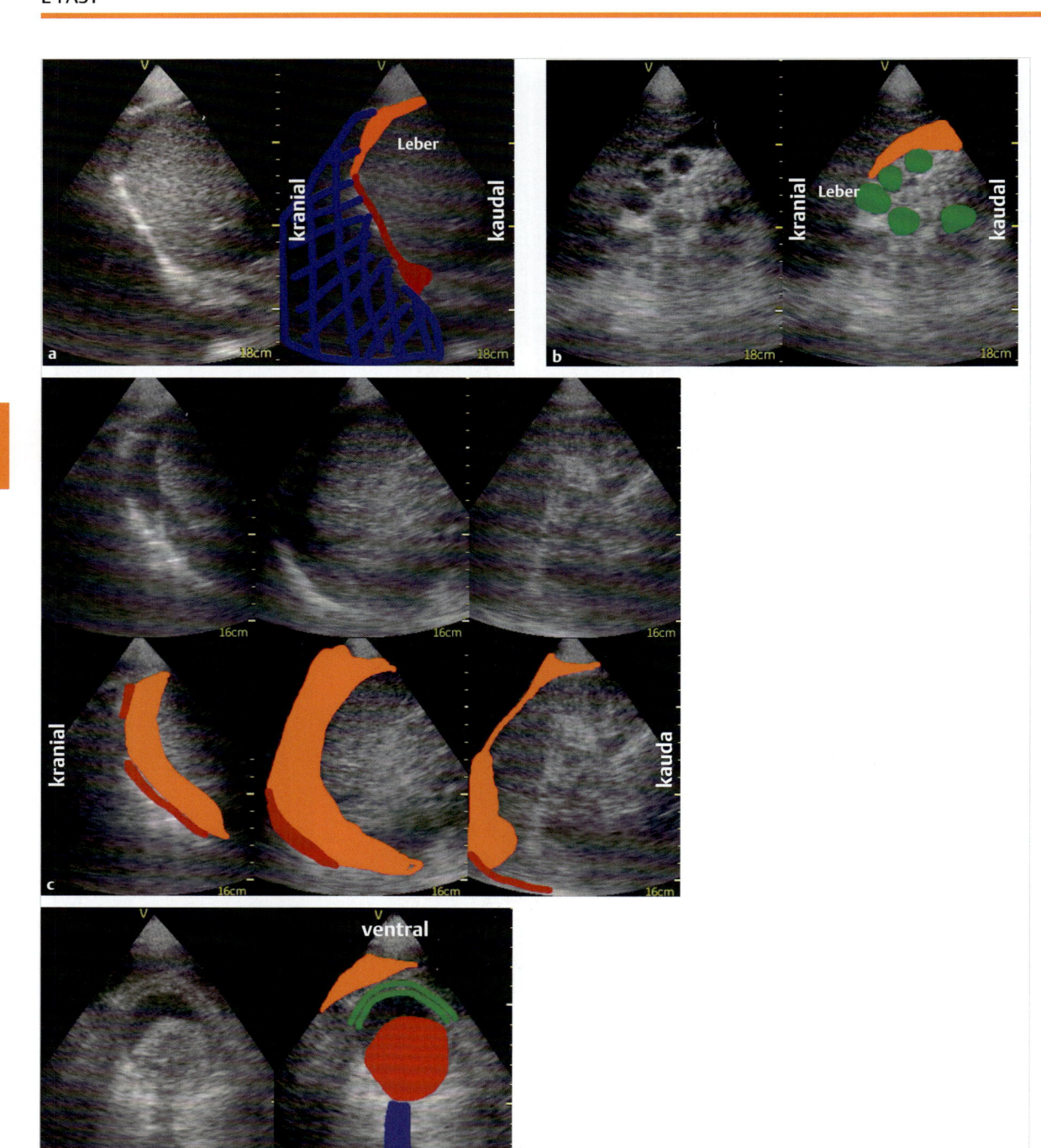

Abb. 20.9 Fahrradunfall. Ein 55-Jähriger war so gestürzt, dass der Lenker stumpf auf die linke Flanke einschlug. Er lag zur Überwachung in einer zentralen Notaufnahme auf der IMC und wurde nach initial negativer E-FAST-Untersuchung routinemäßig 12 h nach dem Ereignis ein zweites Mal untersucht. 30 min später kam es zu Hypotonie, Tachykardie, hämorrhagischem Schock und Massentransfusion, wobei der Patient wegen des Ultraschallbefundes noch rechtzeitig auf die Intensivstation verlegt wurde.

a E-FAST: Position 1. Originalbild (links) und Bild mit Markierungen (rechts). Rot: subphrenische freie Flüssigkeit, diskreter, aber im klinischen Kontext pathologischer Befund; blau: Lungenschatten; braun: Zwerchfell.

b E-FAST: Position 1. Originalbild (links) und Bild mit Markierungen (rechts). Rot: Morison positiv; nebenbefundlich Zystennieren (Zysten grün).

c Serie für E-FAST: Position 2 von kranial nach kaudal. Originalbilder (oben) und Bilder mit Markierungen (unten). Rot: subphrenisch freie Flüssigkeit, im Bereich des Koller-Pouches Hämatom, sodass die Niere nicht mehr abgrenzbar ist; braun: Zwerchfell.

d E-FAST: Position 3. Originalbild (links) und Bild mit Markierungen (rechts). Rot: freie Flüssigkeit suprapubisch; grün: Harnblasenwand; braun: ein Hämatom in der Harnblase; blau: dorsale Schallauslöschung, die durch den liegenden Ballon eines transurethralen Spülkatheters verursacht wurde.

20.7 Pathologien

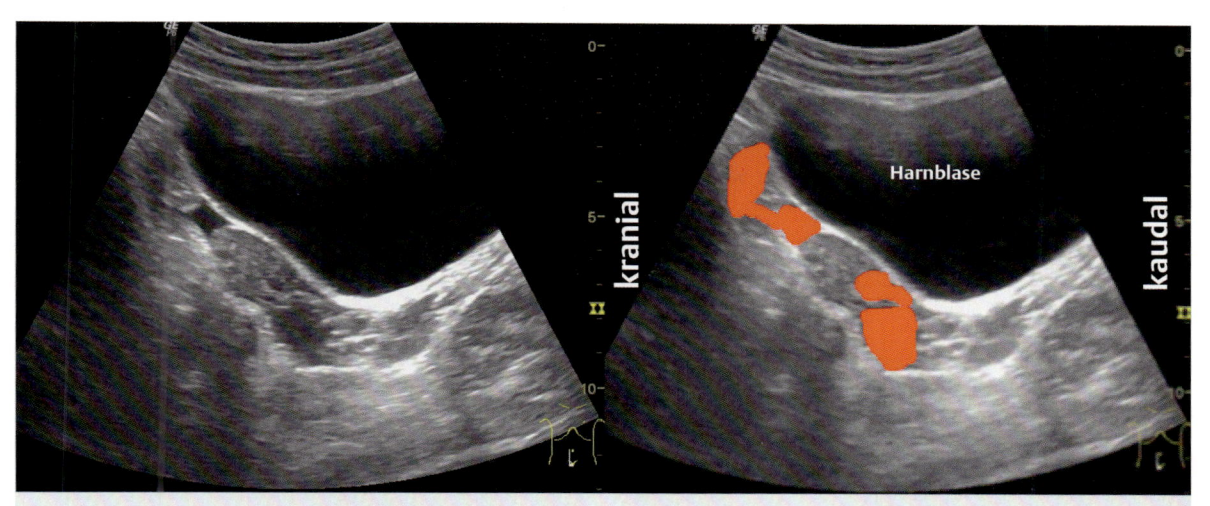

Abb. 20.10 E-FAST: Position 3, pathologischer Befund. Originalbild (links) und Bild mit Markierungen (rechts). Rot: freie Flüssigkeit, dazwischen außerhalb der Harnblasenwand Hämatombildung.

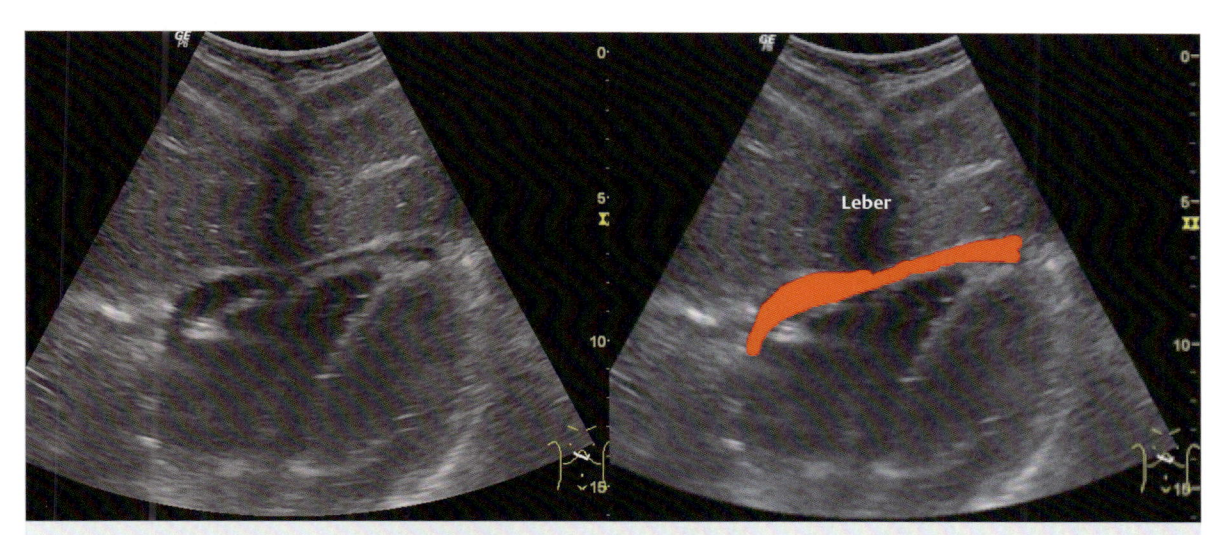

Abb. 20.11 E-FAST: Position 4. Originalbild (links) und Bild mit Markierungen (rechts). Rot: Perikarderguss.

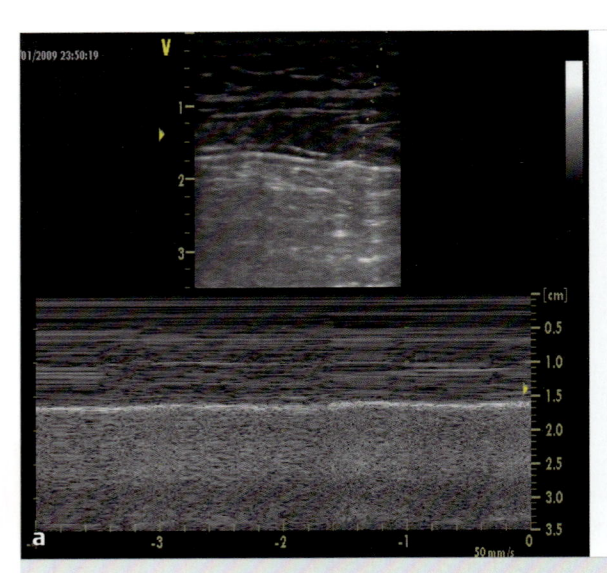

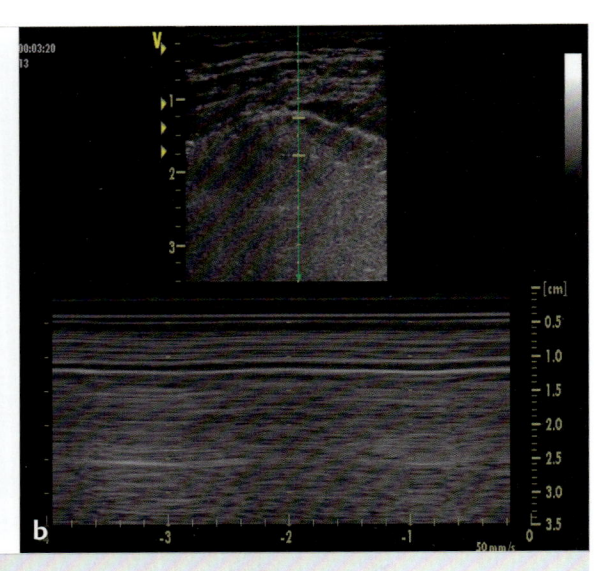

Abb. 20.12 E-FAST: Position 5 und 6, Pneumothoraxnachweis.
a Im M-Mode normales Lungengleiten („Seashore").
b Fehlen von Lungengleiten „Stratosphärenzeichen". Kleinere Pleuraseparation durch Hämatombildung, Verdacht auf Pneumothorax.

20.8 Probleme, Fallstricke und Tipps

- Bei Durchführung von E-FAST im Schockraum liegt der Patient in Rückenlage auf einem „Spine Board" und kann nicht oder nur sehr eingeschränkt umgelagert werden. Dadurch sind meist alle sonografischen Zugänge erschwert. Es empfiehlt sich daher, die Standardeinstellungen an komplett flach gelagerten Patienten und ohne Optimierung der Lagerung zu trainieren.
- Falls eine Lagerung der Arme möglich ist, sollte der Arm (von einem Helfer) abduziert werden, damit die Untersuchungen schneller durchgeführt werden können.
- Eine gute optische Hilfe für die Schallkopfpositionen 1 und 2 ist die gedachte horizontale Linie an den unteren Rippenbögen (▶ Abb. 20.1).
- Wird im Schockraum unter Zeitdruck gearbeitet, ist die Intention der ersten Ultraschalluntersuchung ausschließlich (viel) Flüssigkeit in Pleura, Bauchhöhle oder Perikard nachzuweisen und so lebensbedrohliche Zustände (Spannungspneumothorax, Hämatothorax, massive intraabdominelle Blutung, Perikardtamponade) zu erkennen und unmittelbar einer gezielten Therapie zuzuführen. Das Erkennen kleiner Organläsionen ist nicht Ziel der ersten E-FAST-Sonografie.
- Ein Hautemphysem nach Thoraxtrauma mit pleuraler Läsion – klinisch und beim Aufsetzen des Schallkopfes am Knistern eindeutig erkennbar – reduziert die Schallbedingungen und kann den sonografischen Zugangsweg sogar unmöglich machen. Klinisch ist in dieser Situation das Vorliegen eines Pneumothorax sehr wahrscheinlich.

> **Vorsicht** ⚠
>
> - Dorsale Schallverstärkung, Schallschatten und Spiegelartefakte an Grenzschichten mit hohem Impedanzsprung sind normale Ultraschallphänomene. Um Fehlinterpretationen zu vermeiden, sollten sie vom Untersucher erkannt werden (▶ Abb. 20.13).
> - Eine prall gefüllte Harnblase darf bei Beachtung ihrer scharfen Begrenzung durch die Harnblasenwand nicht als freie Flüssigkeit fehlgedeutet werden. Freie Flüssigkeit wird von der gefüllten Harnblase dadurch unterschieden, dass sich keine Blasenwand auffinden lässt und in nach kranial angulierten oder geschwenkten Schnittebenen in der Flüssigkeit „schwimmende Darmschlingen" dargestellt werden können (▶ Abb. 20.14).
> - Ein schmaler Fettsaum kann sich im Ultraschallbild echoarm und sogar echofrei darstellen (Perikard, Morison-Pouch). Er bleibt – im Unterschied zu freier Flüssigkeit – bei Umlagerung und bei Kontrolluntersuchung orts- und formkonstant.
> - Bei einer Stunden oder gar Tage stattgehabten intraabdominellen Blutung kann sich Blut nicht als echofreie Flüssigkeit, sondern als organisiertes und echogenes Hämatom darstellen. Auch frisches, koaguliertes Blut stellt sich bisweilen sehr echoreich dar.

20.9 Algorithmus E-FAST

Die möglichen klinischen Entscheidungen aufgrund der sonografischen Untersuchungsbefunde sind in einem Algorithmus (▶ Abb. 20.15) dargestellt.

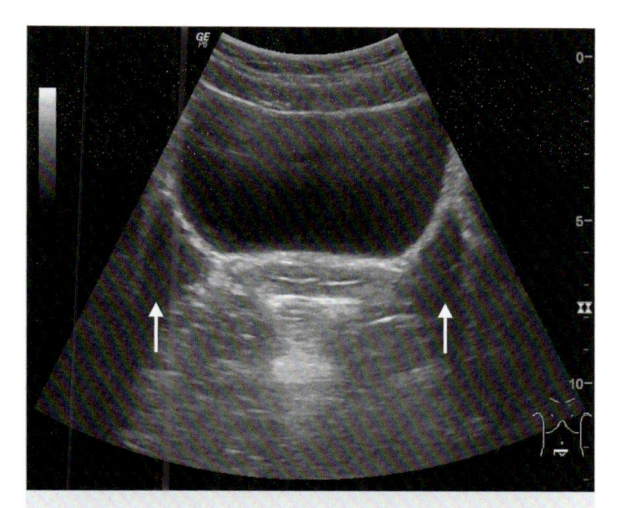

Abb. 20.13 Fallstrick: „Lateral Shadowing". Dieses Artefakt tritt distal von flüssigkeitsgefüllten Hohlräumen wie der Harnblase auf. Schwenkt man vom Quer- in den Längsschnitt lässt sich beweisen, dass keine freie Flüssigkeit sondern ein Artefakt vorliegt.

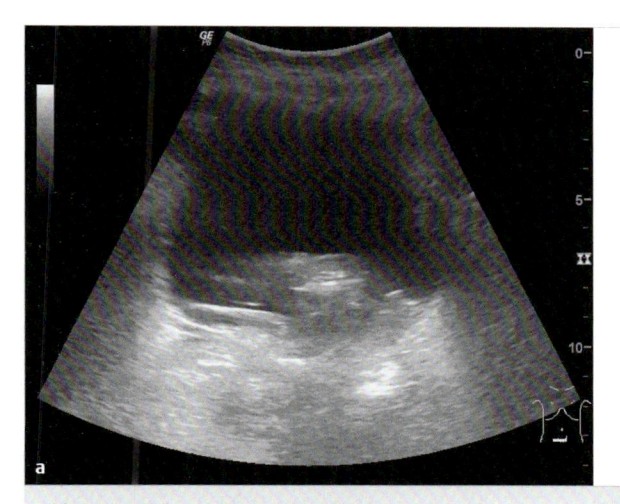

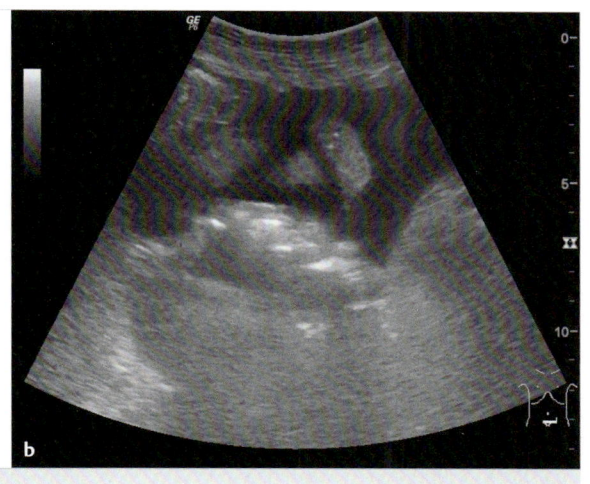

Abb. 20.14 Fallstrick „Pseudoharnblase".
a Im Unterbauchquerschnitt könnte man die große Menge echoarmer Flüssigkeit auf den ersten Blick als Harnblase interpretieren.
b Beim Schwenken des Schallkopfes nach kranial zeigen sich in Flüssigkeit schwimmende Darmschlingen und beweisen das Vorliegen freier Flüssigkeit. Es sollte daher trainiert werden, die typische Harnblasenwand und Schichtung stets zu erkennen.

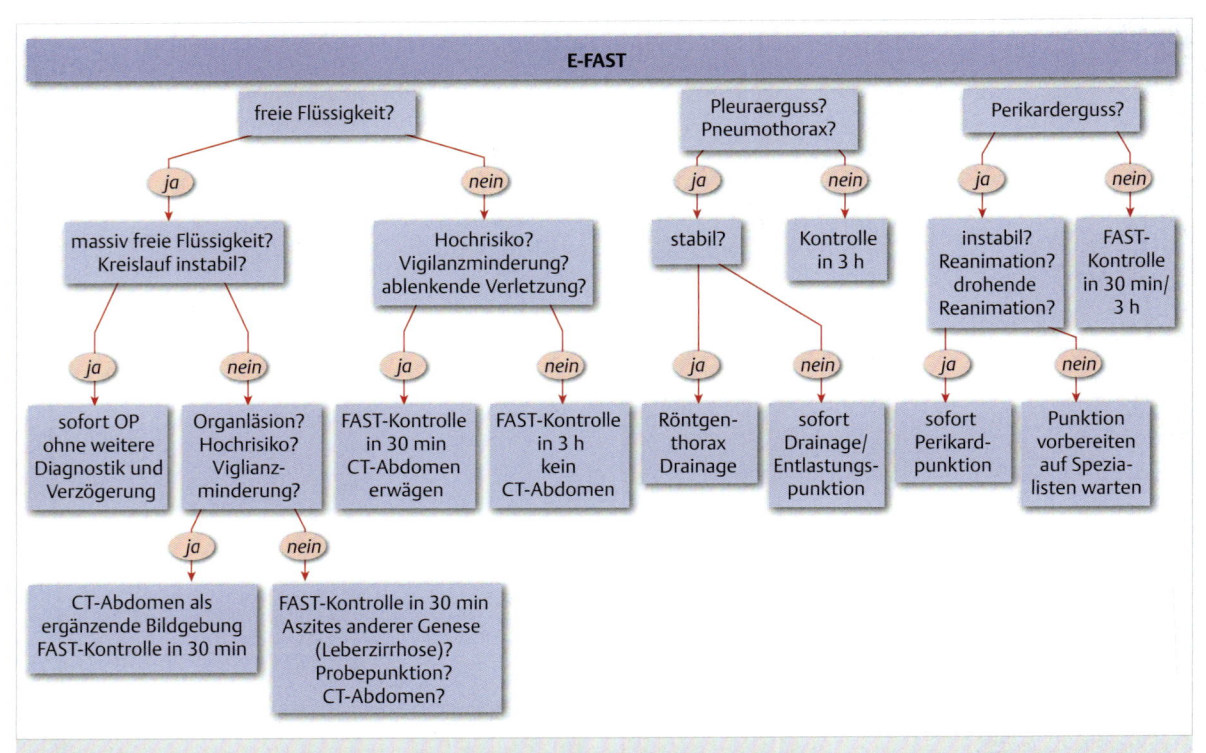

Abb. 20.15 Algorithmus E-FAST-Protokoll. Entscheidungs- und Behandlungsmöglichkeiten aufgrund der Sonografie nach dem E-FAST Protokoll. Kontrolle E-FAST in 30 min, 3h, 6h: jeweils oder/und nach Klinik-internen SOP; Ablenkende Verletzung: schwere (schmerzhafte) Verletzung, die von einer zweiten Verletzung ablenken kann.

20.10 Literatur

[1] **Advanced** Trauma Life Support for Doctors. ATLS® student course manual. 8th. ed. Chicago: American College of Surgeons Committee on Trauma; 2008
[2] **Kirkpatrick** AW, Sirois M, Laupland KB et al. Hand-held thoracic sonography for detecting post-traumatic pneumothoraces: the Extended Focused Assessment with Sonography for Trauma (EFAST). J Trauma 2004; 57: 288–295
[3] **Körner** M, Krötz MM, Degenhart C et al. Current role of emergency US in patients with major trauma. Radiographics 2008; 28: 225–242
[4] **Rozycki** GS. Abdominal ultrasonography in trauma. Surg Clin North Am 1995; 75: 175–191
[5] **Walcher** F. Präklinische Sonographie. Notfall- und Rettungsmedizin 2003; 6:476–488
[6] **Zechner** PM, Seibel A, Aichinger G et al. Lungenultraschall in der Intensivmedizin. Anästhesist 2012;61: 608–617

Teil V
Interventionelle Sonografie

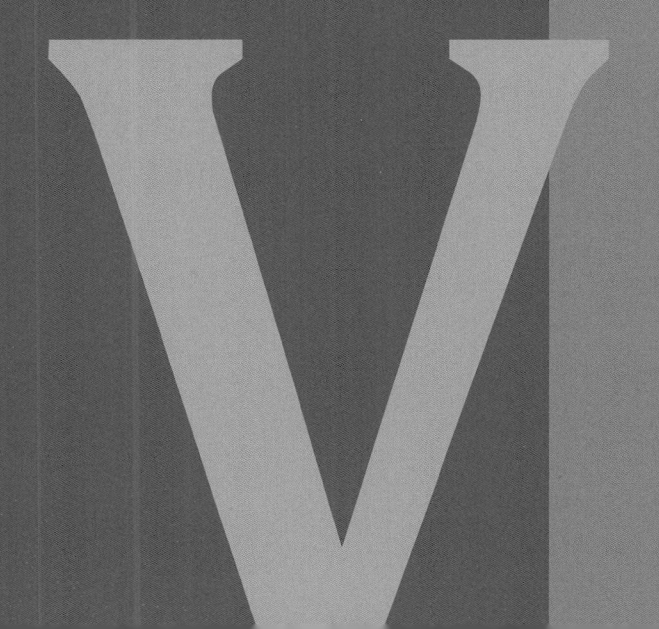

21	**Einleitung** W. Blank	*148*
22	**Grundprinzipien ultraschallgeführter Punktionen** W. Blank	*150*
23	**Venöse Zugänge (peripher/zentral)** R. Horn	*158*
24	**Punktionen** M. Mauch	*164*

21 Einleitung

W. Blank

21.1 Indikationen und Schwierigkeitsgrade

Bei der fokussierten Sonografie entdeckt der Notfallmediziner häufig Flüssigkeitsansammlungen im Pleuraraum und im Abdomen. Meist muss schnell geklärt werden, ob es sich um Blut, Eiter oder eine andere Flüssigkeit handelt. Bei vital bedrohlichen Zustandsbildern wie einer Perikardtamponade können eine Abpunktion oder eine Drainage lebensrettend sein (▶ Tab. 21.1).

> **Merke** M!
>
> Blindpunktionen anhand von Landmarken sind schwierig, zeitaufwendig und mit gefährlichen Komplikationen behaftet. Die sonografisch gesteuerte Punktion erweist sich hier als effizientes und sicheres Verfahren und sollte heute zu den Basisfertigkeiten von in der Notfallmedizin tätigen Ärzten gehören.

▶ **Schwierigkeitsgrade.** Bei der Zusammenstellung des Curriculums für die Notfallsonografie hörten wir immer wieder den Einwand, dass Punktionen doch etwas für Erfahrene, Fachärzte, Oberärzte oder spezialisierte Interventionalisten seien und deshalb nicht zur Basisausbildung gehören sollten. Natürlich gibt es diagnostische und therapeutische Punktionen mit höherem Schwierigkeitsgrad (▶ Tab. 21.2), die nicht für den Anfänger gedacht sind. Aber gerade die oft lebensbedrohlichen Befunde wie große Pleuraergüsse oder Perikardtamponaden erfordern schnelles Handeln vom Erstversorger; die Punktionstechniken sind einfach und in kurzer Ausbildungszeit zu erlernen. Es ist eine hohe Kunst, dabei seine eigenen Grenzen zu kennen.

Bei der sonografischen Diagnostik ist eine ruhige und korrekte Schallkopfführung eine der wichtigen Voraussetzungen für eine steile Lernkurve. Wer diese ruhige Schallkopfführung gelernt hat, wird auch die Fertigkeit, eine Nadel unter kontinuierlicher sonografischer Beobachtung vorzuführen, rasch erwerben. Dieser Lernprozess verbessert wiederum die Schallkopfführung auch bei anderen sonografischen Untersuchungen und damit die sonografische Diagnostik.

21.2 Inhalte

In den nachfolgenden 3 Kapiteln werden die Prinzipien ultraschallgeführter Punktionen und deren Anwendungen dargestellt.

▶ **Grundprinzipien.** Nicht alles kann sonografisch gesteuert angegangen werden. Man kann nur punktieren, was man sonografisch sieht. Bei sonografisch nicht darstellbaren Prozessen oder bei schwieriger topografischer

Tab. 21.1 Interventionelle Notfallsonografie.

Indikationen
Flüssigkeit im Pleuraraum
Perikarderguss
Freie Flüssigkeit im Abdomen
Gelenkergüsse
Flüssigkeitsansammlungen in den Weichteilen
Organabszesse
Gefäßpunktionen

Tab. 21.2 Schwierigkeitsgrad (I–IV) der interventionellen Sonografie (Quelle: [1]).

Schwierigkeitsgrad	Interventionen
I	• Pleura- und Perikardergüsse • gut zugängliche Abszesse und oberflächliche Raumforderungen • Gefäßpunktionen (zentrale und periphere Zugänge) • Gelenke • Aszites • Leberstanze
II	• gut zugängliche Raumforderungen der Leber, Gallenblase, Nieren und Schilddrüse
III	• Pankreas-, Gallengangs-, Nebennierenpunktionen • größere Lungen- und Pleuraherde • große Mediastinalprozesse • Drainageanlagen zur Abszess- und Empyemtherapie
IV	• tief gelegene, kleine und topografisch schwierig gelegene Prozesse (z. B. Leberherde subdiaphragmal) • retroperitoneale Lymphknoten • kleinere Mediastinalprozesse • transrektale und transvaginale Punktionen • schwierige Interventionen (Pseudozystendrainage, Tumortherapie, transjugulärer intrahepatischer portosystemischer Shunt [TIPS] u. a.)

Lage kann die computertomografisch gestützte Intervention notwendig sein. Welche apparative Ausrüstung und welches Punktionsmaterial braucht der Notfallmediziner, um schnell und sicher therapeutisch eingreifen zu können? Die Anforderungen an die Hygiene sind zu erfüllen, da jeder Eingriff mit einem potenziellen Infektionsrisiko verbunden ist.

▶ **Venöse Zugänge.** Zentrale Gefäßzugänge sollten nur noch sonografisch gesteuert gelegt werden. Die Erfolgsrate ist höher und die Komplikationsrate geringer. In einzelnen Ländern wird dies bereits obligatorisch gefordert. Die Punktion peripherer Venen ist in der Regel in der täglichen Routine einfach. Bei Notfallpatienten und schwierig zu legenden Zugängen hilft die Sonografie ungemein und sollte nicht zu spät eingesetzt werden. Frustrane und schmerzhafte Fehlpunktionen können so vermieden werden.

▶ **Punktionen.** Das Punktieren von Gefäßen, eines Pleura- oder Perikardergusses, von Aszites, Gelenken, Flüssigkeitsansammlungen in den Weichteilen sowie von Abszessen sollten zwar zu den Basisfertigkeiten von Ärzten in Notfallsituationen gehören, sie müssen jedoch erlernt und mit einer ausreichenden Frequenz auch praktiziert werden. Trainingsprogramme mit praktischen Übungen an Modellen sind dazu unabdingbar. Die ersten Punktionen am Patienten dürfen nur unter Supervision eines Erfahrenen erfolgen.

21.3 Literatur

[1] **Blank** W. Punktionen. In: Seitz K, Schuler A, Rettenmaier G, Hrsg. Klinische Sonographie und sonographische Differenzialdiagnose. 2. Aufl. Stuttgart: Thieme; 2008

22 Grundprinzipien ultraschallgeführter Punktionen

W. Blank

22.1 Ultraschallgeführte und computertomografisch gestützte Punktionen

Die sonografische Untersuchung bei Notfallpatienten führt bei eindeutigen Kriterien häufig zu einer Diagnosestellung. Dies kann jedoch auch erst nach biochemischer, mikrobiologischer, zytologischer oder histologischer Befunderhebung möglich sein. Das hierzu notwendige Material kann durch eine gezielte Punktion schnell und sicher gewonnen werden. Therapeutische interventionelle Maßnahmen werden bei entsprechender Indikation angeschlossen.

Prinzipiell kann computertomografisch gestützt oder sonografisch gezielt punktiert werden. Die Ergebnisse beider Verfahren unterscheiden sich nur unwesentlich und sind gleichermaßen untersucherabhängig.

▶ **Vorteile ultraschallgeführter Punktionen.** Neben der raschen Verfügbarkeit, den geringen Kosten und der fehlenden Strahlenbelastung liegt der Hauptvorteil der Sonografie in der geringen Komplikationsrate: Die Punktionsnadel oder die Drainage können während des Punktionsvorganges kontinuierlich beobachtet werden, Punktionen sind in jeder gewünschten Richtung durchführbar. Umgebende gefährdete Organe und Gefäße können abgegrenzt und ein entsprechend sicherer Punktionsweg kann gewählt werden. Komplikationen wie Blutungen oder ein Pneumothorax können sofort erkannt und einer suffizienten Therapie zugeführt werden.

Einfachere diagnostische und therapeutische Punktionen (Pleuraerguss, Aszites, Gelenkerguss, Weichteilprozess, Gefäße) sind schnell erlernbar und sollten zu den Basisfertigkeiten von in der Notfallmedizin tätigen Ärzten gehören. Sogenannte Blindpunktionen, die sich nur an topografischen Landmarken orientieren, sollten verlassen werden, da sie nicht selten mit gefährlichen Komplikationen behaftet sind. Dies gilt auch für zentrale Gefäßzugänge, die nur noch sonografisch gesteuert gelegt werden sollten [1], [7].

▶ **CT-gestützte Punktionen.** Die computertomografisch gestützte Punktion ist indiziert, wenn das Punktionsziel und der Punktionsweg sonografisch nicht sicher beurteilt werden können (z. B. retroperitoneal, interenterisch oder tief gelegene Prozesse) oder auch die für den Eingriff notwendige sonografische Expertise (personelle Engpässe am Wochenende und nachts) nicht verfügbar ist. Knochen und zentrale Lungenabschnitte sind eine Domäne der computertomografisch gestützten Punktion [6].

*"In US you see what you do,
in CT you see what you have done."*

Heilo 1996

▶ **Voraussetzungen für ultraschallgeführte Punktionen.** Erfolgreich und für den Notfallpatienten schonend ist die sonografisch geführte Intervention nur, wenn
- die Indikationsstellung sorgfältig und richtig erfolgt,
- eine gute Sonografie- und Punktionserfahrung vorliegt,
- die Komplikationsmöglichkeiten bekannt sind und Komplikationen schnell erkannt werden,
- die Grenzen des Verfahrens dem Arzt bewusst sind und
- das Punktionsmaterial richtig verarbeitet wird.

22.2 Apparative Ausrüstung

Zur perkutanen Punktion und Drainageanlage können die gängigen und an jedem Ultraschallgerät in den Notaufnahmen verfügbaren Linear-, Sektor- oder Curved-Array-Schallsondenverwendet werden (s. Kap. 3). Spezielle Attachements an den Schallsonden zur Nadelführung oder auch perforierte Punktionsschallsonden verkomplizieren die Punktionsabläufe in den Notaufnahmen und sind spezialisierten Interventionalisten vorbehalten.

> **Merke** M!
> Prinzipiell gilt: Was sonografisch gut dargestellt werden kann, kann bei entsprechender Indikation auch sonografisch gesteuert interventionell angegangen werden.

Oberflächliche Strukturen, wie Weichteilprozesse, Schilddrüsenzysten oder Gefäße, aber auch kleine Pleuraergüsse und geringer, schallkopfnah liegender Aszites bei nicht zu korpulenten Patienten werden meist mit höherfrequenten und damit die Gewebsstrukturen feiner differenzierenden (7–10 MHz) Linearschallsonden punktiert. Tiefer liegende Prozesse erfordern tiefer eindringende und damit niederfrequente Schallsonden (3–5 MHz). Der übliche Abdomenschallkopf kann fast immer verwendet werden, ggf. kann bei kleinen Schallfenstern der „Echoschallkopf" (Sektorschallsonde) notwendig sein.

Nur wer sein Gerät und die verfügbaren Schallsonden kennt und entsprechende „Trockenübungen" an Fleischstücken oder Punktionsmodellen erfolgreich durchgeführt hat, sollte „am Patienten arbeiten".

22.3 Punktionstechnik und -material

22.3.1 Punktionstechnik

▶ **Freie Punktio.** Eine einfache und dazu preisgünstige Methode ist die sog. freie Punktion. Alle Punktionen in der Notfallsituation können so durchgeführt werden – mit den Schallsonden der Routinesonografie.

Der Punktionsort wird festgelegt, Punktionsrichtung und Punktionsweg werden bestimmt. Der Punktionsweg wird auf Risiken wie interponierte Gefäße (evtl. mit Farbdoppler) oder Nerven und nicht zu perforierende Organe (Lunge, Milz, Pankreas, Nieren, Dickdarm) untersucht. Ist der Weg sicher, wird die Einstichtiefe bestimmt und anschließend entweder – bei großen, oberflächlichen Zielen – „aus dem Gedächtnis" punktiert oder der Punktionsvorgang wird durch Aufsetzen der Schallsonde in einem aus Sterilitätsgründen notwendigen kleinen Abstand von wenigen Zentimetern kontinuierlich beobachtet.

Freie Punktionen sind kostengünstig, da sie schnell durchführbar sind und da bei Aspirationspunktionen einfache Punktionskanülen genügen. Bei abrupten Organbewegungen (Husten) kann die Nadel bei der Freihandpunktion schneller freigegeben werden als bei im Biopsieschallkopf oder Attachment fixierten Nadeln.

▶ **In-Plane-Technik.** Bei in Schallkopfebene geführter Nadel (lange Achse, In-Plane-Technik) zeigt sich der Nadelschaft als echogener strichförmiger Doppelreflex (▶ Abb. 22.1). Diese Punktionstechnik sollte, wenn möglich, durchgeführt werden, da die Nadelführung und besonders die Nadelspitze während des Punktionsvorgangs millimetergenau beobachtet werden können. Die Darstellung des Nadelschaftes ist u. a. abhängig vom Winkel zwischen Nadel und Ultraschallstrahl. Zwischen Darstellbarkeit der Nadel (besser bei größerem Winkel) und der Zielgenauigkeit (günstiger bei kleinem Winkel) muss ein Kompromiss gefunden werden (▶ Abb. 22.2). Oberflächlich gelegene Veränderungen können fast tangential punktiert werden.

▶ **Out-of-Plane-Technik.** Bei schwierigem Zugang (interkostal) oder bei kleinem Organ (Schilddrüse) und auch bei manchen Gefäßpunktionen kann die Nadel gelegentlich nicht in der Schallkopfebene, sondern nur senkrecht dazu eingeführt werden (kurze Achse, Out-of-plane-Technik) (▶ Abb. 22.3). Die Nadel stellt sich als kleiner, heller Doppelreflex dar, die Spitze lässt sich durch Kippen oder Schieben des Schallkopfs erkennen (der Doppelreflex verschwindet oder erscheint).

▶ **Nadeldetektion.** Zur Verbesserung der Nadeldetektion hilft in der langen und der kurzen Achse ein Vor- und Zurückbewegen der Nadel bzw. des Mandrins, evtl. auch ein kurzfristiger Sog, variierte Schallkopfpositionen sowie neue Ultraschalltechniken wie HarmonicImaging, Panoramabildverfahren (SieScape) und Sono-CT. Nur selten muss die Nadel farbdopplersonografisch „gesucht" werden. Sie erscheint bei Bewegung, Sog oder Flüssigkeitsinstillation als Farbstrich.

▶ **Nadelplatzierung.** Die korrekte Nadelplatzierung am Punktionsziel ist spür- und sichtbar. Bei Erreichen des Punktionsziels ändert sich häufig das „Punktionsgefühl" – je nach Befund ist eine Resistenz spürbar oder die Nadel lässt sich nach einem vorübergehenden Widerstand wieder leichter vorschieben.

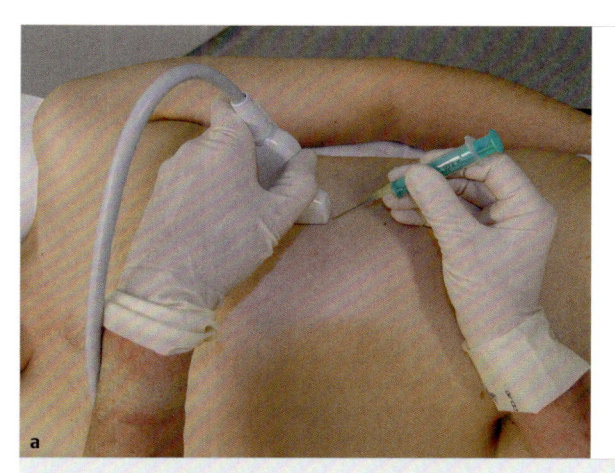

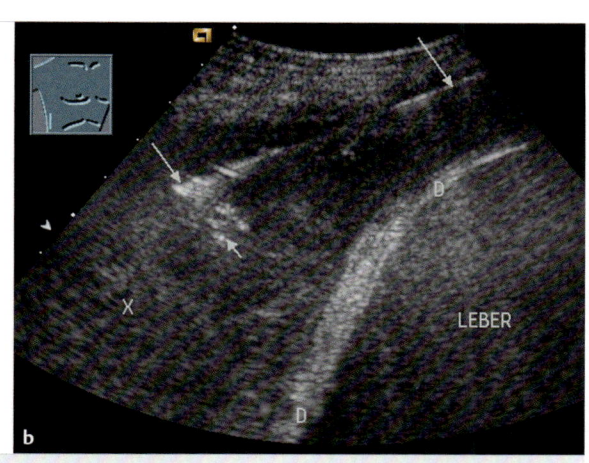

Abb. 22.1 In-Plane-Technik.
a Die Nadel wird in der Schallkopfebene geführt und knapp neben der Schallsonde eingestochen.
b Der Nadelschaft zeigt sich bei korrekter Einstellung als echogener, strichförmiger Reflex (Pfeile). Die Nadelspitze ist sicher links im Bild erkennbar. Sie liegt in einem echogenen Pleuraerguss.

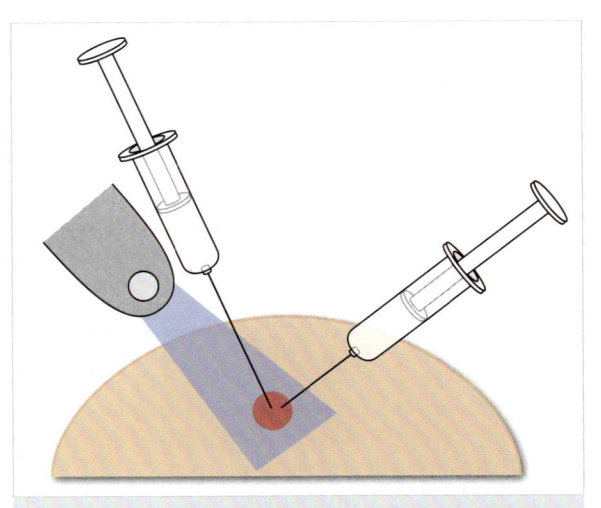

Grundprinzipien ultraschallgeführter Punktionen

Abb. 22.2 Geführte freie Punktion. Der Nadelschaft ist bei größerem Winkel zum Schallkopf besser erkennbar. Bei kleinem Winkel ist die Zielgenauigkeit besser.

▶ **Eine-Person-Punktion.** Das Zusammenspiel von Schallkopf und Darstellung der Nadelspitze gelingt am besten bei der „Eine-Person-Punktion". Bei dieser Technik führt der Punkteur mit einer Hand den Schallkopf und mit der anderen Hand die Nadel. Die räumliche Erfassung ist besser und notwendige Korrekturen der Nadelspitze können rascher erfolgen (▶ Abb. 22.4).

▶ **Training am Modell.** Für den Lernenden empfiehlt sich zunächst ein Training am Modell, z.B. an einem mit Oliven gespickten Fleischstück (nach Mathis) (▶ Abb. 22.5). Auch Puddingmischungen oder Gelatine-Mehl-Mischungen eignen sich zur realitätsnahen Simulation einer Punktion. Zum Erlernen von Gefäßpunktionen sind Phantome mit Silikonschläuchen erhältlich (Blue Phantom) [4] (▶ Abb. 22.6). Die ersten Punktionen am Patienten sollten immer unter Supervision erfolgen.

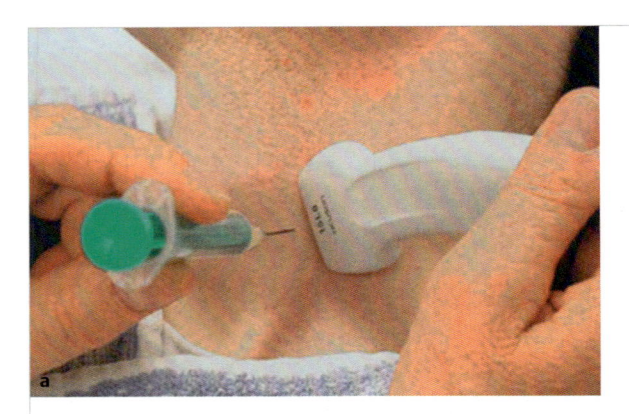

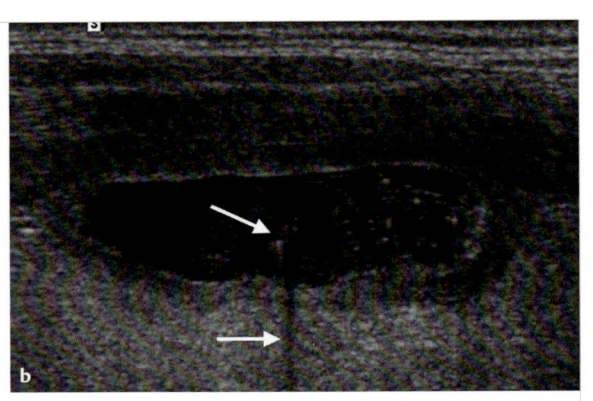

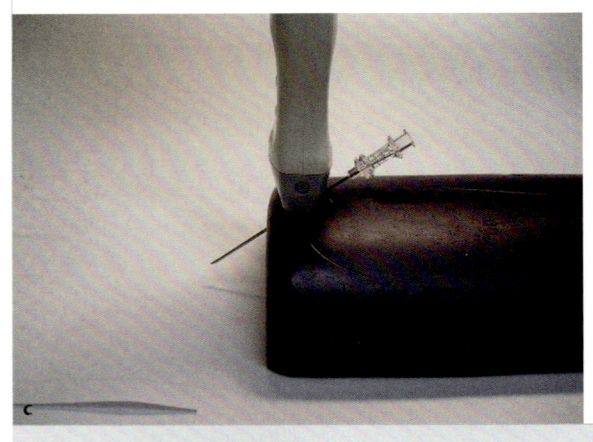

Abb. 22.3 Out-of-Plane-Technik.
a Punktion in der kurzen Achse.
b Die Nadel ist im Querschnitt schwieriger detektierbar und zeigt sich als punktförmiger echogener Reflex (Pfeil) mit einer dorsalen Schallschattenbildung. Durch langsame Kippbewegungen in der kurzen Achse kann die Spitze detektiert werden.
c Die Nadel muss nach dem Einstich langsam unter kontinuierlicher Beobachtung und leichten Kippbewegungen der Schallsonde vorgeführt werden, da sonst, wie im Bild am Modell dargestellt, die Nadelspitze schon weit vorgedrungen ist.

22.3 Punktionstechnik und -material

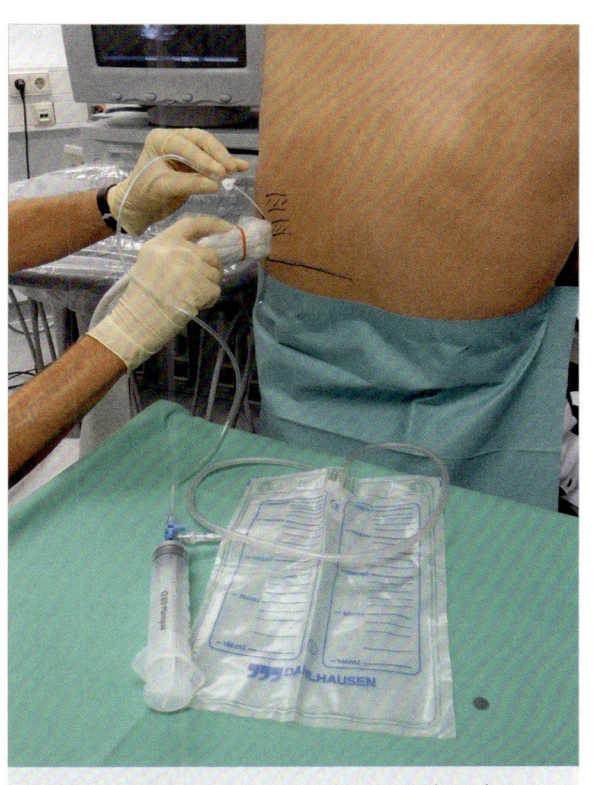

Abb. 22.4 Thorakozentese. Die Eine-Person-Punktion bringt mehr Sicherheit für den Patienten und ist für den Punkteur leichter erlernbar.

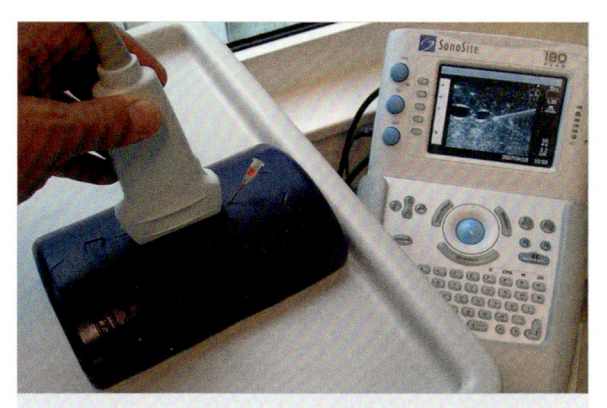

Abb. 22.6 Zum Erlernen von Gefäßpunktionen sind die Blue-Phantom-Modelle, die mit wassergefüllten Silikonschläuchen versehen sind, sehr gut geeignet.

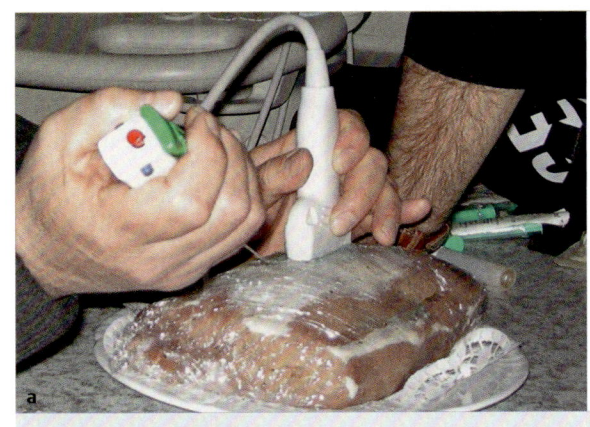

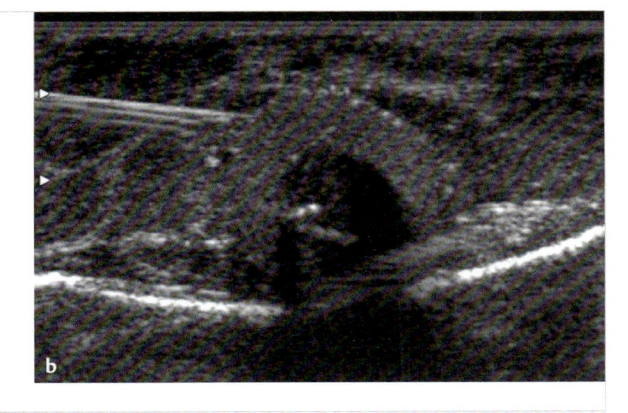

Abb. 22.5 Punktionstraining an einem mit Oliven gespickten Fleischstück (nach Mathis).
a Die Punktionsnadel wird in der langen Achse geführt.
b Die Nadel ist als echogener Doppelreflex links im Bild erkennbar. Das Punktionsziel, die Olive (echogene Raumforderung), ist gerade erreicht. Der Olivenkern ist mit einem Schallschatten nachweisbar.

22.3.2 Drainageanlage

▶ **Drainagekatheter.** Auch ein Drainagekatheter ist als echogene Doppelkontur (allerdings meist nicht im gesamten Verlauf) erkennbar. Er lässt sich unter Sog im B-Bild oder farbdopplersonografisch bei Flüssigkeitsinstillation deutlich besser auffinden.

▶ **Drainagetechniken.** Zwei Drainagetechniken sind verfügbar:
- Bei der technisch einfacheren *Seldinger-(Führungsdraht-)Technik* ist oft eine Assistenz erforderlich und sie ist zeitaufwendig. Anwendungsgebiete sind schwierig erreichbare und tieferliegende Prozesse.
- Die *Trokar-(Direktpunktion-) Technik* ist zeitsparend, technisch jedoch etwas schwieriger. Neuentwicklungen mit verbessertem Kathetermaterial, das knickstabiler ist (Navarre-Katheter), erleichtern die Direktpunktion. Anwendungsgebiete sind Drainagen des Pleuraraums, Aszites, oberflächennahe Prozesse und damit schwierig erreichbare Prozesse.

22.3.3 Punktionsmaterial

Das für Notfallsituationen notwendige Punktionsmaterial sollte überschaubar und übersichtlich sein, damit alle Ärzte schnell damit vertraut sind. Das entsprechende Interventionsequipment muss vor Ort schnell auffindbar sein.

22.4 Anforderungen an die Hygiene

Nach den Empfehlungen der Kommission für Krankenhaushygiene und Infektprävention des Robert Koch-Institutes (RKI) von 2011 [2] ist das Risiko für eine punktionsassoziierte Infektion sehr abhängig von der Art und der anatomischen Region des Eingriffs, der Abwehrlage des Patienten und auch der Erfahrung des Punkteurs.

Gelenkhöhlen (postpunktionelle Infektionsrate nach Literaturangaben 1 : 1000 bis 1 : 50 000) und auch der Liquorraum sind sensible Regionen, da wegen fehlender natürlicher Infektabwehrmechanismen geringe Erregermengen für eine iatrogene Infektion ausreichen.

▶ **Räumliche Anforderungen.** Die räumlichen Anforderungen sind in entsprechend eingerichteten Notaufnahmen erfüllt. Die meisten diagnostischen und einfachen therapeutischen Punktionen (z. B. Pleuraerguss, Thorakozentese, cave Gelenkpunktionen!) erfordern bei immunkompetenten Patienten deshalb keine speziellen Räumlichkeiten. Bei größeren Eingriffen und besonders bei immunsupprimierten Patienten sind dagegen speziell eingerichtete Eingriffsräume notwendig, in denen eine tägliche Wischdesinfektion erfolgt. Ausreichend große, ggf. bewegliche Arbeitsflächen müssen leicht zu reinigen und zu desinfizieren sein, und es muss zur Vermeidung von Umgebungskontamination ein entsprechender Sicherheitsabstand zu Waschbecken und Trennwänden eingehalten werden.

▶ **Durchführung**
- Das mit der *Vorbereitung von Punktionen* betraute Personal muss regelmäßig geschult werden, und es sind die allgemein anerkannten Regeln der Standardhygiene einzuhalten (http://www.rki.de > Infektionsschutz > Infektions- und Krankenhaushygiene).
- Zwar existieren in der Literatur nur wenige Studien zur Wirksamkeit von „Barrieremaßnahmen" (Schutzkittel, sterile Handschuhe, Mund-Nasen-Schutz), jedoch sollte immer bei den „unbekannten" Notfallpatienten im Sinne einer Risikominimierung vorgegangen werden. Auch das Personal sollte an seinen eigenen Schutz denken

Tab. 22.1 Punktionsmaterial (Quelle: [7]).

Art der Punktion	Material
Diagnostische Punktion (Pleuraerguss, Abszess, Empyem, Blutung)	• Lokalanästhetika • 20-G-Nadel in 4 und 7 cm Länge • 10- und 20-ml-Spritzen
Thorakozentese, Parazentese	• Lokalanästhetika • spezielle Drainagesets • Schlottmann-Nadel
Drainageanlage (Thorax, Abdomen)	• 8- bis 14-F-Pigtail-Drainagen • Skalpelle • Punktionsnadeln • ggf. Seldinger-Drähte, Dilatatoren • Dreiwegehähne, Luer-Lock-Beutel
ZVK-Anlage	• übliche ZVK-Sets
Arterielle Kanüle	• arterielle Verweilkanülen
Aneurysmaobliteration	• 20-G-Nadel in 4 und 7 cm Länge • 1-ml-Spritzen mit feiner Skalierung (Insulinspritzen) • Thrombin
ZVK: zentraler Venenkatheter	

und Kontamination mit Sekreten und Blut des Patienten vermeiden. Bei allen Punktionen sollten deshalb mindestens Einweghandschuhe getragen werden.
- Die meisten „harmlosen" diagnostischen Punktionen (gilt nicht bei Gelenkpunktionen und bei immunsupprimierten Patienten) erfordern nur eine ausreichend lange *Hautdesinfektion.* Allerdings muss zuvor das unsterile Sonografiegel entfernt werden und ggf. auch eine Rasur der zu punktierenden Region erfolgen.
- Sterile *Handschuhe* sind kein unbedingtes Muss, da der Kontakt mit der Haut des Patienten und auch der Nadel bei diagnostischen Punktionen immer vermieden werden muss, sie werden jedoch vom Autor zur Risikominimierung empfohlen.
- Die *Schallsonde* wird vor dem Eingriff gereinigt und anschließend mit alkohol- und aldehydfreien Wischtüchern (z. B. Mikrobac Tissue) desinfiziert. Die meisten Schallsonden vertragen keine Sprühdesinfektion, zur Sicherheit sollte beim Hersteller nachgefragt werden. Nach der Punktion wird die Schallsonde erneut mit einem Frottier- oder Papiertuch gereinigt und wischdesinfiziert.
- Wird unsteriles *Ultraschallgel* als Schallleitungsmedium verwendet, darf es nicht zu einer Kontamination der Nadel oder der Punktionsregion kommen. Für den weniger Geübten und/oder bei schwierig zugänglichen Regionen sollten ein steriles Hautdesinfektionsmittel (cave Schallsonden) und ein steriles Ultraschallgel verwendet werden. Ggf. kann (bei schwierigen Punktionsregionen, peripheren Gefäßpunktionen und vor allem bei weniger erfahrenen Punkteuren) ein steriler Handschuh, der mit unsterilem Gel gefüllt wird, über die Schallsonde gezogen werden, um eine Kontamination der Nadel sicher zu vermeiden.
- Bei *Risikopatienten und Risikopunktionen* sollten – wie auch bei allen therapeutischen und länger dauernden Interventionen, wie Drainageanlagen (Pleuraergüsse, Abszesse und zentrale Gefäßpunktionen) – sterile Bedingungen wie in Operationsräumen vorliegen. Sterile Geräteabdeckungen (Überzüge für die Tastatur und die Schallsonde), sterile Abdecktücher, sterile Kittel, Mundschutz und Kopfbedeckung sind obligat.
- Empfohlen wird vom Robert-Koch-Institut die *Erstellung von Hygieneplänen,* in denen Risikogruppen definiert werden, mit entsprechenden eskalierenden Hygienemaßnahmen [2].

22.5 Kontraindikationen

Bei gut gestellter Indikation gibt es in der Notfallsituation nur wenige Kontraindikationen:
- Die Intervention hat keine therapeutischen Konsequenzen für den Patienten.
- Alternative Verfahren wie CT oder offenchirurgisches Vorgehen können das Problem besser lösen.
- Es besteht eine nicht therapierbare Gerinnungsstörung, wobei in der Notfallsituation eine individuelle Risikoabwägung erfolgen muss.
- Die Punktionswege sind unsicher.
- Der Patient lehnt den Eingriff ab.

22.6 Potenzielle Risiken

> **Merke** M!
>
> Die potenziellen Risiken und der Nutzen müssen für jeden Notfallpatienten individuell abgewogen werden. Je größer der Benefit für den Patienten ist, desto eher können auch Komplikationsmöglichkeiten in Kauf genommen werden.

Ein lebensbedrohlicher Perikard- oder Pleuraerguss wird selbstverständlich – auch bei unklarer Gerinnungssituation – sofort drainiert. Bei einem Gelenk- oder kleinen Pleuraerguss kann dagegen eine diagnostische Punktion bis zur Gerinnungsstabilisierung verschoben werden.

▶ **Gerinnung.** Bezüglich der Gerinnungsparameter wird in Deutschland oft pauschal die „Fünferregel" genannt, und es wird empfohlen, bei Wahleingriffen bei Quick unter 50 %, Thrombos unter 50 000/µl und PTT unter 50 s nur in Ausnahmefällen zu punktieren. Diese Empfehlungen bedürfen jedoch der Korrektur, da Studien gezeigt haben, dass das potenzielle Blutungsrisiko sehr von der anatomischen Region, den Begleiterkrankungen und den Medikamenten abhängt.

> **Vorsicht** ⚠
>
> Eine Punktion unter Plättchenaggregationshemmung mit ASS 100 mg erhöht das Blutungsrisiko nicht, dagegen ist bei den vielen Patienten, die wegen beschichteter Koronarstents eine duale Therapie (z. B. ASS und Clopidogrel) einnehmen, besondere Vorsicht geboten.

▶ **Konsensus-Leitlinie.** Eine internationale Konsensus-Leitlinie von 2009 empfiehlt das in ▶ Tab. 22.2 dargestellte Gerinnungsmanagement bei perkutanen bildgebungsgesteuerten Interventionen [5].

▶ **Komplikationsraten.** Die Komplikationsraten von Punktionen in Notfallsituationen sind ähnlich wie von Punktionen in Elektivsituationen. Vergleichende Studien liegen allerdings nicht vor.

Bei einer 1996 aktualisierten Umfrage der Deutschen Gesellschaft für Ultraschall in der Medizin e.V. (DEGUM) wurden bei 95 070 diagnostischen und therapeutischen Punktionen 765 Komplikationen (0,81 %) festgestellt. Die Komplikationen wurden eingeteilt in
- Minor-Komplikationen (Schmerz, Hämatom)

Tab. 22.2 Empfehlungen zum Gerinnungsmanagement bei perkutanen bildgebungsgesteuerten Interventionen (Quelle: [6]).

Prozedur	Labortests	Management
Thorakozentese Parazentese Oberflächliche Interventionen (Schilddrüse, Weichteile)	• INR bei Antikoagulation • PTT bei Heparintherapie • Thrombozyten nicht routinemäßig	• INR > 2 korrigieren • PTT: kein Konsens • Thrombozyten > 50 000/µl substituieren • ASS/Clopidogrel nicht pausieren • NMH: letzte Dosis vor Intervention pausieren
Intraabdominelle und thorakale Interventionen PTCD und einfache RFA	• INR immer bestimmen • PTT bei Heparintherapie • Thrombozyten nicht routinemäßig	• INR > 1,5 korrigieren • PTT: kein Konsens • Thrombozyten > 50 000/µl substituieren • Clopidogrel 5 Tage pausieren • ASS nicht pausieren • NMH: letzte Dosis vor Intervention pausieren
Nierenbiopsien Nephrostomie Komplexe RFA	• INR immer bestimmen • PTT bei Heparintherapie • Thrombozyten routinemäßig	• INR > 1,5 korrigieren • PTT > 1,5-fach der oberen Norm: Heparinpause oder -antagonisierung • Thrombozyten > 50 000/µl substituieren • Clopidogrel 5 Tage pausieren • ASS 5 Tage pausieren • NMH: 24 h pausieren

ASS: Azetylsalizylsäure, INR: International normalized Ratio, NMH: niedermolekulares Heparin, PTT: partielle Thromboplastinzeit, PTCD: perkutane transhepatische Cholangiodrainage, RFA: Radiofrequenzablation

- Major-Komplikationen (Bluttransfusion/OP erforderlich, Pankreatitis, Infektion) und
- Impfmetastasen (Needle Track Seeding).

Dokumentiert wurden in der DEGUM-Befragung 0,71 % leichte Komplikationen, die keiner Therapie bedurften, 0,095 % schwere und 1 Komplikation mit Todesfolge (0,0011 %).

Häufigste Komplikationen waren erwartungsgemäß Blutungen, Schmerzreaktion, Pneumothorax und seltener lokale Infektion, peritoneale Reizung und Pankreatitis. Nur geringe Unterschiede fanden sich bezogen auf Punktionstechnik und Nadelart, wobei mit zunehmender Nadeldicke erwartungsgemäß eine leichte Zunahme der Komplikationsrate vorhanden war. Die Tumorzellverschleppung in den Punktionskanal war klinisch meist wenig bedeutsam.

Die Komplikationsrate therapeutischer Verfahren lag in der DEGUM-Umfrage bei 1,98 %. Sie ist abhängig von der Punktionstechnik, dem Punktionsziel und auch von der Erfahrung. Die Pneumothoraxrate lag bei 2,8 %, 1 % war drainagepflichtig. Perkutane Drainagen intraabdomineller Abszesse haben eine deutlich höhere Komplikationsrate (4–13 %, davon 3 % schwere Komplikationen) als therapeutische Mehrfachpunktionen.

22.7 Punktionsablauf

▶ **Vorbereitung:**
1. Sichtung der Vorbefunde
2. Erheben des sonografischen Status
3. Besteht eine Punktionsindikation?
4. Ist eine sonografisch gesteuerte Punktion technisch möglich?
5. Bestehen Kontraindikationen zu einer Punktion?
6. Aufklärung und schriftliches Einverständnis des Patienten
7. Auswahl des Punktionsmaterials (Nadel, Drainage)

▶ **Durchführung:**
1. Lagerung des Patienten (Sitzen, Rücken-, Seiten- oder Bauchlage)
2. Festlegung des Punktionsorts, des Punktionswegs und der Punktionsrichtung
3. Entfernen des unsterilen Sonografiegels
4. Lokalanästhesie, falls erforderlich

▶ **Nachbetreuung:**
1. Lagerung auf die Punktionsstelle
2. Kontrollsonografie bei Beschwerden
3. Kurzbefund und Besprechung
4. Bei ambulanten Punktionen Kontrolle vor Entlassung, evtl. Wiedervorstellungstermin
5. Besprechung des Punktionsergebnisses: wann und durch wen?

22.8 Nachsorge/Kontrollen

▶ **Schmerzen und Blutung.** Bei nicht durch die Grunderkrankung erklärten Schmerzen sollte sonografisch nach einer Ursache gesucht und befundadaptiert vorgegangen werden.

Das Gleiche gilt für Blutungen, wobei hier auch die Behandlung von etwaigen Gerinnungsstörungen erforderlich ist.

▶ **Pneumothorax.** Bei jeder Punktion im Bereich des Thorax sollte sonografisch ein Pneumothorax ausgeschlossen werden, ein Routine-Röntgenthorax ist nach einer sonografisch gesteuerten Punktion nicht notwendig. Die maximale Pneumothoraxgröße ist in der Regel nach 2–3 h erreicht, sodass frühestens nach dieser Zeit, auch bei Beschwerdefreiheit, eine Kontrollsonografie durchgeführt wird. Zeigt sich ein Pneumothorax (s. Kap. 9), wird zur Quantifizierung der freien Luftmenge ein Röntgenthorax durchgeführt.

Ist der Patient symptomatisch oder findet man eine größere Luftmenge, wird primär durch eine Thorakozentese therapiert. Dazu wird analog der Ergusspunktion mit einer Kunststoffkanüle mit Mandrin (z. B. Abbocath, Braunüle) am Rippenoberrand eingegangen und diese bis zur Pleura vorgeschoben. Der Pleuraeintritt ist durch eine geringe Widerstandserhöhung spürbar. Bei adipösen Patienten kann der Haut-Pleura-Abstand sonografisch bestimmt werden. Der Mandrin wird nun entfernt und die Kunststoffkanüle am besten mit einem speziellen Pleuradrainageset konnektiert, damit eine manuelle Absaugung der Luft im geschlossenen System erfolgten kann. Kann die „freie" pleurale Luft vollständig entfernt werden, ist das Gleitzeichen der Lunge wieder erkennbar. Die Erfolgsrate in den ersten 10 h liegt bei 90 %. Kommt es zu einem erneuten Kollaps der Lunge, dann wird eine perkutane Drainage gelegt.

Abschließend wird besprochen, wann und wie über das Punktionsergebnis informiert wird [3].

> **Merke**
>
> Zeigt sich bei der Kontrollsonografie weder ein Pneumothorax noch eine Einblutung, dann wird der Patient darauf hingewiesen, dass er sich bei Atemnot, Schmerzen, Fieber, Blässe oder Schwindel sofort wieder vorstellen muss.

22.9 Literatur

[1] **ACEP** Policy Statement. Emergency ultrasound guidelines. Ann Emerg Med 2009; 53: 550–570
[2] **Anforderungen** an die Hygiene bei Punktionen und Injektionen. Empfehlung der Kommission für Krankenhaushygiene und Infektionsprävention beim Robert Koch-Institut. Bundesgesundheitsblatt 2011; 54: 1135–1144
[3] **Blank** W. Interventionen am Thorax. In: Mathis G, Hrsg. Bildatlas der Lungen- und Pleurasonographie. 3. Aufl. Heidelberg: Springer; 2010
[4] **Grau** T, Macken T, Strunk H. Appendix 13: Intensiv care ultrasound – minimum training requirements for the practice of medical ultrasound in Europe. Ultraschall Med 2009; 30:414–417
[5] **Malloy** PC, Grassi CJ, Kundu S et al. Consensus guidelines for periprocedural management of coagulation status and hemostasis risk in percutaneous image-guided interventions. J Vasc Interv Radiol 2009; 20 (Suppl.): S 240–S 249
[6] **Müller** T, Blank W. Sonographisch gesteuerte Punktionen und Therapieverfahren. In: Braun B, Günther R, Schwerk WB, Hrsg. Ultraschalldiagnostik. Lehrbuch und Atlas. Landsberg: Ecomed Medizin; 2011
[7] **Müller** T, Jenssen C. Sonographisch gesteuerte Notfall- und Gefäßinterventionen. In: Dietrich CF, Nürnberg D, Hrsg. Interventioneller Ultraschall. Lehrbuch und Atlas für die Interventionelle Sonographie. 1. Aufl. Stuttgart: Thieme; 2011

23 Venöse Zugänge (peripher/zentral)

R. Horn

23.1 Einführung

Periphere venöse Zugänge werden in der täglichen Routine meistens problemlos gelegt. Benötigt werden sie für Blutentnahmen und Infusionen. Doch leider ist die Venenpunktion nicht immer einfach. Teilweise handelt es sich um dünne Venen, teilweise um Rollvenen (Venen in lockerem Bindegewebe, die sich verschieben, wenn sie angestochen werden). Bei Patienten mit zentralisiertem Blutvolumen ist die Venenfüllung reduziert. Häufig sind periphere Venen sklerosiert. Bei Notfallpatienten fehlt die Zeit, erfahrenere Kollegen herbeizurufen.

Alternativen zum peripheren Venenzugang für Blutentnahmen, Flüssigkeits- und Medikamentengaben sind Zugänge über die V. jugularis externa, den Intraossär-Bohrer oder ein zentralvenöser Katheter. Die V. jugularis externa ist häufig nicht zu sehen, die Punktion erfordert eine Kopftieflage (Trendelenburg) und bei Traumapatienten muss die Halskrause (Zervikalstütze) geöffnet werden. Ein intraossärer Zugang ist traumatisierend und teilweise – insbesondere bei älteren Patienten – ist es nicht möglich, genügend Blut für die Notfallanalysen zu aspirieren. Außerdem ist es manchmal schwierig, große Volumina über den Knochen zu geben. Ein zentralvenöser Zugang als Alternative zum peripheren Venenkatheter ist wesentlich zeitaufwendiger und setzt sterile Bedingungen voraus. Darüber hinaus können über einen zentralvenösen Zugang aufgrund der Länge des Katheters nur kleinere Flussgeschwindigkeiten erreicht werden als bei den peripheren kurzen Kathetern (Hagen-Poiseuille-Gesetz). Somit sind für große Infusionsvolumina die peripheren Venenkatheter vorzuziehen.

> **Merke**
>
> Eine sehr gute alternative Technik für den schwierigen periphervenösen Zugang stellt die sonografiegesteuerte Venenpunktion dar. Mit der Real-Time-Sonografie (= unter sonografischer Kontrolle) kann in vielen Fällen ein peripherer Venenzugang einfach und schnell gelegt werden.

Zentralvenöse Zugänge werden häufig in der Notfallstation und auf der Intensivpflegestation gelegt. Indikationen sind die hämodynamische Überwachung der Patienten (zentralvenöser Druck) im Operationssaal und auf der Intensivpflegestation, Verabreichung von Flüssigkeit und Medikamenten, parenterale Ernährung, Chemotherapie, Hämodialyse oder temporäres Pacing. Diverse Techniken werden beschrieben, wie anhand anatomischer Gegebenheiten ein zentralvenöser Katheter gelegt werden kann. Viele Gefäßvarianten [2] und patientenabhängige Gegebenheiten (z. B. Adipositas) führen häufig zu Fehlpunktionen und Komplikationen. Mehrere Autoren fordern deswegen, dass die zentralvenösen Zugänge sonografiegesteuert durchzuführen sind, insbesondere auf Notfallstationen [1], [3].

23.2 Geräte und Techniken

23.2.1 Sondenwahl

Da es sich um oberflächliche Gefäße handelt, wird meistens eine Linearsonde mit einer Auflösung von 7–12 MHz eingesetzt. Somit ist die Eindringtiefe genügend groß und die Auflösung der Strukturen optimal.

23.2.2 Farbdoppler

Die Gefäße sind in der Regel gut darstellbar. Wird die Sonde quer zu den Gefäßen gehalten, stellen sich diese als echoleere kreisförmige Strukturen dar. Der Untersucher kann mit der Sonde die Venen komprimieren. Dies gilt als Unterscheidungskriterium zu Arterien, bei denen für die Kompression deutlich mehr Kraft aufgewendet werden muss. Bei dieser Technik, die Arterien und Venen voneinander zu unterscheiden, gibt es 2 Einschränkungen:
- Thrombosierte Venen lassen sich nicht komprimieren.
- Bei Patienten mit tiefem Blutdruck (z. B. durch Hypovolämie) lassen sich Arterien wie auch Venen komprimieren.

In diesen Fällen kann der Farbdoppler zur Unterscheidung zwischen Venen und Arterien herbeigezogen werden. Der Ultraschaller erkennt die Arterien mittels eines pulsatilen Flusses. Die Flussrichtung des Blutes kann ebenfalls als Unterscheidungskriterium benutzt werden, ist jedoch nur zu verwerten, wenn die Sonde längs zum Gefäß gehalten wird.

23.2.3 Technik (längs oder quer)

Es gibt grundsätzlich zwei unterschiedliche Techniken [8], wie sonografiegesteuert punktiert wird: quer oder längs zur Sonde.

▶ **Technik (längs).** Bei der „Technik längs" (▶ Abb. 23.1) wird die Sonde längs auf die zu punktierende Vene gehalten. Eine exakt senkrecht zur Hautoberfläche liegende Sonde erleichtert die Orientierung. Die Kanüle wird 1–2 cm vor dem Sondenende durch die Haut gestochen und schräg Richtung Vene unter Ultraschallsicht (= real time) vorgeschoben, bis sie die außen liegende Venenwand

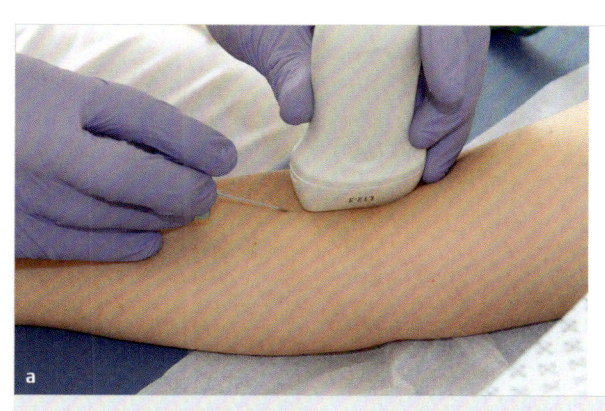

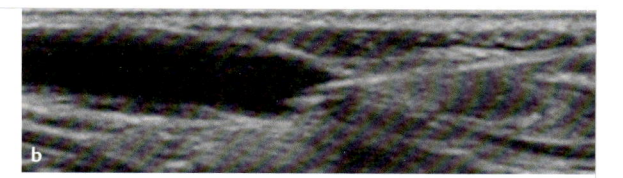

Abb. 23.1 Punktionstechnik längs.
a Punktion in der Ellenbeuge.
b Punktion V. brachialis. Die Kanüle befindet sich in der Vene.

durchsticht. Bei dieser Technik liegt die Schwierigkeit in der Führung der Nadel, die absolut parallel zur Sonde liegen muss. Nur so ist die Nadelspitze zu visualisieren, damit die Rückwand der Vene nicht durchstochen wird.
- *Vorteile:* Die Lage der Kanüle wird im ganzen Stichkanal gesehen. Die Stichrichtung, insbesondere die Steilheit der Kanüle, kann problemlos korrigiert werden. Die Nadelspitze ist einfacher zu identifizieren als in der Quertechnik.
- *Nachteile:* Technisch ist es schwierig, die gesamte Kanüle zu sehen, wenn nicht parallel zur Sonde gestochen wird. Ebenfalls kann – bei tief liegender Vene – die steil eingestochene Kanüle schwer identifizierbar sein [6].

▶ **Technik (quer).** Bei der „Technik quer" (▶ Abb. 23.2) liegt die Sonde quer zur Verlaufsrichtung der Venen. Die Distanz von der Haut zur Vene (Tiefe der Vene) soll identisch mit der Distanz der Hauteinstichstelle zur Sonde sein. Die Kanüle wird im 45°-Winkel durch die Haut in Richtung Vene vorgeschoben. Die Sonde muss nun quer zur einstechenden Kanüle leicht gekippt werden, bis deren Spitze sichtbar wird. Unter ggf. erforderlicher Korrektur der Stichrichtung wird die Kanüle weiter vorgeschoben, bis sie die außen liegende Venenwand perforiert.
- *Vorteile:* Die Kanüle kann mit Kippbewegungen der Sonde gesucht werden. Die Identifizierung, ob die Nadel rechts oder links der Vene liegt, gelingt einfach.
- *Nachteile:* Von der Kanüle ist nur die Kanülenspitze zu sehen. Diese ist jedoch schwieriger zu identifizieren als bei der Längstechnik.

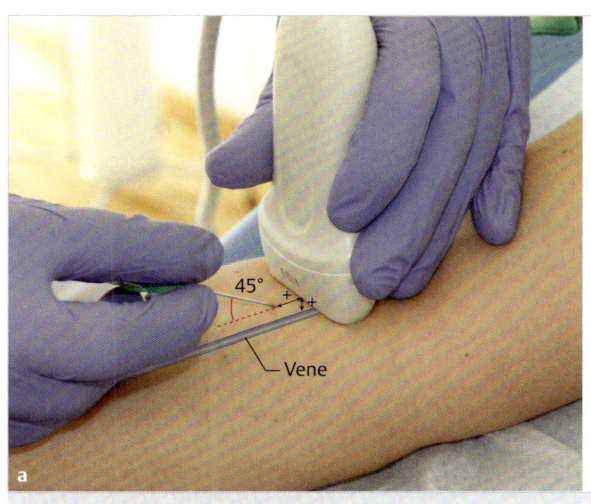

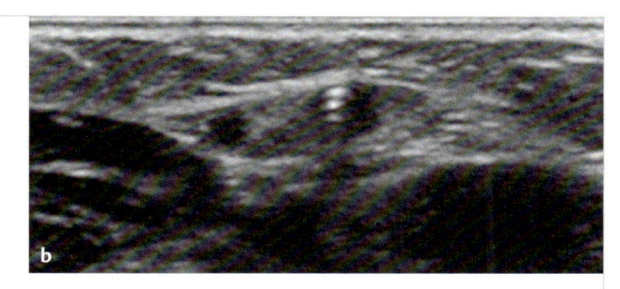

Abb. 23.2 Punktionstechnik quer.
a Punktion in der Ellenbeuge. Einstich im 45°-Winkel zur Haut. Die Einstichstelle befindet sich gleich weit (+) von der Sonde entfernt wie die Vene in der Tiefe liegt (+). So wird die Vene meistens problemlos getroffen.
b Punktion der V. brachialis. Die oberen Punkte entsprechen der Kanülenspitze, der untere Punkt ist ein Wiederholungsartefakt.

23.3 Punktion peripherer Gefäße

Beim Notfallpatienten ist die Venenpunktion oft schwieriger als bei einem Patienten, der zur elektiven Blutabnahme kommt. Hypovolämie, Schmerzen, Sepsis, Allergien, Intoxikationen und anderes mehr führen beim Notfallpatienten zu einer Zentralisierung des Blutvolumens und somit zu schlecht gefüllten peripheren Venen. Weitere Gründe für schwierige Venenzugänge sind Adipositas, Ödeme, thrombosierte Venen bei Krebspatienten (nach multipelsten vorangegangenen Punktionen und Medikamentenverabreichungen) oder bei Patienten mit i. v. Drogenabusus.

> **Merke** M!
> Beim Notfallpatienten soll eine Venenverweilkanüle mit dem größtmöglichen Durchmesser verwendet werden (18 G und größer).

Mit einer 18-G-Kanüle (grün) können ca. 100 ml/min infundiert werden. Bei einer 14-G-Kanüle (orange) sind bereits Infusionsvolumina von über 340 ml/min möglich.

▶ **Mögliche Venen.** Üblicherweise werden die Venen am Vorderarm oder in der Ellenbeuge für einen peripheren Zugang ausgewählt. Sind diese unauffindbar, fällt die Wahl auf Handrückenvenen oder oberflächliche Unterschenkelvenen (z. B. V. saphena magna). Handrückenvenen haben den Nachteil, dass sie schnell platzen, nur kleinere Infusionsvolumina möglich sind und viele Medikamente die Venenwand der kleinen Venen schädigen. Eine weitere Möglichkeit ist die V. jugularis externa. Diese hat allerdings den Nachteil, dass der Patient in die Trendelenburg-Lage (Kopf tief) gebracht werden muss, damit sich die Vene füllt. Bei Unfallpatienten muss eine zweite Person den Kopf halten, da die (üblicherweise vorhandene) harte Zervikalstütze gelöst werden muss.

Die Sonografie als Hilfsmittel zur Venenpunktion einzusetzen, hat den Vorteil, dass sie in vielen Notfallstationen zur Verfügung steht, ohne Wartezeit einsetzbar ist und beliebig oft wiederholt werden kann. Mit der Sonografie wird diejenige Vene gesucht, die den größten Durchmesser aufweist und nicht zu tief liegt. Meistens bietet sich dafür die V. brachialis oder basilica in der Ellenbeuge an.

23.3.1 Ausrüstung

- Linearsonde, > 5 MHz
- Farbdoppler hilfreich, jedoch nicht unbedingt notwendig
- Desinfektionsmittel flüssig (nicht nur Tupfer)
- evtl. sterile Schutzhülle mit sterilem Gel für die Ultraschallsonde
- Stauschlauch
- Venenverweilkanüle peripher
  - möglichst ≥ 18 G (Durchmesser ≥ 1,3 mm)
  - möglichst ≥ 4,5 cm Länge
- Kanülenpflaster und Verbandsmaterial

23.3.2 Sterilität

Bei einer normalen Venenpunktion im Alltag beschränken sich die meisten Ärzte und Pflegepersonen auf eine Hautdesinfektion mit handelsüblichen Hautdesinfektionsmitteln. Anschließend wird das desinfizierte Hautareal nicht mehr berührt und die Vene – ohne sterile Handschuhe zu benutzen – punktiert. Wird die Sonografie zu Hilfe genommen, gibt es ein zusätzliches Equipement, das die Haut berührt und somit Keime übertragen kann. Mit folgenden Möglichkeiten kann die Sterilität gewährleistet werden:

- Optimal ist es, die Sonde in eine sterile Schutzhülle mit (sterilem) Gel zu stecken. Die Haut kann mit viel flüssigem Desinfektionsmittel übergossen werden. Somit dient das flüssige Desinfektionsmittel als Kontakt-„Gel".
- Alternativ kann der Untersucher nach der Hautdesinfektion steriles Gel als Kontaktmittel für die Sonde verwenden. Bei dieser Methode besteht das Risiko, die Nadel durch ein Geldepot auf der Haut in die Vene zu stechen.
- Da die normale Venenpunktion auch nicht unter sterilen Bedingungen erfolgt, kann die Haut auch lediglich mit viel flüssigem Desinfektionsmittel gereinigt und benetzt werden. Die mit Desinfektionsmittel gereinigte Sonde kann jetzt aufgelegt werden. Die Sonde darf nun auf der Haut nicht viel verschoben werden, um die Einstichstelle sicher unberührt zu lassen, was Übung erfordert. Außerdem kann die Sondenmembran durch das Desinfektionsmittel beschädigt werden. Hier geben die Hersteller weitere Informationen, welche Desinfektionsmittel zulässig sind.

23.3.3 Venenverweilkanüle

Der Durchmesser der gewählten Kanüle hängt von dem zu punktierenden Gefäß ab. Eine grüne Kanüle (18 G) erfordert ein Gefäßlumen von mindestens 3 mm. Die Kanüle darf nicht zu kurz gewählt werden, da sie zuerst durch die Subkutis bis unter die Sonde vorgeschoben wird. Die sonografisch zu punktierende Vene liegt selten oberflächlich. Bei einer kurzen Kanüle müsste die Einstichrichtung sehr steil gewählt werden, womit das Risiko besteht, auch die hintere Venenwand zu punktieren[6]. Außerdem dislozieren kurze Kanülen sekundär viel häufiger. Eine Kanülenlänge von 4,5 mm reicht in der Regel beim Arm aus, um eine erfolgreiche Punktion durchzuführen. Bei kürzeren Kanülen oder Venen < 3 mm steigt die Fehlerquote deutlich an. Bei tiefliegenden Venen können auch längere Katheter (Seldinger-Technik) eingeführt werden, was allerdings zeitaufwendiger ist. Bei längeren Kathetern muss beachtet werden, dass darüber keine großen Infusionsgeschwindigkeiten erreicht werden können (Hagen-Poiseuille-Gesetz).

23.3.4 Vorgehensweise

- Mit der Sonde quer zum Venenverlauf eine geeignete Vene suchen, vorzugsweise zuerst in der Ellenbeuge (V. brachialis oder V. basilica).
- Venenwahl: Die zu punktierende Vene sollte > 3 – 4 mm Durchmesser haben und 0,3 – 1,5 cm von der Hautoberfläche entfernt sein [6]. Stehen mehrere Venen zur Auswahl, sollte die Vene mit dem größten Durchmesser punktiert werden, um Fehlpunktionen vorzubeugen, dickere Kanülen einführen und somit größere Infusionsvolumina erreichen zu können.
- Wenn eine geeignete Vene gefunden ist, erfolgt die Reinigung und Desinfektion der Haut und der Ultraschallsonde. Aus Sterilitätsgründen kann es ratsam sein, eine sterile Sondenhülle mit sterilem Gel zu verwenden.
- Blutstauung am Oberarm mittels Stauschlauch.
- Flüssiges Desinfektionsmittel großzügig auf die zu punktierende Stelle tropfen (dient als Kontaktmittel).
- Sonde längs oder quer (verschiedene Technik s. Kap. 23.2.3) auf die zu punktierende Vene halten, Kanüle unter sonografischer Kontrolle (real time) vorschieben, Venenoberwand punktieren und die Kanüle genügend weit im Gefäßlumen vorschieben, um zu vermeiden, dass die Nadel sich im Gefäßlumen befindet, die Plastikkanüle jedoch noch außerhalb liegt.
- Intravasale Lagekontrolle durch Rückfluss von Blut.
- Nadel zurückziehen, Kanüle vorschieben und fixieren.

23.4 Punktion zentraler Gefäße

Die Vorgehensweise für zentralvenöse Zugänge wird anhand der anatomischen Situation genau beschrieben [5]. Fehlpunktionen und Komplikationen sind jedoch relativ häufig, bedingt durch die zahlreichen Lagevarianten der Gefäße (36 % der Patienten haben eine anatomische Variante der Lage der V. jugularis interna zur A. carotis [2], bei 54 % der Patienten liegt die V. jugularis interna vor der A. carotis, womit die Gefahr der Arterienpunktion deutlich zunimmt). Die Komplikationsrate bei Punktion nach rein anatomischen Regeln liegt je nach Studie bei 8 % [9] bis 15 % [3] (Punktion der A. carotis, Pneumothorax, Hämathothorax, Hämatom, Verletzung des Plexus brachialis). Bei Notfallpatienten ist der Zeitdruck eine zusätzliche Schwierigkeit. Zentrale Zugänge sind jedoch häufig notwendig zur Monitorisierung der Patienten während Notfalloperationen oder auf der Intensivpflegestation (Blutverlust, unvorbereitete kardiale Risikopatienten, fehlende anamnestische Angaben über Vorerkrankungen und Medikamente usw.).

▶ **Sonografiegesteuerte Punktion.** Das Einlegen eines zentralvenösen Katheters (ZVK) mithilfe der Real-Time-Sonografie kann die Zahl der Fehlpunktionen verringern (sonografiegesteuerte Punktion in 93,9 % erfolgreich, ohne Ultraschall nur in 78,5 %, davon 82 % beim ersten Versuch mit Ultraschall versus 70 % ohne Ultraschall [4]). Ebenfalls können Komplikationen mittels sonografiegesteuerter Technik deutlich gesenkt werden (4,6 % versus 16,9 % [4] bzw. 1 – 2 % versus 8 % [9]). In einer Metaanalyse (7 Studien mit 830 ZVK) zeigte sich, dass sonografiegesteuert 91 % der Punktionen im ersten Versuch erfolgreich waren (ohne Ultraschall 38 %). Die A. carotis wurde in 1,7 % punktiert (vs. 38 %) [7]. Die durchschnittliche benötigte Zeit, um einen ZVK mit oder ohne Ultraschall einzulegen, war identisch (281 s bei der sonografiegesteuerten Technik versus 271 s ohne Ultraschall [4]). In einer anderen Studie war das erfolgreiche Punktieren der Vene mit der sonografiegesteuerten Technik doppelt so schnell wie bei der anatomiegesteuerten [9].

23.4.1 Ausrüstung

- Linearsonde, > 5 MHz
- Farbdoppler hilfreich, jedoch nicht unbedingt notwendig
- Desinfektionsmittel flüssig
- steriles Abdeckset
- sterile Schutzhülle mit sterilem Gel für die Ultraschallsonde
- Equipment für einen zentralen Venenkatheter mit Nadel, Führungsdraht und Katheter
- Verbandsmaterial

23.4.2 Sterilität

> **Merke** M!
>
> Bei zentralen Zugängen muss die Sterilität auch bei Zuhilfenahme des Ultraschalls gewährleistet sein.

Die Haut wird zuerst desinfiziert und mit einem Lochtuch abgedeckt. Die Ultraschallsonde wird mit einer sterilen Schutzhülle überzogen, darin befindet sich (steriles) Ultraschallgel. Als Kontaktmittel für den Ultraschall kann entweder steriles Ultraschallgel oder auch nur flüssiges Desinfektionsmittel verwendet werden. Das flüssige Desinfektionsmittel hat den Vorteil, dass die Nadel nicht durch ein Geldepot auf der Haut in die Vene vorgeschoben wird.

23.4.3 Venenauswahl

Folgende Venen werden für zentrale Zugänge ausgewählt:
- V. jugularis interna
- V. subclavia
- V. anonyma

Am häufigsten wird in Notfallsituationen die V. jugularis interna gewählt, sowohl für die Technik nach anatomischen Gegebenheiten als auch sonografiegesteuert. Der sonografiegesteuerte Zugang zur V. subclavia ist deutlich schwieriger, da die Klavikula die Auflage der Sonde auf der Haut erschwert.

> **Vorsicht** ⚠
>
> Wichtig ist die sichere Differenzierung der V. jugularis interna von der A. carotis, die in der unmittelbaren Umgebung liegt.

▶ **Verwechslungsgefahr Arterie und Vene.** Beim hypovolämen Patienten sind in Rückenlage mit leicht angehobenem Oberkörper die zentralen Venen häufig kollabiert. Die V. jugularis interna liegt meistens anterior und lateral der A. carotis. Mittels Sonografie kann die Vene wie folgt identifiziert werden: Mit Druck auf die Sonde lässt sich die Vene leichter als die Arterie komprimieren, sie hat keine Pulsatilität und wird breiter beim Valsalva-Manöver oder in der Trendelenburg-Position. Die Arterien sind jedoch beim hypovolämen/hypotonen Patienten ebenfalls komprimierbar, womit die Unterscheidung zur Vene erschwert wird. Zur sicheren Identifizierung der Vene kann der Farbdoppler eingeschaltet werden. Die Arterie wird anhand des pulsatilen Flusses erkannt. Die Venenlage kann beim sonografiegesteuerten Vorgehen teilweise durch Kopfrotation kontrolliert verändert werden (liegt z. B. bei Kopfdrehung nach links die Vene direkt vor der Arterie, kann mittels Kopfrotation in die Neutralstellung diese Lage verbessert werden).

23.4.4 Vorgehensweise

Sowohl die Längs- als auch die Quertechnik kann angewendet werden (▶ Abb. 23.3). Je nach Anatomie (kurzer Hals des Patienten) gibt es bei der Längstechnik, bedingt durch die untere anatomische Grenze der Klavikula, eine zu hoch gelegene Einstichstelle. Bei einer Vene, die vor der Arterie liegt, besteht bei der Quertechnik eher die Gefahr, dass die Vene durchstochen und die Arterie punktiert wird (schwierigere Visualisierung der Nadelspitze [3], [8]).

▶ **Vorbereitung**
- Es empfiehlt sich, zuerst unsteril die zu punktierende Seite (rechts oder links) mit dem Ultraschall zu lokalisieren. So kann verhindert werden, dass nach sterilem Abdecken erst erkannt wird, dass auf dieser Seite schwierige anatomische Verhältnisse oder eine thrombosierte Vene vorliegen.
- Hautdesinfektion, steriles Abdecken mit Lochtuch, Ultraschallsonde in sterilen Überzug mit (sterilem) Gel einbringen.
- Haut mit viel flüssigem Desinfektionsmittel benetzen.

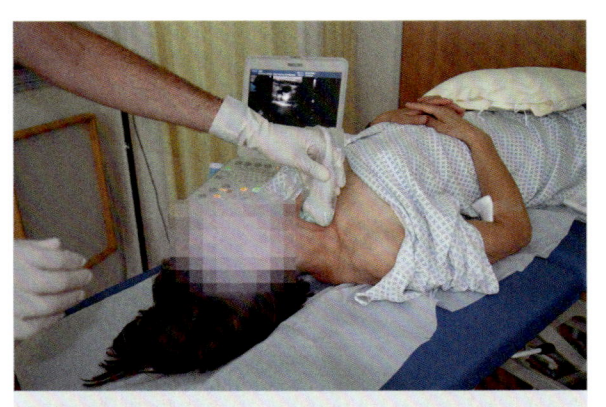

Abb. 23.3 Punktion der V. jugularis interna in der Technik quer.

▶ **Punktion**
- 1-Helfer- versus 2-Helfer-Methode: Bei der 1-Helfer-Methode wird die Sonde in der nichtdominanten Hand gehalten und mit der dominanten Hand die Kanüle vorgeschoben. Bei der 2-Helfer-Methode muss der zweite Helfer (ebenfalls sterile Handschuhe) die Sonde halten und entsprechend bewegen). Die 1-Helfer-Methode kann mit etwas Übung gut erlernt werden und führt dann häufiger zum Erfolg[3]. Bei der 2-Helfer-Methode müssen die Bewegungen der beiden Helfer gut koordiniert sein.
- Lokalanästhesie im Bereich der vorgesehenen Einstichstelle.
- In Längs- oder Quertechnik Vorschieben der Nadel, bis die Spitze sicher in der Vene liegt. Bei Unsicherheit betreffend der Visualisierung der Nadelspitze kann der Wechsel der Technik (längs oder quer) häufig helfen.
- Sobald sich die Nadel sicher in der Vene befindet (Aspiration von venösem Blut), legt der Untersucher die Sonde auf dem sterilen Tuch ab (falls er sie nochmals benötigt). Danach kann er in üblicher Weise mittels Seldinger-Technik den Führungsdraht einführen und die Kanüle über den Führungsdraht vorschieben.

23.5 Zusammenfassung

▶ **Peripherer Zugang.** Die Punktion peripherer Venen ist in der Regel einfach. Bei Patienten auf der Notfallstation, die häufig ein zentralisiertes Blutvolumen aufweisen (Hypovolämie, Schockzustand) oder bei denen die Venen thrombosiert sind (Krebspatienten, i. v. Drogenabusus), kann ein Venenverweilkatheter teilweise nicht problemlos gelegt werden. Ein intraossärer Zugang ist in Notfallsituationen häufig eine lebensrettende Maßnahme, teilweise kann jedoch nicht genügend schnell Volumen verabreicht werden. Ein zentraler Venenzugang anstelle eines peripheren ist zeitaufwendig (Sterilität, Trendelenburg-Lage, Zervikalstütze bei Unfallpatienten). Mithilfe des Ultraschalls kann bei den meisten Notfallpatienten eine periphere Vene (meistens V. brachialis oder basilica) sonografiegesteuert punktiert werden.

▶ **Zentraler Zugang.** Die Einlage eines zentralen Venenkatheters kann insbesondere durch die vielen anatomischen Varianten der Venenlage erschwert sein. Entsprechend häufig sind Fehlpunktionen und Komplikationen (Pneumothorax, Punktion der Arterie usw.). Mithilfe des Ultraschalls werden anatomische Gefäßvarianten bereits vor der Punktion erkannt. Der zentrale Venenkatheter kann sonografiegesteuert gezielt gelegt werden. Die Erfolgsrate steigt deutlich und die Komplikationsrate sinkt.

23.6 Literatur

[1] **Abboud** P-A, Kendall J. Ultrasound guidance for vascular access. Emerg Med Clin N Am 2004; 22: 749–773
[2] **Benter** T, Teichgräber U, Klühs L et al. Anatomical variations in the internal jugular veins of cancer patients affecting central venous access. Ultraschall in Med 2001; 22: 23–26
[3] **Feller-Kopman** D. Ultrasound-guided internal jugular access. Chest 2007; 132: 302–309
[4] **Leung** J, Duffy M, Finckh A. Real-time ultrasonographically-guided internal jugular vein catheterization in the emergency department increases success rates and reduces complications: a randomized, prospective study. Ann Emerg Med 2006; 48: 540–547
[5] **Lorchirachoonkul** T, Ti L, Manohara S et al. Anatomical variations of the internal jugular vein: implications for successful cannulation and risk of carotid artery puncture. Singapore Med J 2012; 53: 325–328
[6] **Panebianco** N, Fredette J, Szyld D et al. What you see (sonographically) is what you get: Vein and patient characteristics associated with successful ultrasound-guided peripheral intravenous placement in patients with difficult access. Acad Emerg Med 2009; 16: 1298–1303
[7] **Rabindranath** K, Kumar E, Shail R et al. Use of real-time ultrasound guidance for the placement of hemodialysis catheters: A systematic review and meta-analysis of randomized controlled trials. Am J Kidney Dis 2011; 58: 964–970
[8] **Stone** M, Moon C, Sutijono D et al. Needle tip visualization during ultrasound-guided vascular access: short-axis vs long-axsis approach. Am J Emerg Med 2010; 28: 343–347
[9] **Turker** G, Nur Kaya F, Gurbet A et al. Internal jugular vein cannulation: An ultrasound-guided technique versus a landmark-guided technique. Clinics 2009; 64 (10): 989–992

24 Punktionen

M. Mauch

24.1 Aszites

24.1.1 Diagnostik des Aszites

Intraperitoneale Flüssigkeit (Aszites) spricht in der Regel für das Vorliegen einer schweren Erkrankung und erfordert daher eine rasche Diagnostik. Zur Ursachenklärung sind Klinik, Anamnese und Laboruntersuchungen (Leberwerte, Nierenfunktion sowie Serum- und Urinelektrolyte) unverzichtbar. Die differenzialdiagnostische Palette der intraperitonealen Flüssigkeitsansammlung ist groß (▶ Tab. 24.1). Der klinische Nachweis (Inspektion und Palpation) von Aszites ist an mittelgroße bis große Flüssigkeitsmengen gebunden.

Sonografisch ist Aszites einfach zu diagnostizieren und lässt sich bereits ab 10–15 ml in den peritonealen Umschlagsfalten sowie ggf. zwischen den Darmschlingen nachweisen. Die Unterscheidung zwischen Exsudat und Transsudat ist schwierig und sonografisch nicht zuverlässig möglich. Die Echogenität des Aszites kann Rückschlüsse auf seine Genese ermöglichen (▶ Tab. 24.2). Wesentlich für die Differenzialdiagnostik ist die diagnostische Parazentese zur Beurteilung der Farbe und Beschaffenheit des Aszites (▶ Tab. 24.3). Unter einer Aszitespunktion oder Parazentese versteht man die Gewinnung von Flüssigkeit aus dem Peritonealraum in diagnostischer oder therapeutischer Intention.

24.1.2 Typische Lokalisationen von Flüssigkeit im Abdomen

Die Prädilektionsstellen von Flüssigkeit im Abdomen sind nach dem Gesetz der Schwerkraft die unten liegenden

Tab. 24.1 Differenzialdiagnose des Aszites.

Genese des Aszites	Erkrankungen
Hepatogen	Leberzirrhose mit portaler Hypertension, akute Leberschädigung, Budd-Chiari-Syndrom
Kardial	Rechtsherzinsuffizienz, Pericarditis constrictiva, Globalherzinsuffizienz
Maligne	Peritonealkarzinose
Entzündlich	bakterielle (sekundäre) Peritonitis, tuberkulöse Peritonitis
Renal	nephrotisches Syndrom
Pankreatogen	Pankreatitis, Pankreasfisteln
Hormonell	Myxödem
Eiweißmangel	nicht organspezifisch, jeglicher Genese, Ernährung, Malabsorption, Eiweißverlust
Lymphogen	Lymphfistel, gestörter Lymphtransport
Biliär	Gallenfisteln iatrogen (postoperativ) oder nach Gallenblasenperforation
Traumatisch	stumpfes Bauchtrauma mit Organ- oder Gefäßruptur

Tab. 24.2 Echogenität des Aszites.

Echogenität des Aszites	Inhalt
Echofrei	• Transsudat • Exsudat • Blut (initial)
Echoarm, Binnenechos, flottierende Fibrinfäden	• Exsudat • Blut (im Verlauf) • Galle • Pus • Chylus • Lymphflüssigkeit • gastrointestinale Perforation

Tab. 24.3 Farbe des Aszites und Differenzialdiagnostik.

Farbe des Aszites	Inhalt
Gelb klar	Transsudat • hepatogen, kardial, hormonell
Gelb trüb	Exsudat • entzündlich (SBP), maligne, pankreatogen
Gelbgrün (noch viskös)	Galle
Gelbgrün (eitrig, zäh)	Pus
Rot	Blut • traumatisch, maligne, pankreatogen, tuberkulös
Weiß (milchig, chylös)	Chylaskos (Lymphflüssigkeit) • traumatisch, postoperativ, malignes Lymphom

SBP: spontan bakterielle Peritonitis

Umschlagsfalten des Peritoneum parietale. Beim liegenden Patienten sind diese dorsal, im Stehen oder Sitzen kaudal. Entgegen der allgemein gültigen Meinung ist bei einem Patienten in Rückenlage der Aszites nicht immer zuerst im Douglas-Raum zu sehen. Der rechte subphrenische Raum ist jedoch beim liegenden traumatisierten und nichtintubierten Patienten eine häufige Prädilektionsstelle für kleinste Mengen an freier Flüssigkeit [4]. Mit der Kenntnis dieser Prädilektionsstellen können bereits sehr geringe Mengen Aszites (10–15 ml) sonografisch detektiert werden.

▶ **Prädilektionsstellen:**
- subphrenisch rechts
- Recessus hepatorenalis (Morison-Pouch) (▶ Abb. 24.1)
- subphrenisch links
- Recessus splenorenalis (Koller-Pouch) (▶ Abb. 24.2)
- Bursa omentalis
- perivesikal
- Douglas-Raum bei der Frau (vorderer = retrovesikal und hinterer = retrouterin) (▶ Abb. 24.1)
- zwischen den Darmschlingen
- parakolische Rinne

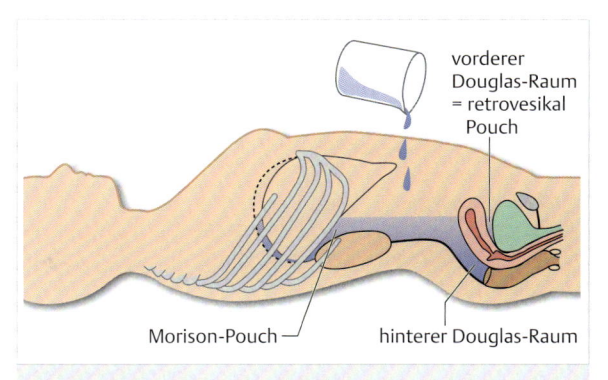

Abb. 24.1 Peritoneale Umschlagfalten.

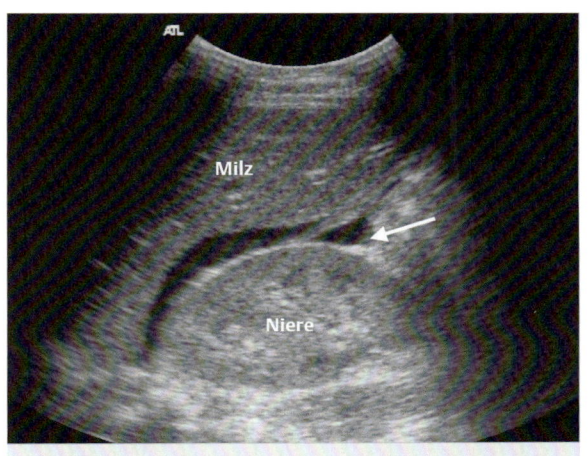

Abb. 24.2 Recessus splenorenalis (Koller-Pouch). 18-jähriger Patient nach Motorradunfall mit Milzruptur. Linke Flanke, Schallfenster durch die Rippen (Schallschatten dorsal der Rippen, links und rechts im Bild). Freie Flüssigkeit im Recessus splenorenalis (Pfeil).

24.1.3 Indikationen zur Aszitespunktion

Eine *diagnostische* Aszitespunktion soll in der Regel bei neu diagnostiziertem Aszites zur Klärung der Genese erfolgen, außerdem bei jeder Verschlechterung des Allgemeinzustandes von Patienten mit einer hydropisch dekompensierten Leberzirrhose und Aszites zum Ausschluss einer spontan bakteriellen Peritonitis (SBP).

Eine *therapeutische* Punktion wird durchgeführt, wenn der Patient symptomatisch wird. Mögliche Symptome bei Aszites sind abdominelles Völlegefühl, Bauchschmerzen oder Dyspnoe.

24.1.4 Kontraindikationen und mögliche Probleme

Wegen des minimalen Blutungsrisikos ist die Aszitespunktion in nahezu jeder Situation möglich, d. h. es gibt keine absolute Kontraindikation für eine Aszitespunktion. Das Vorliegen einer disseminierten intravasalen Koagulopathie (DIC) oder ein eingeschränkter perkutaner Zugangsweg können relative Kontraindikationen darstellen. Der Zugangsweg kann durch vergrößerte Organe (Hepatosplenomegalie, Zystennieren), Tumoren oder distendierte Hohlorgane (luftgefüllte Darmschlingen, Ileus, Harnblasenverhalt) behindert sein. Die Komplikationsrate einer diagnostischen Aszitespunktion ist als gering einzuschätzen. Bei der großvolumigen therapeutischen Parazentese einer hydropisch dekompensierten Leberzirrhose kann es zu einem akuten Nierenversagen kommen. Jeder Patient ist vor Punktion über mögliche Komplikationen (Blutungen, Infektionen, Hypotonie, Nierenversagen) aufzuklären.

24.1.5 Sondenwahl und Durchführung

▶ **Schallkopf.** Der Curved-Array-Schallkopf („Abdomenschallkopf") mit 3,5 MHz ist die Sonde der Wahl. Prinzipiell kann aber auch jede andere Sonde zur Aszitespunktion herangezogen werden.

▶ **Vorbereitung.** Nach den Richtlinien für Krankenhaushygiene und Infektprävention gilt eine Aszitespunktion als invasive Maßnahme und soll daher unter sterilen Bedingungen durchgeführt werden. Ein steriles Abdecken ist nur bei Drainageanlage notwendig [1].

Eine Sedierung des Patienten ist nicht notwendig. Die Anlage einer Drainage erfordert eine ausreichende Lokalanästhesie, die bei der diagnostischen Einmalpunktion nicht unbedingt notwendig ist. Besonders schmerzsensibel sind die Kutis und das Peritoneum.

▶ **Vorgehensweise:**
- Aufsuchen der idealen Punktionsstelle
  - Ort der größten Aszitesansammlung
  - kurzer Punktionsweg
  - Umgehung von Hindernissen wie Gefäßen, Netz und Darm
- Punktion unter Sicht „in plane" oder „out of plane" (bei größeren Aszitesmengen nach sonografischer Markierung „blinde" Punktion)
  - diagnostische Punktion mit der 20-Gauge-Nadel
  - therapeutische Punktion mit einer Venenverweilkanüle oder einer speziell entwickelten Punktionsnadel mit mehreren Seitenlöchern (z. B. Parazentesekanüle nach Schlottmann [3]) (▶ Abb. 24.3) nach vorheriger Lokalanästhesie
- bei Nachweis von Blut / blutigem Aszites ggf. explorative Laparotomie
- bei Nachweis von Aszites
  - Blutbild (Zellzahl mit Zelldifferenzierung, s. u. „Spontan bakterielle Peritonitis")
  - klinische Chemie (Gesamteiweiß, Lipase, Bilirubin, Cholesterin, Triglyzeride, Harnstoff, Kreatinin, LDH)
  - Mikrobiologie (Beimpfung von aeroben und anaeroben Blutkulturflaschen mit mindestens 10–20 ml Aszitesflüssigkeit); bei Tbc Verdacht: Färbung, PCR, Kultur
  - ggf. Zytologie bei Verdacht auf malignen Aszites

▶ **Spontan bakterielle Peritonitis.** Bei der spontan bakterielle Peritonitis (SBP) handelt es sich um eine bakterielle Entzündung der Peritonealhöhle bei Patienten mit einer hydropisch dekompensierten Leberzirrhose ohne Hinweis auf eine anderweitige intraabdominelle Ursache der Infektion (z. B. Cholezystitis, Divertikulitis etc.), Peritonealkarzinose oder Tuberkulose. Leukozyten von > 500/μl gelten als diagnostischer Hinweis auf eine spontan bakterielle Peritonitis bzw. sekundäre Peritonitis. Die Zelldifferenzierung ist jedoch der „Goldstandard" in der Diagnostik der SBP. Das diagnostische Kriterium ist eine Erhöhung der segmentkernigen Granulozyten > 250/μl [2].

24.1.6 Probleme, Fallstricke und Tipps

- Die Differenzierung zwischen Transsudat und Exsudat ist schwierig und sonografisch nicht mit letzter Sicherheit möglich. Ebenso problematisch ist die Differenzialdiagnose.

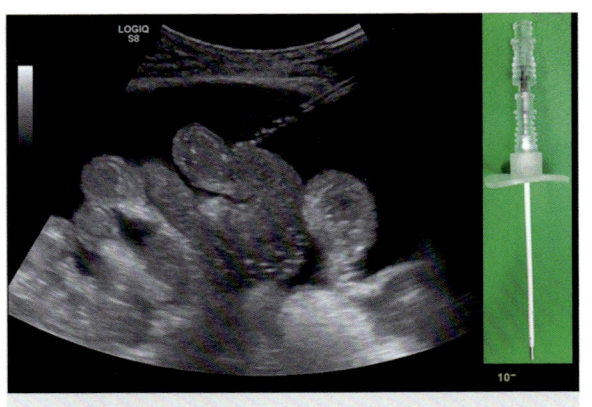

Abb. 24.3 Parazentesekanüle nach Schlottmann

> **Merke**
> - Freie Flüssigkeit im Abdomen von Notfallpatienten sollte diagnostisch punktiert werden.
> - Bei geringen Mengen Aszites ist die Seitenlage des Patienten sinnvoll, um eine Flüssigkeitsansammlung zu erreichen.

- Ziel einer therapeutischen Aszitespunktion ist die „Entlastung" des Patienten und nicht das vollständige Verschwinden des Aszites in der Bildgebung.
- Bei Durchführung einer großvolumigen Parazentese (> 5 l) muss eine intravenöse Albumingabe (6–8 g/l Aszites) erfolgen.

24.2 Pleuraerguss

24.2.1 Klinik und Diagnostik

Die meisten Patienten mit kleinen Pleuraergüssen sind asymptomatisch. Leitsymptome wie Dyspnoe, Husten, Fieber oder ein pathologisches Röntgenbild des Thorax stellen die Indikation zur Thoraxsonografie dar.

Kleinste Mengen von Flüssigkeitsansammlungen im Pleuraraum lassen sich sonografisch sehr gut darstellen. Ab einer Menge von ca. 5 ml sind diese im kostodiaphragmalen Rezessus nachweisbar. Trotz der Schallhindernisse von lufthaltigem Lungengewebe und knöchernen Rippen ist der Ultraschall am Thorax sehr hilfreich und unverzichtbar.

24.2.2 Differenzialsonografie

Ähnlich wie beim Aszites kann die Echogenität des Ergusses in der Differenzierung einen wichtigen Beitrag leisten, aber letztlich ist die diagnostische Punktion mit laborchemischer, zytologischer und mikrobiologischer Unter-

Tab. 24.4 Echogenität, Farbe und Eiweißgehalt des Pleuraergusses zur Differenzierung der Genese.

Pleuraerguss	Echogenität	Genese	Punktionsflüssigkeit
Transsudat	echofrei	• Herzinsuffizienz • Leberzirrhose • Niereninsuffizienz	klar Eiweißgehalt < 3 g/dl
		• Pankreatitis	Lipase
Exsudat	echogen Septen/Fibrinfäden	• Pneumonie • Pleuritis	trüb Eiweißgehalt > 3 g/dl
		• Empyem	Eiter
		• maligner Erguss	
		• Pankreatitis	Lipase
Chylothorax	echogen	• Trauma • malignes Lymphom • Destruktion des Ductus thoracicus	milchig-trüb
Hämatothorax	echofrei über echogen bis inhomogen, je nach Alter der Einblutung	• Trauma • iatrogen nach Intervention • selten spontan (Tumor, Marcumar)	Blut

suchung des Ergusses wegweisend und zumeist unverzichtbar (▶ Tab. 24.4).

24.2.3 Indikationen zur Thorakozentese

Prinzipiell sollte analog zum Aszites die Ursache eines jeden neu festgestellten Pleuraergusses geklärt werden. Dies gilt insbesondere beim „echogenen" Erguss. Die Indikation zur therapeutischen Punktion sind Beschwerden wie Atemnot, Husten oder Schmerzen. Gerade bei schwer Herz- oder Lungenkranken können auch kleinere Ergüsse zur Atemnot führen und sollten entlastet werden. Auch maschinell beatmete Patienten können sicher und schnell sonografisch gesteuert punktiert und drainiert werden.

Zur Prophylaxe einer Verschwielung / Verschwartung werden größere (> ½ Hemithorax), gekammerte, saure (pH < 7,2) oder mikrobiologisch positive Ergüsse sowie der Hämatothorax mit einer Thoraxdrainage versorgt.

24.2.4 Ergussmenge

In der Praxis unterteilt man die Ergussmenge in wenig (< 500 ml), mäßig (500–1000 ml) und reichlich (> 1000 ml), noch pragmatischer in punktionswürdig oder nicht.

Bei fehlender Erfahrung kann die einfache Formel (nach Goecke und Schwerk, 1990) helfen, einen ungefähren Mengenwert zu errechnen. Hierzu wird die maximale kraniokaudale Ergussausdehnung mit der Höhe des subpulmonalen Ergusses (basaler Lungen-Zwerchfell-Abstand) in Millimeter addiert und mit dem Faktor 70 multipliziert.
Ungefähre Ergussmenge V (ml) = 70 × (maximale kraniokaudale Ergussausdehnung + Höhe des subpulmonalen Ergusses in cm).

Noch einfacher, aber auch ungenauer ist die Formel:
V(ml) = maximale kraniokaudale Ergussausdehnung (mm) × 90 (▶ Abb. 24.4)

Für wissenschaftliche Zwecke gibt es zum Teil sehr komplizierte Messformeln zur exakten Bestimmung des Ergussvolumens, die sich in der Praxis nicht bewährt haben.

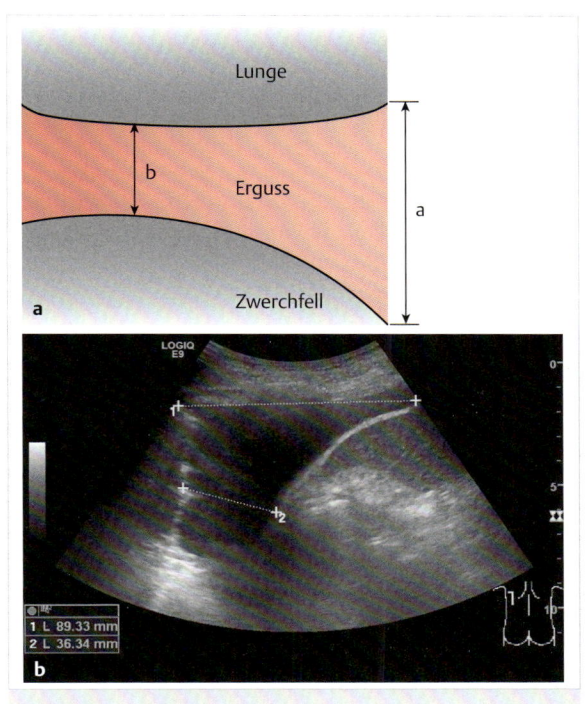

Abb. 24.4 Pleuraergussvolumen.
a Schema. Näherungsformel 1: V (ml) = 70 × (a + b) in cm.
  Näherungsformel 2: V (ml) = 90 × a (cm).
b Sonografisches Beispiel. Ergussvolumen nach Formel 1:
  V = 70 × (9 cm + 4 cm) = 910 ml. Ergussvolumen nach Formel 2: V = 90 × 9 cm = 810 ml.

24.2.5 Sondenwahl und Durchführung

Die Punktion erfolgt möglichst am sitzenden Patienten bzw. bei mit leicht erhobenem Oberkörper liegendem Patienten. Zur Übersicht wird der übliche „Abdomenschallkopf" benutzt. Nach Aufsuchen der Leber/Milz bzw. des Zwerchfells wird der Thorax in Längsschnitten abgescannt. Thoraxwandständige pleurale Läsionen oder periphere Lungenläsionen können dann mit der hochfrequenten Linearsonde im Detail dargestellt werden.

▶ Vorgehensweise Thorakozentese und Drainageanlage:
- sitzende Position des Patienten (bzw. Oberkörperhochlagerung 30 – 45°)
- Aufsuchen der idealen Punktionsstelle
  ○ tiefster (kaudaler) Punkt des Ergusses
  ○ Ort mit geringer Thoraxwanddicke
  ○ Umgehung von Knochen, Gefäßen, Nerven, d. h. interkostal am Oberrand einer Rippe (▶ Abb. 24.5)
- Punktion unter Sicht „in plane" / „out of plane" (bei großen Ergüssen nach sonografischer Markierung „blinde" Punktion)
  ○ Punktion unter sterilen Bedingungen (wie bei Aszitespunktion)
  ○ diagnostische Punktion mit der 20-Gauge-Nadel
  ○ therapeutische Punktion mit einer Venenverweilkanüle oder einer speziell entwickelten Punktionsnadel mit mehreren Seitenlöchern (z. B. Parazentesekanüle nach Schlottmann) nach vorheriger Lokalanästhesie
  ○ Drainageanlage unter sterilen Bedingungen (Mundschutz, steriler Kittel, sterile Handschuhe) nach vorheriger Lokalanästhesie: Pigtail-Drainage (8–)10 – 12 (–14) French in Trokartechnik (gute Erfahrungen auch beim Hämatothorax und Empyem) oder größerlumige Bülau-Drainagen

- danach Anschließen eines Dreiwegehahns und eines Reservoirs mit Wasserschloss (handelsübliche Sets), ggf. mit Sog (15 cmH$_2$O) bei Drainagen
- Flüssigkeit in Beutelsystem ablaufen lassen, fraktioniert, aber nicht mehr als 1000 ml auf einmal
- Abbruch der Punktion bei starkem Hustenreiz, vasovagaler Reaktion mit Bradykardie, Kollapssymptomatik, „neu" Blut im Aspirat oder starken Schmerzen
- Aspiratverarbeitung (je nach Klinik):
  ○ BB: Zellzahl und Zelldifferenzierung
  ○ klinische Chemie: Eiweiß, Lipase, Glukose, LDH, pH-Wert
  ○ Zytologie bei Malignitätsverdacht
  ○ Mikrobiologie: Kultur; Tbc-Verdacht: Färbung, PCR, Kultur

24.2.6 Probleme, Fallstricke und Tipps

- Die sonografisch gezielte Thorax-/Pleurapunktion vermeidet von allen Verfahren den Pneumothorax am sichersten.
- Der Pneumothorax ist die häufigste Komplikation nach Pleurapunktion (2,2 – 4 % der Fälle). Weniger ein kleiner Stich als ein atemabhängiger Nadelspitzenriss an der Lungenoberfläche verursacht ein Luftleck. Der iatrogene Pneumothorax wird oft erst nach 1 – 2 h symptomatisch. Vermeiden lässt sich diese Komplikation durch permanente sonografische Sicht der Nadelspitze mit ausreichendem Abstand zur Lungenoberfläche und Anlage eines geschlossenen Punktionssystems.

> **Vorsicht** ⚠
>
> Ein iatrogener Hämatothorax entsteht bei Verletzung der Interkostalgefäße am Unterrand einer Rippe. Deshalb immer streng am Oberrand der Rippe punktieren (▶ Abb. 24.5)!

- Die seltene Komplikation (0,5 % der Fälle) eines Reexpansions-Lungenödems entsteht bei zu schnellem Ablassen von mehr als 1 l Erguss auf einmal. Fraktionierte oder mehrfache Entlastungspunktionen können diese Komplikation vermeiden.
- Bei kleinen Ergüssen ohne erkennbare Ursache auch an eine Lungenembolie denken!

24.3 Perikarderguss

Klinik, sonografische Indikationen, Fragestellungen, Untersuchungsschritte, Probleme, Fallstricke und Tipps: s. Kap. 15.

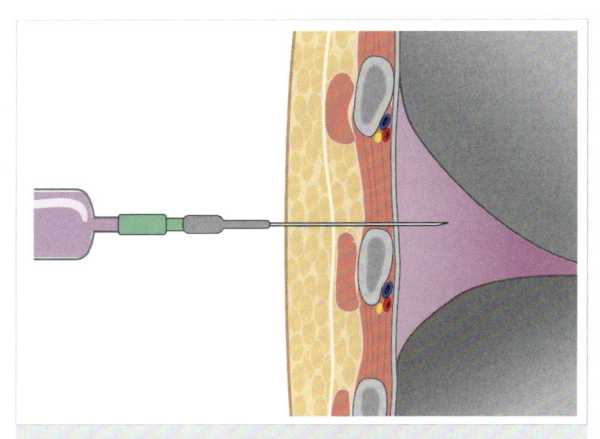

Abb. 24.5 Ultraschallgesteuerte Pleurapunktion. Die Punktion muss am Oberrand der Rippe erfolgen, um Gefäße und Nerven zu schonen.

24.3.1 Sondenwahl und Durchführung

Es kann ein Curved-Array-Schallkopf verwendet werden, oft ist aber ein Sektorschallkopf (Phased Array) besser geeignet. Der Herzschallkopf ermöglicht die gleichzeitige EKG-Ableitung und schafft Manövrierraum für die Nadelführung und die Hände des Punktierenden.

▶ Vorgehensweise:
- Patient wird halbsitzend gelagert (unter Reanimationsbedingungen auch liegend möglich)
- EKG-Monitoring
- Sedierung, falls notwendig (unkooperativer oder ängstlicher Patient) mit erweitertem Monitoring (EKG, RR-Messung, SaO_2)
- Aufsuchen der idealen Punktionsstelle:
  - kurzer und sicherer Punktionsweg bei größtmöglicher „Ergusstiefe"
  - diese muss nicht wie früher üblich subxiphoidal liegen, sondern befindet sich dort, wo keine Lunge zwischen Thoraxwand und Flüssigkeit liegt, der Erguss maximal ausgedehnt ist und die Nadel parallel zum Myokard eingeführt werden kann (zumeist an der Herzspitze)
- Punktion unter Sicht „in plane", die Nadelspitze muss durchgehend gesehen werden
  - Einmalpunktion mit dünnen Kathetern (6 selten 8 French) bzw. Nadeln (Chiba) unter Aspiration nach vorheriger Lokalanästhesie
  - Drainageanlage mit ca. 6 French starken Drainagen (vorgefertigte Perikarddrainage-Sets) oder mit einem einlumigen zentralen Venenkatheter von 14 Gauge Durchmesser (Vorteil: vertraute Handhabung)
    – nach vorheriger Lokalanästhesie und Stichinzision Vorschieben der Nadel in den Perikardspalt (parallel zum Myokard) mit Lagekontrolle durch Injektion von etwas NaCl („weiße Wolke")
    – Wechseln auf den Seldinger-Draht, dilatieren mit dem Dilatator und Drainageeinlage
    – erneute Lagekontrolle durch Injektion von NaCl
    – Fixierung der Drainage durch Hautnaht
- Aspiratverarbeitung:
  - Blutbild: Zellzahl und Zelldifferenzierung
  - klinische Chemie: Eiweiß, LDH, Cholesterin
  - Zytologie bei Malignitätsverdacht (in den meisten Fällen sinnvoll)
  - Mikrobiologie: Kultur; bei Tbc-Verdacht: Färbung, PCR, Kultur; Virusdiagnostik und Borreliose (PCR)

24.3.2 Komplikationen

- Ventrikelpunktion
- Hämatoperikard
- Punktion eines Kranzgefäßes
- Pneumothorax
- Herzrhythmusstörungen

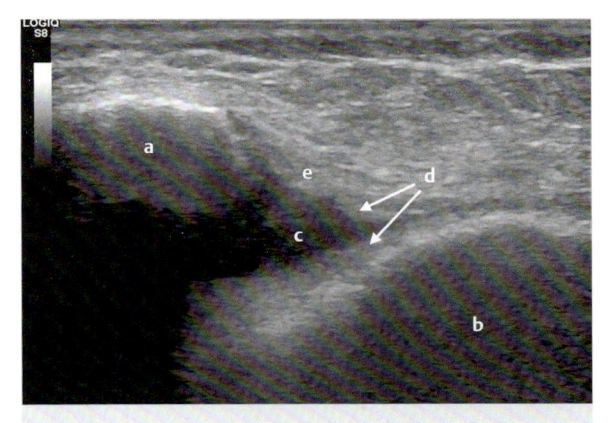

Abb. 24.6 Gelenkerguss. Gelenkerguss.69-jährige Patientin mit Schwellung, Rötung und bewegungsabhängigen Schmerzen des linken Kniegelenks. Reaktivierte Gonarthrose, lateral in Höhe Patella (a) und Tibiakopf (b). Erguss (c) im Gelenkspalt; Synovia (d) verdickt. Hoffa-Fettkörper (e).

24.4 Gelenke

24.4.1 Klinik

Gelenkschwellungen sind häufig mit Schmerzen verbunden, die den Patienten in die Notaufnahme/Praxis führen. Klassische klinische Zeichen wie Rubor, Calor, Dolor und Functio laesa sind pathognomonisch für Arthritiden, reaktivierte Arthrosen oder Periarthropathien. Alle diese Erkrankungen können mit einer Ergussbildung einhergehen.

24.4.2 Sonografie von Gelenken (Arthrosonografie)

Gelenke sind mit der Sonografie nur partiell einsehbar. Knochen sind schallundurchlässig und führen zu einer Schallauslöschung dorsal, dem sog. Schallschatten. Gerade jedoch bei Entzündungen der Gelenke liegen zum Teil recht große echofreie Ergüsse vor, die Einblick in den Gelenkspalt und auf die Knorpel-/Knochenoberfläche geben. Ein herausragender Vorteil der Sonografie ist die Möglichkeit, Gelenke in ihrer Bewegung zu untersuchen und multiplane Schnittführungen durchzuführen (▶ Abb. 24.6).

24.4.3 Indikationen zur Arthrozentese

Unter einer Arthrozentese versteht man die diagnostische oder therapeutische Aspirationspunktion eines Gelenkspaltes. Ergüsse in Gelenken können mit Ultraschall zuverlässiger punktiert werden

> **Merke** M!
> Ein hochsteriles Vorgehen wie im Operationssaal ist bei einer Arthrozentese unerlässlich!

Nicht nur zur Entlastung der Gelenke, sondern auch zur Diagnostik ist häufig eine Arthrozentese indiziert. Die Hauptindikationen in der Notfallsonografie sind die Schmerzlinderung bei Hämarthros und die rasche Fokusidentifikation bei einer Sepsis.

- akuter Hämarthros
- akute Schwellung
- chronische Schwellung
- Entlastung der Gelenke zur Schmerzlinderung
- Differenzialdiagnostik aus dem Aspirat
  - Uratkristalle bei der Gicht
  - entzündlicher vs. aseptischer Erguss (Zellzahl und Zelldifferenzierung)
  - Keimdifferenzierung bei bakterieller Genese (Mikrobiologie)
- Einbringen von Pharmaka (dem Spezialisten vorbehalten)
  - lokale antiinflammatorische Substanzen
  - chemische Synoviorthesen

24.4.4 Sondenwahl und Durchführung

▶ **Schallkopf.** Die Wahl des Schallkopfes richtet sich nach der Größe des Gelenkes, der Weichteilschwellung und letztlich nach der Eindringtiefe. In der Regel wird ein Linearschallkopf mit einer hochfrequenten (8–14 MHz) Sonde eingesetzt. Bei der Hüftgelenksonografie ist gelegentlich ein „Abdomenschallkopf" sinnvoll. Der Schallkopf wird zur Punktion steril verpackt, die Haut desinfiziert und das Punktionsgebiet steril abgeklebt.

▶ **Lagerung.** Die Positionierung des Patienten erfolgt abhängig vom zu punktierenden Gelenk entweder im Sitzen (Gelenke der oberen Extremitäten) oder im Liegen (Gelenke der unteren Extremitäten). Leichte Flexion des Gelenkes führt zur Erweiterung des Gelenkspalts [5].

▶ **Aseptisches Arbeiten.** Wie bereits erwähnt, ist bei intraartikulären Eingriffen ein absolut aseptisches Arbeiten obligatorisch. Hierzu trägt der Untersucher sterile Handschuhe, Schutzkleidung und Mundschutz. Die Punktionsstelle wird mit einem sterilen Lochtuch abgedeckt und eine Hautdesinfektion in ausreichend langer (mindestens 1 min) Sprüh- und Wischtechnik durchgeführt. Assistenzpersonal ist notwendig.

Zur Gelenkpunktion gibt es keine speziellen Punktionssets. Handelsübliche sterile Einmalspritzen und Einmalinjektionskanülen sind geeignet.

▶ Vorgehensweise:
- Aufsuchen der idealen Punktionsstelle
  - kurzer Punktionsweg
  - maximale Ergussausdehnung
  - Umgehung von Sehnen, Nerven und Gefäßen
- Punktion unter Sicht in der langen Achse
  - Lokalanästhesie der Haut
  - Punktion mit der 20-Gauche-Nadel
  - bei zähem Eiter ausreichend dicke Nadel
- Aspiration von Ergussflüssigkeit
- (ggf. Injektion einer Substanz, hierzu nur Spritzenwechsel und Kanüle belassen)
- kurzzeitige Kompression des Stichkanals nach Entfernung der Nadel
- Anlegen eines Wundschnellverband
- gewichttragende Gelenke sollen nach Punktion und vor allem nach Injektion entlastet werden
  - Hüftgelenk für 24 h komplett entlasten

24.4.5 Probleme, Fallstricke und Tipps

- Ein absolut aseptisches Arbeiten bei Gelenkpunktionen ist obligatorisch.
- Ultraschall ist besonders hilfreich bei kleinen Gelenken und Ergüssen.
- Um die beste Punktionsstelle mit maximaler Ergussausdehnung zu finden, empfiehlt es sich, das Gelenk unter sonografischer Sicht zu beugen und zu strecken.
- Gelenkpunktionen nur unter kontinuierlicher sonografischer Sicht in der Schallebene des Transducers „in plane" durchführen.
- Im Gegensatz zur blinden Punktion gibt die Sonografie die Sicherheit, dass der Erguss aus dem Gelenkspalt und nicht aus der Bursa oder der Sehnenscheide stammt.

24.5 Flüssigkeitsansammlungen in den Weichteilen

24.5.1 Klinik

In der täglichen Praxis ist die Weichteilsonografie zur Klärung kleiner, gelegentlich auch größerer Befunde sehr hilfreich und oft die einzig mögliche Bildgebung.

Die äußeren Weichteile sind nach der Definition der WHO die Teile des Körpers außerhalb des Knochengerüsts einschließlich der Bauchwand. In diesem Kapitel werden daher akute Erkrankungen der Kutis mit Subkutis, der Muskulatur sowie des Bindegewebes besprochen. Von besonderer Bedeutung ist die Bauchwand, da sie sonografisch besser als mit jeder anderen Bildgebung untersucht werden kann.

Traumatologische Aspekte sind in der Weichteil-Notfallsonografie von Bedeutung, da Bagatelltraumen bei Patienten mit Gerinnungsstörungen (oder therapeutischer Blutungszeitveränderung) zu monströsen, zum Teil hämodynamisch relevanten Einblutungen, insbesondere bei anhaltender aktiver Blutung, führen können.

24.5.2 Indikationen und sonografische Fragestellungen

Der Anspruch an die Notfallsonografie der Weichteile liegt in der Differenzierung von soliden gegenüber liquiden Raumforderungen sowie septischen und aseptischen Flüssigkeitskollektionen. Flüssigkeitsansammlungen in der Subkutis und Muskulatur können nach Aspiration bereits makroskopisch als Abszesse, Hämatome oder Serome differenziert werden. Weichteilinfektionen fallen klinisch durch eine schmerzhafte Rötung der Kutis auf und können sonografisch – je nach ihrer Tiefenausdehnung – in Erysipel, Phlegmone und nekrotisierende Fasziitis unterteilt werden (▶ Tab. 24.5).

▶ **Hämatome.** Hämatome entstehen durch ein Trauma oder spontan infolge einer Gerinnungsstörung und finden sich nicht selten bei antikoagulierten Patienten oder bei Patienten mit Leberzirrhose. Ausgedehnte subkutane Hämatome kommen gehäuft an der unteren Extremität vor. Sie bedürfen einer sonografischen Diagnostik, wenn sie besonders groß und schmerzhaft werden. Die sonografisch gesteuerte Entlastungspunktion unter Sicht ist ggf. eine therapeutische Maßnahme.

> **Merke** M!
> Eine Punktion ist nur möglich, wenn das Hämatom liquide ist. Auf streng aseptisches Vorgehen ist zu achten.

Im Verlauf zeigen Hämatome eine unterschiedliche Echogenität. Initial ist die Einblutung echofrei, später echoarm oder echogen entsprechend dem Organisationsgrad.

▶ **Rektusscheidenhämatom.** Besondere Formen von Hämatomen sind das Rektusscheidenhämatom und die Psoaseinblutung. Das Rektusscheidenhämatom ist eine vom klinischen Aspekt dramatisch imponierende Situation und verläuft nicht selten unter dem Bild eines akuten Abdomens. Ursache der Schmerzen ist eine massive Dehnung der Rektusfaszie. Das Rektusscheidenhämatom wird überwiegend durch eine therapeutische Antikoagulation mit Marcumar oder subkutaner Heparingabe induziert, nicht selten in der sog. „Bridging Phase". Bei sehr großen Hämatomen reicht gelegentlich die Eindringtiefe eines hochfrequenten Schallkopfes nicht aus, um die darunter liegenden intraabdominellen Organe zu erkennen, und das inhomogene Hämatom wird nicht selten als intraabdominelle Masse verkannt (▶ Abb. 24.7).

▶ **Serome.** Postoperative Serome können zu Wundheilungsstörungen führen. Sonografisch erscheinen sie meist echofrei, eine Kapsel oder Wandung ist nicht nachweisbar. Sie können aseptisch unter sonografischer Kontrolle mit einer 20-G-Nadel probepunktiert werden (ggf. größerer Nadeldurchmesser). Eine wiederholte Punktion nach 5–7 Tagen ist häufig und zumeist problemlos möglich. Liegen klinische oder laborchemische Zeichen einer Infektion vor, sollte das Aspirat mikrobiologisch untersucht werden.

24.5.3 Sondenwahl und Durchführung

Schallköpfe mit hoher Frequenz (5–15 MHz) erlauben eine sehr gute Auflösung bis in den Millimeterbereich. Oberflächlich gelegene Prozesse lassen sich mit hochfrequentem Ultraschall bei reduzierter Eindringtiefe bestens darstellen. Für optimale Abbildungsbedingungen an der Körperoberfläche sind nur noch selten Wasservorlaufstrecken oder Silikonpolster notwendig. Für tiefer liegende Weichteilprozesse in der Muskulatur verwendet man 3,5- bzw. 5,0-MHz-Schallköpfe.

▶ **Vorgehensweise (Hämatom / Serom):**
- Aufsuchen der idealen Punktionsstelle mit dem Schallkopf
  - maximale Flüssigkeitsansammlung
  - Umgehung von Gefäßen, Knochen und Nerven
- Punktion unter Sicht „in plane"
  - Punktion mit der 20-Gauche-Nadel (ggf. größerlumig)
- Aspiration von Flüssigkeit; bei Aspiration von Eiter möglichst vollständige Entleerung der Flüssigkeitsansammlung und Spülung mit Kochsalzlösung
- kurzzeitige Kompression des Stichkanals nach Entfernung der Nadel
- Anlegen eines Wundschnellverbands
- Aspiratverarbeitung
  - Blutbild: Zellzahl und Zelldifferenzierung
  - Mikrobiologie bei infizierten Flüssigkeitsansammlungen

Tab. 24.5 Symptom- und befundbezogene Differenzialdiagnose der Weichteilschwellung.

Symptom / Befund	Differenzialdiagnose
Postoperativer Schmerz	Serom / Hämatom / Abszess / Phlegmone
Akuter Schmerz	Rektusscheidenhämatom / Hernien
Fieber und Rötung	Erysipel / Phlegmone / Abszess / Fasziitis
Tastbarer Tumor	Hämatom / Abszess / solider Tumor

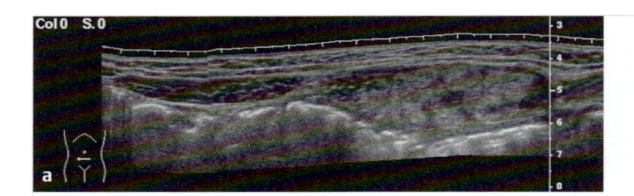

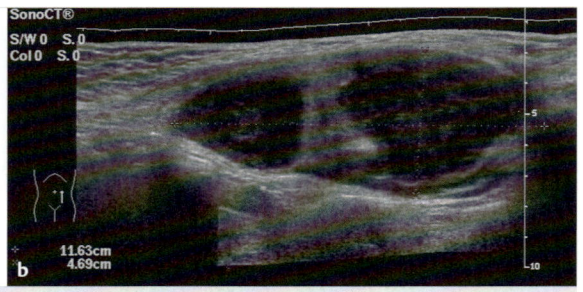

Abb. 24.7 Rektusscheidenhämatome.
a Wenige Stunden altes Rektusscheidenhämatom. 45-jährige Patientin mit stärksten Bauchschmerzen nach stumpfem Bauchtrauma. Panoramabild im Unterbauchquerschnitt. Echogen aufgetriebener, eingebluteter M. rectus abdominis links. Normaler M. rectus abdominis rechts, links im Bild. Die starken echogenen Reflexe dorsal der Bauchwand entstehen durch die Luft in den Darmschlingen. Keine Indikation zur Punktion wegen fehlender liquider Anteile.
b Einige Tage altes Rektusscheidenhämatom. 80-jährige Patientin nach Bagatelltrauma unter zweifacher Antikoagulation (Marcumar + Heparin). Großes, ca. 7 Tage altes Rektusscheidenhämatom mit liquiden Anteilen. Punktion des Hämatoms zur Schmerzlinderung und Infektionsprophylaxe.

24.6 Abszesse

24.6.1 Klinik und Ätiologie

Abszesse werden durch Fieber, Schüttelfrost, Schmerzen und konsumierende Begleiterscheinungen symptomatisch. Sie entstehen häufig iatrogen (postoperativ, nach Injektionen), hämatogen (Divertikulitis, CED, Endokarditis), traumatisch (sekundär infiziertes Hämatom) oder idiopathisch, dann häufig auf dem Boden einer immunsupprimierenden Erkrankung oder Therapie. Lokalisiert sind sie in Organen (vor allem Leber und Milz, intra- oder retroperitoneal) oder in den Weichteilen.

24.6.2 Sonografische Diagnostik

Die perkutane sonografisch gezielte Aspirations- und Drainagetherapie ist längst die Standardtherapie nicht nur der oberflächlichen, sondern auch der tiefer liegenden Organabszesse sowie peritonealer und retroperitonealer Abszesse. Prinzipiell sind alle schnittbildgebenden Verfahren zur Darstellung von Abszessen möglich. Die Sonografie ist jedoch aus Strahlenschutzgründen und wegen des einfachen und komplikationsärmsten Vorgehens zu bevorzugen. Einzelne tief gelegene Abszesse im kleinen Becken und Retroperitoneum sind sonografisch nicht erreichbar und der CT vorbehalten.

24.6.3 Pathologie/Sonomorphologie

Ein „reifer" Abszess entwickelt sich aus einer phlegmonösen Entzündung. Er hat eine bindegewebige Membran, ist zentral liquide, gelegentlich mit spiegelbildenden Anteilen und Gaseinschlüssen infolge gasbildender Bakterien.

Das sonografische Bild kann aber auch nahezu echofrei sein. Bei längerem Bestehen können feine Binnenechos und eine Membran- bzw. Abszesswand nachgewiesen werden. Zusätzliche Kriterien sind flottierende Binnenechos oder Kompressibilität der Raumforderung. Ein sicheres Zeichen ist der Gasnachweis im Abszess. Die kontrastverstärkte Sonografie (CEUS) ist die Methode der Wahl, um eine phlegmonöse Entzündung von einem „reifen" Abszess zu unterscheiden. Die Abszesshöhle demarkiert sich durch fehlende KM-Aufnahme und die Wand stellt sich hyperperfundiert, also kontrastmittelreich, dar. Die Diagnose wird mit der ultraschallgesteuerten Pusaspiration gesichert (▶ Abb. 24.8 u. ▶ Abb. 24.9).

24.6.4 Indikation zur Entlastung eines Abszesses

Abszesse stellen – insbesondere bei septischen oder multimorbiden abwehrgeschwächten Patienten – eine dringliche Indikation zur Drainage dar. Selten muss notfallmäßig drainiert werden. Binnen 24 h sollte entlastet werden, je nach Größe, Lokalisation und Reife des Abszess entweder durch eine Aspirationspunktion oder – bei über 5 cm großen Läsionen – durch Anlage einer Drainage. Eine begleitende empirische Antibiotikatherapie ist obligat.

24.6.5 Sondenwahl und Durchführung

Je nach Tiefe der Abszesslokalisation sind entweder der „Abdomenschallkopf" oder der hochfrequente Linearschallkopf geeignet.

Für verschiedene Regionen sind unterschiedliche Techniken, Punktionswege und Materialien zu beachten (▶ Tab. 24.6).

▶ **Vorbereitung:**
- „wie im OP" mit Mund-Nasen-Schutz, sterilem Mantel, sterilen Handschuhen, Tastatur- und Schallkopfüberzug
- periinterventionelle Antibiotikatherapie
- ggf. Sedierung mit entsprechendem Monitoring (Pulsoxymetrie, RR-Messung)
- Lokalanästhesie

24.6 Abszesse

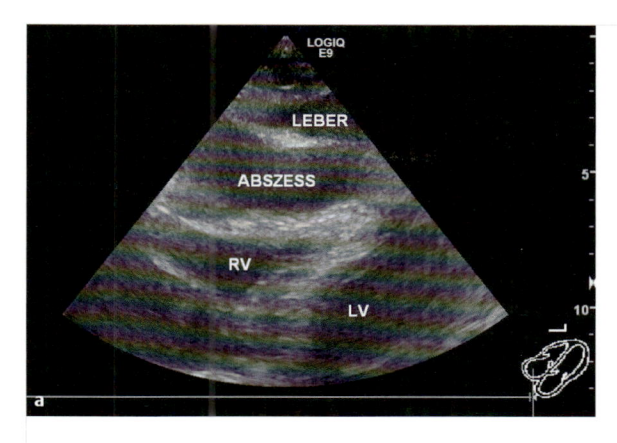

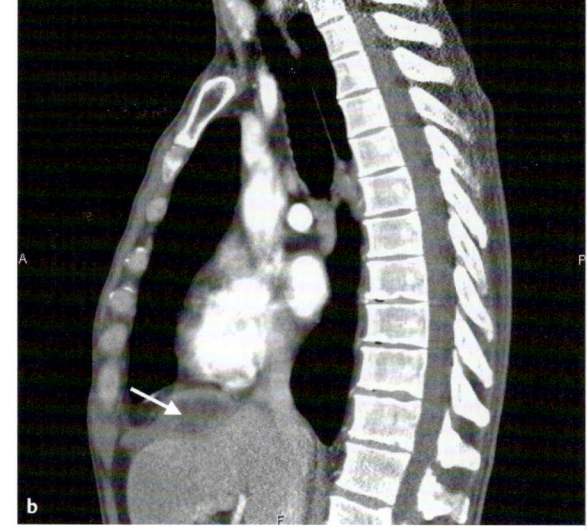

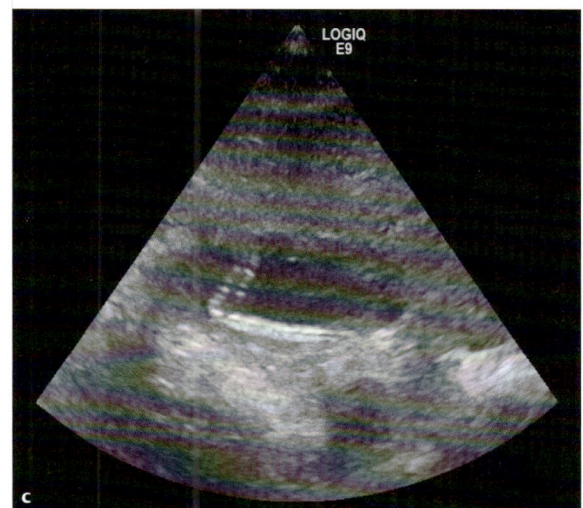

Abb. 24.8 Abszess im vorderen Mediastinum dorsal des rechten Ventrikels, kranial des linken Leberlappens und des Zwerchfells. 47-jähriger Patient mit chronischem Alkoholabusus und Z. n. stumpfem Sternumtrauma 8 Wochen zuvor. Jetzt atemabhängige Oberbauchschmerzen.
a Sonografische Darstellung des Abszesses im vorderen Mediastinum zwischen Zwerchfell und rechtem Ventrikel (RV).
b Darstellung des Abszesses in der CT (Pfeil).
c Liegende transhepatische Drainage (8F).

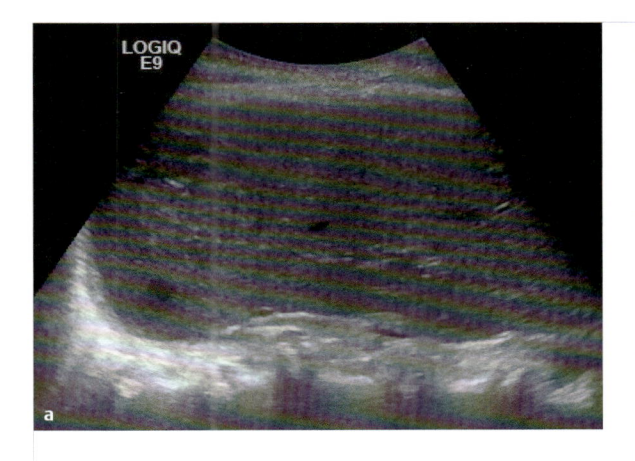

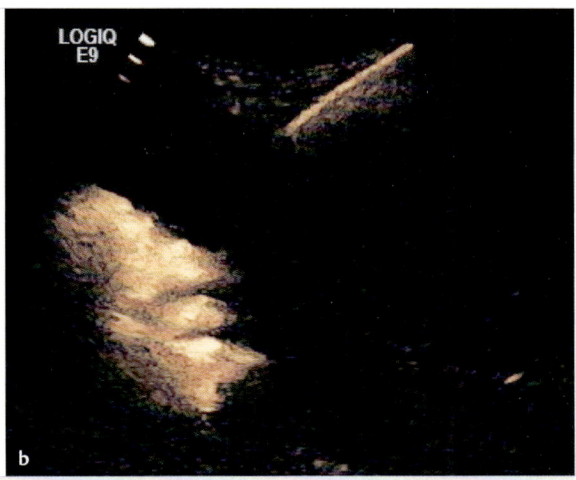

Abb. 24.9 Leberabszess. 86-jährige Patientin mit Schmerzen im rechten Oberbauch und Fieber.
a Subkostaler Querschnitt rechts mit weit nach kranial gekipptem Schallkopf. Inhomogene, unscharf begrenzte Raumforderung im rechten Leberlappen, zwerchfellnah mit liquiden Anteilen.
b Anlage einer Drainage mit retrograder Kontrastmittelfüllung (20 ml NaCl mit einigen Tropfen SonoVue vermischt). Die volle Ausdehnung der Abszesshöhle (KM-Füllung) wird sichtbar.

Tab. 24.6 Zugangswege sonografisch gesteuerter Abszesspunktionen.

Abszesslokalisation	Punktionsweg
Leberabszess	rechts inter- oder subkostaler Zugang, tief dorsal sitzende Prozesse von posterolatera; Schonung des Pleurarezessus
Milzabszess	in tiefer Inspiration unter Schonung des Pleurarezessus
Nierenabszess	in Bauchlage von dorsal oder lateral, retroperitoneal
Douglas-Abszess	transvaginal oder transrektal (endosonografisch)
Abszess im kleinen Becken	durch das Foramen ischiadicum (CT-gesteuert)
Abdomineller (intraperitonealer) Abszess	Umgehung von Darm und Organen
Pleura-/Lungenabszess	interkostal am Oberrand der Rippe, Lungenparenchym meiden
Retroperitoneal (Psoasabszess)	möglichst extraperitonealer Zugang von dorsal oder lateral

▶ **Aspirationspunktion bzw. Mehrfachpunktionen:**
- Indikation:
  - kleinere (< 5 cm im Durchmesser) Abszesse
  - multiple Abszesse
  - schlechter Zugangsweg für Drainagen, z. B. Darmpenetration nicht vermeidbar
  - nicht zu zähe Flüssigkeit
- Material: Chiba-Nadel oder dünne Drainage (8 French) in Seldinger-Technik

▶ **Drainagen**
- Indikation:
  - große Abszesse (> 5 – 8 cm im Durchmesser)
  - zäher Eiter
  - sicherer Zugangsweg
- Material: 8- bis 12-French-Drainagen in Trokar- oder Seldinger-Technik
- Punktionsweg (▶ Tab. 24.6)
- Spülung von Drainagen:
  - initial mit steriler Kochsalzlösung bis klare Spülflüssigkeit aspiriert wird
  - die gesamte injizierte Menge an NaCl sollte sich die Waage halten mit der aspirierten Menge
  - im Verlauf sollte der Abszess mindestens alle 8 – 12 h mit 3 × X ml NaCl (X = Menge, die der Abszesshöhle entspricht) gespült werden
- Entfernung von Drainagen: (im Mittel nach 1 – 2 Wochen)
  - wenn die Abszesshöhle geschrumpft ist
  - wenn die Entzündungszeichen abgefallen sind
  - wenn nur noch wenig klare Flüssigkeit aspiriert werden kann
  - bei Dislokation

24.6.6 Probleme, Fallstricke und Tipps

- Punktionsweg so kurz wie möglich wählen unter Schonung von Darm und Gefäßen, Pleurarezessus meiden.
- Keine Passage durch nicht befallene Organe (Ausnahme: Leberpassage bei Gallenblasen(bett)drainagen).
- Retroperitoneale Abszesse nicht via intraperitoneal drainieren.
- Zurückhaltende Indikation von primären Katheterdrainagen bei kleineren parenchymatösen Organabszessen und fehlender Expertise. Hier Aspirationspunktion bevorzugen, ggf. wiederholte Aspiration.
- Drainagen legen ab einem Abszessdurchmesser von > (5–)8 cm Durchmesser.
- Je zäher der Eiter ist, desto großlumiger muss der Drainagekatheter gewählt werden.
- Zur Darstellung von Abszessausdehnung und Abszessmembran CEUS durchführen.

24.7 Literatur

[1] **Anforderungen** an die Hygiene bei Punktionen und Injektionen. Empfehlung der Kommission für Krankenhaushygiene und Infektionsprävention beim Robert Koch-Institut. Bundesgesundheitsblatt 2011; 54: 1135 – 1144
[2] **Gerbes** AL, Gülberg V, Sauerbruch T et al. S 3-Leitlinie „Aszites, spontan bakterielle Peritonitis, hepatorenales Syndrom". Z Gastroenterol 2011; 49: 749 – 779
[3] **Schlottmann** K, Gelbmann C, Grüne S. Eine neue Parazentesenadel für Aszites und Pleuraerguss im Vergleich mit der Venenverweilkanüle. Eine prospektive, randomisierte Studie. Med Klin 2001; 96: 321 – 324
[4] **Srinualnad** N, Dixon AK. Right anterior subphrenic space: an important site for the early detection of intraperitoneal fluid on abdominal CT. Abdom Imaging 1999; 24: 614 – 617
[5] **Wu** TS, Stefanski P. Basic emergency ultrasound-guided procedures. Emerg MedRep2011; 32:49 – 63

24.8 Weiterführende Literatur

[6] **Dietrich** CF, Nürnberg D, Hrsg. Interventioneller Ultraschall. Lehrbuch und Atlas für die interventionelle Sonografie. 1. Aufl. Stuttgart: Thieme; 2011
[7] **Fröhlich** E, Strunk H, Wild K, Hrsg. Klinikleitfaden. Sonographie Gastroenterologie. 1. Aufl. München: Urban & Fischer; 2012
[8] **Mathis** G. Bildatlas der Lungen- und Pleurasonographie. 5. Aufl. Heidelberg: Springer; 2010
[9] **Seitz** K, Schuler A, Rettenmaier G, Hrsg. Klinische Sonographie und sonographische Differenzialdiagnose. Band II. 2. Aufl. Stuttgart: Thieme; 2008

Teil VI

Zusammenfassung der Schallebenen und Schallkopfpositionen

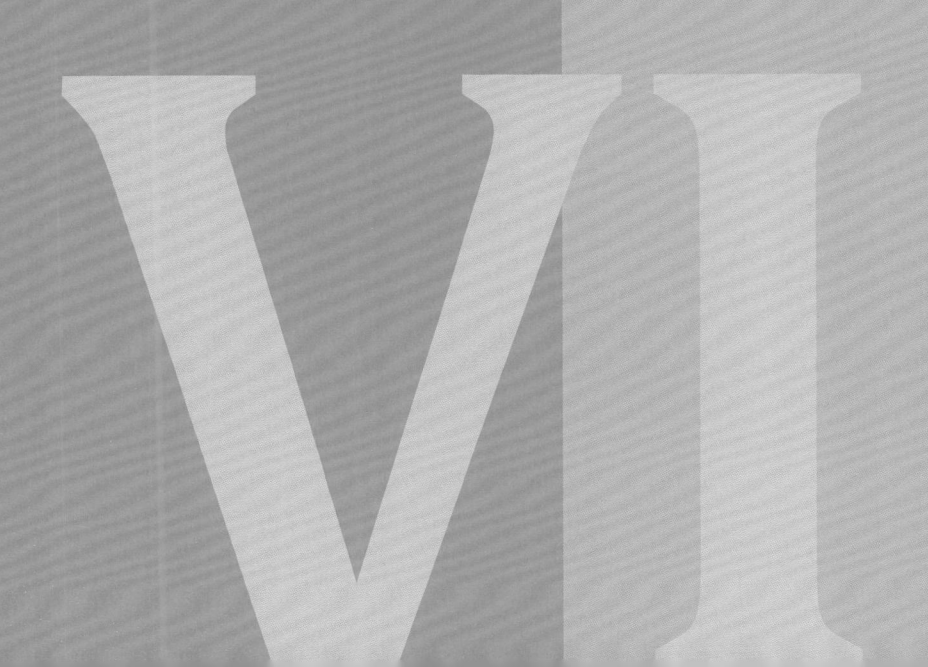

25 Schallebenen und Schallkopfpositionen im Überblick *176*
M. Studer

25 Schallebenen und Schallkopfpositionen im Überblick

M. Studer

Ziel der Notfallsonografie ist eine schnelle Diagnosestellung in der Notfallsituation. Dieses Kapitel soll einen Überblick über die möglichen Schnittebenen und die zu untersuchenden Organe geben.

▶ Abb. 25.1 erläutert vorab die 3 wichtigsten Bewegungen mit dem Schallkopf: Fächern, Rotieren und Verschieben.

25.1 FAST

FAST ist die Abkürzung für „Focussed Assessment with Sonography in Trauma". Im Rahmen des ATLS-Protokolls zur Beurteilung von Traumapatienten erfolgt eine gezielte schnelle Sonografie zum Ausschluss von freier intraabdominaler sowie perikardialer und thorakaler Flüssigkeit.

Organläsionen werden nicht mittels FAST untersucht. Diese können im Verlauf nach Stabilisierung des Patienten durch eine reguläre Abdomensonografie oder Computertomografie weiter evaluiert werden.

▶ **Fragestellung.** Folgende Fragestellungen werden mit dem FAST beantwortet:
- Ist intraabdominale Flüssigkeit vorhanden? Ja / nein / nicht beurteilbar
- Ist perikardiale Flüssigkeit vorhanden? Ja / nein / nicht beurteilbar
- Ist Flüssigkeit im Thorax vorhanden (rechts / links)? Ja / nein / nicht beurteilbar

▶ **Auswahl des Schallkopfes.** Konvexschallkopf (2–5 MHz).

Die Tiefe wird entsprechend dem Habitus des Patienten verstellt. Generell lohnt es sich, mit einer größeren Tiefe zu beginnen und diese nach Identifikation der Strukturen anzupassen, um keine Befunde zu übersehen.

25.1.1 Schnittebenen und Vorgehen

Folgende Regionen werden sonografisch dargestellt:

▶ **Position 1: Flanke rechts** (▶ Abb. 25.2). Dies ist ein Schrägschnitt in der mittleren Axillarlinie rechts (Marker ist zum Kopf des Patienten gerichtet). Wird der Schallkopf leicht entgegen dem Uhrzeigersinn gedreht, können in den Interkostalräumen die Rippenschatten vermieden werden. Ggf. kann der rechte Arm über den Kopf gelagert werden, um die Interkostalräume zu öffnen und das Schallfenster so zu erweitern.
- Morison-Pouch darstellen und durchfächern.
- Inferioren Leberrand darstellen.

Ist ein *Spiegelbildartefakt* der Leber darstellbar, befindet sich keine Flüssigkeit im Thorax (▶ Abb. 25.3).

> **Vorsicht** ⚠
>
> Ein Hämatom / organisierte Flüssigkeit sollte nicht mit einem Spiegelbildartefakt verwechselt werden.

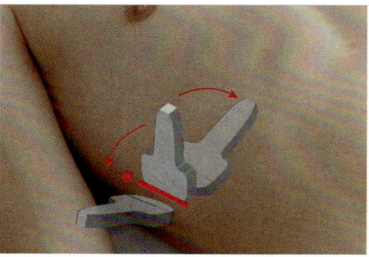

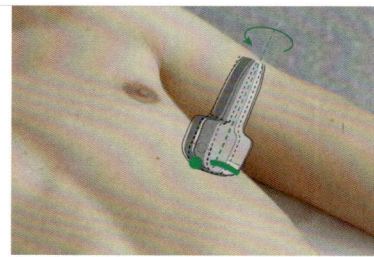

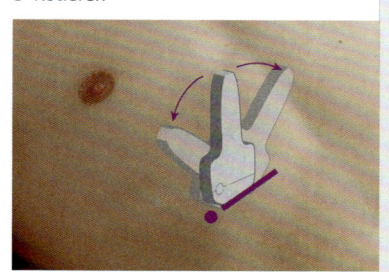

Abb. 25.1 Handhabung des Schallkopfes.
a Kippen.
b Rotieren.
c Verschieben.
d Angulieren.

a Kippen
b Rotieren
c Verschieben
d Angulieren

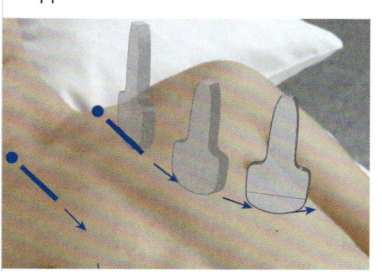

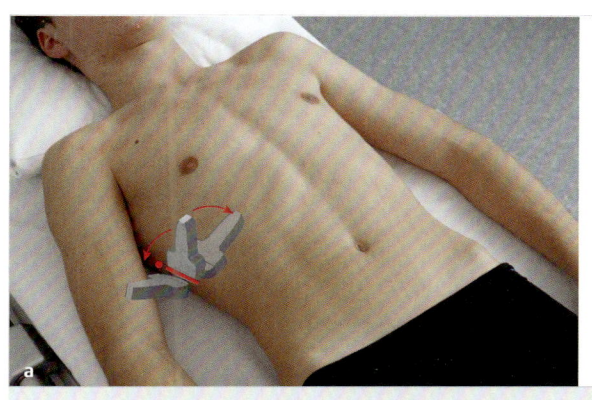

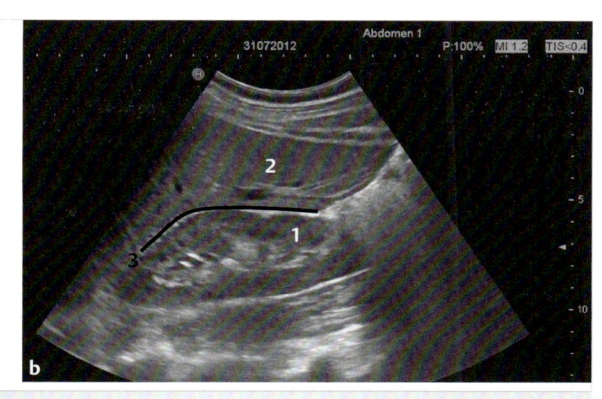

Abb. 25.2 FAST: Position 1, Flanke rechts oder tiefer Interkostalschnitt rechts.
a Durch Fächern wird der gesamte Morison-Pouch nach Flüssigkeit abgesucht.
b Darstellung des Morrison-Pouch zwischen Leber und rechter Niere. 1 = Niere, 2 = Leber, 3 = Morison-Pouch.

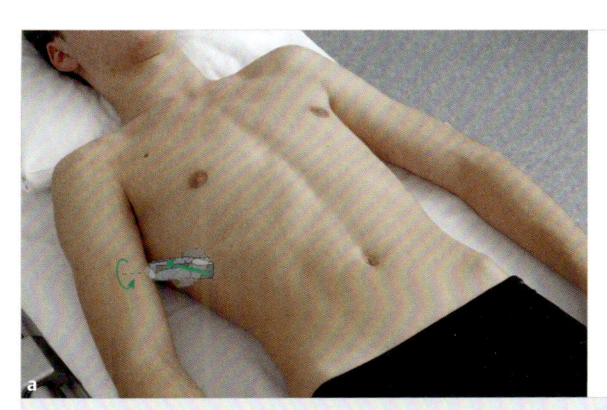

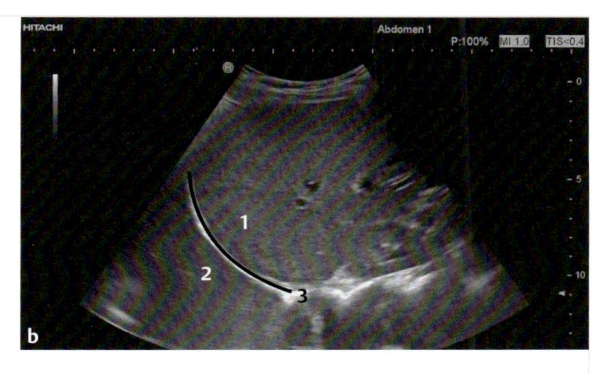

Abb. 25.3 FAST: Position 1, Flanke rechts oder hoher Interkostalschnitt rechts.
a Etwas weiter kranial als Schnitt 1 (▶ Abb. 25.2), ggf. besser bei Inspiration (jedoch kann beim Traumapatient nicht auf aktive Mitarbeit gezählt werden). Leichte Rotation entgegen dem Uhrzeigersinn, um im Interkostalraum zu schallen und Rippenschatten zu vermeiden.
b Spiegelbildartefakt der Leber im rechten oberen Quadranten. Somit liegt keine intrapleurale Flüssigkeit im rechten Hemithorax vor. 1 = Leber, 2 = Spiegelbild der Leber im Thorax, 3 = Zwerchfell.

▶ **Position 2: Flanke links** (▶ Abb. 25.4). Schrägschnitt in der mittleren Axillarlinie links. Eine Rotation des Schallkopfes im Uhrzeigersinn ermöglicht das Schallen im Interkostalraum.
- Koller-Pouch darstellen und durchfächern.
- Milz und perisplenischen Raum darstellen. Flüssigkeit sammelt sich häufig zwischen Zwerchfell und Milz und am inferioren Pol der Milz.

> **Vorsicht** ⚠
>
> Ein flüssigkeitsgefüllter Magen kann mit freier Flüssigkeit verwechselt werden. Er enthält häufig frei bewegliche Bestandteile.

Ist ein *Spiegelbildartefakt* der Milz darstellbar, befindet sich keine Flüssigkeit im Thorax.

▶ **Position 3: suprapubisch** (▶ Abb. 25.5). Zum Auffinden der Blase eignet sich der Querschnitt, anschließend sollte die Blase zusätzlich im Längsschnitt dargestellt werden. Der Symphysenschatten dient zur Orientierung im kleinen Becken.
- Darstellen des Douglas-Raumes (Frau: zwischen Uterus und Rektum, Mann: zwischen Harnblase und Rektum).
- Fächern nach links und rechts.

Bei sehr voller Blase und ausgeprägter distaler Schallverstärkung Anpassung des Gain dorsal mit Time Gain Compensation (TGC).

Schallebenen und Schallkopfpositionen

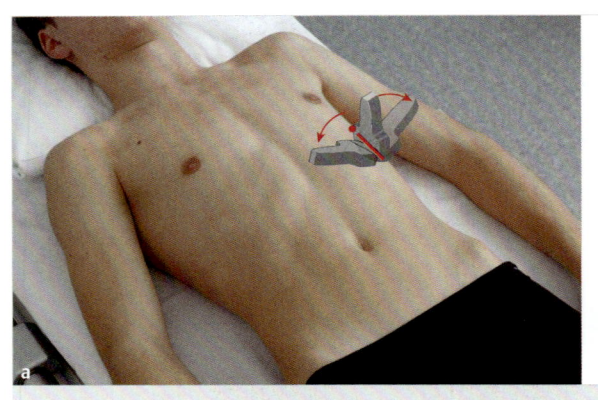

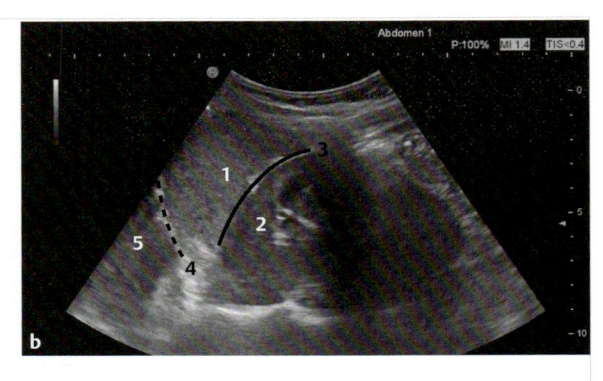

Abb. 25.4 FAST: Position 2, Flanke links oder tiefer Interkostalschnitt links.
a Durch Fächern wird der gesamte Koller-Pouch nach Flüssigkeit abgesucht.
b Darstellung des Koller-Pouch zwischen Milz und linker Niere. 1 = Milz, 2 = Niere, 3 = Koller-Pouch, 4 = Zwerchfell, 5 = Spiegelbild der Milz im Thorax.

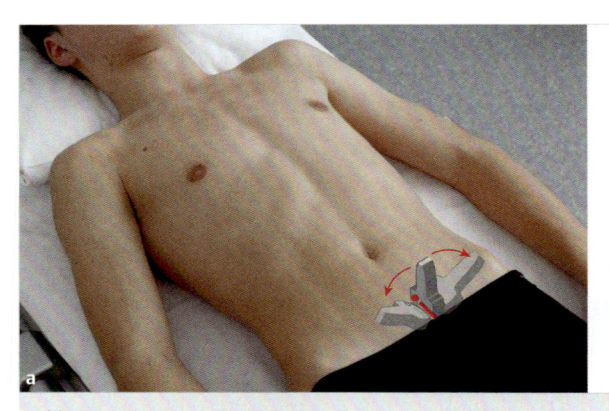

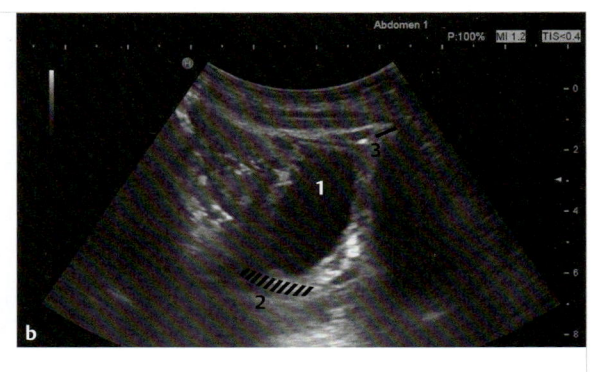

Abb. 25.5 FAST: Position 3, suprapubisch.
a Durch Fächern nach links und rechts wird der gesamte Douglas-Raum nach Flüssigkeit abgesucht.
b Längsschnitt des kleinen Beckens mit Darstellung der Symphyse, Blase und des Douglas-Raumes. 1 = Blase, 2 = Douglas-Raum, 3 = Symphyse.

▶ **Position 4: subkostale Herzanlotung – transhepatisch** (▶ Abb. 25.6). Aufsetzen des Schallkopfes subxiphoidal im Querschnitt. Der Schallkopf sollte von oben gehalten werden, um eine optimale Abwinkelung in die Herzebene zu ermöglichen. Einstellen einer Tiefe von mindestens 20 cm (Schallen vom Abdomen in den Thorax, wobei der linke Leberlappen als Schallfenster dient). Anschließend wird der Schallkopf Richtung retrosternal abgesenkt.
- Sicht auf das gesamte Herz zum Ausschluss von zirkumferenzieller perikardialer Flüssigkeit.
- Bei eingeschränkter Darstellung und Aussagekraft Durchführen eines parasternalen Längsschnittes (s. Notfallechokardiografie ▶ Abb. 25.25).

Flüssigkeitsansammlungen im Thorax bzw. im Abdomen werden durch das Zwerchfell getrennt und können durch die Darstellung des Zwerchfells in der mittleren Axillarlinie voneinander unterschieden werden.

Ist aufgrund eingeschränkter Bildqualität keine sichere Aussage bezüglich intraabdominaler, perikardialer bzw. thorakaler Flüssigkeit möglich, sollte dies so dokumentiert und ggf. weitere Untersuchungen wie z. B. CT evaluiert werden.

> **Merke** M!
>
> Das FAST ist immer eine Momentaufnahme. Sollte sich der Zustand des Patienten ändern oder auch eine Verlaufskontrolle erforderlich sein, kann eine FAST-Untersuchung jederzeit wiederholt werden.

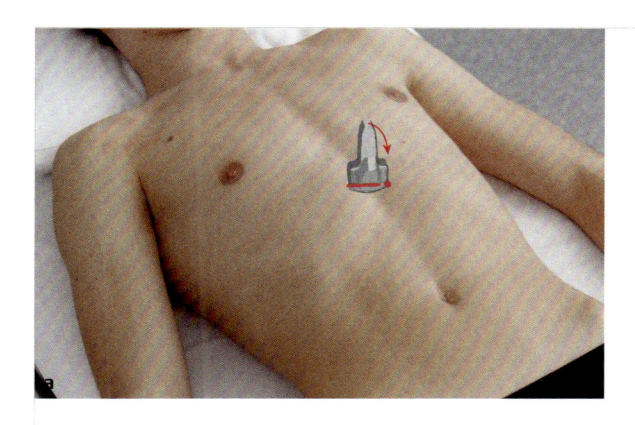

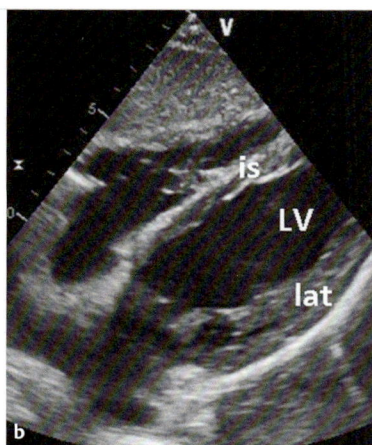

Abb. 25.6 FAST Position 4, subkostale Herzanlotung, transhepatisch.
a Gerades Aufsetzen des Schallkopfes und Darstellung des linken Leberlappens. Durch Abwinkeln in den Thoraxraum Darstellung eines subxiphoidalen Vierkammerblickes. Wichtig: Hand des Untersuchers hält den Schallkopf von oben, damit dieser beim Abwinkeln nicht zwischen Schallkopf und Patient gerät.
b Subkostaler Vierkammerblick: zirkumferenzielle Darstellung des Herzens zum Ausschluss von perikardialer Flüssigkeit. (mit freundlicher Genehmigung von A. Hagendorff, Leipzig)

25.2 E-FAST

Ergänzend zum FAST wird beim Extended-FAST zusätzlich nach einem Pneumothorax gesucht. Beim liegenden Patient ist die Methode sensitiver in der Darstellung eines Pneumothorax als die Thoraxübersichtsaufnahme im Liegen.

▶ **Fragestellung.** Folgende Fragestellung wird mit dem E-FAST beantwortet:
- Ist ein Pneumothorax vorhanden (links/rechts)?

▶ **Auswahl des Schallkopfes.** Konvexschallkopf (2–5 MHz) oder Linearsonde (8–10 MHz).

25.2.1 Schnittebenen und Vorgehen

Folgende Regionen werden sonografisch dargestellt:

▶ **Position 5 und 6: anteriorer Thorax rechts und links** (▶ Abb. 25.7a u. ▶ Abb. 25.7b). Der Schallkopf wird in sagittaler Richtung gehalten (Marker zum Kopf des Patienten). Die Tiefeneinstellung beträgt ca. 4–5 cm. Einstellen der Pleura jeweils zwischen 2 Rippen. Beginnend am 2. ICR bis zum Leberoberrand rechts bzw. bis zum Herz/Milz links wird ein Lungengleiten in jedem Interkostalraum dokumentiert.
- Lungengleiten schließt einen Pneumothorax in der geschallten Position aus.
- Der Verdacht auf einen Pneumothorax wird somit indirekt gestellt, wenn kein Lungengleiten vorhanden ist.

▶ **Sonografie Pneumothorax.** Befindet sich keine Luft zwischen der parietalen und der viszeralen Pleura, zeigen sich sonografisch das sog. Lungengleiten (Ameisenlaufen) sowie B-Linien.

Sind Lungengleiten und B-Linien *nicht* vorhanden, kann es sich um einen Pneumothorax oder aber auch um Adhäsionen (z. B. bei Z. n. Operationen oder entzündlichen Prozessen) handeln. Der Lungenpunkt („lung point") charakterisiert das Zusammentreffen von Pneumothorax zu Pleura ohne Pneumothorax. Damit kann eine Größenausdehnung des Pneumothrorax abgeschätzt werden.

> **Vorsicht**
> Es kann keine Aussage über das Ausmaß der vorhandenen Luft (anterior – posterior) gemacht werden. Um die Längsausdehnung des Pneumothorax zu beurteilen, müssen mehrere Interkostalräume geschallt werden und die Grenze des Pneumothorax abgeschätzt werden. Ein Pneumothorax kann nur an der jeweils geschallten Position ausgeschlossen werden.

▶ **M-Mode.** Sollte im zweidimensionalen B-Bild die Beurteilung des Pleuragleitens nicht eindeutig sein, kann zusätzlich der M-Mode verwendet werden. Dieser Modus dient auch der Dokumentation der Befunde.

Im M-Mode zeigt sich bei vorhandenem Pleuragleiten ein sog. „Seashore Zeichen" (▶ Abb. 25.7c), d. h. durch Bewegungsartefakte der Pleura kommt es ab hier und distal davon zu einem Rauschen (Wellen). Ist kein Pleuragleiten vorhanden, stellt sich das gesamte Bild in klaren Linien dar, ein sog. „Stratosphärenzeichen" (▶ Abb. 25.7d).

Wichtig für diese Untersuchung ist, dass der Schallkopf ruhig gehalten wird.

Schallebenen und Schallkopfpositionen

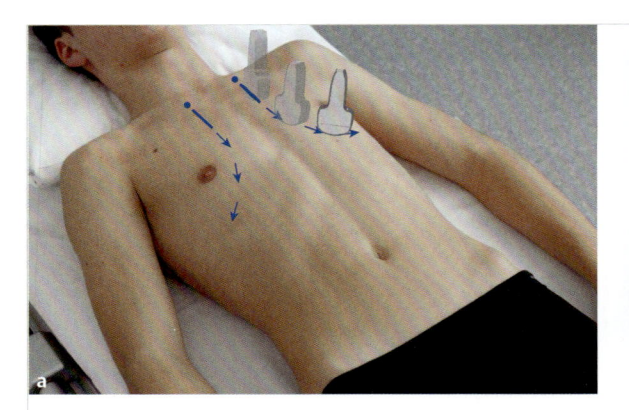

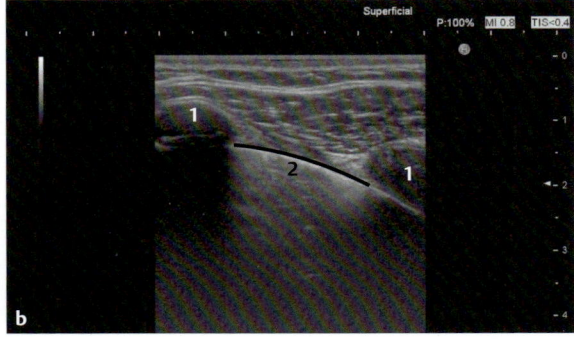

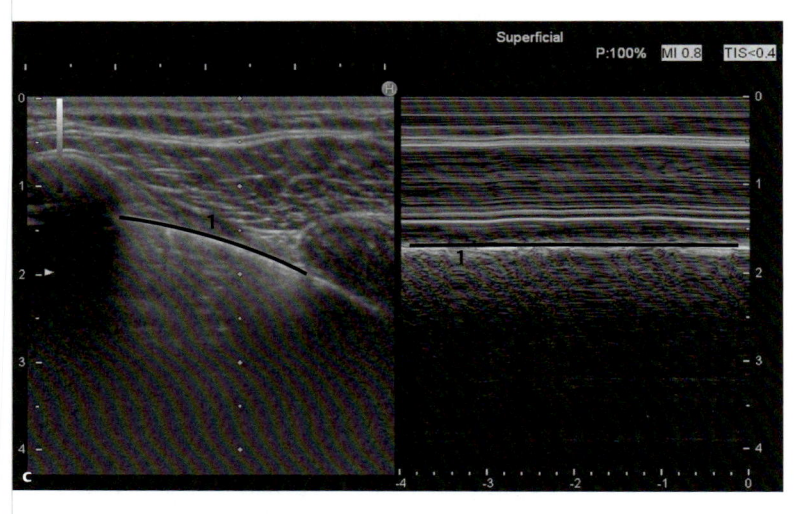

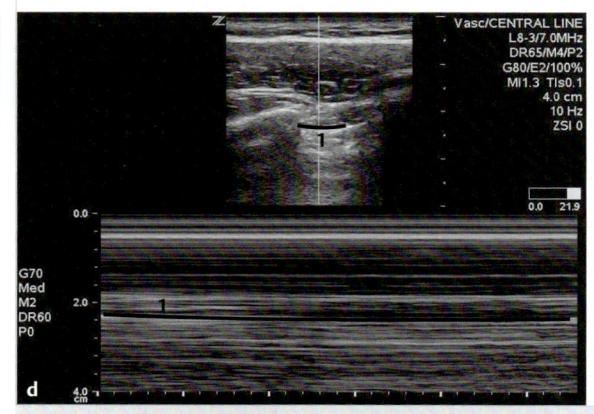

Abb. 25.7 E-FAST: Positionen 5 und 6, anteriorer Thorax.
a Längsschnitt zur Darstellung eines Interkostalraumes. Das Screening der weiter kaudal liegenden Interkostalräume auf einen Pneumothorax erfolgt durch Verschieben der Schallposition.
b Sagittalschnitt über der Lunge. Darstellung eines Interkostalraumes zwischen 2 Rippen. 1 = Rippe mit Rippenschatten, 2 = Pleura.
c Gleicher Schnitt unter Mitbenutzung des M-Mode. „Seashore Zeichen" im M-Mode. Ein Pneumothorax ist an dieser untersuchten Region ausgeschlossen. 1 = Pleura.
d Gleicher Schnitt unter Mitbenutzung des M-Mode. „Stratosphärenzeichen" im M-Mode. Ein Pneumothorax ist an dieser untersuchten Region möglich, differenzialdiagnostisch kommen Adhäsionen durch frühere Entzündungen oder Tumorerkrankungen infrage. 1 = Pleura.

25.3 Abdominale Aorta

Die Untersuchung der Aorta in der Notfallsonografie wird zum Ausschluss eines abdominalen Aortenaneurysmas durchgeführt.

▶ **Fragestellung**
- Ist die abdominale Aorta > 3,5 cm im Durchmesser?
- Sind die Iliakalgefäße nach der Bifurkation > 1,5 cm im Durchmesser?

▶ **Auswahl des Schallkopfes.** Konvexschallkopf (2–5 MHz).

25.3.1 Schnittebenen und Vorgehen

Die Darstellung der abdominalen Aorta sowie der proximalen Iliakalgefäße erfolgt in 4 Querschnitten und einem ergänzenden Längsschnitt zur Dokumentation der kraniokaudalen Ausdehnung bei vorhandenem Aneurysma.

▶ **Querschnitt proximale Aorta** (▶ Abb. 25.8). Aufsetzen des Schallkopfes in der epigastrischen Region (Marker zur rechten Seite des Patienten). Der linke Leberlappen dient als Schallfenster.

Es erfolgt die Darstellung des Truncus coeliacus mit der Aufzweigung in die A. hepatis communis und A. splenica: „Schwalbenschwanzzeichen". Die A. gastrica ist sonografisch meist nicht darstellbar. Die Darstellung des Truncus coeliacus ist bei Patienten mit adipösem Habitus oft schwierig. Etwas kaudal des Truncus coeliacus kann dann die A. mesenterica superior dargestellt werden. Sie erscheint anterior der Aorta als kreisrunde Gefäßstruktur eingebettet in Fettgewebe.

▶ **Querschnitt mittlere Aorta** (▶ Abb. 25.9). Unter Beibehaltung der transversalen Schnittebene und Schallkopforientierung wird der Schallkopf nun langsam weiter nach kaudal bewegt. Dieser Bereich ist sorgfältig zu schallen, da sich die meisten abdominalen Aortenaneurysmen infrarenal befinden.

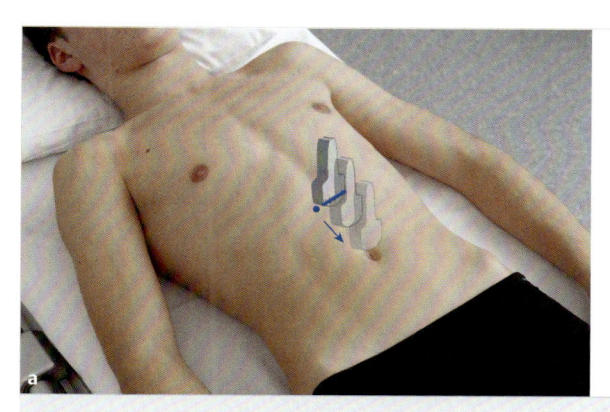

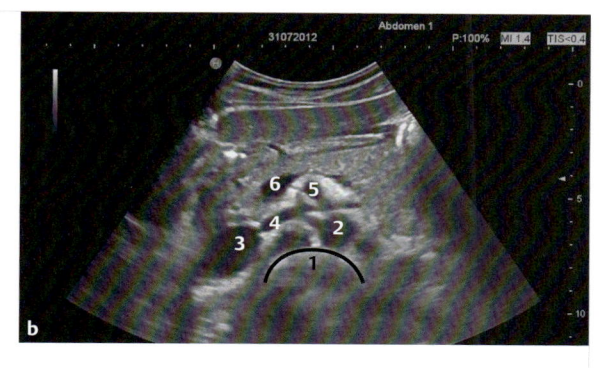

Abb. 25.8 Darstellung der proximalen Aorta.
a Querschnitt. Verschieben des Schallkopfes nach distal, um die gesamte Aorta darzustellen.
b Querschnitt über der proximalen Aorta. 1 = Wirbelsäule, 2 = Aorta, 3 = Vena cava, 4 = Vena renalis sinistra, 5 = Arteria mesenterica superior, 6 = Confluens (Vena lienalis und Vena mesenterica inferior).

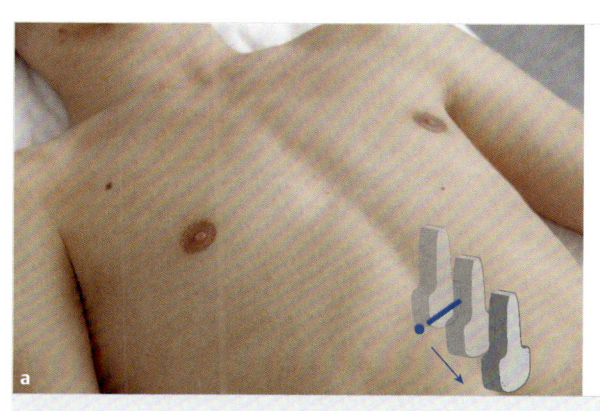

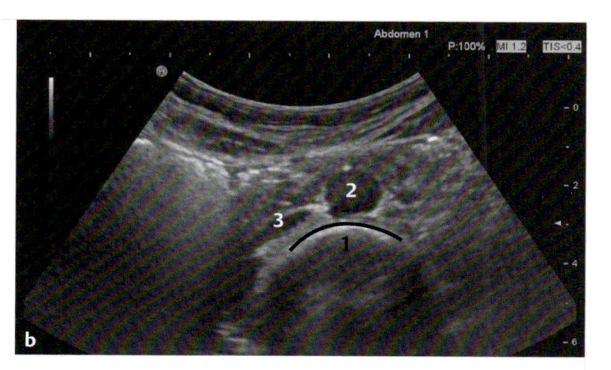

Abb. 25.9 Darstellung der mittleren Aorta.
a Querschnitt. Verschieben des Schallkopfes nach distal, um die gesamte Aorta darzustellen.
b Querschnitt über der mittleren Aorta. 1 = Wirbelsäule, 2 = Aorta, 3 = Vena cava.

Schallebenen und Schallkopfpositionen

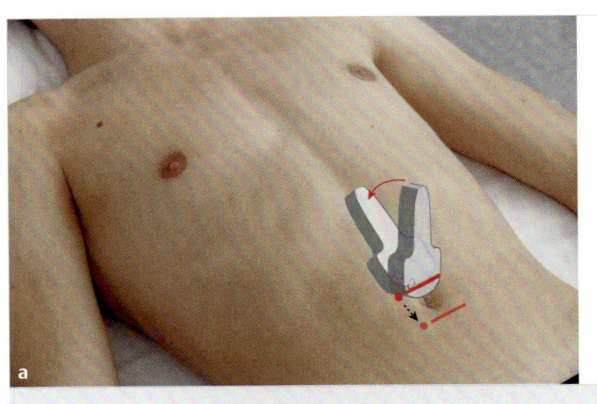

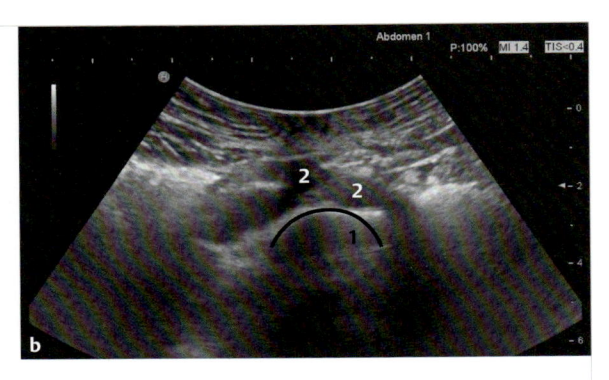

Abb. 25.10 Darstellung der Aortenbifurkation.
a Querschnitt, ggf. Abwinkeln nach kaudal zur Darstellung der Bifurkation. Ein Schallen über dem Bauchnabel führt zu Schallartefakten. Ggf. direkt unter dem Bauchnabel die gleiche Position probieren.
b Querschnitt über der Aortenbifurkation. 1 = Wirbelsäule, 2 = Arteria iliaca dextra und sinistra.

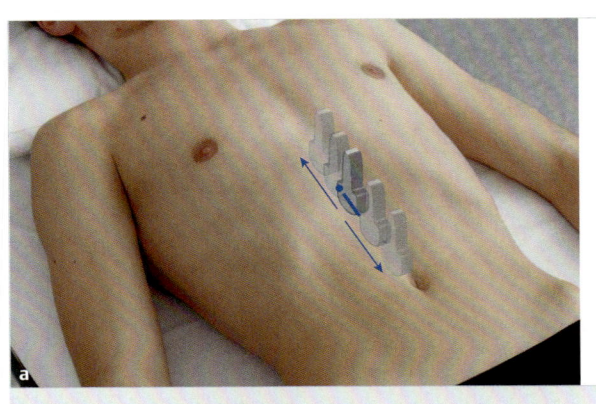

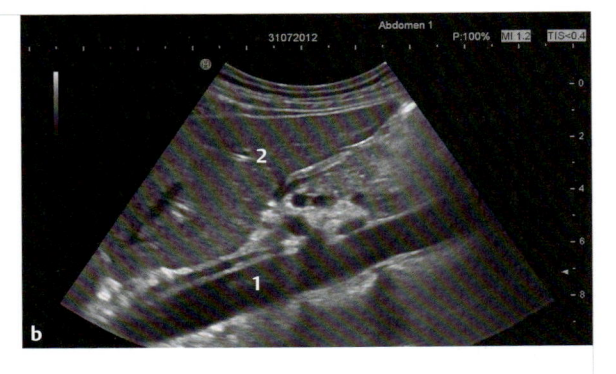

Abb. 25.11 Darstellung der Aorta längs.
a Längsschnitt leicht links der Mittellinie. Durch Fächern nach rechts kann die V. cava dargestellt werden. Verschieben nach kranial und kaudal zur Darstellung der Gesamtlänge.
b Längsschnitt der Aorta. 1 = Aorta, 2 = Leber.

▶ **Querschnitt distale Aorta.** Der Schallkopf wird unter Beibehaltung der Orientierung und Schnittebene langsam Richtung Bauchnabel bewegt bis die Aortenbifurkation, meist auf Höhe des Nabels, dargestellt werden kann. Bei erschwerten Schallbedingungen, z. B. aufgrund von Darmgasen, kann die Bifurkation auch von weiter kranial durch Kippen des Schallkopfes in Richtung der Füße des Patienten visualisiert werden.

▶ **Querschnitt auf Höhe der Bifurkation** (▶ Abb. 25.10). Beide Aa. iliacae communes können in ihrem proximalen Bereich dargestellt werden und sollten in ihrem Durchmesser (anterior – posterior gemessen) weniger als 1,5 cm betragen.

▶ **Längsschnitt** (▶ Abb. 25.11). Nach Einstellen des Querschnittes wird der Schallkopf um 90° mit der Markierung zum Kopf des Patienten gedreht, ohne dass man die Aorta vom Bildschirm des Ultraschallgerätes verliert. Dies ist wichtig, um sicher die Aorta darzustellen, da die V. cava im Längsschnitt ähnlich aussehen kann.

> **Vorsicht**
>
> Misst man den Aortendurchmesser in der longitudinalen Schnittebene, ist der Durchmesser leicht zu unterschätzen, wenn sich die Schallebene nicht exakt in der Gefäßmitte befindet. Daher sollte die Messung im Querschnitt durchgeführt werden.

▶ **Messung.** Die Standardmesswerte eines Gefäßes erfolgen im Querschnitt und schließen die Wandschichten vollständig mit ein. Der größte Quer- bzw. Tiefendurchmesser ohne Kompressionsverzerrung ist wegweisend für die Therapieentscheidung. Wir empfehlen die Bestimmung des Aortendurchmessers in den oben angegebenen Schallebenen.

Ein abdominales Aortenaneurysma wird in seiner gesamten Ausdehnung (anterior – posterior und lateral – lateral) mit Einschluss eines vorhandenen Thrombus gemessen.

▶ Tipps
- Leitstruktur für die in der Mittellinie transabdominal geschallte Aorta ist die Wirbelsäule mit posteriorem Schallschatten. Nach Identifikation der Wirbelsäule kann die Tiefeneinstellung am Gerät angepasst werden, um die Aorta in der Bildschirmmitte darzustellen.
- Bei störenden Darmgasen kann versucht werden, durch leichten Druck mit dem Schallkopf die Darmgase zwischen dem Schallkopf und der Aorta zu reduzieren. Durch konstanten Druck bzw. Rütteln des Schallkopfes wird die Darmperistaltik angeregt und der Darm kann sich in andere Abschnitte des Abdomens verlagern. Als weitere Maßnahme kann der Patient in eine Linksseitenlage gedreht werden. Die damit verbundene Verlagerung des Dünndarms kann die Schallbedingungen eventuell verbessern.

25.4 Nieren- und Blasenultraschall

▶ **Fragestellung.** Hauptfragestellung an die Ultraschalluntersuchung der Nieren / Blase auf der Notfallstation ist der Ausschluss einer Nierenstauung und der Urinabfluss in die Blase. Zudem kann die Urinmenge in der Blase geschätzt werden.
- Ist die Niere gestaut?
- Besteht ein Urinabfluss in die Blase?
- Wie viel Urin ist in der Blase?

▶ **Auswahl des Schallkopfes.** Konvexschallkopf (2 – 5 MHz).

25.4.1 Schnittebenen Nieren

Die Darstellung der Nieren erfolgt in 2 Ebenen (Längs- und Querschnitt). Der Patient befindet sich in Rückenlage.

▶ **Längsschnitt** (▶ Abb. 25.12). Schallposition rechts und links im Bereich der mittleren Axillarlinie (Markierung nach kranial gerichtet). Ggf. leichte Rotation des Schallkopfes, um die maximale Längenausdehnung zu finden. Durchschwenken des Schallkopfes unter Belassen der Schallkopfposition zur Beurteilung des gesamten Parenchyms.

▶ **Querschnitt** (▶ Abb. 25.13). Nach Beurteilung im Längsschnitt wird der Schallkopf um 90° rotiert, das gesamte Nierenparenchym wird nun im Querschnitt durchgefächert.

Die Darstellung der linken Niere ist oft schwieriger, da die Milz als hilfreiches Schallfenster deutlich kleiner ist als die Leber rechts. Ggf. kann der Patient leicht nach rechts gedreht werden, um die Einsicht zu verbessern.

25.4.2 Schnittebenen Blase

Abschließend erfolgt die Darstellung der Blase im Längs- und Querschnitt (▶ Abb. 25.14a u. ▶ Abb. 25.14b), was die Schätzung des Blasenvolumens ermöglicht.

▶ **Querschnitt.** Darstellen der größtmöglichen Ausdehnung:
- Messung 1: lateral – lateral (D 1)
- Messung 2: anterior – posterior (D 2)

▶ **Längsschnitt.** Darstellen der größtmöglichen Ausdehnung. Der Marker ist zum Kopf des Patienten gerichtet. Der Symphysenschatten gilt als Orientierungspunkt.
- Messung 3: von links oben nach rechts unten (D 3)

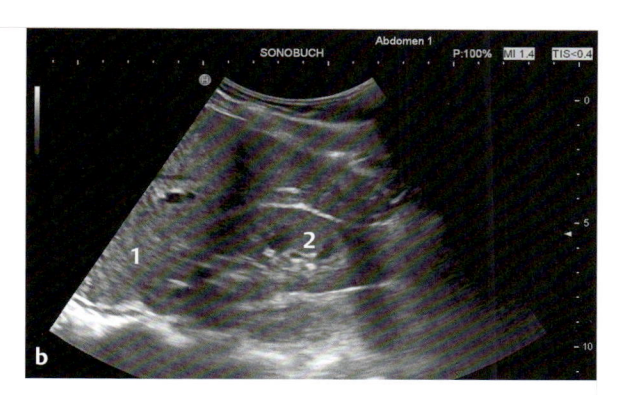

Abb. 25.12 Flankenschnitt rechts. Niere im Längsschnitt.
a Längsschnitt der Niere. Position des Patienten: Rückenlage.
b Längsschnitt über der rechten Niere. 1 = Leber, 2 = Niere.

Schallebenen und Schallkopfpositionen

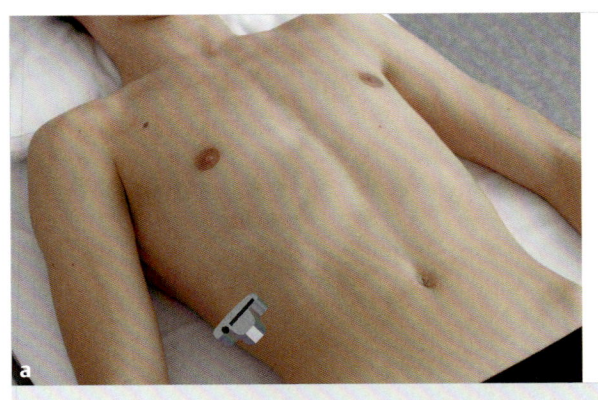

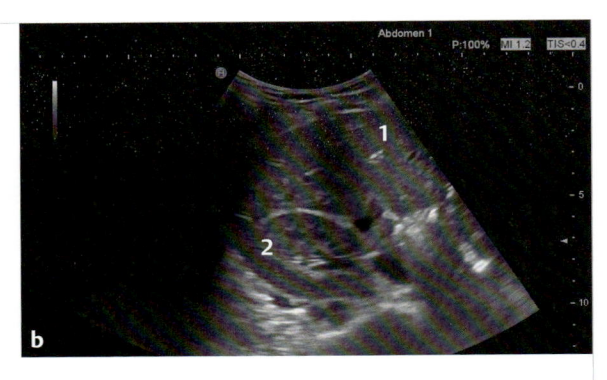

Abb. 25.13 Flankenschnitt rechts. Niere im Querschnitt.
a Darstellung durch Rotation des Schallkopfes vom Längs- in den Querschnitt.
b Querschnitt über der rechten Niere. 1 = Leber, 2 = Niere.

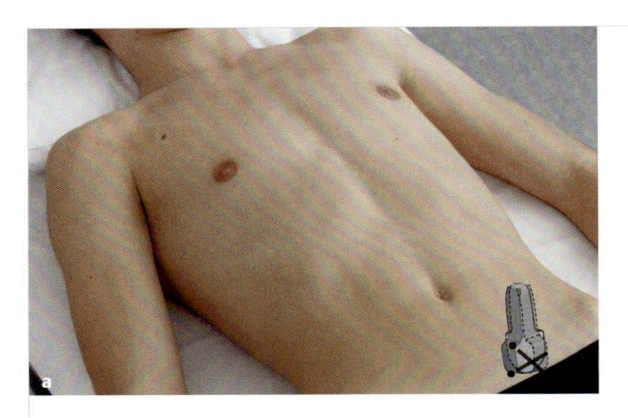

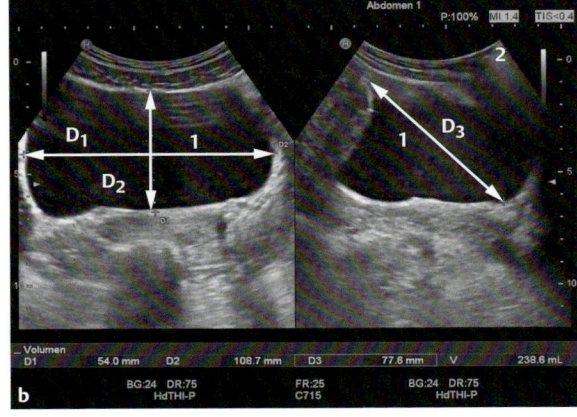

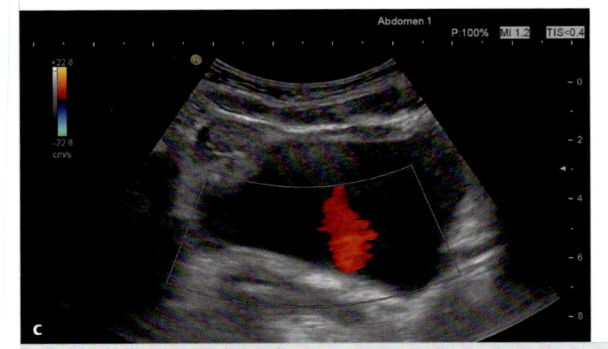

Abb. 25.14 Quer- und Längsschnitt über der Blase.
a Patient in Rückenlage. Messung im Quer- und Längsschnitt direkt über der Blase.
b Größter Querschnitt und Längsschnitt über der Blase zur Abschätzung des Blasenvolumens. 1 = Blase, 2 = Symphyse.
c Im Querschnitt Zuschalten des Power- oder Farbdopplers. Urinjet links.

Die meisten Geräte errechnen nach der Messung aller 3 Distanzen das Volumen automatisch. Sollte das nicht der Fall sein, kann man mit folgender Formel das Volumen bestimmen:
0,5 × Breite × Höhe × Länge

▶ **Urinabfluss in die Blase.** Der Abfluss von Urin aus beiden Ureteren in die Blase erfolgt durch die Darstellung der Urinjets. Im Blasenquerschnitt wird das Farbdopplerfeld über die Uretereinmündungsstellen (dorsal) gelegt und auf Urineinstrom (Urinjet) gewartet (▶ Abb. 25.14c).

25.5 Ultraschall der Gallenblase

▶ **Fragestellung.** Der Ultraschall der Gallenblase auf der Notfallstation soll folgende Fragestellungen beantworten:
- Besteht eine Cholezystolithiasis?
- Besteht eine Cholezystitis?
- Sind die intra- bzw. extrahepatischen Gallenwege dilatiert?

▶ **Auswahl des Schallkopfes.** Konvexschallkopf (2–5 MHz).

25.5.1 Schnittebenen und Vorgehen

Die Gallenblase sollte im Längs- und im Querschnitt dargestellt werden. Der Patient befindet sich in Rückenlage. Folgende Schnittebenen können verwendet werden:
- subkostaler Schrägschnitt: Verbindungslinie rechte Schulter zu Bauchnabel, Marker ist nach kranial gerichtet (▶ Abb. 25.15)
- hepatischer Längsschnitt (▶ Abb. 25.16a u. ▶ Abb. 25.16b)
- Querschnitt: nach Erhalt eines Längsschnittes wird der Schallkopf 90° nach rechts rotiert (▶ Abb. 25.17)

Im Längsschnitt sollte die Beziehung zur Pfortader dargestellt werden. Mittels Farbdoppler kann der Ductus choledochus anterior der Pfortader identifiziert werden. In den Gallengängen ist kein Flow nachweisbar, was sie von Gefäßen unterscheidet (▶ Abb. 25.16c).

Mittels eines subxiphoidalen Querschnitts kann der Ductus choledochus im Pankreaskopf dargestellt und hinsichtlich Dilatation beurteilt werden.

▶ **Tipps.** Durch tiefe Inspiration und Anhalten des Atems kommt die Leber weiter nach kaudal und die Schallbedingungen können verbessert werden. Manchmal kann eine leichte Linksseitenlage hilfreich sein.

▶ **Messungen**
- Gallenblasenwand: < 3 mm
- Ductus choledochus: ≤ 6 mm; zunehmend mit dem Alter (7 mm bei 70-jährigen Patienten normal, 8 mm bei 80-jährigen Patienten normal)
- nach Cholezystektomie Ductus choledochus bis 1 cm normal

> **Merke** M!
>
> Zeichen der Cholezystitis: Verdickung der Gallenblasenwand, Dreischichtung der Gallenblasenwand, Flüssigkeitssaum um die Gallenblase, sonografisches „Murphy Sign".

25.6 Tiefe Venenthrombose

Studien konnten zeigen, dass der Bedside-Ultraschall durch Anwendung der „2-Punkt-Kompressions-Methode" in Bezug auf eine klinische Entscheidungsfindung in der Notfallsituation eine sichere Technik ist.

▶ **Fragestellung.** Die notfallmäßige Sonografie der tiefen Beinvenen dient zur Beantwortung folgender Fragestellungen:
- Ist die V. femoralis communis komprimierbar?
- Ist die V. poplitea komprimierbar?

▶ **Auswahl des Schallkopfes.** Linearschallkopf 5–10 MHz, ggf. kann bei sehr adipösen Patienten oder auch bei massiver Weichteilschwellung ein Konvexschallkopf mit geringerer Frequenz, aber somit höherer Penetrationstiefe benutzt werden (2–5 MHz).

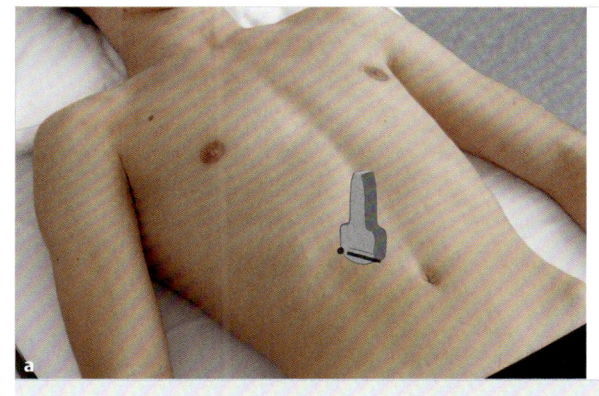

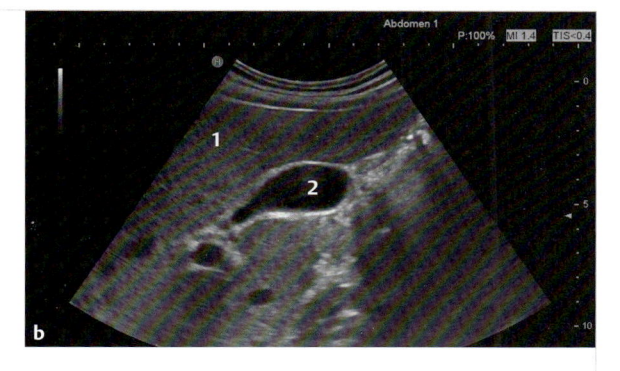

Abb. 25.15 Subkostaler Schrägschnitt im rechten Oberbauch zur Darstellung der Gallenblase.
a Idealerweise Inspiration des Patienten. Schallkopfposition: virtuelle Verbindungslinie rechte Schulter – Bauchnabel.
b Darstellung der Gallenblase im subkostalen Schrägschnitt. 1 = Leber, 2 = Gallenblase.

Schallebenen und Schallkopfpositionen

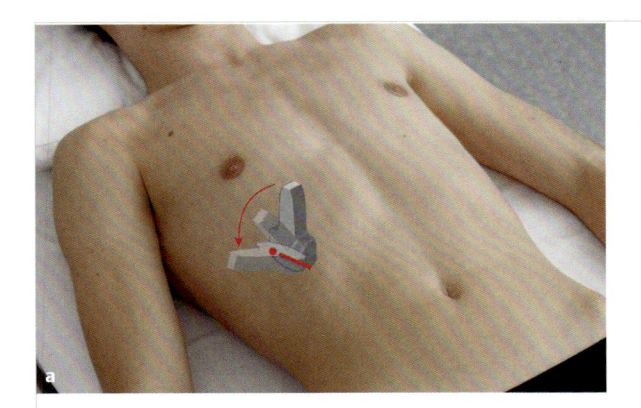

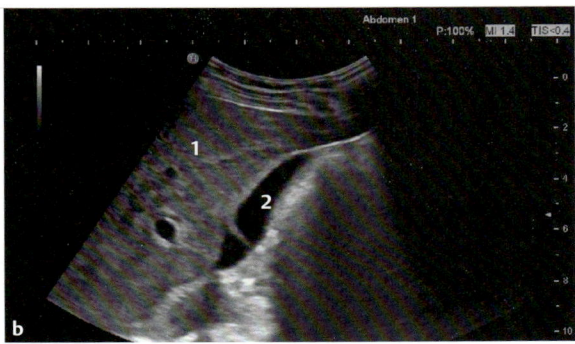

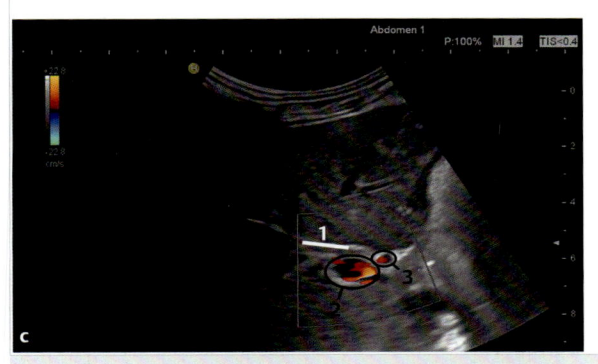

Abb. 25.16 Hepatischer Längsschnitt über der Gallenblase.
a Ggf. Patient in leichter Linksseitenlage. Schallkopf leicht nach rechts rotieren, um im Interkostalraum zu schallen. Leber als Schallfenster. Schallkopf rotieren und verschiedene Interkostalräume probieren, um die beste Schallposition und Längsausdehnung der Gallenblase zu finden.
b Darstellung der Gallenblase im hepatischen Längsschnitt. 1 = Leber, 2 = Gallenblase.
c Darstellung des Ductus choledochus anterior der Pfortader im Längsschnitt. 1 = Ductus choledochus, 2 = Pfortader, 3 = A. hepatica communis.

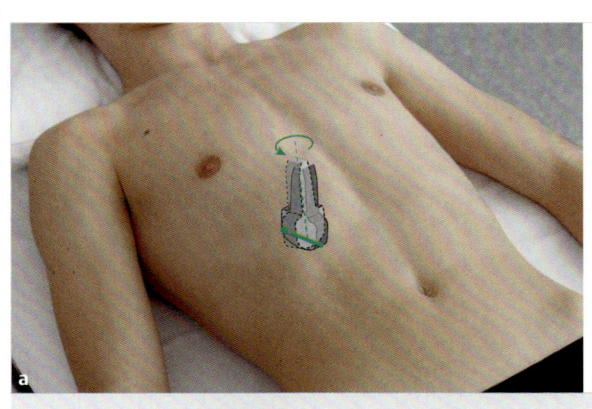

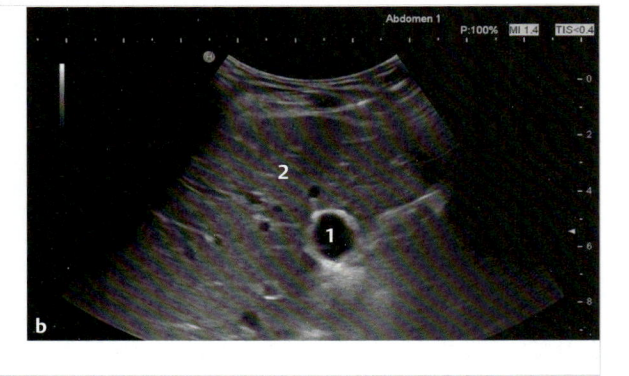

Abb. 25.17 Querschnitt der Gallenblase.
a Sobald ein guter Längsschnitt vorhanden ist, Schallkopf um 90° nach rechts rotieren für den Querschnitt.
b Darstellung der Gallenblase im Querschnitt. 1 = Gallenblase, 2 = Leber

25.6 Tiefe Venenthrombose

▶ **Positionierung des Patienten.** Das jeweils zu untersuchende Bein sollte im Hüftgelenk leicht nach außen rotiert und im Kniegelenk gebeugt sein (Froschposition). Es lohnt sich, diese Position z. B. mit Handtüchern zu stabilisieren, um dem Patienten die Untersuchung angenehmer zu machen.

25.6.1 Schnittebenen und Vorgehen

▶ **Querschnitt Inguinalregion** (▶ Abb. 25.18a u. ▶ Abb. 25.18b). Unterhalb des Leistenbandes sucht man die V. femoralis communis auf und sucht proximal die Einmündung der V. saphena magna. Lateral stellt sich die A. femoralis communis dar. Der Schallkopf wird nun langsam nach kaudal bewegt, wobei immer wieder die Komprimierbarkeit der Vene überprüft wird. Dies kann bis auf Höhe des medialen Oberschenkels fortgeführt werden, bevor die Gefäße im Adduktorenkanal verschwinden. Die vollständige Kompression der Vene in allen Abschnitten schließt eine TVT auf dieser Höhe aus (▶ Abb. 25.18c).

▶ **Querschnitt Poplitealregion** (▶ Abb. 25.19a u. ▶ Abb. 25.19b). Aufsetzen des Schallkopfes in der Kniekehle. Die oft paarig vorhandenen Vv. popliteae befinden sich anterior zu der einzelnen A. poplitea. Die vollständige Kompression der Vene schließt eine TVT auf dieser Höhe aus (▶ Abb. 25.19c).

> **Merke** M!
>
> **Ausschluss einer Thrombose**
> - vollständige Komprimierbarkeit der Vene (die Wände berühren sich)
> - Blutflussnachweis im Farbdoppler
> - Augmentation: Kompression der Unterschenkelvenen führt zu einem farbdopplersonografisch nachweisbaren erhöhten Fluss in der ableitenden Vene

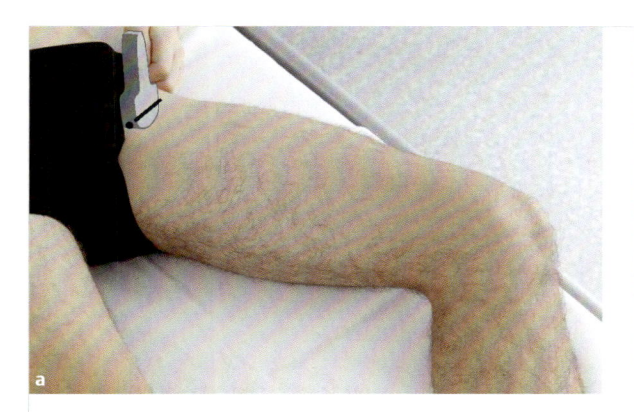

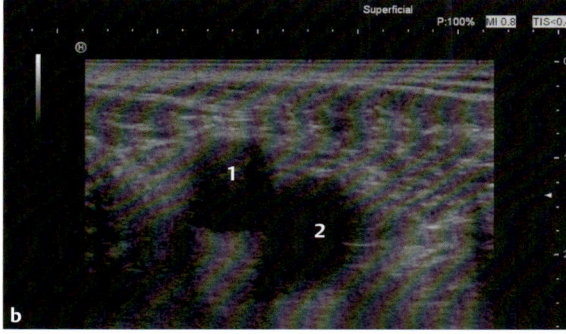

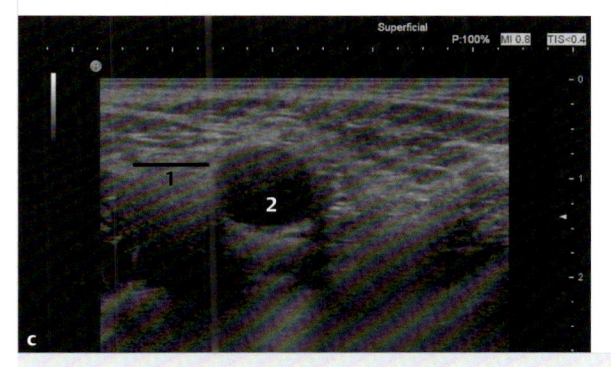

Abb. 25.18 Querschnitt über der Inguinalregion.
a Konvexschallkopf oder Linearschallkopf. Patient in Rückenlage, ggf. leicht abgewinkeltes Bein.
b Querschnitt über der Inguinalregion links mit Darstellung der V. femoralis communis medial und der A. femoralis communis lateral. 1 = V. femoralis communis, 2 = A. femoralis communis.
c Bei Kompression kommt es zum vollständigen Kollaps der V. femoralis. 1 = komprimierte V. femoralis communis, 2 = A. femoralis communis.

Schallebenen und Schallkopfpositionen

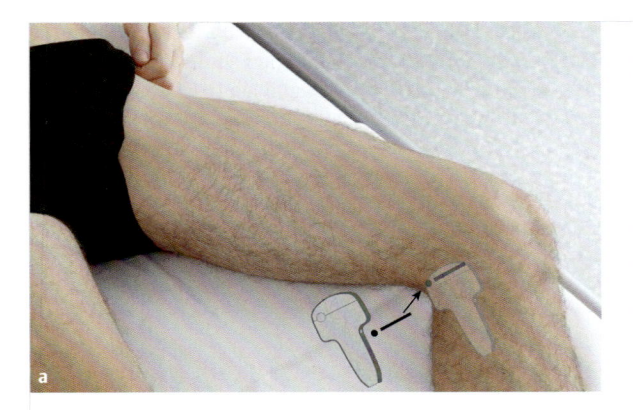

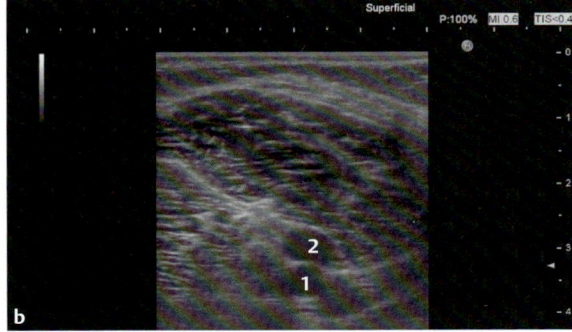

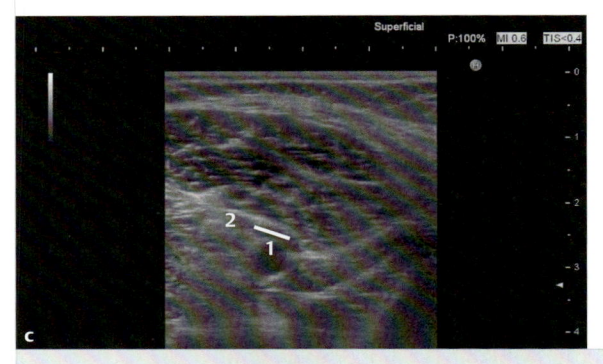

Abb. 25.19 Querschnitt über der Poplitealregion.
a Konvexschallkopf oder Linearschallkopf. Patient sitzend oder in Bauchlage oder in Rückenlage mit angewinkeltem Bein.
b Querschnitt über der Poplitealregion mit Darstellung der V. poplitea und der A. poplitea. 1 = Arteria poplitea, 2 = Vena poplitea.
c Bei Kompression kommt es zum vollständigen Kollaps der V. poplitea. 1 = A. poplitea, 2 = komprimierte V. poplitea.

25.7 Fokussierte Echokardiografie (F-Echo)

F-Echo ist für den Nichtkardiologen ein Instrument zur raschen Erkennung oder Bestätigung typischer Kreislaufmuster.

▶ **Fragestellung.** Ziel der „fokussierten Echokardiografie" ist die Beantwortung akutmedizinisch relevanter Fragen unmittelbar am Patienten:
1. Liegt ein Perikarderguss oder gar eine Perikardtamponade vor?
2. Wie ist der Füllungszustand des Herzens und wie reagiert der Kreislauf auf Volumen?
3. Wie sind die Größen und Größenverhältnisse beider Ventrikel?
4. Wie ist die Funktion des linken Ventrikels und des rechten Ventrikels?

▶ **Auswahl des Schallkopfes.** Sektorsonde (kleinerer Footprint) – „Echosonde". Ist keine Echosonde vorhanden, kann für die subkostalen Schnitte auch ein Konvexschallkopf verwendet werden.

Es ist zu beachten, dass die Sondenorientierung für die Echosonde entgegengesetzt zu der für die Konvexsonde ist. Das heißt, dass die unten angegebenen Schnittebenen, wenn sie mit der Konvexsonde geschallt werden, jeweils um 180° in der Orientierung geändert werden müssen bzw. der Marker in den Monitoreinstellungen entsprechend auf die Gegenseite gesetzt werden muss, um das gleiche Bild zu erhalten.

▶ **Positionierung des Patienten.** Notfallpatienten liegen meist auf dem Rücken oder mit hochgestelltem Oberkörper. Eine ausreichende Qualität in den apikalen und parasternalen Schallfenstern kann aber oft nur durch eine Lagerung des Patienten auf die linke Seite (ca. 60° für apikale Fenster, ca. 90° für parasternale Fenster) erreicht werden.

25.7.1 Schnittebenen und Vorgehen

Das Aufsuchen der Schnittebenen erfolgt in einem standardisierte Untersuchungsgang, der ein parasternales, apikales und subkostales Schallfenster mit Darstellung einer parasternalen langen und kurzen Achse, eines apikalen Vier-(Fünf-)Kammerblicks und eines apikalen

25.7 Fokussierte Echokardiografie (F-Echo)

Zwei-(Drei-)Kammerblicks sowie eines subkostalen „Vierkammerblicks" und einer subkostalen kurzen Achse beinhaltet. Alternativ bietet sich eine der Notfallsituation des Patienten angepasste Reihenfolge an: subkostal – apikal – parasternal. Unabhängig davon sollte das Herz in minimal 3 Ebenen und unter Einbeziehung der V. cava inferior dargestellt werden.

▶ **Subkostaler Vierkammerblick** (▶ Abb. 25.20)
- Der Marker ist zur linken Seite des Patienten gerichtet.
- Der Schallkopf wird 2–3 cm distal und lateral vom Xiphoid aufgesetzt. Er zeigt zur linken Schulter. Der Schallkopf wird mit der Hand von oben umfasst, sodass das Kippen nach kranial in den sog. Fünfkammerblick unbehindert (durch die Untersucherhand) möglich ist.
- Der linke Leberlappen dient als Schallfenster. Bei kleinem linkem Leberlappen oder gefülltem Magen kann die Sicht eingeschränkt und somit die Beurteilung nicht konklusiv sein. Alternativ ist dann der apikale Vier-(Fünf-)Kammerblick möglich. (Die Strukturen werden dort erläutert: s. u.).

▶ **Subkostale kurze Achse** (▶ Abb. 25.21)
- Aus dem subkostalen Vierkammerblick (Ausgangsposition) wird die Sonde 90° im Gegenuhrzeigersinn (GUZS) rotiert. Durch Kippen der Sonde nach kranial oder kaudal können verschiedene Querschnitte des Herzens betrachtet werden. Alternativ ist die parasternale kurze Achse möglich (s. u.).
- Der Marker zeigt dann im Raum nach oben (zur Decke).

▶ **V. cava inferior von subkostal** (▶ Abb. 25.22)
- Aus der subkostalen kurzen Achse (Ausgangsposition) wird die Sonde nach kranial gekippt und nach kaudal

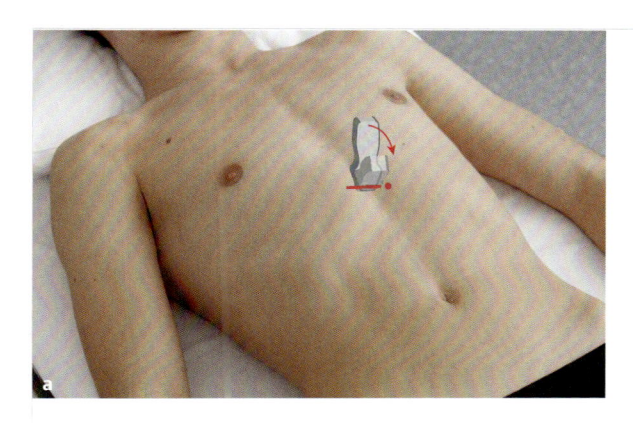

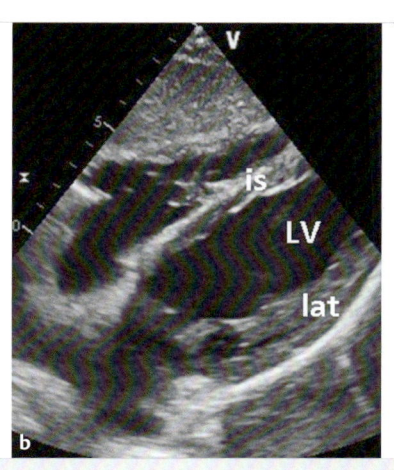

Abb. 25.20 Subkostaler Vierkammerblick.
a Aufsetzen des Schallkopfes subkostal und Abwinkeln nach kranial in die Herzebene.
b Darstellung des subkostalen Vierkammerblicks. (Mit freundlicher Genehmigung von A. Hagendorff, Leipzig)

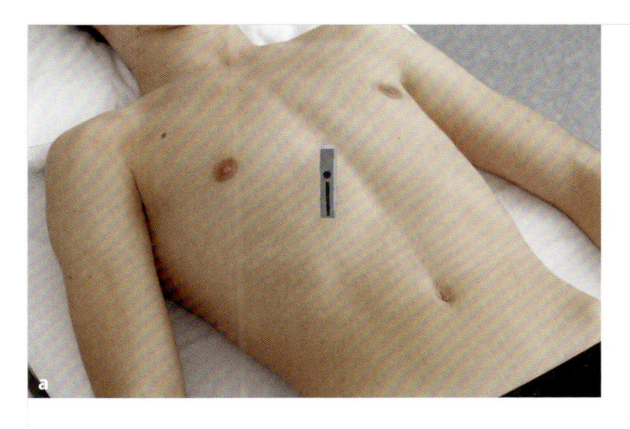

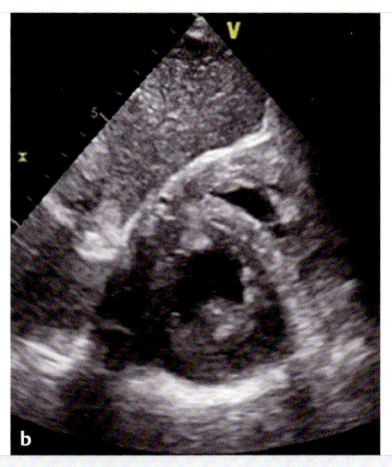

Abb. 25.21 Subkostale kurze Achse.
a Aus dem subkostalen 4-Kammerblick wird die Sonde 90° im Gegenuhrzeigersinn rotiert.
b Darstellung der subkostalen kurzen Achse. (Mit freundlicher Genehmigung von A. Hagendorff, Leipzig)

Schallebenen und Schallkopfpositionen

anguliert – die Bewegungen erfolgen langsam und „unter Sicht" des rechten Vorhofes. Mit diskreter Rotation der Sonde kann die VCI im Längsverlauf dargestellt werden. Alternativen s. u.: VCI mit Konvexsonde.
- Der Marker zeigt nach kranial.
- Dargestellt werden Leber (Anteile), VCI, Lebervene (Lebervenenstern erscheint evtl. erst durch diskretes Kippen und Rotieren), rechter Vorhof.
- Mithilfe des M-Modes kann die atemabhängige Veränderung des VCI-Durchmessers sichtbar und einfach messbar gemacht werden. Der M-Mode (s. u.) wird 1–2 cm kaudal der Lebervenenmündung platziert.

▶ **Apikaler Vierkammerblick** ▶ Abb. 25.23)
- Der Marker zeigt zur linken Seite des Patienten.
- Der Schallkopf wird an der Herzspitze (Palpation) so kaudal wie möglich aufgesetzt. Er zeigt zur rechten Schulter. Durch Verschieben der Sonde nach lateral kann das Septum auf dem Monitor senkrecht „positioniert" werden. Durch Angulieren der Sonde nach ventral kann der rechte Ventrikel vollständiger abgebildet werden.
- Kippen der Sonde nach kranial bringt den LVOT und die Aortenklappe ins Blickfeld (= Fünfkammerblick).
- Dargestellt werden beide Vorhöfe, beide Kammern, die Trikuspidal- und die Mitralklappe, evtl. der LVOT und die Aortenklappe.
- Die Alternative ist der subkostale Vier-(Fünf-)Kammerblick.

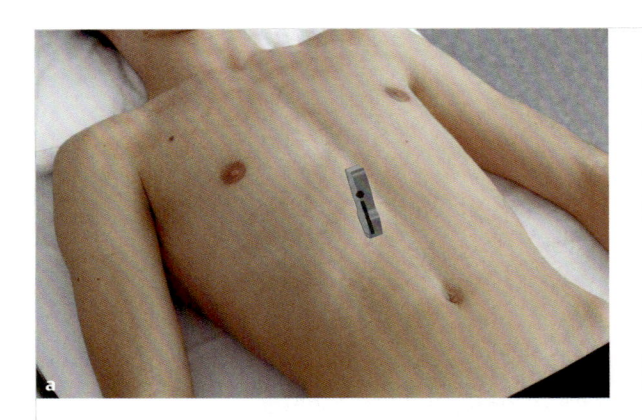

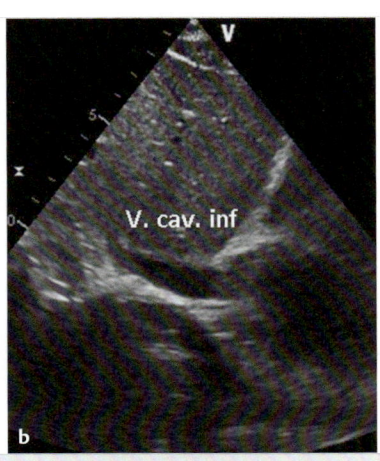

Abb. 25.22 V. cava inferior von subkostal.
a Auffinden der Vena cava im Längsschnitt durch langsames Angulieren und Kippen der Sonde.
b Darstellung der V. cava inferior von subkostal. (Mit freundlicher Genehmigung von A. Hagendorff, Leipzig)

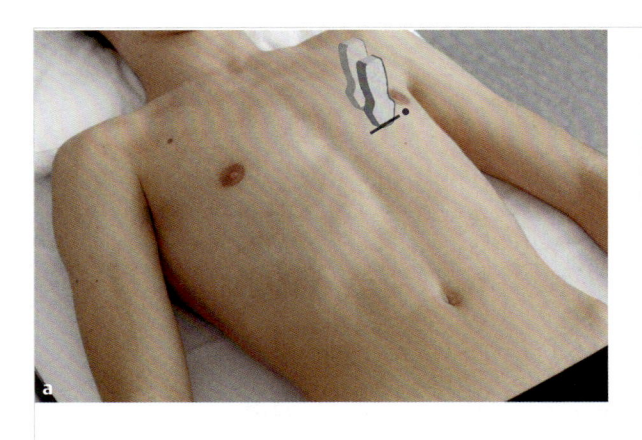

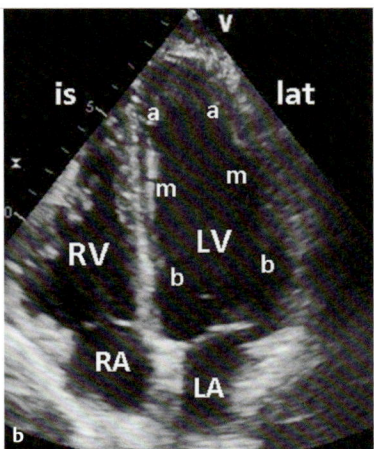

Abb. 25.23 Apikaler Vierkammerblick.
a Aufsetzen des Schallkopfes an der Herzspitze und Kippen nach kranial zur Darstellung aller 4 Herzkammern.
b Darstellung des apikalen Vierkammerblicks. (Mit freundlicher Genehmigung von A. Hagendorff, Leipzig)

25.7 Fokussierte Echokardiografie (F-Echo)

▶ **Apikaler Zweikammerblick** (▶ Abb. 25.24)
- Aus dem apikalen Vierkammerblick (Ausgangsposition) wird die Sonde ca. 60° im GUZS rotiert. Durch weiteres Rotieren um ca. 30–60° im GUZS entsteht der Dreikammerblick (s. u.: parasternale lange Achse).
- Der Marker zeigt dann im Raum nach oben (zur Decke).
- Dargestellt werden der linke Vorhof, die Mitralklappe und der linke Ventrikel, evtl. der LVOT, die Aortenklappe und die basale Aorta (Dreikammerblick).

▶ **Parasternale lange Achse** (▶ Abb. 25.25)
- Der Marker ist zur rechten Schulter des Patienten gerichtet.
- Der Schallkopf wird links parasternal im Bereich vom 3./4. ICR senkrecht aufgesetzt, so kranial und so nahe am Sternum wie möglich. Diskrete Rotation der Sonde bringt das gewünschte Bild hervor.
- Dargestellt werden linker Vorhof, Mitralklappe, linker Ventrikel (basale und mittige Anteile), LVOT, Aortenklappe, Aortenwurzel, rechter Ventrikel (Ausschnitt) sowie ein Querschnitt der Aorta descendens.

▶ **Parasternale kurze Achse** (▶ Abb. 25.26)
- Aus der parasternalen langen Achse (Ausgangsposition) wird die Sonde langsam um 90° im Uhrzeigersinn (UZS) rotiert. Durch Kippen der Sonde nach kranial oder kaudal können verschiedene Querschnitte des Herzens betrachtet werden: auf Höhe Aortenklappe, auf Höhe Mitralklappe, auf Höhe Papillarmuskeln. Dargestellt werden:

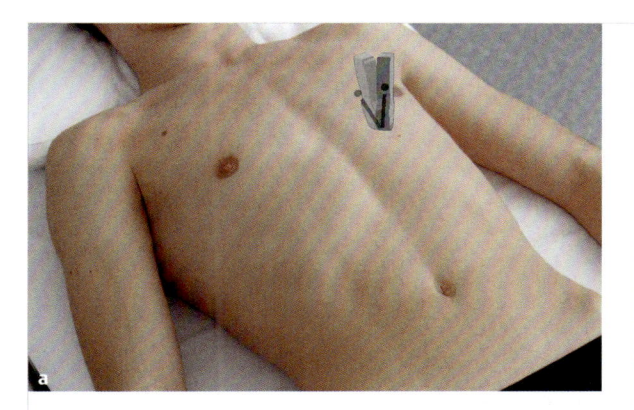

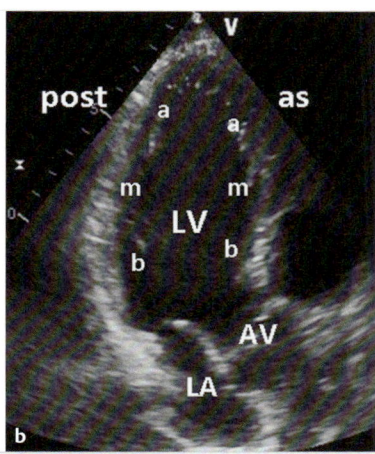

Abb. 25.24 Apikaler Zweikammerblick.
a Rotation der Sonde um 60° im Gegenuhrzeigersinn aus dem apikalen Vierkammerblick zur Darstellung der linken Herzhälfte.
b Darstellung des apikalen Zweikammerblicks. (Mit freundlicher Genehmigung von A. Hagendorff, Leipzig)

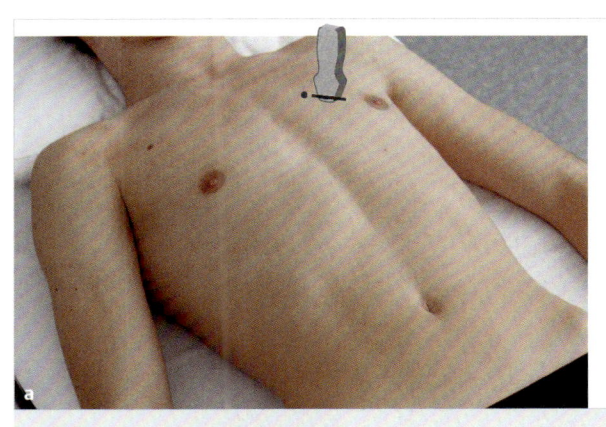

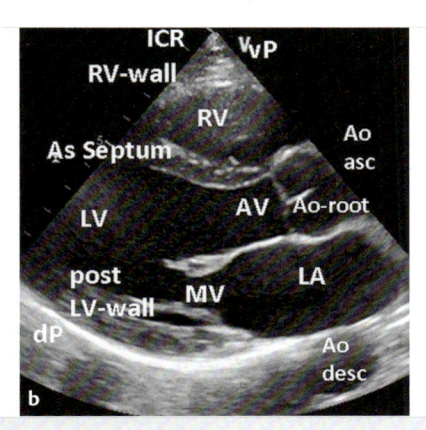

Abb. 25.25 Parasternale lange Achse.
a Aufsetzen der Sonde direkt auf dem Herz im Interkostalraum, der Marker zeigt zur rechten Schulter.
b Darstellung der parasternalen langen Achse. (Mit freundlicher Genehmigung von A. Hagendorff, Leipzig)

Schallebenen und Schallkopfpositionen

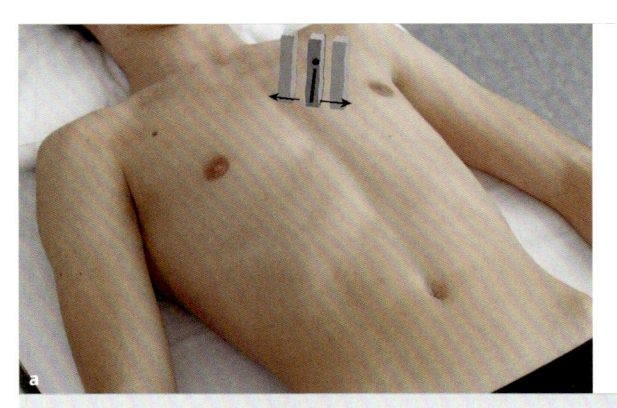

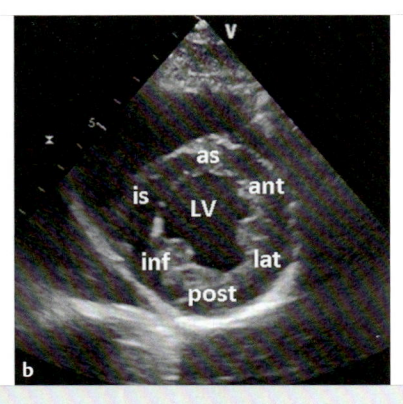

Abb. 25.26 Parasternale kurze Achse.
a Ausgehend von der parasternalen Längsachse wird die Position gehalten und der Schallkopf 90° im Uhrzeigersinn rotiert. Durch Fächern können die verschiedenen Querschnitte auf jeder Höhe dargestellt werden.
b Darstellung der parasternalen kurzen Achse.

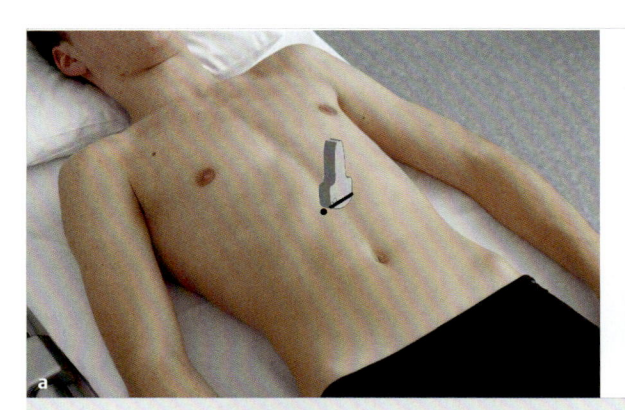

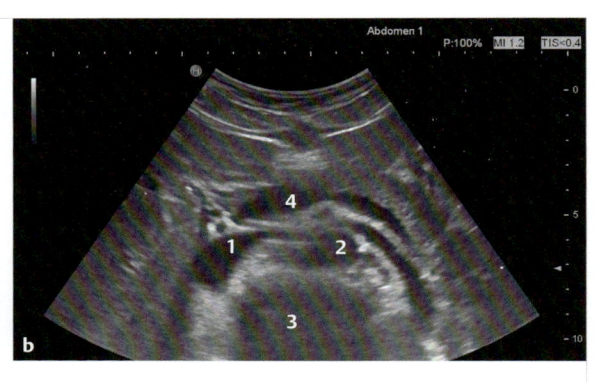

Abb. 25.27 Querschnitt der V. cava inferior subxiphoidal.
a Patient in Rückenlage. Querschnitt über der Vena cava.
b Darstellung der V. cava inferior im Oberbauchquerschnitt. 1 = Vena cava, 2 = Aorta, 3 = Wirbelsäule, 4 = Confluens.

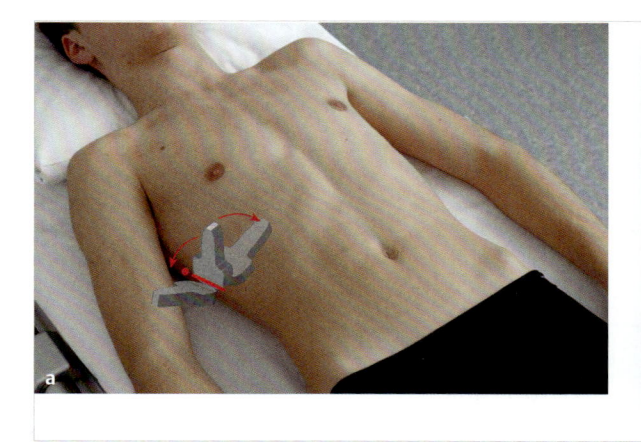

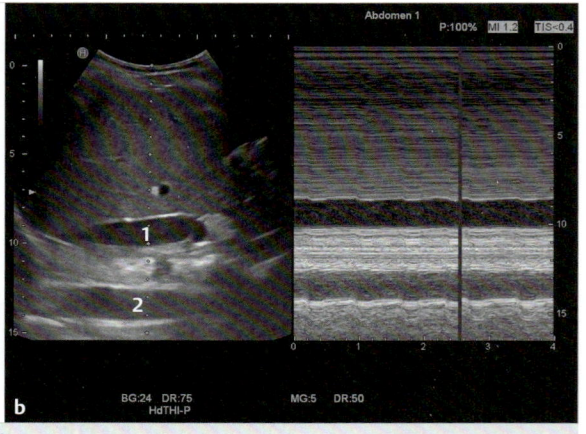

Abb. 25.28 V. cava inferior im Flankenschnitt rechts.
a Rückenlage des Patienten, Arm ggf. angehoben. Leichte Rotation des Schallkopfes im Gegenuhrzeigersinn, um im Interkostalraum zu schallen. Einstellung des größten V.-cava-Durchmessers durch Kippen des Schallkopfes.
b Darstellung der V. cava inferior im Längsschnitt mit M-Mode zur Darstellung der respiratorischen Variabilität. 1 = Vena cava, 2 = Aorta.

- auf Höhe Aortenklappe: der linke Vorhof, die Aortenklappe, der rechte Vorhof, die Trikuspidalklappe, der RVOT, die Pulmonalklappe (aortales Segel);
- auf Höhe Mitralklappe: linker Ventrikel (Querschnitt), Mitralklappe, rechter Ventrikel (Querschnitt), Septum interventriculare (IVS);
- auf Höhe Papillarmuskeln: linker Ventrikel (Querschnitt), Papillarmuskeln, rechter Ventrikel (Querschnitt), IVS.
- Der Marker ist zur linken Schulter des Patienten gerichtet.

▶ **Darstellung der V. cava inferior mit dem Konvexschallkopf.** Alternativen zur „kardiologischen" Schnittebene der VCI sind die Darstellungen der VCI mit einer Abdomensonde (Konvexsonde 2–5 MHz) im Oberbauchquerschnitt, Oberbauchsagittalschnitt und im Flankenschnitt rechts.
- **Oberbauchquerschnitt** (▶ Abb. 25.27): Die VCI kann als „liegende Träne" rechts neben der kreisrunden Aorta dargestellt werden. Die VCI ist mit etwas Druck komprimierbar.
- **Flankenschnitt rechts** (▶ Abb. 25.28 a und b): In der mittleren Axillarlinie kann im Sagittalschnitt (Markierung nach kranial) die V. cava am Unterrand der Leber mit Einmündung der Lebervenen dargestellt werden.

Für das notfallmedizinische Management ist nicht nur die Beurteilung der Morphologie, sondern insbesondere auch der Bewegung des Herzens im B-Bild entscheidend. Nur so können die 4 eingangs formulierten Fragen sinnvoll beantwortet werden.

25.7.2 Liegt ein Perikarderguss oder eine Perikardtamponade vor?

Perikardiale (zirkuläre) Flüssigkeit ist die Voraussetzung für die Entwicklung einer Perikardtamponade. Diese kann in jeder Schallkopfposition nachgewiesen werden. In der „Parasternalen langen Achse" ist der Flüssigkeitssaum zwischen Herz (posteriore Wand des linken Ventrikels) und Aorta descendens (Querschnitt). Befindet sich Flüssigkeit dorsal der Aorta descendens, muss von einem Pleuraerguss ausgegangen werden.

25.7.3 Wie ist der Füllungszustand und wie reagiert der Kreislauf auf Volumen?

Das Lumen der V. cava inferior hängt von der intravasalen Füllung, vom rechtsatrialen und intrathorakalen Druck ab. Entsprechend werden der Durchmesser und die Kollapsneigung der VCI bei Inspiration (Spontanatmung) zur Abschätzung des zentralvenösen Druckes verwendet (▶ Tab. 25.1).

25.7.4 Wie sind die Größen und Größenverhältnisse beider Ventrikel?

Das Größenverhältnis von rechtem zu linkem Ventrikel ist normalerweise 0,6 : 1,0. Erreicht oder übersteigt dieses Verhältnis 1 : 1, ist dies ein Hinweis für eine Rechtsherzbelastung (z. B. bei hämodynamisch relevanter Lungenembolie).

25.7.5 Wie ist die Funktion des linken und rechten Ventrikels?

Die Funktion beider Ventrikel hängt – unter anderem – von der longitudinalen Verkürzung, der konzentrischen Verkürzung und der Myokardverdickung während der Systole ab. Die daraus entstehende globale Funktion beider Ventrikel kann visuell geschätzt werden (hyperkinetisch – normal – leicht eingeschränkt – mittelschwer eingeschränkt – schwer eingeschränkt) oder gemessen werden (TAPSE, MAPSE, EF usw.). Leicht und mittelschwer eingeschränkt können allerdings nicht immer sicher abgegrenzt werden.

25.8 Interventionelle Sonografie

Mittels Ultraschall kann die Treffsicherheit bei Punktionen erhöht werden, zudem kann die Sicherheit bei Interventionen verbessert und die Komplikationsrate vermindert werden. Dazu gehören Gefäßzugänge, Parazentese, Pleura- und Aszitespunktionen, Abszessdrainagen und ultraschallgesteuerte Nervenblockaden.

Tab. 25.1 Zusammenhang zwischen dem dargestellten Durchmesser der V. cava inferior und dem zentralvenösen Druck.

Durchmesser V. cava	Prozentualer Kollaps der V. cava während Inspiration	Zentralvenöser Druck (mmHg)
< 1,5 cm	totaler Kollaps	0–5
1,5–2,5 cm	> 50 %	5–10
1,5–2,5 cm	< 50 %	11–15
> 2,5 cm	< 50 %	16–20
> 2,5 cm	keine Änderung	> 20

Dieses Kapitel gibt eine Übersicht über die wichtigsten Grundprinzipien im Bereich der interventionellen Sonografie.

▶ **Auswahl des Schallkopfes.** Linearschallkopf (8–10 MHz), ggf. bei Aszitespunktionen auch Konvexschallkopf. Für ein steriles Arbeiten werden sterile Sondenabdeckungen benötigt.

25.8.1 Gefäßzugänge

Das Auffinden des entsprechenden Gefäßes erfolgt mittels Ultraschall. Die Unterscheidung Arterie/Vene beruht auf: Komprimierbarkeit, Farbdoppler, ggf. PW-Doppler.

Das Gefäß kann aufgefunden, markiert und anschließend ohne Ultraschall punktiert werden, oder der Gefäßzugang erfolgt unter Ultraschallkontrolle. Hierbei unterscheidet man prinzipiell einen „Querschnitt"-Zugang versus „Längsschnitt"-Zugang.

▶ **„Querschnitt"** (▶ Abb. 25.29). Der Schallkopf wird so gehalten, dass man das Gefäß im Querdurchmesser darstellt. Das Gefäß sollte mittig eingestellt werden. Anschließend erfolgen die Desinfektion der Punktionsstelle und das Einbringen der Nadel über dem Gefäß. Sobald die Spitze der Nadel auf dem Monitor sichtbar ist, muss der Schallkopf weiter nach distal bewegt werden, anschließend wieder die Nadel, bis die Nadel im Gefäß ist. Nur so kann die Spitze genau kontrolliert werden und eine Perforation der Gefäßhinterwand vermieden werden.

▶ **„Längsschnitt"** (▶ Abb. 25.30). Der Schallkopf wird so positioniert, dass man einen Längsschnitt des Gefäßes

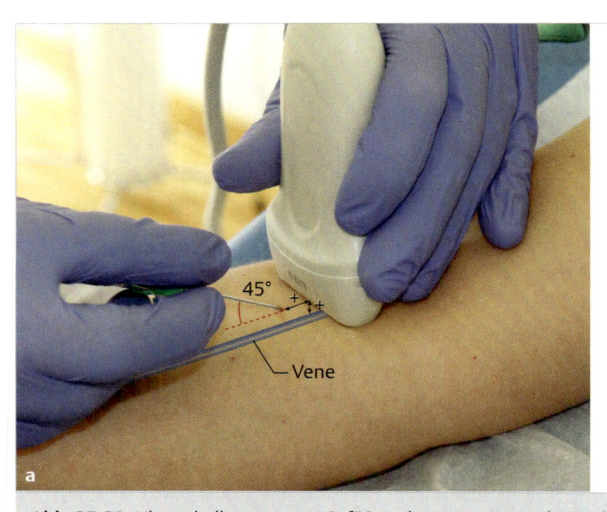

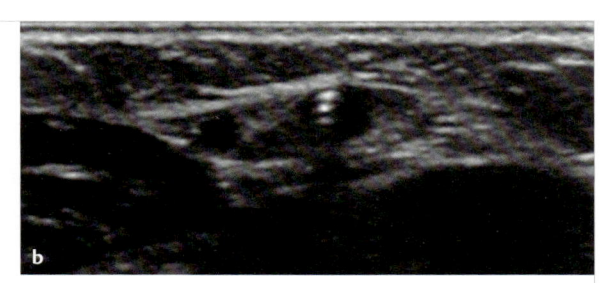

Abb. 25.29 Ultraschallgesteuerte Gefäßpunktion im Querschnitt. (Mit freundlicher Genehmigung von R. Horn, Savognin)
a Punktion in der Ellenbeuge. Einstich im 45°-Winkel zur Haut. Die Einstichstelle befindet sich gleich weit (x) von der Sonde entfernt wie die Vene in der Tiefe liegt (x). So wird die Vene meistens problemlos getroffen.
b Punktion der V. brachialis. Die oberen Punkte entsprechen der Kanülenspitze, der untere Punkt ist ein Wiederholungsartefakt.

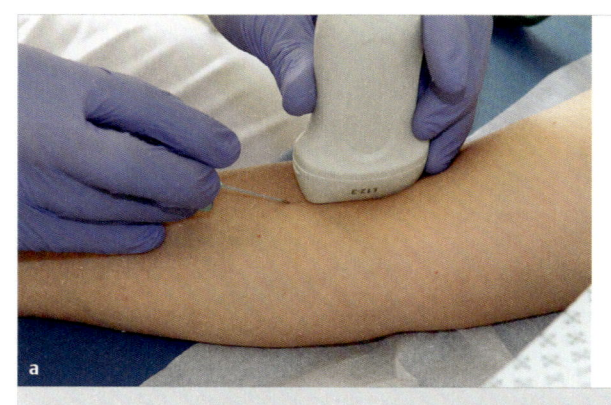

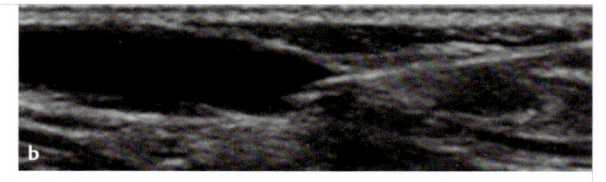

Abb. 25.30 Ultraschallgesteuerte Gefäßpunktion im Längsschnitt. (Mit freundlicher Genehmigung von R. Horn, Savognin)
a Punktion in der Ellenbeuge.
b Punktion V. brachialis. Die Kanüle befindet sich in der Vene.

sieht. Anschließend erfolgen die Desinfektion und das Einbringen der Nadel, dann langsames Vorschieben unter Sicht bis in das Gefäß.

Gefahr beim „Längsschnitt"-Zugang:
- Die Arterie kann mit der Vene verwechselt werden, da immer nur ein Gefäß auf dem Monitor sichtbar ist und ein ungewolltes seitliches Verrutschen möglich ist. Daher vor dem Einbringen der Nadel noch einmal die Anatomie kontrollieren.
- Der Schallkopf muss akkurat über der Ebene gehalten werden, in der die Nadel eingebracht wird.

> **Vorsicht** ⚠
>
> Für ultraschallgesteuert eingelegte periphere Venenzugänge sollte eine ausreichende Katheterlänge verwendet werden, da häufig tiefere Venen als beim offenen Zugang genutzt werden und sonst eine Dislokation bei Bewegung schnell möglich ist.

25.8.2 Punktion von Aszites

Die Punktion von Aszites kann aus therapeutischen oder diagnostischen Gründen erfolgen. In der Regel wird der 3,5-MHz-„Abdomenschallkopf" verwendet.

Der Ort der größten Aszitesmenge wird aufgesucht und wenn möglich, sollte dann unter sterilen Bedingungen die Punktion „in plane", d. h. unter Sicht, durchgeführt werden.

> **Vorsicht** ⚠
>
> Darstellen der epigastrischen Gefäße mittels Doppler, um eine Verletzung zu vermeiden!

▶ Einsenden des Materials und Analyse von:
- Hämatologie (Zellzahl)
- klinischer Chemie (Eiweiß, Lipase, Cholesterin, Triglyzeride, Glukose, Harnstoff, Kreatinin, LDH)
- Zytologie bei V. a. malignen Aszites
- Mikrobiologie (anaerobe und aerobe Blutkulturflaschen, Gramfärbung, Kultur, ggf. PCR)

25.8.3 Punktion von Pleuraerguss

Auch die Punktion von Pleuraerguss erfolgt aufgrund diagnostischer oder therapeutischer Aspekte. Es wird der 3,5-MHz-„Abdomenschallkopf" verwendet, ggf. kann zur genaueren Beurteilung von Pleura-/Lungenbefunden auch der 8- bis 10-MHz Linearschallkopf eingesetzt werden.

Der Patient befindet sich idealerweise in sitzender Position. Anschließend erfolgt das Auffinden der idealen Punktionsstelle mit größter Ergussmenge. Bei großen Flüssigkeitsmengen kann der Punktionsort markiert werden („Out-of-Plane"-Punktion), um dann unter sterilen Bedingungen die Punktion am Oberrand der Rippe durchzuführen. Sonst empfiehlt sich eine sterile Punktion unter Sicht („In-Plane"-Punktion).

> **Vorsicht** ⚠
>
> Der Pneumothorax ist die häufigste Komplikation und wird oft erst 1 – 2 Stunden später symptomatisch. Bei der Punktion sollte eine Verletzung des Lungengewebes vermieden werden und ein geschlossenes Punktionssystem verwendet werden.

▶ Einsenden des Materials und Analyse von:
- Hämatologie (Zellzahl und Zelldifferenzierung)
- klinischer Chemie (Eiweiß, Lipase, Glukose, LDH, pH-Wert)
- Zytologie bei V. a. malignen Erguss
- Mikrobiologie (Kultur, Gramfärbung, ggf. PCR)

25.8.4 Punktion von Perikarderguss

Es wird ein 3,5-MHz-Schallkopf oder besser der Sektorschallkopf für die Echokardiografie verwendet.

Optimal ist eine halbsitzende Position des Patienten. Anschließend wird am Ort der größten „Ergusstiefe" (zumeist an der Herzspitze) eine sterile ultraschallgesteuerte Punktion unter Sicht („in plane") durchgeführt. Parallel erfolgen ein EKG-Monitoring und eine Sedierung des Patienten.

▶ Einsenden des Materials und Analyse von:
- Hämatologie (Zellzahl und Zelldifferenzierung)
- klinischer Chemie (Eiweiß, LDH, Cholesterin)
- Mikrobiologie (Gramfärbung, Kultur, ggf. PCR)
- Zytologie bei V. a. malignen Erguss

25.8.5 Punktion von Flüssigkeitskollektionen in Weichteilen

Für oberflächliches Gewebe wird der 8- bis 10-MHz-Linearschallkopf verwendet.

Je nach Lokalisation sollte die Punktion unter Sicht („in plane") unter sterilen Bedingungen erfolgen. Einsenden des Materials zur weiteren Analyse.

Mithilfe der Sonografie können subkutane Prozesse hinsichtlich ihrer Ausdehnung und Liquidität beurteilt werden. Mit der Punktion können Abszess, Hämatom und Serom unterschieden werden. Je nach Erscheinungsbild im Ultraschall kann man zwischen Erysipel, Phlegmone oder nekrotisierender Fasziitis differenzieren.

Teil VII
Ausblick Aufbaumodule

26	**Einleitung** *W. Blank*	*198*
27	**Aufbaumodul Thorax** *W. Blank*	*199*
28	**Aufbaumodule Exhokardiografie**	*206*
29	**Nachwort** *B. Hogan*	*220*

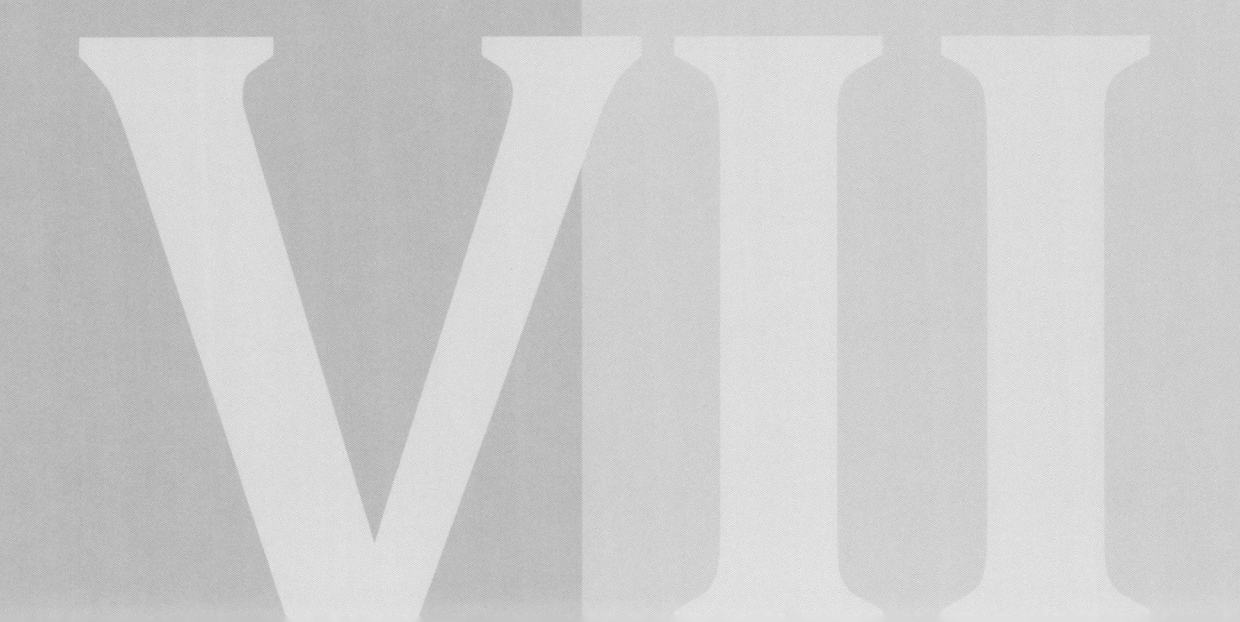

26 Einleitung

W. Blank

In den vorangehenden Kapiteln finden sich Informationen zur Notfallsonografie, die dem Lernzielkatalog für das Zertifikat Notfallsonografie entsprechen, aber auch Inhalte, die über das dafür notwendige Basiswissen hinausgehen. In den Kursen zur Basisnotfallsonografie sollten allerdings nur die im Lernzielkatalog (Kap. 1 „Kursbuchinhalt") genannten Ausbildungsinhalte vermittelt werden, um vielen jungen Ärzten einen raschen und doch qualifizierten Einstieg in die Sonografie zu ermöglichen.

Das Erlernen dieser Basisfertigkeiten in der Notfallsonografie ist der erste Schritt, der durch supervidierende, in der Notfallsonografie erfahrene Ärzte begleitet werden muss. Diese Ärzte müssen über tiefer gehende sonografische Kenntnisse verfügen, um weitere wichtige Krankheitsbilder der Notfallmedizin erkennen zu können. Dazu werden noch zu definierende Aufbaumodule erstellt, um die sonografischen Fertigkeiten in einzelnen Fachgebieten (Abdomen, Lunge, Herz, Gefäße) zu vertiefen und zu verfeinern und weitere Bereiche der Notfallmedizin wie den Bewegungsapparat zu erschließen.

Einzelne relevante Themen der Aufbaumodule wurden schon in den vorangehenden Kapiteln erwähnt, weitere folgen beispielhaft in den nächsten 2 Kapiteln.

Das Aufbaumodul Thorax wird in allen für die Notfallmedizin relevanten Inhalten dargestellt, gefolgt vom Kapitel Echokardiografie mit erweiterter Untersuchungstechnik und Darstellung der Klappendysfunktionen.

27 Aufbaumodul Thorax

W. Blank

27.1 Sonografisch darstellbare Erkrankungen

Schmerzen oder Beschwerden im Bereich des Thorax führen häufig zum Aufsuchen einer Notaufnahme. Neben kardialen Ursachen ist eine Vielzahl von Erkrankungen zu bedenken und oft durch eine Notfallultraschalluntersuchung zu klären. Eine entsprechende Therapie einschließlich interventioneller Maßnahmen kann unverzüglich eingeleitet werden. Das Spektrum der sonografisch darstellbaren Erkrankungen reicht von den im Basiscurriculum schon erwähnten Pleuraerguss und Pneumothorax über das Lungenödem, die Pneumonie, die Lungenembolie bis zu traumatischen Ereignissen wie Rippenfrakturen, Verletzungen der Thoraxwand oder Lungenkontusionen (▶ Tab. 27.1).

Knochen und Luft sind als „Feinde" der Ultraschallwellen bekannt: undurchlässig und schallauslöschend. Darauf beruht das immer noch weit verbreitete Vorurteil, dass mit der Sonografie im Bereich des Thorax nicht viel zu erreichen ist.

27.2 Gerätetechnische Voraussetzungen und Untersuchungsvorgang

▶ **Schallsonden.** Für die Untersuchung an der Thoraxwand werden keine speziellen Schallsonden benötigt. Mit einer konvexen und einer linearen Schallsonden, wie sie z. B. für das Abdomen (3–4 MHz) oder die Halsweichteile (5–10 MHz) verwendet werden, ist man ausreichend ausgerüstet.

Die Thoraxwand einschließlich der oberen Thoraxapertur und der Achselhöhlen ist mit kleinen hochauflösenden und handlichen Schallsonden und moderner Ultraschalltechnologie exzellent untersuchbar. Unterschiedliche Gewebestrukturen wie Subkutis, Muskulatur, Gefäße, Nerven, Lymphknoten, Knochen und Pleura sind bei einer ausgefeilten Untersuchungstechnik detailliert wie mit keiner anderen Bildgebung darstellbar.

▶ **Lunge.** An der Lunge selbst ist die Sonografie physikalisch und anatomisch limitiert. Die gesunde Lunge zeigt sich als Oberflächenreflex (Summationseffekt aus Pleura visceralis und lufthaltigen Lungenbläschen) und ist durch ihre Bewegung von der Pleura parietalis abgrenzbar (Gleitzeichen der Lunge bei tiefer Atemexkursion). Die Einsicht in die gesunde Lunge ist nicht möglich. Pathologische Lungenprozesse können jedoch dargestellt werden, wenn sie die viszerale Pleura erreichen oder durch ein schallleitendes Medium (Pleuraerguss, Atelektase) zugänglich sind.

▶ **Thorax.** Die Ultraschalluntersuchung des Thorax kann bei akuter Symptomatik (Schmerzen, Luftnot, Fieber, obere Einflussstauung) durchaus auch primär erfolgen und in der präklinischen Phase und in der Notaufnahmeds bildgebende Verfahren der ersten Wahl [3], [14] – vor der Röntgenuntersuchung – sein.

Die Notfallsonografie am Thorax hat sich lange Zeit auf den Nachweis von Pleuraergüssen [13] und Pneumothorax [6] konzentriert. Mittlerweile ist die Datenlage auch für weitere Erkrankungen geklärt: Ultraschall kann routinemäßig als primäre Methode beim inspiratorischen Pleuraschmerz, bei Dyspnoe und/oder Fieber mit vermuteter pulmonaler Ursache eingesetzt werden.

27.3 Pleuraerguss und -empyem

▶ **Pleuraerguss.** Pleuraergüsse sind als liquide Formationen meist echofrei, wenn sie keine korpuskulären Elemente enthalten, die Pleura begrenzt dabei die Ergüsse scharf. Sie können sonografisch sehr gut nachgewiesen werden, bei kleinsten Ergüssen im Randwinkel oder parallel zur Pleura ist die Abgrenzung zu echoarmen Pleuraverdickungen nicht immer eindeutig. Bei Atembewegungen erfährt der Erguss eine Formveränderung, zusätzlich kann durch die Flüssigkeitsverschiebung im Erguss ein Farbdopplersignal abgeleitet werden (Color-Doppler Fluid Sign) (▶ Abb. 27.1).

Sonografisch sind am sitzenden Patienten Ergüsse schon ab 5 ml basal im Winkel zwischen Rippen und Dia-

Tab. 27.1 Aufbaumodul Thorax
Ausbildungsinhalte
• Grundlagen der Thorax- und Lungensonografie
• Indikationen der Thorax- und Lungensonografie (optional Trachea)
• Untersuchungstechnik / Normalbefunde (obere Thoraxapertur, Thoraxwand, Lunge, optional Trachea)
Pathologie
• Optional Trachea und Ösophagus
• Thoraxwand einschließlich obere Thoraxapertur (Weichteile, Rippenfrakturen)
• Pleuraerguss und Differenzialdiagnosen
• Lungenödem – interstitielles Syndrom
• Pneumonie und Differenzialdiagnosen
• Lungenembolie und Differenzialdiagnosen
• Differenzialdiagnose Dyspnoe (Algorithmus)
• Thoraxtrauma
• Interventionen am Thorax, der Lunge und optional Trachea

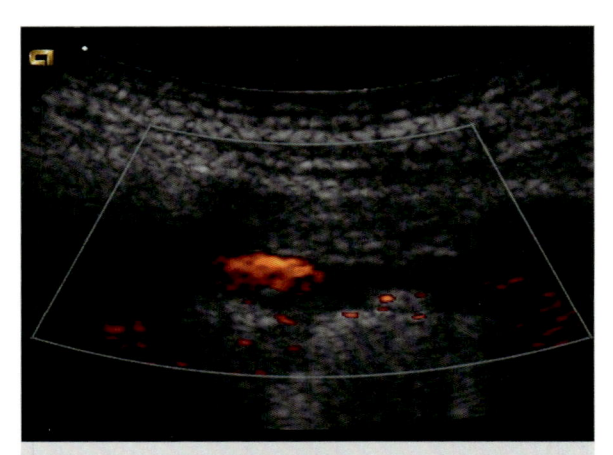

Abb. 27.1 Ein schmaler Flüssigkeitssaum lässt sich durch ein Bewegungsartefakt (Color-Doppler Fluid Sign) sicher erkennen und von einer Pleuraschwarte differenzieren. Die Lunge zeigt fokale echoarme Konsolidierungen.

phragma sicher darstellbar. Die radiologische Nachweisgrenze in der Thoraxübersicht liegt bei mindestens 150 ml. Sonografische Verfahren zur Volumenschätzung eines Pleuraergusses unterscheiden sich hinsichtlich der Genauigkeit und der Praktikabilität. In der Praxis genügt ein leicht anwendbares, zeitsparendes Verfahren, bei dem die laterale Ergusshöhe an der Thoraxwand im Sitzen gemessen wird. Dieser Wert in Zentimetern multipliziert mit dem empirischen Faktor 90 ergibt die Ergussmenge in Milliliter. Kleine Ergüsse werden mit dieser Näherungsformel etwas überschätzt (s. Kap. 24.2.4).

Zur genauen differenzialdiagnostischen Einschätzung (Blut, Infekt) sind die sonografisch geführte perkutane Punktion und ggf. die Thorakozentese auch bettseitig möglich (▶ Abb. 27.2). Eine Einteilung des Pleuraergusses zeigt ▶ Tab. 27.2.

▶ **Pleuradrainage.** Maligne, blutige und entzündliche Pleuraergüsse können bei gegebener Indikation durch eine sonografisch gesteuerte perkutane Pleuradrainage in der Regel schnell, sicher und ohne Strahlenbelastung erfolgreich therapiert werden. Parapneumonische Flüssigkeitsansammlungen sollten bei beginnender Septenbildung und pH-Werten < 7,2 frühzeitig mit einer Pleuradrainage versorgt werden.

▶ **Pleuraempyem.** Pleuraempyeme stellen sich sonografisch wie abgekapselte, bei Umlagerung nicht frei auslaufende Ergüsse dar. Sie sind häufig echogen und relativ homogen und weisen oft Septierungen auf. Die Pleura ist meist verdickt. Zeigen sich Lufteinschlüsse, muss differenzialdiagnostisch an einen Lungenabszess gedacht werden. Die sonografisch gezielte transthorakale Drainage ist heute Standard in der Therapie des Pleuraempyems.

> **Merke**
>
> Die frühzeitige diagnostische Sicherung des Pleuraempyems ist wichtig, da nur in der akuten Phase (1.–4. Woche) mit einem Erfolg der perkutanen Therapie zu rechnen ist (Erfolgsrate 72 – 88 %) [2].

27.4 Pneumothorax nach Punktionen, Traumen oder spontan

Dies ist Bestandteil des Basiscurriculums und in Kap. 9 und Kap. 22 dargestellt (▶ Abb. 27.3) [6].

27.5 Lungenkonsolidierungen

Die häufigsten subpleuralen Lungenkonsolidierungen (Pneumonie, Pleuritis, Lungenembolie) können sonografisch gut erkannt und aufgrund typischer Sonomorphologie meist gut differenziert werden.

27.5.1 Pleuritis sicca

Die Pleuritis sicca tritt in der Regel im Rahmen von viralen Infekten auf und kann klinisch bei heftigen thorakalen Schmerzen schwierig zu diagnostizieren sein, da sie eine von vielen differenzialdiagnostischen Möglichkeiten des akuten Thoraxschmerzes ist. Nicht selten wird eine Pleuritis aufgrund ihrer unspezifischen Symptome zunächst als akutes Koronarsyndrom fehldiagnostiziert. Das Röntgenbild ist oft unauffällig. Sonografisch lassen sich typische Veränderungen darstellen: Millimeterschmale Ergussfilme zwischen den Pleuraschichten sind oft (64 %)

Tab. 27.2 Einteilung des Pleuraergusses (PLE) (Quelle: [5]).

	Unkomplizierter PLE	Komplizierter PLE	Empyem
Pleuraoberfläche	dünn	verdickt, Septen, Kammern	verdickt, Septen, Kammern
Pleurapunktat	klar	trüb	eitrig
pH	> 7,3	7,1 – 7,2	< 7,1
LDH	< 500	> 1000	> 1000
Glukose mg/dl	> 60	< 40	< 40
Zytologie	Neutrophile +	Neutrophile ++	Neutrophile +++
Mikrobiologie	steril	selten positiv	häufig positiv

27.5 Lungenkonsolidierungen

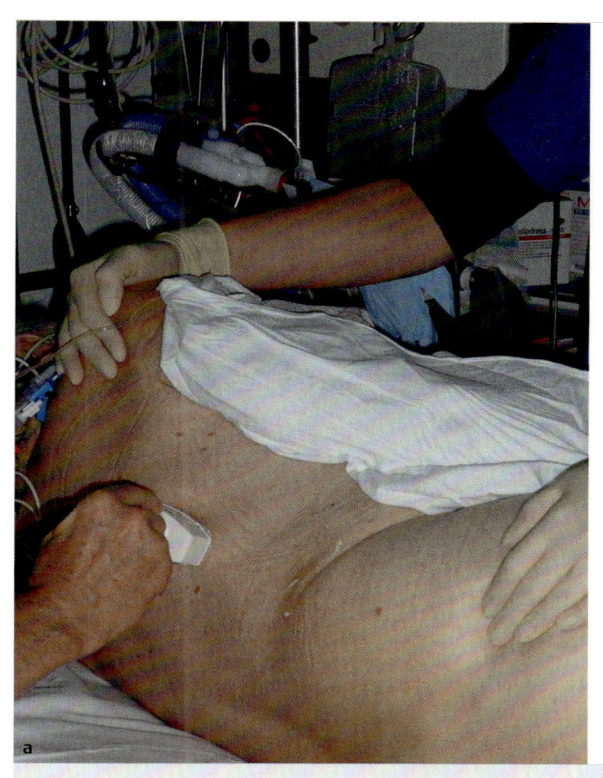

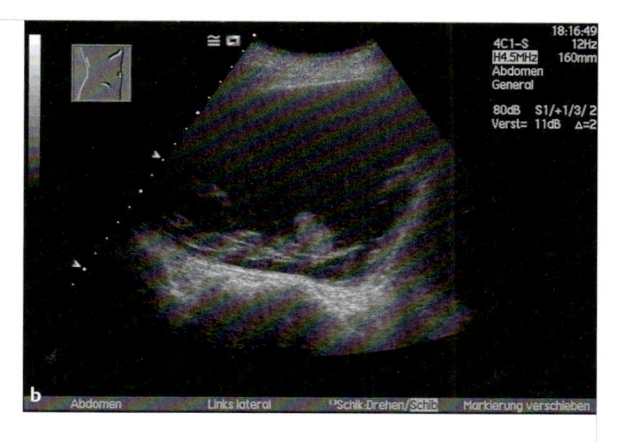

Abb. 27.2 Sonografie des Pleuraergusses.
a Sonografische Thoraxuntersuchung am liegenden Intensivpatienten.
b Ein großer Pleuraerguss ohne Septierungen und komprimierte Lunge.

erkennbar (▶ Abb. 27.1). Die atemabhängige Verformung des fokalen Ergusses erlaubt die wichtige Differenzierung von subpleuralem Fett oder Schwartenbildung. Farbdopplersonografisch zeigt sich dabei das sog. „Fluid Sign". Meist (90 %) erkennt man eine echoarme, unregelmäßig verdickte Pleura parietalis. Mit hochauflösenden Sonden sind auch wenige Millimeter breite, echoarme subpleurale Lungeninfiltrationen (2 – 20 mm) darstellbar [4].

27.5.2 Pneumonie

Eine Pneumonie wird traditionell bei Fieber und Dyspnoe mit dem Stethoskop diagnostiziert und im Thoraxröntgen dokumentiert.

Eine Pneumonie ist dann sonografisch darstellbar, wenn sie die Pleura visceralis erreicht. Zu Beginn der Erkrankung, in der Phase der Anschoppung, ist der pneumonische Herd meist echoarm und leberähnlich. Er ist unregelmäßig konfiguriert und nicht segmental begrenzt wie der Lungeninfarkt. In 87 % zeigt sich das sog. Bronchoaerogramm (intensive Reflexbänder mit baumartiger Verästelung) (▶ Abb. 27.4a). Im Verlauf der Erkrankung nehmen die Inhomogenitäten im Bereich des pneumonischen Infiltrates zu. Das nur bei jedem fünften Patienten nachweisbare Bronchofluidogramm weist auf eine poststenotische Pneumonie hin (▶ Abb. 27.5). Echolose tubuläre Strukturen im Verlauf des Bronchialbaumes sind darstellbar.

Im Verlauf der Erkrankung nehmen die Inhomogenitäten im Bereich des pneumonischen Infiltrates zu. Die Pneumonie verdämmert zunehmend im Ultraschallbild. Die Wiederbelüftung korreliert gut mit dem klinischen Verlauf.

In der Farbdopplersonografie sind die pneumonischen Infiltrate typischerweise gleichmäßig, bäumchenartig sowie verstärkt durchblutet und bis an den Rand der Lunge nachweisbar (▶ Abb. 27.4b). Bei letzten Zweifeln kann die kontrastverstärkte Ultraschalluntersuchung weiterhelfen.

Neuere Studien zeigen, dass sonografisch bis zu 25 % mehr Pneumonien erkannt werden als im Thoraxröntgen, wobei die CT als Referenzmethode diente [11], [12].

> **Merke**
>
> In der Notaufnahme sollte nach dem Stethoskop zum Schallkopf gegriffen werden [8]. Zentrale Pneumonien entgehen allerdings der Sonografie.

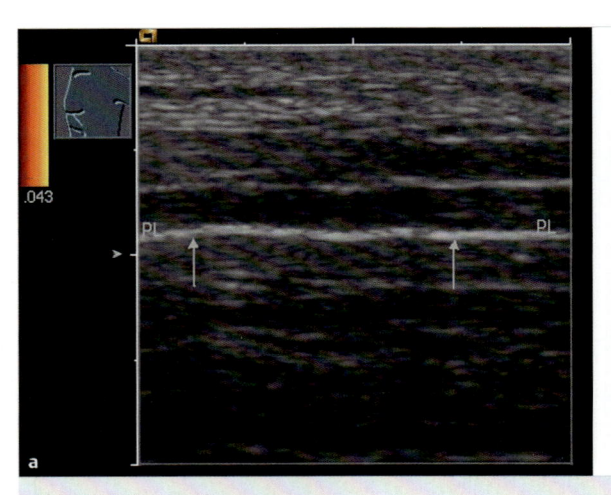

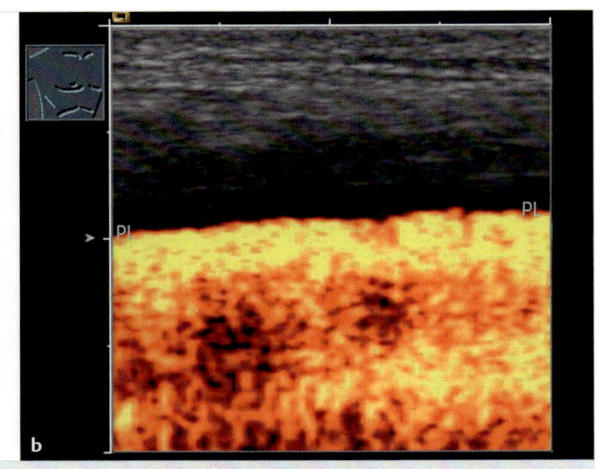

Abb. 27.3 Pneumothorax.
a Das fehlende Gleitzeichen der Lunge kann durch das fehlende Farbartefakt im Power-Doppler auch im stehenden Bild dokumentiert werden. Fehlende Kometenschweifartefakte und grobe Wiederholungsartefakte untermauern die Diagnose.
b Die gesunde Lunge zeigt ein deutliches Bewegungsartefakt als Hinweis auf eine sich bewegende Lunge.

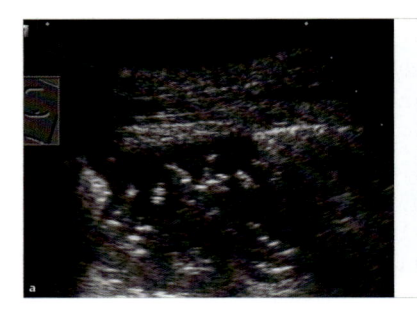

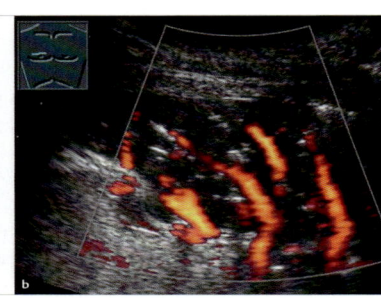

Abb. 27.4 Pneumonisches Infiltrat.
a Homogenes echoarmes pneumonisches Areal mit ausgeprägtem Bronchoaerogramm.
b Gleichmäßige harmonische Gefäße sprechen gegen einen Tumor.

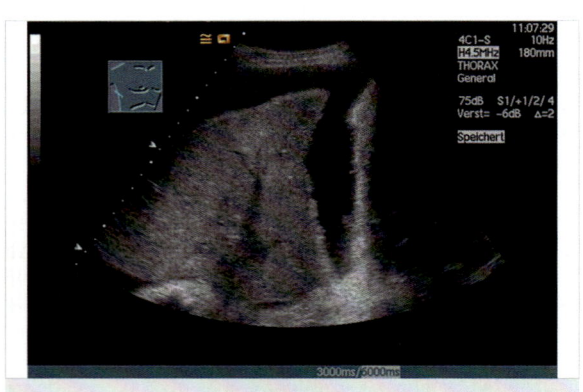

Abb. 27.5 Klinisch bestand eine ausgeprägte Dyspnoe. Sonografisch wenig Pleuraerguss und eine große Lungenkonsolidierung. Da keinerlei lufthaltige Bronchien zu erkennen sind, muss eine zentrale Belüftungsstörung bestehen. Bronchoskopisch fand sich ein zentraler Tumor.

27.5.3 Lungenembolie

Lungenembolien (LE) werden zu häufig erst post mortem korrekt diagnostiziert. Die klinischen Befunde (Dyspnoe, Thoraxschmerz und Hämoptysen) sind wenig sensitiv und oft unspezifisch. Ein ideales Untersuchungsverfahren (genau, treffsicher, schnell einsetzbar, kosteneffizient und breit verfügbar) existiert nicht. Auch die Spiralcomputertomografie erfüllt die oben genannten Kriterien nicht vollständig. Sie ist zwar exzellent im direkten Thrombusnachweis (Sensitivität 90%), die Treffsicherheit nimmt im subsegmentalen Bereich jedoch ab. Hier hat sich die transthorakale Sonografie als eine hervorragende Methode (Sensitivität 77–98%) entwickelt. In einer Multicenterstudie an 352 Patienten konnte gezeigt werden, dass bei 74% der Patienten mit gesicherter LE mittels Thoraxsonografie sehr typische subpleurale Lungeninfarkte bzw. Hämorrhagien bei einer Spezifität von 95% darstellbar sind.

▶ **Charakteristika.** Diese Läsionen sind zur Pleura ausgerichtet, sonografisch echoarm, homogen, am Anfang eher gerundet, im weiteren Verlauf trianguär und gröber strukturiert. Die Mehrzahl der Lungeninfarzierungen ist

27.6 Lungenödem – Interstitielles Syndrom

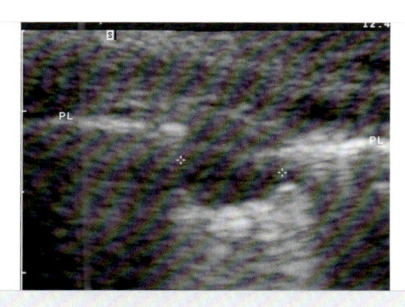

Abb. 27.6 Frische Lungenembolie. Gerundeter, echoarmer, zur Pleura etwas vorgewölbter Herd (12 mm). 3 weitere Herde fanden sich beidseits in den basalen Lungenabschnitten.

in den dorsobasalen Lungenabschnitten zu finden und zeigt eine durchschnittliche Größe von etwa 15 mm (▶ Abb. 27.6). Läsionen unter 5 mm sollten nicht gewertet werden [7].

In einer aktuellen Metanalyse von 5 Studien an 652 Patienten beträgt die gepoolte Sensitivität 80 % und die Spezifität 93 % [10].

▶ **Stellenwert der bildgebenden Verfahren.** In der Bildgebung der Lungenembolie haben wir derzeit 2 „Silverstandards", die sich gegenseitig ergänzen und zwar die MS-CT und die Sonografie. Bei letzten Zweifeln kann die kontrastverstärkte Ultraschalluntersuchung weiterhelfen. Wenn man die Thoraxsonografie mit der Kompressionssonografie der Beinvenen und der Echokardiografie kombiniert, liegt die Treffsicherheit über 90 %, was mit der CT auch im Multislice-Verfahren nicht erreicht wird.

> **Merke** M!
>
> In der Notaufnahme, auf der Intensivstation oder in der präklinischen Situation sollte die Sonografie deshalb als erstes bildgebendes Verfahren bei V. a. Lungenembolie eingesetzt werden. Ist eine LE nachweisbar, wird behandelt, wenn nicht, folgt – wenn keine Kontraindikationen bestehen – die MS-CT.

27.6 Lungenödem – Interstitielles Syndrom

▶ **B-Linien.** Durch kardiale Stauung wird vermehrt Flüssigkeit im Lungeninterstitium eingelagert. Dadurch entsteht eine besondere Form von Kometenschweifartefakten, die B-Linien („sound of lung water"). B-Linien sind definiert als laserähnliche echogene Artefakte, die direkt von der viszeralen Pleura ausgehen, sich atemabhängig bewegen und bis an den Unterrand des Bildschirms reichen. Untersucht wird primär vorne im Oberlappen beidseitig, idealerweise auch lateral und basal, also insgesamt 8 Quadranten. Für die Diagnose eines Lungenödems werden 3 oder mehr B-Linien in einem interkostalen Längsschnitt gefordert. Es werden Schallfrequenzen von 3,5 – 5 MHz verwendet, idealerweise erfolgt die Untersuchung mit einer Mikrokonvexsonde (▶ Abb. 27.7).

▶ **Differenzialdiagnose.** Vermehrte B-Linien, als diffuses interstitielles Syndrom bezeichnet, findet man nicht nur bei Linksherzinsuffizienz, sondern auch bei anderen Formen der Überwässerung wie bei der Höhenkrankheit, der Urämie und beim ARDS. Bei Letzterem soll die Verteilung der B-Linien inhomogen sein und dazwischen liegen Areale von normal belüfteter Lunge.

> **Merke** M!
>
> Bei hochgradiger Atemnot kann durch die Darstellung des diffusen interstitiellen Syndroms auch bei polymorbiden Patienten zwischen einem Lungenödem und der Exazerbation einer COPD unterschieden werden, da Letztere eben kein interstitielles Syndrom zeigt.

Ein diffuses interstitielles Syndrom zeigen auch entzündliche und narbige Veränderungen des Lungeninterstitiums wie verschiedene Formen von interstitiellen Lungenkrankheiten, z. B. Pneumonitis, exogen allergische Alveolitis, Sarkoidose usw. Bei diesen sieht man auch Pleuraveränderungen, während beim Lungenödem die Pleura glatt ist. Ein fokales interstitielles Syndrom zeigt sich bei Pleuritis, Pleuranarben, Lungenembolie, Lungenkontusion und Atelektasen [16].

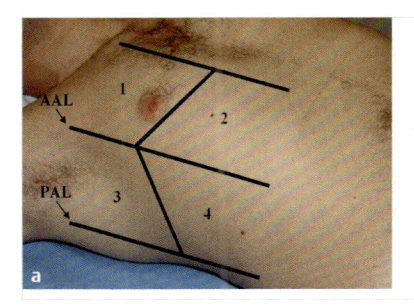

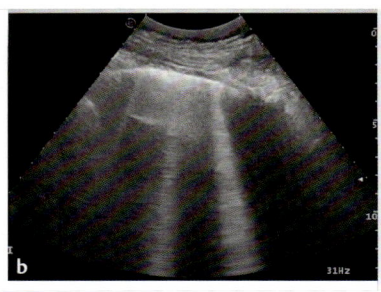

Abb. 27.7 Interstitielles Syndrom.
a Die dargestellten 4 Thoraxregionen werden bei V. a. ein interstitielles Syndrom sonografiert (modifiziert nach Volpicelli). AAL: anteriore Axillarlinie, PAL: posteriore Axillarlinie.
b Bei schwerer Dyspnoe erkennt man im Ultraschallbild multiple B-Linien bei glatter Pleura visceralis als Ausdruck einer Überwässerung der Lunge.

27.7 Sonografie der Weichteile sowie des knöchernen Thorax

Da die Brustwand sonografisch günstig zu erreichen ist, sollte jede unklare Schwellung bzw. jeder unklare Tastbefund zunächst sonografisch abgeklärt werden.

▶ **Liquide und solide Prozesse.** Zunächst kann durch den Ultraschall geklärt werden, ob es sich um solide oder liquide Prozesse handelt. Mittels der Farbdopplersonografie kann eine etwaige Durchblutung nachgewiesen werden. Dabei stellen liquide Formationen wie Hämatome, Serome als auch Abszesse meist weniger ein Problem dar. Durch ihre charakteristischen unterschiedlichen Binnenechostrukturen und die passende Anamnese lassen sie sich meist problemlos zusammen mit der Anamnese differenzieren. Im Zweifel kann durch die sonografisch gesteuerte Punktion die Diagnose gestellt werden.

Deutlich schwieriger ist es, die soliden Raumforderungen der Brustwand sonografisch zu differenzieren. Da diese meist echokomplex sind, ist es oft nötig, die Diagnose durch die gezielte sonografiegesteuerte Punktion zu stellen. Da die Strukturen jedoch oberflächlich liegen, ist die Punktion nicht schwierig und kaum mit Komplikationen verbunden. Mögliche Differenzialdiagnosen reichen vom Lipom, Fibrom über das Sarkom hin bis zu Metastasen und den häufigen Lymphknoten.

Durch infiltratives Wachstum ist es möglich, zwischen malignem und benignem Verhalten zu differenzieren [5].

▶ **Rippen- und Sternumfrakturen.** Rippen- oder Sternumfrakturen sind sonografisch nicht nur deutlich sensitiver darstellbar als im konventionellen Röntgenbild, sondern es werden darüber hinaus auch begleitende Weichteilläsionen, Hämatome und Pleuraergüsse sicher und rasch bildgebend erfasst [1]. Am Schmerzpunkt fällt meist zunächst das kleine begleitende Hämatom auf, in diesem Bereich findet man dann eine Unterbrechung, evtl. eine Stufe des Kortikalisreflexbandes (▶ Abb. 27.8).

27.7.1 Thoraxtrauma

Bei Autounfällen, die zum Tode führen, liegt die tödliche Verletzung zu 30 % im Thorax, in weiteren 18 % liegt eine Kopf- und Thoraxverletzung vor [9]. Gravierende Verletzungen können sonografisch beim penetrierenden und auch beim stumpfen Thoraxtrauma sofort erkannt und interventionell therapiert werden. Die wichtigsten zu erkennenden Prozesse sind hierbei:
- Pleura- und Perikarderguss
- Frakturen der Rippen und des Sternums
- Hämatome der Weichteile einschließlich des Zwerchfells
- Pneumothorax
- Lungenkontusion

Beim stumpfen Thoraxtrauma lassen sich in 18 % Lungenkontusionen sonografisch darstellen [15], [17]. Dies gelingt sonografisch besser als im Röntgenbild. Bei jedem schweren Thoraxtrauma sollte deshalb auch der Schallkopf aufgesetzt werden. Echoarme, bizarr konfigurierte an der Lungenoberfläche gelegene Läsionen – meist mit zusätzlichen kleinen Pleuraergüssen – sind beim Thoraxtrauma sonografisch nachweisbar.

> **Vorsicht** ⚠
>
> Deutliche Einschränkungen der sonografischen Diagnostik ergeben sich allerdings bei einem Hautemphysem, das den Ultraschall absorbiert und keinen Blick in tiefere Regionen erlaubt.

▶ Tab. 27.3 fasst die sonografischen Befunde am Thorax zusammen.

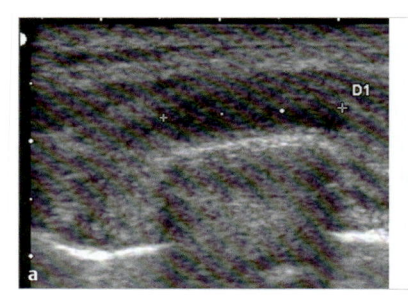

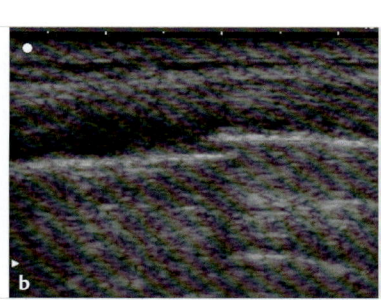

Abb. 27.8 Rippenfraktur.
a Im Querschnitt der Rippe erkennt man ventral ein kleines echoarmes Hämatom, das auf die Frakturstelle hinweist.
b Eine zarte Stufe des echogenen Rippenreflexes sichert die Diagnose.

Tab. 27.3 Sonografische Befunde am Thorax (Quelle: [5]).

Befund	Charakteristika
Pleuraerguss	• Erkennung möglich ab 5 ml • komplizierte Ergüsse sind detektierbar • sonografische Punktion ist komplikationsarm
Pleuritis	• Aufrauung der Pleura • Nachweis des Fluid Sign
Pneumothorax	• Fehlen des Gleitzeichens der Lunge • Nachweis des Farbzeichens
Pneumonie	• echoarm und inhomogen • im Frühstadium oft leberähnlich • unscharf Begrenzung • Nachweis eines Bronchoaerogramms • Primäruntersuchung bei Schwangeren und Kindern
Lungenarterienembolie	• häufig echoarm, triangulär • Nachweis oft dorsobasal und multipel • sehr sensitiv in Kombination mit Echokardiografie und Beinvenensonografie
Knöcherner Thorax	• sensitiver Nachweis von Rippen-/Sternumfrakturen
Weichteile am Thorax	• gute Differenzierung von liquiden und soliden Prozessen • Sonografie gestützte Punktion einfach
Thoraxtrauma	• Lungenkontusionen sind erkennbar

27.8 Literatur

[1] **Bitschnau** R, Gemacher O, Kopf A et al. Ultraschalldiagnostik von Rippen- und Sternumfrakturen. Ultraschall in Med 1997; 18: 158–161
[2] **Blank** W. Interventionen am Thorax. In: Dietrich DF, Nürnberg D, Hrsg. Interventioneller Ultraschall. Stuttgart: Thieme; 2011: 373–385
[3] **Breitkreutz** R, Walcher F, Seeger FH et al. Focused echocardiography in resuscitation management: concept of an advanced life support-confirmed algorithm. Crit Care Med 2007; 35(5 Suppl.): 150–161
[4] **Gemacher** O, Kopf A, Scheier M et al. Ist eine Pleuritis sonographisch darstellbar? Ultraschall Med 1997; 18: 214–219
[5] **Heinzmann** A, Müller T, Blank W. Sonographie bei Lungenerkrankungen. Tägl Prax 2013; 54: 7–17
[6] **Herth** FJ, Eberhardt R, Becker HD et al. Diagnosis of pneumothorax (PTX) by means of transthoracic ultrasound – a prospective trial. Chest 2004; 126: 892
[7] **Mathis** G, Blank W, Reissig A et al. Thoracis ultrasound in diagnosis of pulmonary embolism. A prospective study of 352 patients. Chest 2005; 128: 1531–1538
[8] **Mathis** G. Osterwalder J. Notfallsonographie am Thorax. In: Mathis G, Hrsg. Bildatlas der Lungen- und Pleurasonographie. Heidelberg: Springer; 2010: 250–253
[9] **Ndiaye** A, Chambost M, Chiron M. The fatal injuries of car drivers. Forencic Sci int 2009; 184: 21–27
[10] **Niemann** T, Egelhof T, Bongartz G. Transthoracic sonography for the detection of pulmonary embolism – a meta-analysis. Ultraschall in Med 2009; 30: 150–156
[11] **Parlamento** S, Copetti R et al. Evaluation of lung ultrasound for the diagnosis of pneumonia in ED. Am J Emerg Med 2009; 27: 384–397
[12] **Reissig** A, Copetti R, Mathis G et al. Lung ultrasound in the diagnosis and follow-up of community-aquired pneumonia. A prospective multicenter diagnostic accuracy study. Chest 2012; 142: 965–972
[13] **Reuß** J. Sonographic imaging of the pleura: nearly 30 years experience. Europ J Ultrasound 1996; 3: 125–139
[14] **Seitz** KH, Mauch M, Vasilakis D. Zentrale Patientenaufnahme und Ultraschall. Ultraschall in Med 2006; 27: 309–314
[15] **Tayal** VS, Beatty MA, Marx JA et al. FAST (focussed asessment with sonography in trauma) accurate for cardiac and intraperitoneal injury in penetrating anterior chest trauma. J Ultrasound Med 2004; 23: 467–472
[16] **Volpicelli** G, Elbarbary M, Blaivas M et al. International evidence-based recommendations for point-of-care lung ultrasound. Intensive Care Med 2012; 38: 577–591
[17] **Wüstner** A, Gemacher O, Hämmerle S et al. Ultraschalldiagnostik beim stumpfen Thoraxtrauma. Ultraschall in Med 2005; 26: 285–290

28 Aufbaumodule Echokardiografie

28.1 Anatomie, Normalbefunde, Standardschnitte – Teil 2

A. Hagendorff

Dieses Kapitel baut in modularer Weise auf Kap. 11 auf. Die Kenntnis und Übung der dort beschriebenen Grundlagen werden vorausgesetzt.

28.1.1 Parasternal lange Schnittebene

▶ Abb. 28.1a; s. Kap. 11.

28.1.2 Parasternal kurze Schnittebenen

▶ **Höhe der Papillarmuskeln.** Die kaudale Anlotung in Höhe der Papillarmuskeln (▶ Abb. 28.1b) zeigt normalerweise ein rundes linksventrikuläres Cavum (LV) und einen muskulären breiten Ring des linken Ventrikels, der in 6 60° große Sektoren eingeteilt wird. Beginnend bei 12 Uhr liegt anteroseptal (as), und im Uhrzeigersinn folgend befinden sich die Sektoren anterior (ant), lateral (lat), posterior (post), inferior (inf) und inferoseptal (is). Der Muskelzug zwischen 2 und 4 Uhr ist der anterolaterale Papillarmuskel, der Muskelzug zwischen 7 und 9 Uhr ist der posteromediale Papillarmuskel. Die Schnittebene zeigt insgesamt die apikalen Segmente des linken Ventrikels.

▶ **Höhe der Aortenklappe.** In kranialer Anlotung zeigt sich die Schnittebene der Aortenklappe (▶ Abb. 28.1c). Diastolisch sieht man die geschlossene Aortenklappe zentral im Sektor, gekennzeichnet durch eine „Mercedes-Stern"-artige Struktur. Diese Kommissuren der Aortenklappe (AV) teilen die dreizipflige Taschenklappe in eine ventrale rechtskoronare Tasche zwischen 10 und 2 Uhr, eine linkskoronare Tasche zwischen 2 und 6 Uhr und eine akoronare Tasche zwischen 6 und 10 Uhr. Ventral von der Aortenklappe liegt der rechtsventrikuläre Ausflusstrakt (RVOT). Bei ca. 2 Uhr von der Aortenklappe zeigt sich bei normaler Herzanatomie die Pulmonalklappe (PV), von der nach distal der Truncus pulmonalis einsehbar ist. Hinter der Aortenklappe ist das linke Atrium zu sehen (LA). Bei ca. 7 Uhr von der Aortenklappe zeigt sich das interatriale Septum (IAS). Ventral vom interatrialen Septum ist das rechte Atrium (RA). Bei ca. 10 Uhr von der Aortenklappe zeigt sich das septale Segel der Trikuspidalklappe.

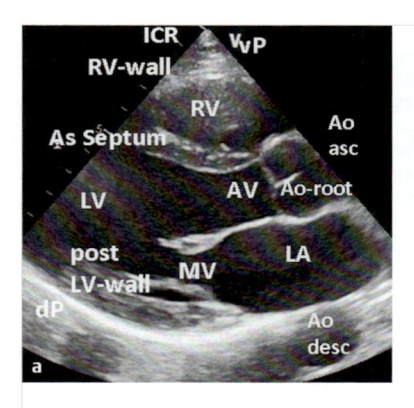

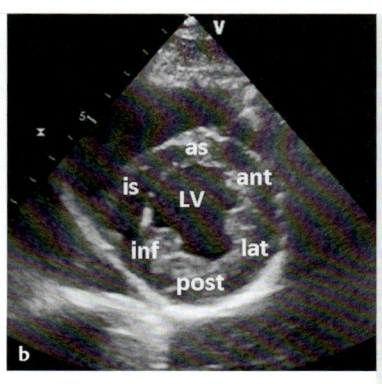

Abb. 28.1 Parasternal lange Schnittebene und parasternal kurze Schnittebenen. Erläuterungen und Abkürzungen s. Text.
a Von der parasternalen Anlotung wird nach Möglichkeit die standardisierte lange Achse eingestellt.
b Parasternaler Kurzachsenschnitt in Höhe der Papillarmuskeln.
c Parasternaler Kurzachsenschnitt in Höhe der Aortenklappe.
d Parasternaler Kurzachsenschnitt in Höhe der Chordaefäden.

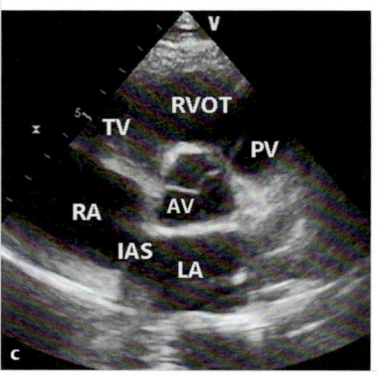

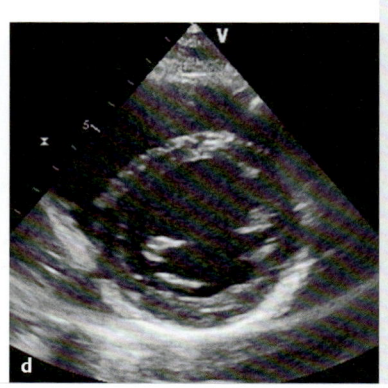

▶ **Höhe der Chordaefäden.** Zusätzlich kann zur Beurteilung aller mittigen Segmente des linken Ventrikels ein Kurzachsenschnitt in Höhe der Chordaefäden dokumentiert werden (▶ Abb. 28.1d) – insbesondere, wenn im Notfall eine Beurteilung der regionalen Wandbewegung von der Herzspitze aus nicht möglich ist.

28.1.3 Apikale Schnittebenen

▶ **Apikale lange Achse.** Die apikale lange Achse (▶ Abb. 28.2a) zeigt exakt die gleichen kardialen Strukturen wie die parasternal lange Achse. Aufgrund der Tatsache, dass die Herzspitze bei korrekter Schallkopfposition direkt unter der Auflagefläche des Schallkopfes liegt, zeigt sich bei mittiger Anordnung der Mitralklappe normalerweise eine gotisch konfigurierte linksventrikuläre Cavumspitze des linken Ventrikels (LV). Auf der linken Seite ist die basale (b), mittige (m) und apikale (a) posteriore Region (post) der linksventrikulären Wand abgebildet, auf der rechten Seite die basale (b), mittige (m) und apikale (a) anteroseptale Region (as) der linksventrikulären Wand.

▶ **Apikaler Zweikammerblick.** Durch 60°-Drehung im Uhrzeigersinn bei mittiger Mitralklappe und Anlotung des linken Ventrikels exakt über der Herzspitze zeigt sich die Schnittebene des Zweikammerblickes (▶ Abb. 28.2b). Der apikale Zweikammerblick ist gekennzeichnet durch die jeweils basalen (b), mittigen (m) und apikalen (a) Regionen der inferioren linksventrikulären Wand (inf) auf der linken Seite des Sektors und die entsprechenden Regionen der anterioren linksventrikulären Wand (ant) auf der rechten Seite des Sektors. Die charakteristischen Zielstrukturen des apikalen Zweikammerblickes sind die spätgotisch konfigurierte Herzspitze des linken Ventrikels (LV), die mittige Darstellung der in der Kommissur geschnittenen Mitralklappe (MV), der quer getroffene Coronarsinus (CS) links neben dem Mitralring inferior, das linke Vorhofohr (LAA) rechts unterhalb des Mitralrings anterior sowie der Anschnitt der Einmündung der linken oberen Lungenvene (V.pul.sin) unterhalb des linken Vorhofohres.

▶ **Apikaler Vierkammerblick.** Durch eine weitere 60°-Drehung im Uhrzeigersinn gelangt man in den apikalen Vierkammerblick (▶ Abb. 28.2c). Der apikale Vierkammerblick ist gekennzeichnet durch die jeweils basalen (b), mittigen (m) und apikalen (a) Regionen der inferoseptalen linksventrikulären Wand (is) auf der linken Seite des Sektors und die entsprechenden Regionen der lateralen linksventrikulären Wand (lat) auf der rechten Seite des Sektors. Die charakteristischen Zielstrukturen des apikalen Vierkammerblickes sind die frühgotisch konfigurierte Herzspitze des linken Ventrikels (LV), der Einflusstrakt des rechten Ventrikels (RV), das Herzkreuz mit Darstellung des interventrikulären und interatrialen Septums sowie beider atrioventrikulärer Klappen, die jeweils die maximale Ausdehnung des Mitral- bzw. Trikuspidalringes und die maximalen Dimensionen beider Vorhöfe (LA, RA) aufweisen sollten. Ein korrekter Vierkammerblick zeigt keine Teile des linksventrikulären Ausflusstraktes (ventrale Abkippung) oder des längs getroffenen Coronarsinus (dorsale Abkippung).

28.1.4 Subkostale Schnittebenen

▶ Abb. 28.2d u. ▶ Abb. 28.2e; s. Kap. 11.

28.1.5 Suprasternale Schnittebene

Die suprasternale Schnittebene soll mit einer Achsenlage des Schallkopfes von vorne rechts nach hinten links einen Längsschnitt des Aortenbogens (Ao-Bogen) und der supraaortalen Äste sowie die Aorta descendens (Ao desc) darstellen (▶ Abb. 28.2f).

28.1.6 Wichtigste kardiale Strukturen

Die durchaus als „Big Seven" zu bezeichnenden wichtigen kardialen Strukturen sind:
- vorderes Mitralsegel
- interatriales Septum
- Aortenklappe und Septum aorticomitrale
- Aortenwurzel und proximale Aorta ascendens
- rechter Ventrikel
- untere Hohlvene und zentrale Lebervenen
- Perikardraum

Vorderes Mitralsegel

Die Funktion der Mitralklappe kann am besten durch die farbkodierte Echokardiografie beurteilt werden, die sowohl eindeutig Einflussbahn (▶ Abb. 28.3a – rot = Flussrichtung zum Schallkopf hin) als auch Ausflussbahn (▶ Abb. 28.3b – blau = Flussrichtung vom Schallkopf weg) des linken Ventrikels sowie Turbulenzen an der Mitralklappe dokumentiert.

Interatriales Septum

Die sog. „Wasserscheide" des menschlichen Herzens ist das interatriale Septum. Das interatriale Septum wird standardisiert in einem Kurzachsenschnitt von parasternal in Höhe des linksventrikulären Ausflusstraktes (▶ Abb. 28.4a) oder im apikalen Vierkammerblick (▶ Abb. 28.4b) dargestellt. Weitere Alternativen sind die Anlotungen des interatrialen Septums von einem Anlotungspunkt zwischen parasternaler Anlotung und apikaler Anlotung (▶ Abb. 28.4c) sowie in einem Kurzachsenschnitt von subkostal (▶ Abb. 28.4d).

Ein normales – oft membranöses – interatriales Septum zeigt physiologischerweise eine pendelnde Bewe-

Abb. 28.2 Apikale, subkostale und suprasternale Schnittebenen. Erläuterungen und Abkürzungen s. Text.
a Die apikale lange Achse zeigt den zentrierten linken Ventrikel mit der Herzspitze direkt unter der Spitze des Sektors.
b Apikaler Zweikammerblick.
c Apikaler Vierkammerblick.
d Der Vierkammerblick lässt sich auch von subkostal darstellen.
e Wichtig ist die Dokumentation des Einstromes der V. cava inferior in das rechte Atrium.
f Von suprasternal sind der Längsschnitt des Aortenbogens und die Abgänge der supraaortalen Äste zu dokumentieren.

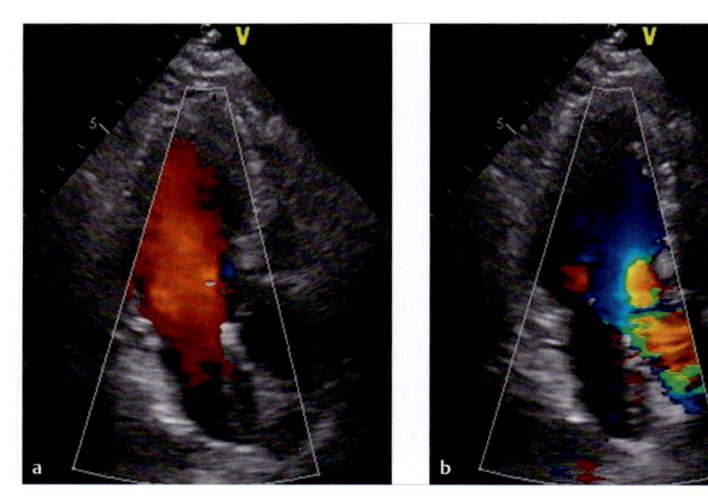

Abb. 28.3 Funktion der Mitralklappe in der farbkodierten Dopplerechokardiografie.
a Während der Diastole.
b Während der Systole.

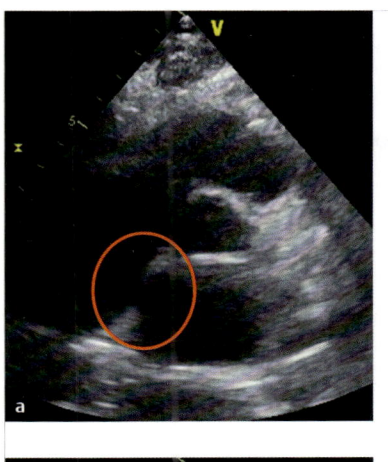

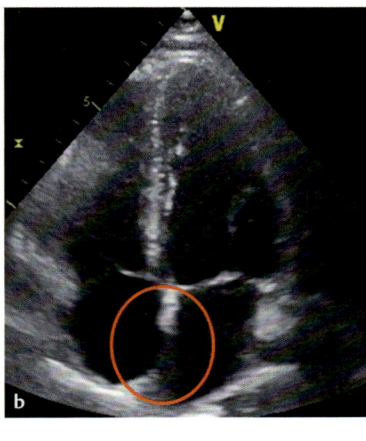

Abb. 28.4 Darstellung des interatrialen Septums, der sog. „Wasserscheide" des Herzens.
a Von parasternal.
b Im apikalen Vierkammerblick.
c In einem Kurzachsenschnitt von einem Anlotungspunkt zwischen parasternal und apikal.
d Von subkostal.

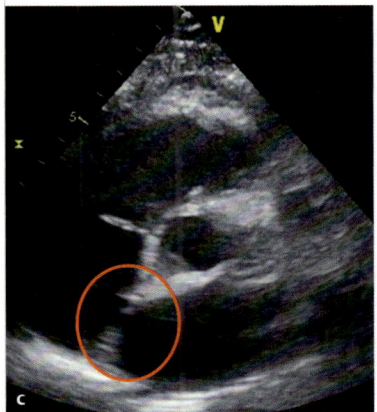

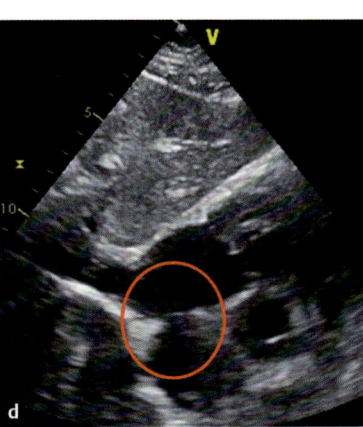

gung bei jedem Herzzyklus. Diese Pendelbewegung wird in ihrer Auslenkung zum linken Atrium verstärkt bei Druckbelastung des rechten Atriums, wie z. B. bei tiefer Inspiration oder bei der Bauchpresse. Ist nun das interatriale Septum kontinuierlich nach links überdehnt, weist dieses Verhalten auf eine primäre Problematik der rechten Herzhöhlen, wie z. B. bei einer Lungenembolie, hin. Ist das interatriale Septum kontinuierlich nach rechts überdehnt, belegt dieses Verhalten eine primäre Problematik der linken Herzhöhlen bzw. eine Erkrankung des linken Ventrikels oder der Klappen des linken Herzens. Steht das interatriale Septum mittig und starr zwischen linkem und rechtem Atrium liegen zu beiden Seiten des Herzens Probleme vor.

> **Merke** M!
> Die Beurteilung des interatrialen Septums gibt schnell Auskunft über die Vorlast des linken und rechten Herzens. Eine unphysiologische Bewegung des interatrialen Septums belegt eine Pathologie.

Aortenklappe und Septum aorticomitrale

Die Darstellung der Aortenklappe (AV) und des Septum aorticomitrale (Sep. ao-mitrale) erfolgt üblicherweise in der parasternalen kurzen Achse der Aortenklappe (▶ Abb. 28.5a) oder in der subkostalen kurzen Achse der Aortenklappe (▶ Abb. 28.5b). Zusätzlich ist natürlich eine Anschallung in einer oft nicht standardisierten parasternalen oder apikalen langen Achse (▶ Abb. 28.5c) sowie im apikalen Fünfkammerblick (▶ Abb. 28.5d) möglich. Regurgitationen (▶ Abb. 28.5e) und Flussbeschleunigungen über der Aortenklappe (▶ Abb. 28.5f) werden mit der farbkodierten Dopplerechokardiografie dokumentiert.

Die Darstellung der Aortenklappe ist zur Detektion des häufigsten Klappenfehlers im Erwachsenenalter – der valvulären degenerativen Aortenstenose – und zur Detektion einer Aortenklappenendokarditis wichtig. Bei Nachweis von Vegetationen ist zu bedenken, dass aufgrund der Physik des Ultraschalles und der geringeren lateralen Auflösung Vegetationen in der Regel in der apikalen Anlotung größer aussehen und damit eher bemerkt werden als in der parasternalen Anlotung. Ein klinisch relevantes Problem stellen jedoch Abszedierungen – primär im Bereich des Septum aorticomitrale – dar. Diese Formationen werden – insbesondere vom Laien – häufig übersehen, da es sich um flaue, oft wenig echogene Strukturen handelt,

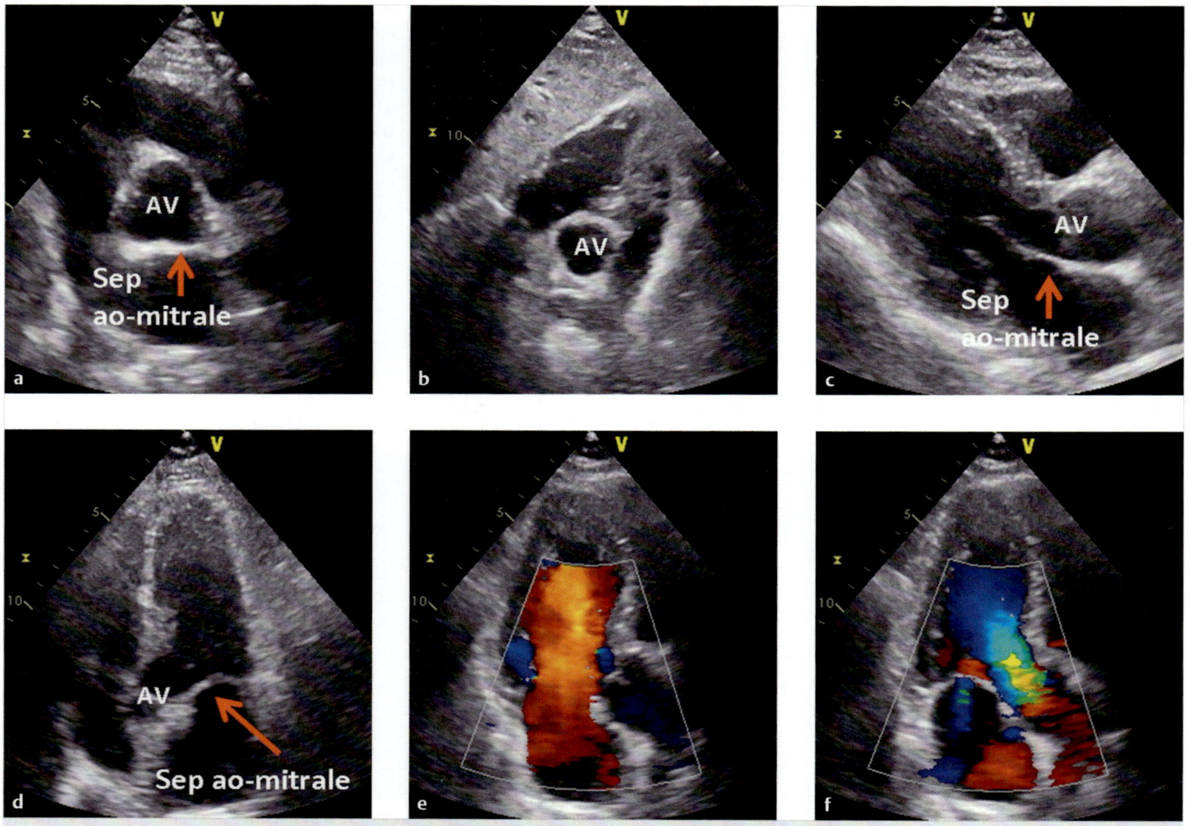

Abb. 28.5 Darstellung der Aortenklappe und des Septum aorticomitrale.
a Im parasternalen Kurzachsenschnitt.
b Im subkostalen Kurzachsenschnitt.
c In einer nicht standardisierten langen Achse zwischen dem korrekten parasternalen und apikalen Anlotungspunkt.
d Im apikalen Fünfkammerblick.
e Regurgitationen werden in der farbkodierten Dopplerechokardiografie während der Diastole dargestellt.
f Flussbeschleunigungen werden während der Systole dargestellt.

die bei schlechter Bildqualität oder schlechter Schalltechnik nicht offensichtlich von einem normalen Septum aorticomitrale unterschieden werden können – insbesondere, wenn man diese Struktur als Laie nicht genau kennt bzw. wenn man keine scharfen Bilder akquiriert.

> **Merke** M!
>
> Die Beurteilung der Aortenklappe und des Septum aorticomitrale ist wesentlich bei allen Notfallerkrankungen mit Fieber, um dringliche Therapieentscheidungen vor Eintreten wesentlicher Komplikationen einer Endokarditis rechtzeitig treffen zu können.

Aortenwurzel und proximale Aorta ascendens

Die Beurteilung der Aortenwurzel und der proximalen Aorta ascendens bzw. in der Regel auch des Aortenbogens ist von zentraler Bedeutung bei der Verdachtsdiagnose einer Dissektion der Aorta ascendens (Stanford A) bzw. bei allen Erkrankungen der Aortenklappe. Das praktische Problem der Beurteilung der proximalen Aorta ascendens ist der oft zu schmale Sektor der parasternalen Anlotung (▶ Abb. 28.6a). Die proximale Aorta ascendens wird am besten in einem sehr breiten parasternalen Sektor abgegriffen, wobei besonders auf die qualitativ gute Darstellung der Aortenwand Wert gelegt werden sollte (▶ Abb. 28.6b). Weiterhin kann die proximale Aorta im parasternalen Kurzachsenschnitt in Höhe der Aortenklappe (▶ Abb. 28.6c), in Höhe der Aortenwurzel mit Darstellung der Abgänge der Koronarostien (▶ Abb. 28.6d) und so kranial wie möglich in Höhe der proximalen Aorta ascendens dargestellt werden (▶ Abb. 28.6e).

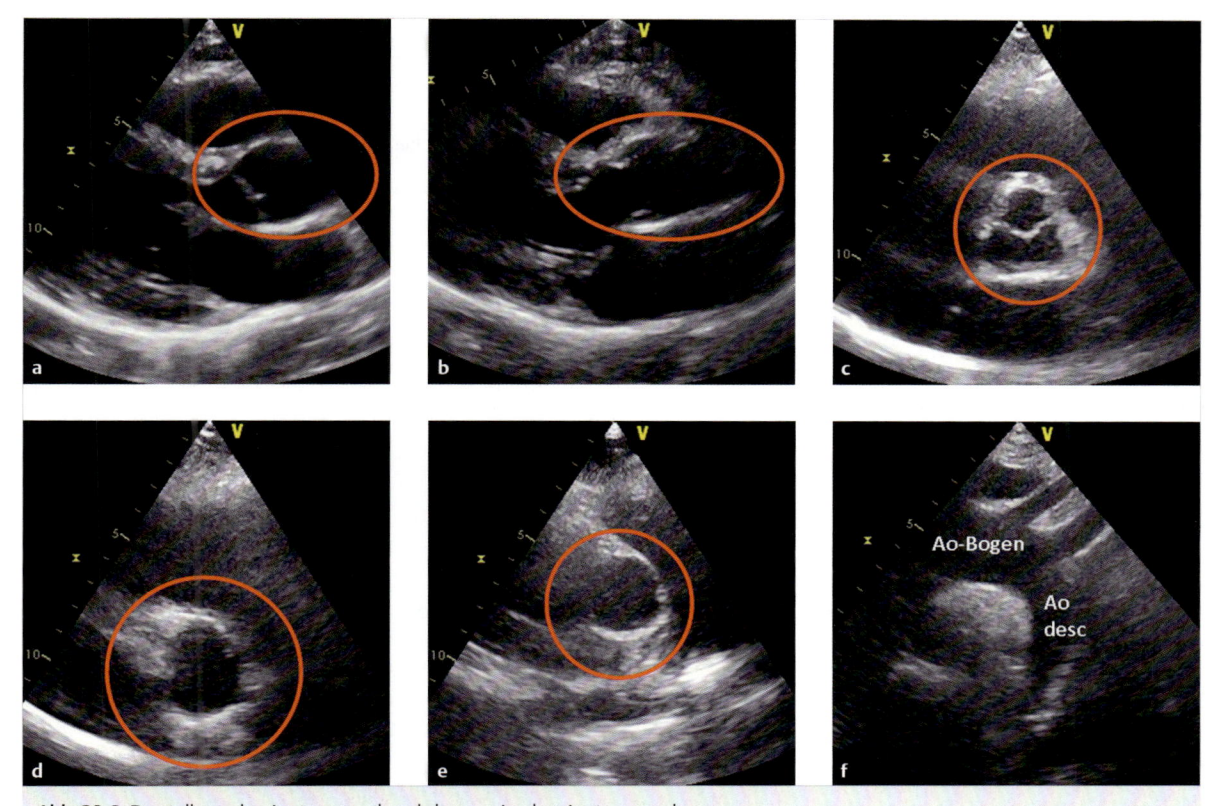

28.1 Anatomie, Normalbefunde, Standardschnitte – Teil 2

Abb. 28.6 Darstellung der Aortenwurzel und der proximalen Aorta ascendens.
a Die Beurteilung der Aortenwurzel und der Aorta ascendens sowie des Aortenbogens erfolgt häufig unzureichend in der parasternal langen Achse durch einen zu schmalen Sektor.
b Daher ist die Aortenbeurteilung im Notfall immer mit weitem Sektor vorzunehmen.
c Darstellung der proximalen Aorta im parasternalen Kurzachsenschnitt in Höhe der Aortenklappe.
d Darstellung der proximalen Aorta in Höhe der Koronarostien.
e Darstellung der proximalen Aorta oberhalb der Aortenwurzel so kranial wie möglich.
f Der Aortenbogen wird in Notfallsituationen obligat von suprasternal in der Längsachse dargestellt.

> **Merke** M!
>
> Im Notfall ist für Dissektionen oder Aneurysmen der distalen Aorta ascendens und des Aortenbogens die suprasternale Anschallung der Längsachse des Aortenbogens (▶ Abb. 28.6f) obligat durchzuführen.

Rechter Ventrikel

> **Merke** M!
>
> Wesentlich ist neben der Beurteilung der globalen Funktion des rechten Ventrikels die Darstellung der regionalen Funktion, da im Notfall die Feststellung eines Rechtsherzinfarktes wesentliche Implikationen auf die Therapie haben kann.

Bei mutmaßlichen Infarzierungen mit Verschlüssen der rechten Koronararterie und des Ramus circumflexus sind besondere Einstellungen des rechten Ventrikels zu empfehlen. Bei Verschluss der proximalen rechten Koronararterie und des Conusastes ist eine Darstellung des rechten Herzens durch Neigung der Schallebene von der parasternalen langen Achse nach lateral zur Pulmonalklappe (PV) hin anzustreben (▶ Abb. 28.7a). Die freie rechtsventrikuläre Wand (RV-wall) vor der Pulmonalklappe ist die Region, die von der Conusarterie versorgt wird. Rechtsherzinfarzierungen bei Verschlüssen der Marginaläste des Ramus circumflexus werden durch Ventralisierung der Schallebene aus dem standardisierten Vierkammerblick dokumentiert (▶ Abb. 28.7b). Die posterioren rechtsventrikulären Wandabschnitte, die durch eine Dorsalabkippung der Schallebene aus dem standardisierten Vierkammerblick dargestellt werden, entsprechen dem Versorgungsgebiet der Posterolateraläste der rechten Koronararterie (▶ Abb. 28.7c). Diese Schnittebene erkennt man durch den partiellen Längsanschnitt der Einmündung des Coronarsinus in das rechte Atrium.

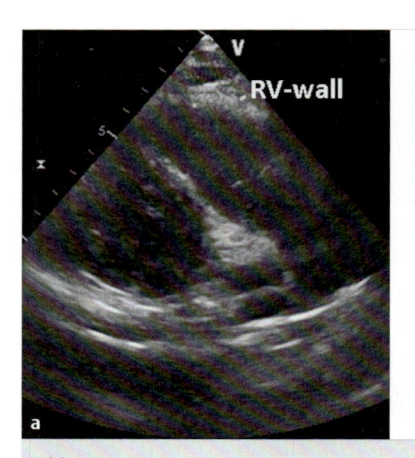

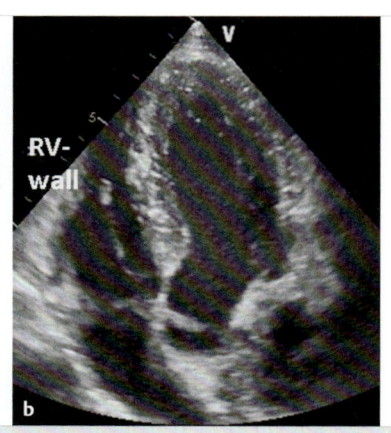

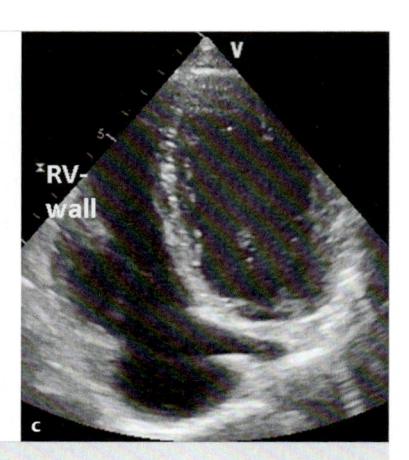

Abb. 28.7 Rechter Ventrikel.
a Darstellung des rechten Ventrikels in einer nach lateral geneigten langen Achse.
b Darstellung des rechten Ventrikels in einem nach ventral gekippten Vierkammerblick.
c Darstellung des rechten Ventrikels in einem nach dorsal gekippten Vierkammerblick.

Untere Hohlvene und zentrale Lebervenen

Siehe Kap. 11.

Perikardraum

Die hämodynamische Relevanz eines Perikardergusses wird zusätzlich durch die Atemvariabilität der intrakardialen Flusskurven mittels Dopplerechokardiografie analysiert. In der Notfallechokardiografie ist die Differenzierung zwischen einem hämodynamisch relevanten Perikarderguss und einem parakardial relevanten Hämatom bei operativen Thoraxeingriffen oder nach Thoraxtraumen ein zusätzliches Problem, was oft eine Herausforderung für den Untersucher darstellt.

28.2 Klappendysfunktionen

W. Weihs

28.2.1 Beurteilung von Klappenerkrankungen

Die Erfassung von Klappenerkrankungen stellt selbst erfahrene Kardiologen vor eine schwierige Aufgabe. Dennoch ist die frühzeitige Erkennung akuter Valvulopathien ausgesprochen wichtig, da sich daraus unmittelbare therapeutische Konsequenzen bis hin zu einer sofortigen chirurgischen Intervention ergeben können.

Akute Klappenerkrankungen sind in der Regel Insuffizienzen der Mitral-, Aorten- und (seltener) der Trikuspidalklappe [8]. Sie präsentieren sich klinisch als rasch progrediente Herzinsuffizienz. Die Aorten- oder Mitralstenosen führen normalerweise zu einer langsam progredienten Herzinsuffizienz, können aber die hämodynamische Situation bei einem kritisch kranken Patienten, beispielsweise im Rahmen einer Blutung oder Sepsis, dramatisch verschlechtern. Eine Sonderstellung nehmen die Klappenprothesen ein, die sowohl akute Insuffizienzen als auch akute Stenosen/Thrombosierungen aufweisen können.

Die exakte Beurteilung und Quantifizierung erfordert einerseits Kenntnisse in der Ätiologie, der Pathogenese sowie der hämodynamischen Auswirkungen der Klappenerkrankungen und andererseits entsprechende Erfahrungen in der Echokardiografie. Da diese Voraussetzungen nicht für alle Anwender der Notfallsonografie gegeben sind, kann die Beurteilung von Klappendysfunktionen im Rahmen einer fokussierten Echokardiografie nur in einem stark reduzierten Ausmaß erfolgen.

28.2.2 Mitralinsuffizienz

Klinik

Eine akute Mitralinsuffizienz kann bei jeder Dysfunktion des Mitralklappenapparates, d. h. nicht nur der Klappensegel selbst, sondern auch des Mitralringes, der Sehnenfäden, der Papillarmuskeln oder der linksventrikulären Geometrie auftreten. Die häufigsten Ursachen sind:
- ein „Flail Leaflet" (Sehnenfadenruptur im Rahmen einer myxomatös veränderten Klappe)
- eine Endokarditis mit Destruktion/Perforation der Klappensegel
- eine ischämisch bedingte Papillarmuskeldysfunktion oder -ruptur

In der Regel präsentieren sich die Patienten mit akuter Mitralinsuffizienz mit einer rasch progredienten Herzinsuffizienz, im Extremfall mit einem Lungenödem. Eine Papillarmuskelruptur tritt meist einige Tage nach dem akuten Myokardinfarkt auf.

Indikationen und Fragestellungen

Akute Klappendysfunktionen können mit den herkömmlichen, im akuten Setting vorhandenen diagnostischen Maßnahmen, wie der klinisch-physikalischen Untersuchung (einschließlich Auskultation!), EKG, Thoraxröntgen oder CT in der Regel nicht erfasst werden. Unter den Laborparametern ist auch das BNP (Brain Natriuretic Peptide) bei akuten Klappeninsuffizienzen keineswegs verlässlich.

> **Merke** M!
>
> Die transthorakale (und ggf. weiterführend die transösophageale) Echokardiografie ist die Methode der Wahl in der Diagnostik der Klappenerkrankungen.

Die Indikation für eine fokussierte Echokardiografie ist daher immer gegeben, wenn
- eine akute Herzinsuffizienz/Lungenödem vorliegt,
- sich eine akute kardiale Dekompensation im Rahmen einer nichtkardialen Erkrankung (Sepsis, Blutung, Trauma) manifestiert oder
- eine kardiale Dekompensation, Schock oder ein neuer Geräuschbefund im Rahmen eines akuten Myokardinfarktes auftreten.

Sonografische Fragestellungen

Die Beurteilung der Klappenfunktion ist eindeutig eine Domäne der Echokardiografie. Im Rahmen der echokardiografischen Standarduntersuchung ist es in der Regel möglich, neben der exakten Diagnose der Klappenerkrankung auch die Ätiologie, den Schweregrad sowie ggf. die Indikation zu einer chirurgischen oder perkutanen Intervention zu erheben. Die Aufgabe der fokussierten Echokardiografie besteht dagegen im raschen Erkennen hochpathologischer Klappendysfunktionen, die einer sofortigen chirurgischen Intervention bedürfen oder zumindest das frühzeitige Hinzuziehen eines Kardiologen erfordern. In ▶ Tab. 28.1 sind die sonografischen Fragestellungen der fokussierten und der herkömmlichen Echokardiografie bei Patienten mit akuter Mitralinsuffizienz dargestellt.

Pathologie

Die häufigsten Pathologien bei Mitralinsuffizienz sind in ▶ Abb. 28.8 nach der Carpentier-Klassifikation schematisch dargestellt. Jede Störung der Koaptation der Mitralsegel führt zu einer mehr oder weniger ausgeprägten Regurgitation [3]. Der Extremfall ist eine Sehnenfaden- bzw. Papillarmuskelruptur. Ausgedehnte Anteile des vorderen oder hinteren Mitralsegels prolabieren in der Systole in den linken Vorhof.

▶ **B-Bild.** Im Rahmen der fokussierten Echokardiografie sollte in erster Linie auf die Morphologie und Bewegung der Mitralklappe im B-Bild geachtet werden. Für eine akute Mitralinsuffizienz sprechen:
- unkoordinierte Bewegungen des vorderen oder hinteren Mitralsegels mit Durchschlagen größerer Anteile („Flail Leaflet") in den linken Vorhof während der Systole
- der Abriss eines Papillarmuskels (bzw. eines Anteils davon) mit Prolabieren in den linken Vorhof während der Systole
- destruierte Mitralsegel im Rahmen einer Endokarditis

Im Gegensatz zur chronischen kann bei der akuten Mitralinsuffizienz die Dilatation des linken Ventrikels und Vorhofs fehlen. Der linke Ventrikel kann normal groß sein und ist meist hyperkontraktil. Der Klappenapparat (Klappensegel, Mitralring) kann degenerativ verändert, d. h. verdickt oder verkalkt sein.

▶ **Farbdoppler.** Im Farbdoppler findet sich ein turbulenter Rückfluss in den linken Vorhof während der Systole. Zur Beurteilung des Schweregrades ist das Farbdopplersignal nur bedingt geeignet. Schmale Regurgitationen knapp unter der Klappenebene sind in der Regel nicht wirksam, während breite Jets, die das Dach des Vorhofs erreichen, oder exzentrische Jets mit einer wirksamen Mitralinsuffizienz vereinbar sind. Die Quantifizierung einer Mitralinsuffizienz ist jedoch nicht Aufgabe der fokussierten Echokardiografie.

In ▶ Abb. 28.9 ist ein Beispiel einer akuten, hochgradigen Mitrainsuffizienz im Rahmen eines „Flail Leaflet" zu sehen.

Tab. 28.1 Fokussierte und Standardechokardiografie bei akuter Mitralinsuffizienz.

Fokussierte Echokardiografie		Standardechokardiografie
Obligat	**Fakultativ**	
• Erkennen einer pathologisch veränderten Mitralklappe vereinbar mit Mitralinsuffizienz • Erkennen eines (ischämischen) Papillarmuskelabrisses	• Erkennen einer Mitralinsuffizienz im Farbdoppler	• Diagnose und Ätiologie der Mitralinsuffizienz • Quantifizierung (ggf. mit Berechnung der Regurgitationsvolumina) • Indikation für eine chirurgische Intervention • Möglichkeit einer Klappenrekonstruktion

Sonografische Untersuchungsschritte

Die Mitralklappe ist in allen bei der fokussierten Echokardiografie üblichen Schnitten zu sehen. Da die Veränderungen an der Mitralklappe, insbesondere ein Prolaps/Flail Leaflet oder eine Vegetation, sehr umschrieben sein können, empfiehlt es sich, alle möglichen Untersuchungsschritte auszuschöpfen, soweit es der klinische Zustand des Patienten ermöglicht.

Bei einem instabilen Patienten, der nur in Rückenlage untersucht werden kann, wird mit dem subkostalen Vierkammerblick begonnen. Zur optimalen Beurteilung der Mitralklappe sollte die Untersuchung durch den apikalen Vierkammerblick und den parasternalen Längsschnitt (wenn möglich in Linksseitenlage) ergänzt werden.

> **Merke** M!
>
> Die parasternalen Schnitte, insbesondere der Längsschnitt, sind durch die Nähe der Mitralklappe zum Schallkopf sehr gut für eine Beurteilung der Morphologie geeignet.

In allen Schnitten kann der Farbdoppler eingesetzt werden.

Probleme, Fallstricke und Tipps

Die Diagnose einer akuten Mitralinsuffizienz kann erschwert sein, wenn
- kein eindeutiges Flail Leaflet oder ein Papillarmuskelabriss erkennbar ist,
- der linke Vorhof und der linke Ventrikel normal groß sind,
- ein sehr exzentrischer Regurgitationsjet vorliegt oder
- das Farbdopplersignal (aufgrund der niedrigen Geschwindigkeiten bei hochgradiger Mitralinsuffizienz und gleichzeitig niedrigem Blutdruck/Schock) wenig imponiert.

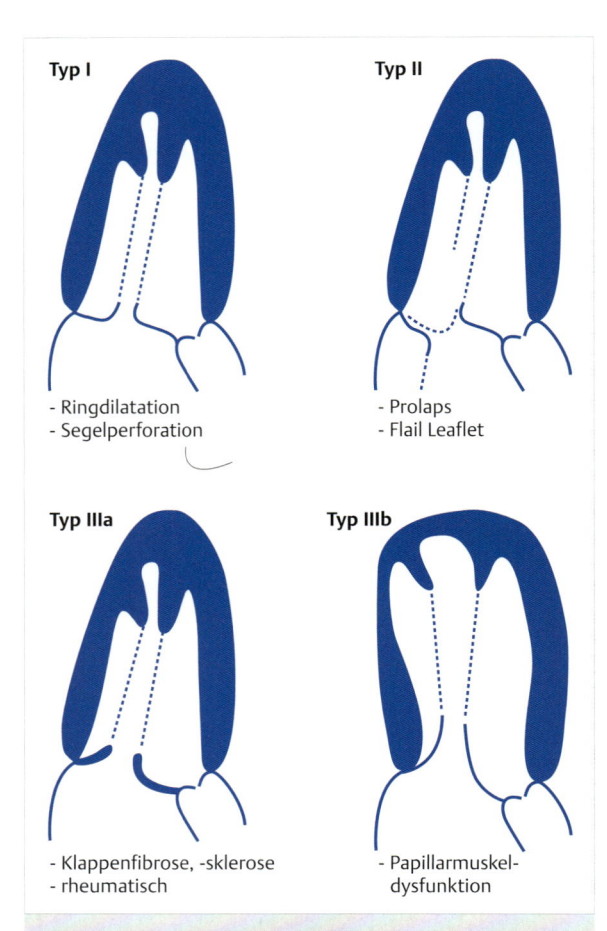

Abb. 28.8 Ursachen der Mitralinsuffizienz nach der Carpentier-Klassifikation. Akute Mitralinsuffizienzen können einem Typ I (Segelperforation im Rahmen einer Endokarditis), Typ II (Flail Leaflet, Papillarmuskelruptur) oder Typ IIIb (ischämische Papillarmuskeldysfunktion) entsprechen.

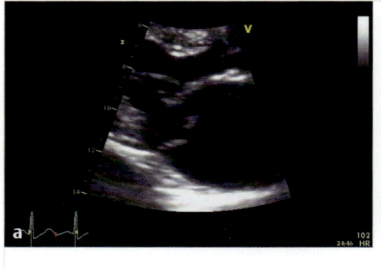

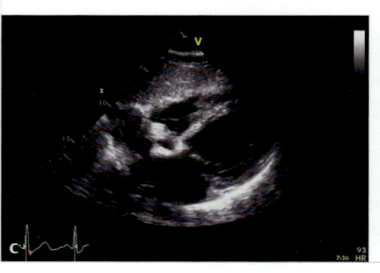

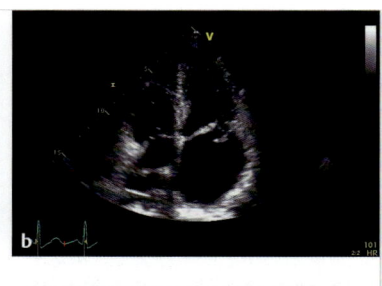

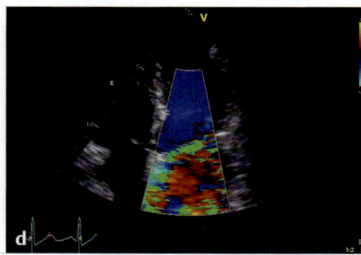

- Typ I: Ringdilatation, Segelperforation
- Typ II: Prolaps, Flail Leaflet
- Typ IIIa: Klappenfibrose, -sklerose, rheumatisch
- Typ IIIb: Papillarmuskeldysfunktion

Abb. 28.9 Beispiel einer hochgradigen Mitralinsuffizienz im Rahmen eines „Flail Leaflet" des posterioren Mitralsegels.
a Parasternaler Längsschnitt. Prolabieren des posterioren Mitralsegels in den linken Vorhof.
b Apikaler Vierkammerblick.
c Subkostaler Vierkammerblick.
d Farbdoppler mit Darstellung einer hochgradigen exzentrischen Mitralinsuffizienz.

28.2 Klappendysfunktionen

In unklaren Fällen muss eine weiterführende Standarduntersuchung veranlasst werden.

28.2.3 Aorteninsuffizienz

Klinik

Die häufigsten Ursachen einer akuten Aorteninsuffizienz sind [6]:
- eine akute Endokarditis
- eine Ruptur einer (meist kongenital fenestrierten) Aortenklappentasche
- eine Aortendissektion

Klinisch findet sich eine akute Herzinsuffizienz, nicht selten mit einem Lungenödem. Durch die fehlende Möglichkeit einer (kompensatorischen) Dilatation des linken Ventrikels bei akuter Aorteninsuffizienz und konsekutiv vermindertem Schlagvolumen können sich die Patienten auch mit einem kardiogenen Schock präsentieren.

Indikationen und Fragestellungen

Die Indikationen einer fokussierten Echokardiografie entsprechen jenen der akuten Mitralinsuffizienz, hinzu kommt der Verdacht auf Aortendissektion.

Sonografische Fragestellungen

In ▶ Tab. 28.2 sind die sonografischen Fragestellungen der fokussierten und der herkömmlichen Echokardiografie bei Patienten mit akuter Aorteninsuffizienz dargestellt:

Pathologie

▶ **B-Bild.** Im B-Bild gibt eine destruierte Aortenklappe mit einem diastolischen Durchschlagen der Klappentasche in den linksventrikulären Ausflusstrakt den Hinweis auf eine akute Aorteninsuffizienz.

▶ **Farbdoppler.** Im Farbdoppler lässt sich eine holodiastolische Regurgitation mit turbulentem Flow nachweisen. Die Breite des Regurgitationsjets am Ursprung erlaubt eine semiquantitative Abschätzung des Schweregrades (> 65 % des LVOT = Hinweis auf höhergradige Aorteninsuffizienz) [4]. ▶ Abb. 28.10 zeigt eine akute hochgradige Aorteninsuffizienz im Rahmen einer Endokarditis mit Destruktion der Aortenklappe.

▶ **Indirekte Zeichen.** Indirekte Zeichen einer Aorteninsuffizienz sind hochfrequente Flatterbewegungen am vorderen Mitralsegel, eine verminderte diastolische Öffnungsweite und ggf. ein frühzeitiger Schluss der Mitralklappe. Der linke Ventrikel ist (im Gegensatz zur chronischen Aorteninsuffizienz) nicht dilatiert, jedoch meist hyperkontraktil.

Tab. 28.2 Fokussierte und Standardechokardiografie bei akuter Aorteninsuffizienz.

Fokussierte Echokardiografie		Standardechokardiografie
Obligat	**Fakultativ**	
• Erkennen einer pathologisch veränderten Aortenklappe vereinbar mit Aorteninsuffizienz	• Erkennen einer Aorteninsuffizienz im Farbdoppler	• Diagnose und Ätiologie der Aorteninsuffizienz • Quantifizierung (ggf. mit Berechnung der Regurgitationsvolumina) • Indikation für eine chirurgische Intervention

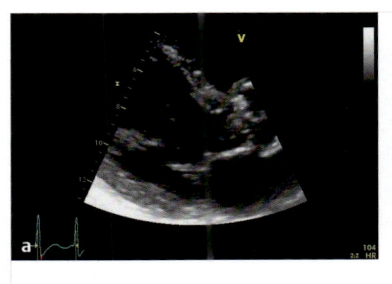

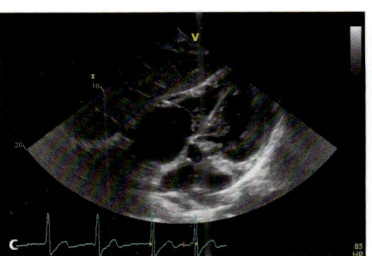

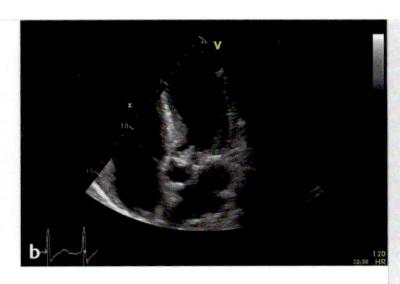

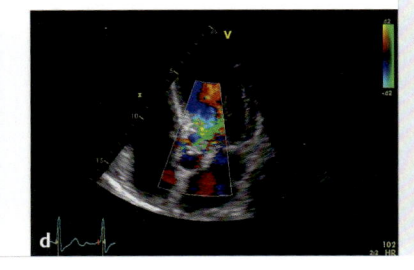

Abb. 28.10 Hochgradige Aorteninsuffizienz bei akuter Aortenklappenendokarditis. Darstellung der Vegetation an der Aortenklappe.
a Parasternaler Längsschnitt.
b Apikaler Fünfkammerblick.
c Subkostaler Fünfkammerblick.
d Im Farbdoppler kommt eine hochgradige Regurgitation zur Darstellung.

Sonografische Untersuchungsschritte

> **Merke** M!
>
> Der optimale Schnitt zur morphologischen Beurteilung der Aortenklappe ist der parasternale Längsschnitt. In diesem Schnitt sind 2 der 3 Taschen der Aortenklappe einsehbar. Das ist für eine erste visuelle Einschätzung der Klappenfunktion in der Regel ausreichend.

Bei Vorliegen einer pathologisch veränderten Aortenklappe wird dieselbe im parasternalen Querschnitt dargestellt. In beiden Schnitten kommt auch der Farbdoppler zum Einsatz. Fakultativ kann die Aortenklappe von apikal im Fünfkammerblick sowie im Längsschnitt und von subkostal im Fünfkammerblick und Querschnitt beurteilt werden.

Probleme, Fallstricke und Tipps

Der Eindruck der Aortenklappe im B-Bild ist verlässlicher als der Farbdoppler, der durch die Hämodynamik und die (meist) tachykarde Herzfrequenz der kritisch kranken Patienten selbst für einen erfahrenen Untersucher schwer zu interpretieren ist.

Bei Vorliegen einer Aorteninsuffizienz, einer erweiterten Aorta ascendens und eines Perikardergusses muss an die Möglichkeit einer Aortendissektion gedacht werden.

28.2.4 Aortenstenose

Klinik

Die Aortenstenose entwickelt sich in der Regel langsam und entspricht eher einer chronischen Erkrankung. In der Akutmedizin weist die Aortenstenose vor allem aus folgenden Gründen einen besonderen Stellenwert auf:
- Die Aortenstenose ist die häufigste erworbene Klappenerkrankung, vor allem bei älteren Patienten.
- Auch eine bislang asymptomatische hochgradige Aortenstenose kann im Rahmen einer akuten (nichtkardialen) Erkrankung zu einer kardialen Dekompensation und hämodynamisch instabilen Situation führen.
- Die Kenntnis einer hochgradigen Aortenstenose ist für die Wahl der medikamentösen Therapie oder für die Narkoseführung im Rahmen einer nichtkardialen Operation von großer Bedeutung.

Die klinischen Hinweise im Rahmen der physikalischen Untersuchung, wie ein systolisches Austreibungsgeräusch, leise Herztöne oder ein abgeschwächter Karotispuls, sind zwar spezifisch, jedoch nicht sehr sensitiv für das Vorliegen einer hochgradigen Aortenstenose.

Indikationen und Fragestellungen

Der Ausschluss bzw. die Diagnose einer hochgradigen Aortenstenose durch eine fokussierte Echokardiografie sollte in folgenden Situationen erfolgen:
- bei Patienten mit akuter Herzinsuffizienz
- bei Patienten mit Hypotension/Schock
- bei Patienten mit verdächtigem Auskultationsbefund und akutem nichtkardialem operativem Eingriff

Sonografische Fragestellungen

In ▶ Tab. 28.3 sind die sonografischen Fragestellungen der fokussierten und der herkömmlichen Echokardiografie bei Patienten mit Aortenstenose dargestellt.

Pathologie

Die häufigste Form der Aortenstenose beim Erwachsenen ist die kalzifizierte Aortenstenose [7]. In diesem Fall ist die Aortenklappe verdickt, meistens verkalkt, und die Klappentaschen sind eingeschränkt beweglich. Die Separation der Klappentaschen um < 1 cm im B-Bild oder M-Mode sind mit einer höhergradigen Aortenstenose vereinbar. Eine maximale Geschwindigkeit von > 4,0 m/s oder ein mittlerer Gradient von > 50 mmHg entsprechen einer hochgradigen Aortenstenose [1]. ▶ Abb. 28.11 zeigt das Beispiel einer hochgradigen Aortenstenose.

Üblicherweise findet man bei einer wirksamen Aortenstenose eine Linkshypertrophie. Die systolische Linksventrikelfunktion kann normal und im fortgeschrittenen Stadium reduziert sein.

Tab. 28.3 Fokussierte und Standardechokardiografie bei Aortenstenose.

Fokussierte Echokardiografie		Standardechokardiografie
Obligat	**Fakultativ**	
• Erkennen einer pathologisch veränderten Aortenklappe vereinbar mit Aortenstenose	• Bestimmung der maximalen Geschwindigkeit (des Gradienten) mittels CW-Doppler	• Diagnose und Ätiologie der Aortenstenose • Quantifizierung (maximale Geschwindigkeit, mittlerer Gradient, Öffnungsfläche) • Indikation für eine chirurgische Intervention

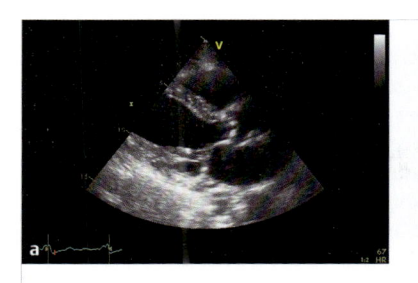

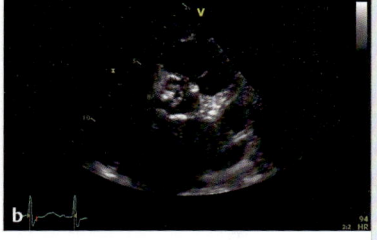

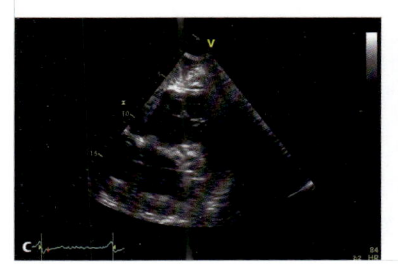

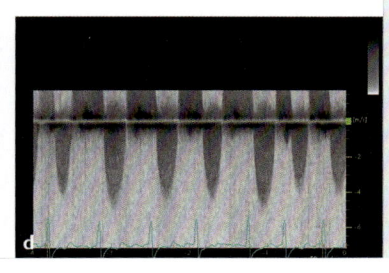

Abb. 28.11 Hochgradige verkalkte Aortenstenose.
a Im parasternalen Längsschnitt zeigt sich eine verminderte Separation der verkalkten Klappentaschen.
b Im Querschnitt von parasternal lässt sich die verminderte Öffnungsfunktion der Aortenklappe darstellen.
c Die verminderte Öffnungsfunktion ist auch im subkostalen Querschnitt darstellbar.
d Fakultativ kann die Bestimmung der maximalen Geschwindigkeit bzw. der Gradienten mittels CW-Doppler vorgenommen werden.

Sonografische Untersuchungsschritte

Die Untersuchungsschritte entsprechen jenen der Aorteninsuffizienz. Auch im Fall einer Aortenstenose bieten sich der parasternale Längsschnitt und Querschnitt an.

Zur fakultativen Bestimmung der maximalen Geschwindigkeit und der maximalen und mittleren Gradienten über der Klappenstenose kommt der CW-Doppler im apikalen Fünfkammerblick zum Einsatz. Der CW-Doppler muss in diesem Fall exakt im Jet mit der höchsten Geschwindigkeit möglichst parallel zum Blutfluss liegen.

> **Merke**
> Sollte im Notfall nur das subkostale Fenster zur Verfügung stehen, so muss die Schallebene im Vierkammerblick leicht nach oben gekippt werden, um den linksventrikulären Ausflusstrakt und die Aortenklappe einzusehen (subkostaler Fünfkammerblick). Alternativ kann der Schallkopf im subkostalen Vierkammerblick um 90° gegen den Uhrzeigersinn gedreht werden, um die Aortenklappe in einem Querschnitt darzustellen (subkostaler Querschnitt).

Probleme, Fallstricke und Tipps

Die maximale Öffnung der Aortenklappe ist vom Schlagvolumen abhängig:
- Ein erniedrigtes Schlagvolumen, z. B. im Rahmen einer reduzierten Linksventrikelfunktion, weist eine verminderte Öffnung der Aortenklappe bei gleichzeitig niedrigen Geschwindigkeiten und Gradienten auf. In diesem Fall liegt eine Low-Flow-low-Gradient-Aortenstenose vor. Bei alleiniger Betrachtung der Gradienten über der Aortenklappe wird der Schweregrad der Aortenstenose unter Umständen unterschätzt.
- Wenn ein hohes Schlagvolumen vorliegt, z. B. bei gleichzeitiger Aorteninsuffizienz, wird der Schweregrad der Aortenstenose anhand der erhöhten Geschwindigkeiten und Gradienten eher überschätzt.

Die Messung der Geschwindigkeiten und Gradienten über der Aortenklappe erfordert eine entsprechende Erfahrung. Liegt der CW-Doppler nicht exakt im Jet der Aortenstenose, werden zu niedrige Werte ermittelt und der Schweregrad wird unterschätzt.

> **Merke**
> Die visuelle Beurteilung der Separation der Aortenklappe ist daher vor allem im Rahmen der fokussierten Echokardiografie entscheidend.

Eine Herausforderung für jeden (auch erfahrenen) Untersucher sind alle Formen der kongenitalen valvulären und (sehr seltenen) sub- und supravalvulären Aortenstenosen.

28.2.5 Mitralstenose

Klinik

Die Mitralstenose ist nahezu immer rheumatischer Genese, selten Folge einer degenerativen Veränderung [2]. Die Entwicklung eine hämodynamisch wirksamen Stenosierung der Mitralklappe verläuft langsam progredient. Lediglich bei Änderung der Hämodynamik bzw. des Volumenstatus, z. B. im Rahmen der Schwangerschaft, kann die Mitralstenose zur akuten Dekompensation führen.

Indikationen und Fragestellungen

Die Mitrastenose ist mit 80 % bei Frauen wesentlich häufiger als bei Männern. In erster Linie sollte eine Mitrastenose ausgeschlossen werden, wenn im Rahmen einer Schwangerschaft eine akute kardiale Dekompensation auftritt.

Sonografische Fragestellungen

Die Aufgabe der fokussierten Echokardiografie ist, die pathologisch veränderte Mitralklappe als solche zu erkennen und für die weitere Abklärung inklusive der Schweregradbestimmung eine standardisierte Echokardiografie durch einen erfahrenen Untersucher zu veranlassen (▶ Tab. 28.4).

Pathologie

Das Wesen der rheumatischen Mitralstenose ist eine zunehmende Verwachsung der Kommissuren der Klappensegel. Dadurch bleiben die basalen und mittleren Abschnitte der Klappensegel relativ mobil, während die distalen Abschnitte in ihrer Beweglichkeit eingeschränkt sind.

▶ **B-Bild.** Echokardiografisch ist im B-Bild das typische „Doming" der Mitralsegel zu erkennen. In ▶ Abb. 28.12 sind die charakteristischen Veränderungen im Vergleich zu einer normalen Mitralklappe dargestellt. Im fortgeschrittenen Stadium kann die Mitralklappe zunehmend verdickt und verkalkt erscheinen, wobei auch der subvalvuläre Apparat (Sehnenfäden, Papillarmuskel) betroffen sein kann. Im Querschnitt erscheint die Öffnungsfläche der Mitralklappe deutlich vermindert und weist in der Regel eine ovale bis schlitzförmige Form („Knoflochstenose") auf [1].

▶ **CW- und Farbdoppler.** Fakultativ können mittels CW-Doppler charakteristische Flusskurven während der Diastole mit deutlich erhöhten Geschwindigkeiten bzw. Gradienten und einer deutlich verzögerten Geschwindigkeitsabnahme dargestellt werden. Anhand der sog. „pressure half time" kann die Öffnungsfläche der Mitralstenose ermittelt werden. Im Farbdoppler zeigt sich ein turbulenter, schmaler diastolischer Fluss über die Mitralklappe („Kerzenflammenphänomen").

▶ **Indirekte Hinweise.** Als indirekte Hinweise für eine wirksame Mitralstenose sind ein vergrößerter linker Vorhof sowie ggf. eine chronische Rechtsherzbelastung zu erwarten.

Sonografische Untersuchungsschritte

> **Merke** M!
>
> Der Standardschnitt zur Beurteilung der Mitralklappe ist der parasternale Längsschnitt.

Für die Beurteilung der typischen morphologischen Veränderungen sowie die Anwendung der Dopplertechniken eignet sich der apikale Vierkammerblick.

Probleme, Fallstricke und Tipps

Da die Mitrastenose eine seltene Klappenerkrankung ist, wird sie auch bei der Standardechokardiografie gelegentlich übersehen, vor allem wenn die Klappe nur mäßig verdickt/sklerosiert ist.

Eine hochgradig reduzierte Linksventrikelfunktion führt zu einem sog. „moypathischen" Bewegungsmuster der Mitralklappe. Auch hier sind die Exkursionen der Mitralsegel (durch das verminderte Schlagvolumen) eingeschränkt und es kann ein „Doming" der Mitralklappe vor-

Tab. 28.4 Fokussierte und Standardechokardiografie bei Mitralstenose.

Fokussierte Echokardiografie	Standardechokardiografie
Obligat	
• Erkennen einer pathologisch veränderten Mitralklappe vereinbar mit Mitralstenose	• Diagnose und Ätiologie der Mitralstenose (degenerativ versus rheumatisch) • Quantifizierung (Berechnung der Öffnungsfläche sowie der Gradienten) • Indikation für eine Intervention • Möglichkeit einer perkutanen Valvuloplastie

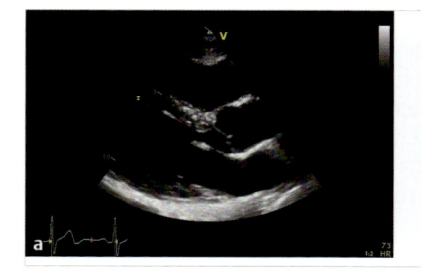

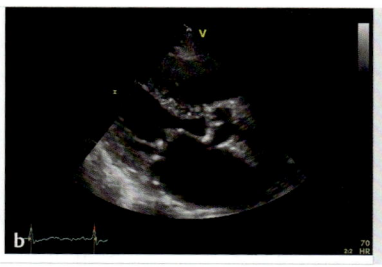

Abb. 28.12 Vergleich einer normalen Mitralklappe mit einer typischen rheumatischen Mitralstenose.
a Normalerweise bewegen sich die Spitzen der Mitralsegel in der Diastole zum Septum bzw. zur Hinterwand.
b Die rheumatische Mitralstenose weist das charakteristische „Doming" der Klappensegel auf.

28.2 Klappendysfunktionen

Tab. 28.5 Fokussierte und Standardechokardiografie bei Trikuspidalinsuffizienz.

Fokussierte Echokardiografie		Standardechokardiografie
Obligat	**Fakultativ**	
• Erkennen einer traumatischen Sehnenfaden-/Papillarmuskelruptur	• Erkennen einer Trikuspidalinsuffizienz im Farbdoppler	• Diagnose und Ätiologie der Trikuspidalinsuffizienz • Quantifizierung (ggf. mit Berechnung der Regurgitationsvolumina) • Indikation für eine chirurgische Intervention

getäuscht werden. Verwechslungen mit einer rheumatischen Mitralstenose sind durchaus möglich.

28.2.6 Trikuspidalinsuffizienz

Von den rechtsseitigen Klappen ist in der Akutmedizin in erster Linie die Trikuspidalinsuffizienz von Interesse. Die relative Trikuspidalinsuffizienz dient bei rechtsventrikulärer Druckbelastung, z. B. bei akuter Pulmonalarterienembolie, zur Abschätzung der Druckverhältnisse im rechten Ventrikel bzw. der Pulmonalarterie.

Valvuläre Probleme der Trikuspidalklappe sind gelegentlich im Rahmen einer Endokarditis oder eines Thoraxtraumas anzutreffen [5]. Die Aufgabe der fokussierten Echokardiografie ist in erster Linie, einen traumatischen Abriss der Trikuspidalklappe oder große Vegetationen im Rahmen einer Endokarditis zu detektieren. Da diese Veränderungen nur selten zu akuten hämodynamischen Problemen führen, ist in der Regel ausreichend Zeit, eine standardisierte Echokardiografie zu veranlassen (▶ Tab. 28.5).

28.2.7 Literatur

[1] **Baumgartner** H, Hung J, Bermejo J et al. Echocardiographic assessment of valve stenosis: EAE/ASE recommendations for clinical practice. Eur J Echocardiogr 2009; 10: 1 – 25
[2] **Chandrashekhar** Y, Westaby S, Narula J. Mitral stenosis. Lancet 2009; 374: 1271 – 1283
[3] **Lancellotti** P, Moura L, Pierard A et al. European Association of Echocardiography recommendations for the assessment of valvular regurgitation. Part 2: Mitral and tricuspid regurgitation. Eur J Echocardiogr 2010; 11: 307 – 332
[4] **Lancellotti** P, Tribouilloy C, Hagendorff A et al. European Association of Echocardiography recommendations for the assessment of valvular regurgitation. Part 1: aortic and pulmonary regurgitation (native valve disease). Eur J Echocardiogr 2010; 11: 223 – 244
[5] **Linka** A, Ritter M, Turina M et al. Acute tricuspid papillary muscle rupture following blunt chest trauma. Am Heart J 1992; 124: 799 – 804
[6] **Roberts** WC, Ko JM, Moore TR et al. Causes of pure aortic regurgitation in patients having isolated aortic valve replacement at a single US tertiary hospital (1993 – 2005). Circulation 2006; 114: 422 – 429
[7] **Roberts** WC, Ko JM. Frequency by decades of unicuspid, biscuspid and tricuspid aortic valves in adults having isolated aortic valve replacement for aortic stenosis, with or without associated aortic regurgitation. Circulation 2005; 111: 920 – 925
[8] **Stout** KK, Verrier ED. Acute valvular regurgitation. Circulation 2009; 119: 3 232 – 3 241

29 Nachwort

B. Hogan

▶ **Notfallsonografie.** Die Notfallsonografie hat in den zentralen Notaufnahmen in Deutschland ebenso wie in den Emergency Departments aller europäischen Länder ihren festen Stellenwert. Hierbei ist nicht nur die Implementierung der FAST-Sonografie bei polytraumatisierten Patienten im Schockraum gemeint, sondern ebenso die Notfallsonografie, die als gut durchgeführte Sonografie am Notfallpatienten erfolgt, unabhängig vom Ort der Untersuchung, problem- oder patientenorientiert, d. h. organ-, region- und fach- oder funktionsübergreifend eingesetzt wird.

Die Notfallsonografie, wie sie im dreiländerübergreifenden Ausbildungskonzept und Curriculum Notfallsonografie der DEGUM, ÖGUM und SGUM definiert ist, unterscheidet sich im Ansatz grundlegend von der Diagnostik z. B. der Radiologie. Die Notfallsonografie ist keine Komplettdiagnostik, sondern eine fokussierte Untersuchung, um möglichst schnell die Anzahl der möglichen Differenzialdiagnosen zu verringern oder sogar die Notfalltherapie zu leiten. Die Notfallsonografie orientiert sich an einem notfallmedizinisch etablierten diagnostisch-therapeutischen Stufenplan, ist nach Prioritäten geordnet und erlaubt die gleichzeitige Beurteilung und Behandlung möglicher lebensbedrohlicher Zustände.

Die Notfallsonografie umfasst den gesamten Patienten oder beschränkt sich auf klar definierte Probleme des Patienten. Sie bedarf keiner Röntgenstrahlung, ist rasch und überall verfügbar, ist bettseitig einsetzbar – das Gerät kommt zum Patienten, auf Patiententransporte kann verzichtet werden. Schwangere können ebenso wie Bettlägerige untersucht werden, die Notfallsonografie ist jederzeit wiederholbar, essenziell in der Notfallmedizin, in der engmaschige Verlaufskontrollen notwendig sind. Real-Time-Untersuchungen und bewegte Bilder sind bei notfallmedizinischen Eingriffen wie Punktionen hilfreich, ebenso wie die Möglichkeit einer schmerzpunktorientierten Untersuchung.

▶ **Notfallmedizin.** Die Deutsche Gesellschaft interdisziplinäre Notfall- und Akutmedizin – DGINA e. V. – versteht sich als gestalterische Kraft für die kontinuierliche Verbesserung der Notfallmedizin in Deutschland. Dabei betrachtet die DGINA die Notaufnahmen als die zentralen Schaltstellen in der Notfallversorgungskette. Eine moderne Notfallmedizin garantiert für alle Notfallpatienten die unter den gegebenen Umständen optimale medizinische Betreuung. Die Ersteinschätzung, Stabilisierung, Sofortdiagnostik, zu der auch die Notfallsonografie gehört, und die notwendige Soforttherapie sind die einzelnen Schritte der Versorgung aller Notfallpatienten.

Die DGINA steht dafür, dass das zeitkritische und symptomorientierte Arbeiten in der Notfallsituation einer organbezogenen Behandlung vorgeschaltet sein muss, um Irrwege zu vermeiden, die medizinisch gefährlich und ökonomisch ungünstig sein können. Diese Aufgabe erfordert rasche Entscheidungen und damit hohe medizinische Kompetenz sowie ein enges Zusammenspiel aller in der Notfallmedizin beteiligten Berufsgruppen. Interprofessionelles und interdisziplinäres Arbeiten ist für eine moderne Notfallmedizin unabdingbar, auch das transsektorale Arbeiten ist ein weiteres Kennzeichen moderner Notfallmedizin.

▶ **Erforderliche Kompetenzen.** Die Notfallmedizin erfordert eine spezifische ärztliche Kompetenz, denn alle Notfallpatienten haben den verbrieften Anspruch darauf, auf einem fachärztlichen Niveau versorgt zu werden. Ein notfallmedizinisches Ausbildungscurriculum, das in einer führbaren Berufsbezeichnung mündet und den fachlichen Anspruch an eine modere Notfallmedizin abbildet, ist im angloamerikanischen Raum und vielen europäischen Ländern bereits Realität, in Deutschland jedoch noch nicht verwirklicht.

Die für eine umfassende Notfallmedizin erforderlichen medizinischen Kenntnisse und die notwendigen praktischen Fähigkeiten sind derzeit über verschiedene Fachdisziplinen hinweg verteilt. Keine in Deutschland vertretene medizinische Spezialität kann den Anforderungen an eine profunde und umfassende Notfallversorgung genügen, die auch das notwendige organisatorische Know-how beinhalten muss.

▶ **Europäischer Facharzt für Notfallmedizin.** Die DGINA setzt sich für die Bündelung der notfallmedizinischen Kompetenzen ein, sie fordert die Umsetzung einer fachärztlichen Qualifikation für eine professionelle Notfallmedizin, die dem umfassenden Anspruch an eine qualitativ hochwertige Notfallversorgung genügt, und dabei unterstützt die DGINA das Curriculum für den Europäischen Facharzt für Notfallmedizin der Europäischen Gesellschaft für Notfallmedizin (EuSEM) mit einer Ausbildungszeit von mindestens 5 Jahren.

Hierin findet sich die Notfallsonografie als selbstverständlicher Ausbildungsinhalt, mit dem Hinweis, sich an die notfallmedizinisch etablierten diagnostisch-therapeutischen Stufenpläne zu halten, die nach Prioritäten geordnet sind, den gesamten Patienten umfassen oder sich auf klar definierte Probleme des Patienten beschränken.

Die Zusammenarbeit bei den notfallsonografischen Untersuchungsrichtlinien durch die Vertreter der DEGUM, ÖGUM und der SGUM in der Erarbeitung eines dreiländerübergreifenden Ausbildungskonzeptes und Verabschiedung des Curriculums Notfallsonografie zeigt die

Möglichkeit einer vorbildlichen interdisziplinären Zusammenarbeit in notfallmedizinischen Themen.

Die DGINA fordert, dass auch in Deutschland eine international gleichwertige eigenständige Ausbildung zum Facharzt für Notfallmedizin stattfindet, die auch in den anderen europäischen Ländern anerkannt wird. Gleichzeitig fordert die DGINA, dass Fachärzte für Notfallmedizin aus anderen Ländern Europas auch in Deutschland entsprechend EU-Directive als Fachärzte anerkannt werden. Langfristig in der Notfallmedizin Tätige haben ein Recht darauf, dass sie für ihr Engagement und ihre Kenntnisse fachliche Anerkennung erhalten und ihren Arbeitsort innerhalb Europas frei wählen können.

Um diesen Facharzt für Notfallmedizin auch in Deutschland zu implementieren, hat die DGINA bei der Bundesärztekammer einen entsprechenden Antrag auf Einführung dieses Facharztes nach europäischen Richtlinien beantragt, da in Deutschland das international als vorbildlich angesehene präklinische Notarztsystem in den Kliniken oft auf eine wesentlich weniger gut organisierte innerklinische Notfallmedizin trifft. Da aber gerade in den ersten Stunden einer akut aufgetretenen Erkrankung die entscheidenden Weichen für die weitere Versorgung gestellt werden – auch mithilfe von Notfallsonografie – ist eine zielgerichtete rasche Diagnostik und Therapie von Notfallpatienten sinnvoll und kann Leben retten, Krankheitsverläufe und Liegezeiten verkürzen und somit auch gleichzeitig zum ökonomischen Erfolg eines Krankenhauses beitragen.

▶ **Schlüsselrolle der Notaufnahme.** Viele Krankenhausgeschäftsführungen haben inzwischen erkannt, welche Schlüsselposition die Notaufnahme besitzt und nachfolgend bereits zentrale Einheiten mit eigenständiger Leitung eingerichtet, um den organisatorischen und medizinischen Notwendigkeiten der klinischen Notfallmedizin gerecht zu werden. Sie folgen dabei dem Beispiel der angelsächsischen und meisten europäischen Länder, in denen die klinische Notfallmedizin schon lange als spezifisches Arbeitsfeld angesehen wird. Die Einrichtung solcher Einheiten in Deutschland kann aber nur erfolgreich sein, wenn gleichzeitig die fachliche Qualifikation der hier Tätigen an die gestiegenen Anforderungen angepasst wird. Es gibt jedoch derzeit in Deutschland keinen allgemein anerkannten Ausbildungsstandard für die ärztliche und pflegerische Tätigkeit in der Notaufnahme.

Eine hohe fachspezifische Erfahrung ist im Behandlungsprozess eines Notfallpatienten erst dann erforderlich, wenn die Diagnose gestellt ist und die spezifische Therapie initialisiert wurde. Für die optimale Versorgung von Notfallpatienten ist demgegenüber das fachübergreifende Denken bis zur Festlegung einer spezifischen Diagnose unabdingbar. In der Medizin, die sich zunehmend in hochspezialisierte Subdisziplinen entwickelt, muss diese spezifische Eigenart der Notfallmedizin aktiv erlernt werden. In diesem Lernprozess sind Notaufnahmeeinheiten besonders gefordert. Die Frage, wie die verbesserte Qualifikation von Notaufnahmeärzten erreicht werden kann, wurde für Europa längst beantwortet.

▶ **EuSEM-Ausbildungscurriculum.** Die europäischen Notfallmediziner haben unter dem Dach der European Society for Emergency Medicine (EuSEM) ein gemeinsames Ausbildungscurriculum erstellt, das von der UEMS, dem Multidisciplinary Joint Committee on Emergency Medicine, am 25. April 2009 in Brüssel bei der Vorstandssitzung akzeptiert und akkreditiert wurde.

Dieses EuSEM-Ausbildungscurriculum mit einer Ausbildungszeit von 5 Jahren stellt die umfassenden fachlichen Anforderungen für die Tätigkeit als Facharzt für Notfallmedizin dar. Auch wenn die Gesundheitssysteme in den Ländern Europas sehr unterschiedlich sind, die medizinischen evidenzbasierten Ausbildungsinhalte in der Notfallversorgung sind es nicht. Somit kann dieses Ausbildungscurriculum der EuSEM als Leitlinie für die fachliche Weiterentwicklung der Notfallmedizin in Deutschland dienen. Die DGINA setzt sich als Fachgesellschaft und Vertreter Deutschlands in der EuSEM seit ihrer Gründung für eine Professionalisierung der klinischen Notfallmedizin auch in Deutschland ein. Sie fordert ein definiertes und klar strukturiertes Ausbildungscurriculum in jeder Notaufnahme, damit die anspruchsvolle Tätigkeit, die hohe Kompetenz und eine rasche Entscheidung erfordert, ihren Anforderungen entsprechend gelehrt und gelernt wird. Die DGINA ist der Überzeugung, dass nur so die Qualität der medizinischen Versorgung in der Notaufnahme und die Attraktivität dieses hochinteressanten Arbeitsfeldes weiterentwickelt werden kann. Deshalb hat sie sich bei der Schaffung des europäischen Ausbildungscurriculums für Notfallmedizin maßgeblich beteiligt und möchte die Inhalte in den Notaufnahmen Deutschlands umsetzen.

▶ **Diskussionsprozess.** Der Prozess der Professionalisierung der klinischen Notfallmedizin bedarf eines Diskussionsprozesses mit den an der Notfallmedizin beteiligten Fachdisziplinen mit Klärung, welche notfallmedizinischen Kompetenzen innerhalb der einzelnen Fachdisziplinen bereits jetzt strukturiert weitergegeben werden und welche Kompetenzen nun neu auf dem Ausbildungsplan stehen müssen. Die schon jetzt in Deutschland vorhandene Zusatzbezeichnung Notfallmedizin hilft dabei nicht weiter, da sie eine Minimalanforderung an die Ausbildung von präklinisch tätigen Notärzten festlegt, die die notwendigen Qualifikationen für die Tätigkeit in der Notaufnahme nur unzureichend abbildet. Die Krankenhausbehandlung von Notfallpatienten erfordert einen sehr viel höheren Ausbildungsstand, der die verschiedenen Kompetenzen der dabei beteiligten Fachdisziplinen in der Notaufnahmesituation bündeln muss.

Nachwort

▶ **Ausbildungsprogramm Notfallmedizin.** Derzeit findet sich in Deutschland in den Weiterbildungsordnungen der an der Notfallversorgung beteiligten Fachdisziplinen keine detaillierte Darstellung der Kompetenzen in der Notfallversorgung, die innerhalb der jeweiligen Facharztausbildung vermittelt werden sollen. Hier hilft das europäische Ausbildungscurriculum zum Facharzt für Notfallmedizin, das innerhalb der EuSEM von der DGINA mitgestaltet wurde und nun umgesetzt werden soll, einen entscheidenden Schritt weiter. Erstmalig liegt ein europäisch konsentierter Weiterbildungskatalog für die Notfallmedizin vor, der der kompetenten Versorgung von Patienten in der Notaufnahme in vollem Umfang Rechnung trägt.

Die DGINA wird alles daran setzen, dass die Inhalte dieses Ausbildungscurriculums zum Wohle der Notfallpatienten in vollem Umfang umgesetzt werden. Damit das Ziel einer hochprofessionellen Notfallversorgung erreicht wird, wurde das EuSEM-Core-Curriculum für die Ausbildung zum Facharzt für Notfallmedizin als konzeptionelle Grundlage für eine qualifizierte innerklinische Notfallversorgung eingesetzt. In diesem 5-jährigen modularen Ausbildungsprogramm Notfallmedizin finden sich alle Inhalte des EuSEM-Core-Curriculums, adaptiert an die deutschen Notwendigkeiten. Die Notfallsonografie hat in allen Modulen einen hohen Stellenwert.

Sachverzeichnis

A

Abdomen
- akutes, Aneurysma, abdominelles 40
- Flüssigkeit, Prädilektionsstelle 165
- Flüssigkeitslokalisation, typische 164
- Gefäß
-- Anatomie 38
-- Situs 38
-- Sonoanatomie 38
- offenes 38

Abdomensonde 26
Abdominaltrauma 137
Abszedierung, paraaortale 132
Abszess 172
- Aspirationspunktion 174
- Diagnostik, sonografische 172
- Drainage 174
- Mehrfachpunktion 174
- paraaortaler 132–133
- Pathologie 172
- Sonomorphologie 172
Abszessentlastung 172
Abszesspunktion
- Problem 174
- Zugangsweg 174
Abszesssonografie
- Durchführung 172
- Sondenwahl 172
Aktivität, pulslose elektrische (PEA) 94
Alaising 32
Aneurysma
- abdominelles 38
-- Definition 41
-- Differenzialdiagnose 38
-- Fragestellung, sonografische 40
-- Perforation, freie 39
-- Ruptur 39
- apikales 95
- Untersuchung, sonografische 43
Aneurysmaart 41
Aneurysmastruktur 41
Angina pectoris 128
Anlotung, parasternale 82
Aorta
- abdominale 181
-- Längsschnitt 182
-- Messung 182
-- Querschnitt
--- Aortenbifurkation 182
--- distale Aorta 182
--- mittlere Aorta 181
--- proximale Aorta 181
-- Schallkopf 181
-- Schnittebene 181
-- Sonografietipp 183
-- Vorgehen 181
- distale, Querschnitt 182
- Durchmesser 41
- mittlere 181
-- Querschnitt 181
- Normalbefund 40

- Pathologie 41
- proximale 181
-- Querschnitt 181
- Schallkopfposition 44
- Sonografieproblem 43
Aorta ascendens, proximale 210–211
Aortenaneurysma
- abdominelles 38
-- Therapieoption 41
- asymptomatisches infrarenales 39
- Fragestellung, sonografische 40
- frei nach retroperitoneal perforiertes infrarenales 42
- Indikation Notfallsonografie 39
- inflammatorisches 45
- nicht thrombosiertes 42
- perforiertes 39
- teilthrombosiertes 54
-- infrarenales 42
Aortenbifurkation 43
- Querschnitt 182
Aortendilatation 41
Aortendissektion 43, 130
- Dissektionsmembran 130
- Fehlerquelle, diagnostische 130
- Sonografie 131
- Stanford A 130
Aortenflussprofil 91
Aorteninsuffizienz
- akute 215
- Echokardiografie 215
-- Indikation 215
- Farbdoppler 215
- Fragestellung, sonografische 215
- hochgradige 215
- Klinik 215
- Pathologie 215
- Sonografieproblem 216
- Untersuchung, sonografische 216
- Zeichen, indirektes 215
Aortenklappe 206, 209
- Echokardiografie 210
Aortenklappenöffnung, und Schlagvolumen 217
Aortenrohr, stark verkalktes 41
Aortenstenose
- Echokardiografie 216
-- fokussierte und Standard- 216
-- Indikation 216
- Fragestellung, sonografische 216
- hochgradig verkalkte 217
- Klinik 216
- Pathologie 216
- Sonografieproblem 217
- Untersuchung, sonografische 217
Aortenwurzel
- Bewegungsamplitude 98
- Echokardiografie 210–211
- M-Mode 98
Artefakt 30
Arteriae iliacae
- Durchmesser 41
- Normalbefund 40
- Pathologie 41

- Schallkopfposition 44
- Sonografieproblem 43
Arterien/Venen-Verwechslungsgefahr 162
Arthrosonografie 169
- Durchführung 170
- Problem 170
- Schallkopf 170
- Sondenwahl 170
Arthrozentese 169
Asystolie 94
Aszites 164
- Diagnostik 164
- Differenzialdiagnostik 164
- Echogenität 164
- Farbe und Differenzialdiagnostik 164
Aszitespunktion
- Durchführung 165
- Indikation 165
- Kontraindikation 165
- Materialversand/-analyse 195
- Problem 165–166
- Schallkopf 165
- Sondenwahl 165
- Sonografie, interventionelle 195
Atemnot
- akute 93
- E-FAST 137
Auswurffraktion, reduzierte 92

B

B-Bild 27
- Messung 30
- Mitralinsuffizienz 213
- Mitralstenose 218
- Untersuchungstechnik 28
B-Linie
- fehlende 73
- Interstitielles Syndrom, diffuses 116
- Lungenödem 116, 203
- Schock 124
Baker-Zyste, vs. Venenthrombose, tiefe 65
Barcode-Zeichen 74
Basisnotfallsonografie 22, 35
- Anwendung 36
- Definition 36
- Entscheidungshilfe 36
- fokussierte 22
- Gerät 36
- Geräteeinstellung 36
- Inhalt 36
- Limitation 36
Bauchaortenaneurysma, Rupturweg 39
Beatmung, mechanische, Aortenflussprofil 91
Beinschmerz
- Untersuchungsalgorithmus 68
- Venenthrombose, tiefe 64
Beinschwellung
- Untersuchungsalgorithmus 68

- Venenthrombose, tiefe 64
Beinvenen
- Anatomie 66
- Kompressionssonografie 64
- Normalbefund 66
Bewusstlosigkeit 93
Bildinterpretation 25
2D-Bild-Zeichen, typisches 89
Blasenultraschall 183
- Längsschnitt 183–184
- Querschnitt 183–184
- Schallkopf 183
- Schnittebene 183
- Urinabfluss 184
Blue-Phantom-Modelle 153
Blutung
- obere intestinale 40
- Punktion, ultraschallgeführte 156
Brustwand 71

C

Choledocholithiasis 53
- Verschlusshöhe 53
Cholelithiasis 47
Cholezystektomie 53
Cholezystitis 47
- akute 48–49
Cholezystolithiasis 47, 49
Chordeafaden 207
Chylothorax 167
COPD 100
CW-Doppler (Continuous Wave) 33
- Mitralstenose 218

D

D-Dimer-Bestimmung 64
Darmschlinge, dilatierte flüssigkeitsgefüllte 125
Doppler 32
- farbkodierter 32
Drainageanlage 154
- Punktion Pleuraerguss 168
Drainagekatheter 154
Drainagetechnik 154
Druck, zentralnervöser und Durchmesser Vena cava inferior 193
Ductus hepatocholedochus 51
Durchblutungsstörung, akute periphere 40
Dysfunktion, linksventrikuläre 92
- Differenzialdiagnose 93
- Indikation Notfallsonografie 93
- Untersuchung, sonografische 94
Dyspnoe 113
- Ätiologie 113
- Auskultation 113
- Definition 113
- Diagnostik, klinische physikalische 113
- Ergussvolumen 114

223

Sachverzeichnis

Dyspnoe
- Fragestellung, sonografische 114
- Hämatothorax 114
- Inspektion 113
- Kompressionsatelektase 114
- Notfallsonografie 202
- Perkussion 113
- Pleuraempyem 114
- Pleuraerguss 114
- Pneumothorax 114
- Sonografiealgorithmus 118
- Sonomorphologie 114
- Ursache 113

E

E-FAST 136, 179
- Algorithmus 146
- Definition 136
- Flanke links 138
- Flanke rechts 137
- Fragestellung, sonografische 137
- Grundlage, anatomische 137
- Herzanlotung, subkostale - transhepatische 138
- Indikation 136
- Klinik 137
- Konsequenz, therapeutische 137
- M-Mode 179
- Normalbefund 137
- Pathologie 140
- Pneumothorax 179
- Position 138
- Position 1 141–142
- Position 2 141–142
- Position 3 142–143
- Position 4 143
- Position 5 144
-- anteriorer Thorax rechts 179–180
- Position 6 144
-- anteriorer Thorax links 179–180
- Positionsvariante 140
- Schallkopf 179
- Schnittebene 179
- Sonografieproblem 144
- Standardschnitt 137
- suprapubisch 138
- Thorax, anteriorer 140
- Vorgehen 179
E-FAST-Protokoll 145
E-FAST-Untersuchungsprotokoll 138
Echogenität 27
Echokardiografie
- Achse, apikale lange 207
- Anatomie 206
- Aufbaumodul 206
- Normalbefund 206
- Schnittebene
-- apikale 207–208
-- parasternal kurze 206
-- parasternal lange 206
-- subkostale 207–208
-- suprasternale 207–208
- Standardschnitt 206
- Struktur, kardiale 207
- Vierkammerblick, apikaler 207
- Zweikammerblick, apikaler 207
Echokardiografie, fokussierte 77, 188
- Achse
-- parasternale kurze 191–192
-- parasternale lange 191
-- subkostale kurze 189
- Dokumentation 87
- Fragestellung 78
- Krankheitsbild 78
- Patientenpositionierung 188
- Perikarderguss 193
- Perikardtamponade 193
- Schallebene, wesentliche 84
- Schallfenster 81
- Schallkopf 188
- Schnittebene 188
-- apikale 82–83
-- parasternal kurze 81
-- parasternal lange 81
-- subkostale 83
- Standardschnittebene 81
- Struktur 78
- Untersuchungsgang, standardisierter 78
- Vena cava inferior
-- Konvexschallkopf 193
-- von subkostal 189–190
- Ventrikelfunktion 193
- Ventrikelgröße 193
- Vierkammerblick
-- apikaler 190
-- subkostaler 189
- Vorgehen 188
-- praktisches 83
- Zweikammerblick, apikaler 191
Echosonde 27
Eine-Person-Punktion 152
Endokarditis 132
EuSEM-Ausbildungscurriculum 221
Exsudat, Pleuraerguss 167

F

F-Echo siehe Echokardiografie, fokussierte
Facharzt, europäischer, für Notfallmedizin 220
Farbdoppler 32
- Aorteninsuffizienz 215
- Geschwindigkeitskodierung 32
- Mitralinsuffizienz 213
- Mitralstenose 218
- Zugang, venöser (peripher/zentral) 158
Farbkodierung 32
FAST 136, 176
- Fragestellung 176
- Position 1, Flanke rechts 176–177
- Position 2, Flanke links 177–178
- Position 3, suprapubisch 177–178
- Position 4, subkostale Herzauslotung transhepatisch 178
- Position 4, subkostale Herzauslotung, transhepatische 179
- Schallkopfauswahl 176
- Schnittebene 176
- Vorgehen 176
Fett, epikardiales 107
2-Finger-Hand-Bild 59
Flankenschmerz
- Aneurysma, abdominelles 40
- Niere 56
Flüssigkeit
- E-FAST 140
- freie intraabdominelle 137
- in Weichteil 170
Flüssigkeitsansammlung 140
Fokus 30
Füllungszustand
- CWP 90
- E/A-Ratio 90
- E/E 90
- Echokardiografie, fokussierte 89
- Pulsdruckvariation 91
- Untersuchungsparamete, zur Beurteilung 89
- Untersuchungsparameter
-- dynamischer 90
-- statischer 89
- Vena-cava-Kaliberschwankung 91
Funktion, linksventrikuläre 84

G

Gain 28
Gallenblase
- Anatomie 47
- Auffinden, sonografisches 49
- Fragestellung, sonografische 47
- Indikation Notfallsonografie 47
- Inhalt 48
- Normalbefund 47
- Pathologie 48
- Polyp 49
- Sonografie 49
- Sonografieproblem 51
- Twinkling-Artefakt 49
Gallenblasenhydrops 54
Gallenblasenstein, schwebender 49
Gallenblasenultraschall 185
- Längsschnitt, hepatischer 185–186
- Messung 185
- Querschnitt 185–186
- Schallkopf 185
- Schnittebene 185
- Schrägschnitt, subkostaler 185
- Sonografietipp 185
- Vorgehen 185
Gallenblasenwandverdickung 54
Gallenwege
- Abflusshindernis 52–53
- erweiterte 52
- intrahepatische 51
- Sonografie 51
Gefäßdilatation 41
Gefäßpunktion
- Längsschnitt 194
- Lernmodell 153
- periphere 160
-- Ausrüstung 160
-- Sterilität 160
-- Vorgehensweise 161
- Querschnitt 194
- Sonografie, interventionelle 194
- zentrale 161
-- Ausrüstung 161
-- sonografiegesteuerte 161
-- Sterilität 161
-- Venenauswahl 162
-- Vorgehensweise 162
Gefäßsonde 26
Gefäßverkalkung, Nephrolithiasis 62
Gelenkerguss 169
Gelenkpunktion 169
Gelenksonografie siehe Arthrosonografie 169
Gerätepflege 27
Gerätetechnik 25
Gerinnung
- Konsensus-Leitlinie zum Management 155
- Punktion, ultraschallgeführte 155
Gesamtverstärkung 28
Gradient RV/RA 103
Grauwert 27

H

Hämatom 171
Hämatothorax
- Dyspnoe 114
- E-FAST
-- Position 1 141
-- Position 2 141
- Pleuraerguss 167–168
Harnabflussstörung 58
Harnaufstau 56
Harnblase
- Anatomie 55
- Füllungszustand 55–56
- Normalbefund 58
- Schallkopfposition 57
- Volumenbestimmung 58
- Zugangsweg, sonografischer 57
Harnstau 60
- Befund, sonografischer 58
- Flüssigkeit im Pyelon 58
- Flüssigkeitsbelastung 60
- hochgradiger 59
- mittelgradiger 59
- Stein-bedingter 59
- Zysten-bedingter 60
Harnstauung 55
- Differenzialdiagnose 60–61
Hautkolorit, aschfahles 40
Herz-Wasserscheide 209
Herzanlotung, subkostale, transhepatisch 178–179
Herzerkrankung, koronare 95
Herzinfarkt 128
Hinterwandinfarkt 129
Hohlvene, untere 86
- Echokardiografie 212
Hygieneanforderung 154
Hypertonie, chronische pulmonale 104

Sachverzeichnis

Hypotension 93
Hypotonie 137
Hypovolämie 80

I

Iliacaaneurysma 38
Iliakaaneurysma 43
Impedanzsprung 27
Infiltrat, pneumonisches 202
Insuffizienz, respiratorische 113
Interstitielles Syndrom 116
– Differenzialdiagnose 203
– diffuses 116
– fokales 116
– Notfallsonografie 203

K

Kardiomyopathie, dilatative 95
Kissing papillary Muscles 89
Klappendysfunktion 212
Klappenerkrankung 212
Klatskin-Tumor 53
Koller-Pouch 165
Koma 93
Kometenschweifartefakt 124
Kompressionsatelektase 114
Kompressionssonografie 66
– Beinvenen 64
– Darstellung, schematische 66
– vollständige 65, 67
Konsensus-Leitlinie Gerinnungsmanagement 155
Kontaktmedium 27
Konvexsonde 26
Koronarsyndrom, akutes 93, 128
Kreislaufdepression 40
Kreislaufreaktion, bei Volumengabe 193
Krise, hypertensive 93

L

Lateralinfarkt 129
Leberabszess 173
Lebervene, zentrale 86
– Echokardiografie 212
Linearsonde 26
Linksherzinsuffizienz
– chronische, Exazerbation 80
– hypertensive 80
Linksventrikelfunktion 97
– Beurteilung 93
– Beurteilungsmethode, andere 96
– Graduierung 96
– Studienübersicht 98
– Thoraxschmerz 127
Liposarkom, peritoneales mit Lungenembolie 117
Luftüberlagerung 43
Lunge
– Notfallsonografie 199
– vorgeschädigte 74
Lungenarterienembolie 205
Lungenembolie 117, 134
– Charakteristikum 202
– D-Zeichen 126

– frische 203
– Notfallsonografie 202
– ohne auffindbare Emboliequelle 117
– ohne Vorerkrankung 133
– Rechtsherzbelastung 133
– Sensitivität Thoraxsonografie 117
– Thoraxschmerz 133
– Untersuchung 134
– Venenthrombose, tiefe 64
– Verfahren, bildgebende 203
Lungengleiten
– fehlendes 72, 144
– normales 144
Lungenkonsolidierung 200, 202
Lungenkontusion 117–118
Lungenödem 116
– B-Linie 116, 203
– Notfallsonografie 203
Lungenpuls, fehlender 73
Lungenpunkt 73
– Nachweis 73
– Suche 74
Lymphangiom, zystisches 60

M

M-Mode 30
– Aortenwurzel 98
– E-FAST 179
– Messung 30
– – Ventrikel, linker 30
– Pneumothorax 74
– TAPSE-Bestimmung 102
– Vorhof, linker 98
Mediastinalabszess 173
Mitralinsuffizienz
– akute 213
– B-Bild 213
– Echokardiografie 212
– Farbdoppler 213
– Fragestellung, sonografische 213
– hochgradige 214
– Indikation Echokardiografie 213
– Klinik 212
– Pathologie 213
– Sonografieproblem 214
– Untersuchung, sonografische 214
– Ursache 214
Mitralklappe
– normale 218
– rheumatische 218
Mitralklappenflussprofil 90
Mitralklappenringexkursion (MAPSE) 98
Mitralsegel, vorderes 84–85, 207
Mitralsegel–Septum-Abstand 97
Mitralstenose
– B-Bild 218
– CW-Doppler 218
– Echokardiografie 217
– – fokussierte und Standard- 218
– – Indikation 218
– Farbdoppler 218
– Fragestellung, sonografische 218
– Hinweis, indirekter 218
– Klinik 217

– Pathologie 218
– Sonografieproblem 218
– Untersuchung, sonografische 218
Murphy-Zeichen 51
Muskelfaserriss, vs. tiefe Venenthrombose 65
Myokard
– Vermeidung von Verletzung 107
– Wandbewegungsstörung 128
– Wanddicke 128
Myokardinfarkt 129
Myokardtextur 128

N

Nephrolithiasis
– Differenzialdiagnose 61–62
– Flüssigkeitsbelastung 62
Nephrostomie, Gerinnungsmanagement 156
Niere
– Anatomie 55
– – topografische 55
– Fragestellung, sonografische 56
– Harnstauung 55
– Indikation Notfallsonografie 56
– Normalbefund 57
– – sonografischer 56
– Parenchymzapfen 57
– Pathologie 58
– Schallkopfposition 56
– Sonografieproblem 60
– Untersuchung, sonografische 56, 59
– Zugangsweg, sonografischer 56
Nierenbecken
– ampulläres 60
– Einblutung 61
Nierenbeckenhohlsystem, Dilatation 61
Nierenbiopsie, Gerinnungsmanagement 156
Niereninfarkt 62
Nierenkolik 55
Nierensinus, echoarme/-reiche Formation 60
Nierenstein 59
Nierenultraschall 183
– Längsschnitt 183
– Querschnitt 183–184
– Schallkopf 183
– Schnittebene 183
Nierenvenensystem, weites 61
Notaufnahme 221
Notfallmedizin 220
– Ausbildungsprogramm 222
– Diskussionsprozess Professionalisierung 221
– Facharzt, europäischer 220
– Kompetenz, erforderliche 220
Notfallsonografie 220
– Aufbaumodul 197
– Echokardiografie 206
– Thorax 199
– Basiskurs 37
– Bildinterpretation 25
– Definition 23
– Einbindung in Stufenplan 24

– Gerätetechnik, angewandte 25
– Grundlagen 23
– interventionelle 147–148
– – Grundprinzip 148
– – Indikation 148
– – Punktion 149
– – Schwierigkeitsgrad 148
– – Zugang, venöser 149
– klinische 111
– – Differenzialdiagnostik 112
– – Entscheidungshilfe 112
– – Inhalt 112
– Kontext, klinischer 24
– Messen 30
– Thoraxerkrankung, sonografisch darstellbare 199
– Zertifikat 22

O

Oberbauchschmerz 40
Oberschenkelvenenthrombose 68
Objektgröße 28

P

Papillarmuskel 206
Papillenverkalkung, Nephrolithiasis 62
Parazentese, Gerinnungsmanagement 156
Parazentesekanüle nach Schlottmann 166
Parenchymverkalkung, Nephrolithiasis 62
Perforation, freie 39
Periaortitis, chronische 45
Perikarderguss 86–87, 105–106, 131
– Differenzialdiagnose
– – Fett, epikardiales 107
– – Pleuraerguss
– – – links 108
– – – rechts 108
– Echokardiografie, fokussierte 193
– Fragestellung, sonografische 105
– Größenbestimmung 106
– Indikation Notfallsonografie 105
– Komplikation 169
– Pathologie 107
– Punktion 108, 168
– – Sonografie, interventionelle 195
– – ultraschallgeführte 107
– Punktionsstelle 106–107
– Sondenwahl 169
– Sonografiealgorithmus 108
– Sonografieproblem 107
– Studienübersicht 108
– Thoraxschmerz 127, 131
– Untersuchung, sonografische 107
Perikardraum 86–87
– Echokardiografie 212
Perikardtamponade 78, 105
– Echokardiografie, fokussierte 193
– Sonografiealgorithmus 108

225

Sachverzeichnis

Perikardtamponade
- Studienübersicht 108
- Zeichen 106

Perimyokarditis 131
Peritonitis, spontan bakterielle 166
Pleura 71
Pleuradrainage 200
Pleuraempyem 115
- Dyspnoe 114
- Notfallsonografie 199–200

Pleuraerguss 166
- Befund, sonografischer 205
- Diagnostik 166
- Differenzialdiagnose Perikarderguss 108
- Differenzialsonografie 166
- Dyspnoe 114
- Echogenität 167
- Einteilung 200
- Eiweißgehalt 167
- Farbe 167
- Hämatothorax 168
- Menge 167
- Notfallsonografie 199, 201
- Pneumothorax 168
- Sondenwahl 168
- Sonografieproblem 168
- Thoraxschmerz 132

Pleuraergusspunktion
- Materialversand/-analyse 195
- Pneumothorax 195
- Sonografie, interventionelle 195

Pleuraergussvolumen 167
Pleurapunktion, ultraschallgesteuerte 168
Pleuritis 115
- Befund, sonografischer 205

Pleuritis sicca 200
Pneumonie 116–117
- Befund, sonografischer 205
- Notfallsonografie 201
- Sonomorphologie 116
- Treffsicherheit, diagnostische 117

Pneumothorax 71
- Befund, sonografischer 205
- Dokumentation 74
- Dyspnoe 114
- E-FAST 140, 179
- nach Punktion/Trauma/spontan 200
- Notfallsonografie 202
-- nach Punktion/Trauma/spontanem 200
- Pathologie 72
- Pleuraerguss 168
- Pleuraergusspunktion 195
- Punktion, ultraschallgeführte 157
- Sonografiealgorithmus 74
- Sonografieproblem 74
- Sonografietipp 75
- spontaner 200
- Studienzusammenfassung 75
- Trauma 200
- Ultraschallzeichen 72

Polyp, Gallenblase 49
Popliteathrombose 68
Posterolateralinfarkt 130

Pseudo-PEA (Pseudo-pulslose elektrische Aktivität) 94
Psoaseinblutung 171
PTCD, Gerinnungsmanagement 156
Pulmonalembolie
- akute 103
- hämodynamisch bedeutsame 103

Pulmonalisdruckbestimmung 103
Punktion
- computergestützte 150
- freie 151
-- geführte 152
- In-Plane-Technik 151
- Indikation 164
- Notfallsonografie, interventionelle 149
- Out-of-Plane-Technik 151–152
- Pneumothorax 200
- ultraschallgeführte 150
-- Ablauf 156
-- Anforderung, räumliche 154
-- Ausrüstung, apparative 150
-- Gerinnung 155
-- Hygieneanforderung 154
-- Komplikationsrate 155
-- Kontraindikation 155
-- Kontrolle 156
-- Nachsorge 156
-- Nadeldetektion 151
-- Nadelplatzierung 151
-- Pneumothorax 157
-- Risiko, potenzielles 155
-- Standardhygiene 154
-- Technik 151
-- Training am Modell 152
-- Voraussetzung 150
-- Vorteil 150

Punktionsmaterial 151, 154
Punktionstechnik 151
- längs 159
- quer 159

Punktionstraining 153
PW-Doppler (Pulsed Wave) 33
- Rechtsventrikelfunktion 102

Pyelitis 61

R

Randschatten 31
Reanimation
- Dysfunktion, linksventrikuläre 93
- Ventrikel, linker 94

Recessus splenorenalis 165
Rechtsherzbelastung
- Lungenembolie 133
- Thoraxschmerz 127

Rechtsherzdilatation 127
Rechtsherzüberlastung 78
Rechtsventrikelfunktion 100
- Bestimmung 102
- Indikation Notfallsonografie 100
- reduzierte 100
- Untersuchung, sonografische 101

Rechtsventrikelinfarkt 104
Reexpansions-Lungenödem 168
Reflexion 27

Rektusscheidenhämatom 171–172
Respiratorische Insuffizienz 113
Retentionsmagen 125
Reverberationsartefakt 31
RFA
- einfache, Gerinnungsmanagement 156
- komplexe, Gerinnungsmanagement 156

Rippenfraktur 204
Rolling-Stone-Phänomen 49
Rückenschmerz 40

S

Sarkoidose, akute 116
Schallebene, Überblick 176
Schallfenster 28
- echokardiografisches 81

Schallkopf, Handhabung 176
Schallkopfposition, Überblick 176
Schallschatten 31
Schallverstärkung, distale 31
Schlagvolumen, und Aortenklappenöffnung 217
Schmerz, Punktion, ultraschallgeführte 156
Schnittebene 28
Schock 119
- Aneurysma, abdominelles 40
- Art 119
- B-Linie 124
- Beispiel 126
- Definition 119
- Differenzialdiagnose 122
- distributiver 120
- Dysfunktion, linksventrikuläre 93
- Erkennen 121
- Flüssigkeitsverlust in dritten Raum 125
- Funktion, linksventrikuläre 125
- gemischter 120
- hypovolämer 119
- kardiogener 120
- Monitoring 122
- Pathophysiologie 119
- Sonografie-Stellenwert 119
- Therapie, erste 121
- Therapiekontrolle 122
- Untersuchungsschema, sonografisches 123
- Ursachenerkennung 121
- VCI-Beurteilung 124
- Volumenreagibilität 124
- Volumenstatus 124

Schockklasse 122
Schockpatient 121
- Studien zur Ultraschalluntersuchung 126

Schockraumteam 112
Seashore-Zeichen 74
Sektor 30
Sektorsonde 26–27
Septum
- interatriales 209
-- Echokardiografie 207
- interventrikuläres

- abgeflachtes 103
-- Bewegung 102

Septum aorticomitrale 209
Septum aorticomitrale, 210
Serom 171
Sinuslipomatose 60
Sonografie
- Einteilung, funktionelle 23
- interventionelle 193
-- Aszitespunktion 195
-- Flüssigkeitsansammlung in Weichteil 195
-- Gefäß
--- Längsschnitt 194
--- Punktion 194
--- Querschnitt 194
-- Perikardergusspunktion 195
-- Pleuraergusspunktion 195
-- Schallkopf 194

Sonografiegerät 25
Spannungspneumothorax 134
Sternumfraktur 204
Synkope 93

T

Tachykardie 93
TAPSE
- Rechtsventrikelfunktion 102
- Thoraxschmerz 128

Thorakozentese 167
- Gerinnungsmanagement 156
- Vorgehensweise 168

Thorax
- Anatomie 71
- Befund, sonografischer 205
- Fragestellung, sonografische 72
- Indikation Notfallsonografie 72
- Klinik 71
- knöcherner
-- Befund, sonografischer 205
-- Notfallsonografie 204
- Normalbefund 72
- Notfallsonografie 199
-- Aufbaumodul 199
- Prozess, liquider/solider 204
- Sonoanatomie 71

Thoraxerkrankung
- Notfallsonografie 199
-- Aufbaumodul 199
-- Gerätetechnik 199
-- Unersuchung 199
- Schallsonde 199

Thoraxschmerz 127
- Funktion, linksventrikuläre 127
- Perikarderguss 127
- Rechtsherzbelastung 127
- Rechtsherzdilatation 127
- TAPSE 128
- Ursache 127
- Volumenbeurteilung venöses System 128

Thoraxtrauma 135
- Notfallsonografie 204
- stumpfes 135

Thoraxverletzung, penetrierende 135

Sachverzeichnis

Thoraxweichteil
- Befund, sonografischer 205
- Notfallsonografie 204

Thromboseausschluss 187
Tiefe 28
Time Gain Compensation 29
Tissue Harmonic Imaging 31
Transsudat, Pleuraerguss 167
Transsudat/Exsudat-Differenzierung 166
Trikuspidalinsuffizienz 219
Trikuspidalinsuffizienzjet 103
Twinkling-Artefakt, Gallenblase 49

U

Ultraschallartefakt 31
Ultraschallbild, Beschreibungsvorschlag 28
Ultraschallsonde 26
Umschlagfalte, peritoneale 165
Unterbauchschmerz
- Aneurysma, abdominelles 40
- Niere 56

Urinabfluss 184

V

Vena cava inferior 87
- Beurteilung bei Thoraxschmerz 128
- Durchmesser vs. Zentralnervöser Druck 193
- Echokardiografie, fokussierte
-- mit Konvexschallkopf 193
-- von subkostal 189
- Flankenschnitt rechts 193
- Füllungszustand 193
- Längsschnitt, rechter oberer Quadrant 192

- Oberbauchquerschnitt 193
- Querschnitt subxiphoidal 192
- Sonografie bei Schock 123–124

Vena jugularis interna, Punktion 162
Vena-cava-Diameter 90
Vena-cava-Kaliberschwankung 91
Vene, punktionsgeeignete 160
Venenstau 69
Venenthrombose, tiefe 64, 185
- D-Dimer-Bestimmung 64
- Fragestellung, sonografische 64
- Indikation Notfallsonografie 64
- Kontrollsonografie 68
- Lungenembolie, lebensbedrohliche 64
- Patientenpositionierung 187
- Querschnitt
-- Inguinalregion 187
-- Poplitealregion 187–188
- Schallkopf 185
- Schallkopfpositionn 67
- Schnittebene 187
- Sonografieproblem 68
- Therapie im Zweifelsfall 65
- Thromboseausschluss 187
- Untersuchung, sonografische 66
- Vorgehen 187
- vs. Baker-Zyste 65
- vs. Muskelfaserriss 65
- Wells-Score 64

Venenverweilkanüle 160
Venenzugang, peripherer/zentrale siehe Zugang, venöser (peripher/zentral)
Venöses System, Volumenbeurteilung 128
Ventrikel
- linker
-- Anatomie 92

-- bei Herzerkrankung, koronarer 94
-- bei Vitum 94
-- Beurteilung, visuelle 96
-- D-Form 103
-- Funktionsbeurteilung 95
-- Funktionseinschätzung 96
-- Geometrie 95
--- normale 95
-- Größe 95
-- Größenquantifizierung 95
-- Kardiomyopathie, dilatative 95
-- Klinik 92
-- M-Mode-Messung 30
-- Reanimation 94
-- Sonografieproblem 96
-- Sonografietipp 95
- rechter 85–86
-- Anatomie 100
-- Dilatation 101
-- dilatierter 101
-- Echokardiografie 211–212
-- Form 100
-- Funktion 100
-- Klinik 100
-- Kollaps 106
-- Vierkammerblick 101

Ventrikelfunktion 193
Ventrikelgröße 193
Ventrikelverkürzung, longitudinale 98
Verkürzungsfraktion 97
Verschlussikterus 47, 52
- Ursache 54

Vierkammerblick
- apikaler 190
-- Echokardiografie 207
- subkostaler 189

Vitum 93
Volume Responsiveness 89

Volumenansprechen 89
Volumenstatus 89
Vorderwandinfarkt 129
Vorhof
- linker, M-Mode 98
- rechter, Kollaps 106

W

Weichteilflüssigkeitsansammlung 170
Weichteilschwellung 170
- Differenzialdiagnose 171
- Sonografie, interventionelle 195
- Symptomdiagnose 171

Weichteilsonografie 170
- Durchführung 171
- Fragestellung, sonografische 171
- Indikation 171
- Sondenwahl 171

Wells-Score 64

Z

Zugang
- peripherer 162
- venöser
-- peripherer 158
-- zentraler 158
- venöser (peripher/zentral) 158
-- Farbdoppler 158
-- Gerät 158
-- Sondenwahl 158
-- Technik 158
--- längs 158
--- quer 159
- zentraler 163

Zweikammerblick, apikaler 191
- Echokardiografie 207

Zyste, bei Harnstau 60